精神医学選書●第6巻

神経症の行動療法
新版　行動療法の実際

J.ウォルピ 著　　内山喜久雄 監訳

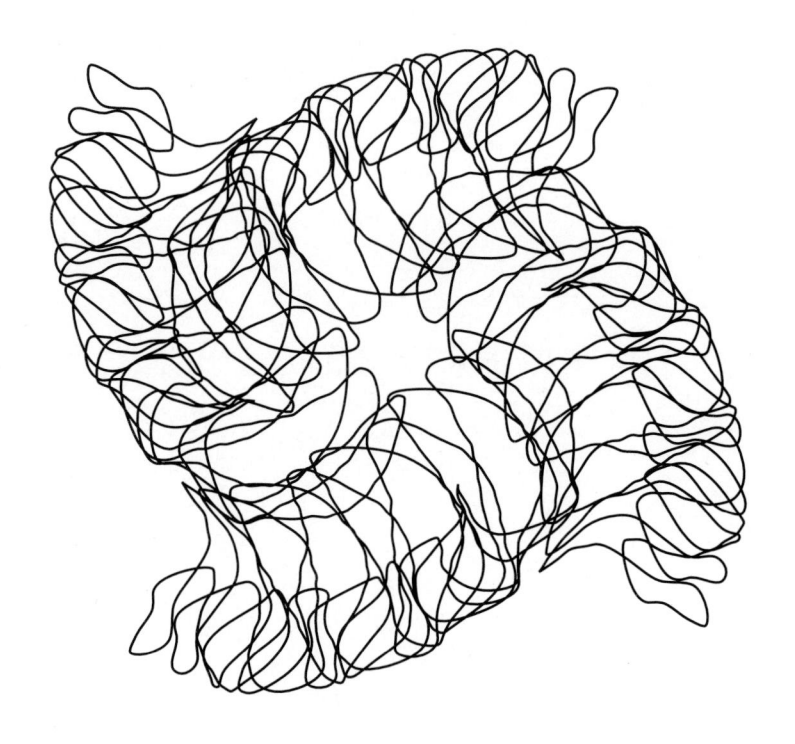

黎明書房

THE PRACTICE OF BEHAVIOR THERAPY
Third Edition
by
Joseph Wolpe

Copyright © 1982 by Pergamon Press Inc.
Japanese translation rights arranged
with Pergamon Press Ltd.
through Japan UNI Agency, Inc.

REIMEI SHOBO

精神医学選書版への序

　今から約半世紀前に生まれた行動療法はその後めざましい発展を遂げ、心理治療、心理療法の領域では欧米において今や最も信頼できる技法体系の最右翼と位置付けられるようになった。さらにいえば、「証拠に基づく治療法」(Evidence-based treatment)として現在最もその効果が注目されている技法体系の一つであるといえる。その証拠に、アメリカ心理学会(APA)の第12部会(臨床心理学部会)のタスクフォース(専門調査委員会)は1995年、「十分に確立された治療法」として18種の心理的治療介入法を挙げたが、そのうちの8割近くの14の治療法が行動療法(認知行動療法を含む)で、それ以外は対人関係療法等わずか4法に留まった(Crits-Christoph, et al., 1995)。また、イギリスでも現在では心理療法は認知行動療法が圧倒的に主流を占めている。

　ひるがえって、わが国では行動療法は未だ心理療法、カウンセリングの領域で大勢を占めるには至っていないが、欧米諸国と同様のレベルに到達するのはおそらく時間の問題であろう。このことは、日本カウンセリング学会が学会員に実施した最近の調査の中で「現在基盤としている理論・技法」で「行動療法的アプローチ」がこれを含む「折衷的アプローチ」に次いで第2位を占めるに至り、「人間性心理学的アプローチ」や「精神分析的・分析心理学的アプローチ」よりも上位に位置付けられたことからも明らかである(カウンセリング研究36, 473-500, 2003)。

　本書の旧版『行動療法の実際』刊行以来すでに30年以上が経過したが、スキナー、アイゼンクらと共に行動療法の数少ない先駆者の一人である原著者

ウォルピの著作に成る本書『神経症の行動療法』は，今なおこの領域におけるいわば古典として，また，神経症治療の優れた一到達点としてその輝きを保ち続けている。周知のように，行動療法は学習理論を基盤としており，その研究史を繙いてみると，とくに刺激—反応(S—R)の結び付きを主題とする連合理論の領域では，ワトソンの条件付け研究(Watson, J.B. & Rayner, R., 1920)に始まり，スキナーの生体の行動の研究(Skinner, B.F., 1938)，ダラードとミラーの学習理論による精神分析の解釈の試み(Dollard, J. & Miller, N.E., 1950)，リンズレーらのオペラント条件付け研究(Linsley, O.R., Skinner, B.F. & Solomon, H.C., 1953)，アイゼンクのインキュベーション(潜伏)理論(Eysenck, 1976)，等が挙げられる。そして，これらに比肩するものとして位置付けられているのがウォルピの系統的脱感作法(Wolpe, J., 1958)と主張訓練法(Wolpe, J. & Lazarus, A.A., 1966)で，両者は今もなお行動療法の原点としてその歴史的意義は薄れていない。

　厳密な行動主義を信奉するウォルピは行動療法をどこまでも医学の他の領域と同様の応用科学としてとらえており，1968年，AABT(Association for Advancement of Behavior Therapy)の第2期会長として，同会ニューズレターで以下のように述べ，彼自身の立場を内外に宣言した。

　「(前略)行動療法家は同情心に満ちた温かい心で患者に接するわけだが，この同情心や温かさもすべて神経生理学ないしこれと関連するメカニズムならびにこれらメカニズムが生み出す種々の関係で構成される複雑な組織に他ならない。行動療法でいう治療とはこれらの関係を変換するプロセスのことで，治療方針はあくまで生理学を背景として実験的に確立された学習原理の知見に基づいて設定されたものでなければならない。(中略)厳密な刺激—反応モデルに準拠する療法のみが行動療法の名に値する。」

　すでに認知行動療法の呼び声が高まっていた1997年，転居先のカリフォルニアで世を去るまで，この信念は変わらなかった。ウォルピの研究者としての面目躍如というべきであろう。

　　　2004年師走

　　　　　　　　　　　　　　　　　　　　　　　監訳者　内山喜久雄

第3版　序

　本書第2版刊行以来すでに8年の歳月が流れたが，その間における行動療法の技法の進歩といえば現実被曝 (*in vivo* exposure)，とくにフラディング法にもとづく条件づけ解除の領域があげられる。外見上，認知的変化の手法はかなり注目されているが，これにはマイナス面がある。あらゆる心理療法的変化の基礎は思考の変化にあるなどという不条理な主張が盛んになってきているのがそれである。
　行動療法への関心が最近急速に高まっていることはＡＡＢＴ (Association for Advancement of Behavior Therapy：行動療法学会) の会員数が急増していることからもうかがわれる。開業する人の数もふえてはいるが，訓練を受ける機会があまりないため，なおその数は十分とはいえない。
　行動療法の際立った特性に気づいていない人は意外に多く，この領域で高名な人の中にさえも何人かはいる。このような気付きの欠如のあらわれは行動療法の定義そのものについて，現在行われている「論争」にもみられる。ある種の不適応行動は学習に原因があり，学習や学習解消の過程を熟知すれば，効果的な変化を得ることが期待できる。行動療法はまさにこの種の知識の応用にほかならない。技術は二の次の問題である。本書の初版，第2版もそうだったが，従来の行動療法の解説書は技術を強調しすぎたために原理か

ら眼をそらしてしまった観がある。

　今回の第3版では著者は原理の問題を以前よりも重視した。ただし，神経症に関する最も基本的な原理については拙著『逆制止による心理療法』（スタンフォード大学出版部，1958）を参照されたい。新しく学ぼうとする人にはやさしい入門書として最近の小著『無用の恐怖』（Houghton Mifflin 社，1981）をおすすめする。

　今回の版では大幅な書き換えと手直しを行い，中には完全に組みかえた箇所もある。第16章のみはあまり手を付けていないが，それ以外の各章では理論と実践に役立つと思われるものは，すべてと言わないまでも，大いに取り入れた。

　スティーヴン・D・ランド氏には第3章で，また，ポール・R・ラティマー氏には第11章でそれぞれ有益な論評を頂いたことを感謝したい。また，本書の構成に当たって終始，献身的協力を惜しまれなかった秘書ベティ・ジーン・スミスさんに深甚の謝意を表する次第である。

初版　序（抜粋）

　行動療法が生まれるまでは心理的医学は思弁的体系と直観的方法の組み合わせにすぎなかった。行動療法は応用科学であり，他の当代の諸テクノロジーとくに現代の医療テクノロジーとあらゆる意味で比肩しうるものである。一般に，治療の効果は生体の諸過程のもつ法則的関係を明らかにするところから生まれてくる。学習は心理的医学と最も関連の深い生体の過程に他ならないので，学習過程に関連する法則的関係を確立することがこの領域における治療力を増大する上で最も重要である。

　しかし，科学的に進めることを心がける行動療法家は原理から生まれた方法のみに固執する必要はない。患者にとって良いと思われることなら，必要に応じて，経験的に効果のある方法をどしどし取り入れるべきである。例えば，コルヒカムはその製剤コルヒシンの分離に成功する前から，また，痛風の代謝機能が明らかになる前から痛風発作特効薬としてよく知られ，広く用いられている（ステッテン Stetten, 1968）。同様に現今の行動療法では，作用のメカニズムは不明のままに浮遊不安軽減の目的で炭酸ガス・酸素混合ガスが用いられている。用いるかどうかは，それによって臨床的変化があったかどうかを基準として決定する。

　心理療法の技法そのものがどの程度変化に役立っているかを評価する場合

考慮すべき問題がある。患者が治療者から受ける情動反応には不安を制止するはたらきがあるため，どんなタイプの心理療法でもそのはたらきによって影響を受けるケースが全体の約半数に達するという点である（ウォルピ，1958)。だから，ある特定の技法が仮に経験上良しとされるものであっても，少なくとも一見して50％以上の効果があるものでなければ意味はないということになる。このルールを忘れると，どんな技法でも提案さえすれば受け入れるという誤りを犯し，せっかく現代のテクノロジーの原理の上に築かれた方法を再び混乱状態に引き戻すという愚を犯しかねない。

　最近，行動療法の反対者が投げかける批判の中で二つのテーマがとくにめだつ。その一つは行動療法が「機械的かつ非ヒューマニスティック」だという点である。この二つの言葉は通常あたかも「顔とひげ」のように結びつけて考えられている。行動療法がメカニズムに寄りかかっているという意味でならたしかに機械的だ。しかし，公平に考えてみて，非ヒューマニスティックだとはいえない。行動主義的心理治療家の方が他派の人々よりも温情に欠けるという根拠はどこにもない。感染症の治療法として瀉血の代わりにペニシリンを用いるようになったからといって内科学がヒューマニズムに反するとはいえない。自由連想の代わりに条件づけ法を用いた場合も同様である。

　本書の誕生に当たってはバーバラ・スリニバサン夫人，アビバ・ウォンダラー夫人ならびに荊妻の協力に謝意を表する。また，いままでにいくどとなく著者にとっての情報とアイディアの源泉となってくれたわが年来の知友にして仲間であるL．J．レイナ博士に対して深く感謝するものである。

目　次

第3版　序　1
初版　序（抜粋）　3
原著者紹介　11

第1章　行動論的心理療法：その性格と起源　13

歴史的経緯　14
歴史的展望　15
実験に基づいた心理療法の発展　17
精神医学的症候群—学習性と生理病理性の対比　21
神経症とは　24

第2章　刺激・反応・学習・認知の性質　28

刺激と反応　28

学習と学習解除に関する基本原理　30
    人間行動における認知　34

第3章　神経症の原因　42

    不安の定義　42
    恐怖はどのようにして学習されるか　45
    神経症的恐怖の原因論　48
    古典的に条件づけられた恐怖と認知に基づく恐怖の分布　56
    神経症的不安の実験的モデル　61

第4章　古典的に条件づけられた神経症的不安の除去
　　　　のメカニズム　68

    神経症的行動の消去への抵抗　68
    実験神経症の治療　69
    不安除去のメカニズムとしての逆制止　72
    不安除去の必要条件としての不安制止　74
    超限界制止に基づいた条件制止　77
    古典的に条件づけられた不安の除去に関する他理論への
      批判　77

第5章　行動分析　85

    行動分析に向けての一般的なオリエンテーション　85
    不適応行動における刺激―反応関係の確立　87
    生活史　90
    初期面接例　93

目　次

第6章　認知的療法　126

　　治療への準備　127
　　誤った情報に基づく恐怖の見極め　128
　　認知に基づく恐怖との取り組み　130
　　認知主義：後退する治療理論　159

第7章　主張訓練法　168

　　主張訓練法の予備段階　172
　　主張訓練の指導　174
　　行動リハーサル　182
　　かけひき　187

第8章　系統的脱感作法　190

　　系統的脱感作法の歴史　191
　　脱感作パラダイムの概要　194
　　いつ系統的脱感作法を行うか　199
　　系統的脱感作法の技術　199
　　不安階層表の例　214
　　数量的検討　226
　　系統的脱感作法の効果　238
　　治療効果に関する統制研究　242
　　系統的脱感作法に対する最近の評価と批判　245

第9章　系統的脱感作法の応用技法　250

標準的な脱感作法の技法上の変法　251
想像刺激に対する不安拮抗反応の変法　256
不安を起こす外部刺激に対する脱感作　273

第10章　抑制された性反応の治療　279

男子性不適応の治療　280
女子性不適応の治療　291

第11章　不安の解条件づけにおける化学物質の使用　303

常套的な薬物投与　303
二酸化炭素―酸素混合ガスによる漠然とした不安の低減　306
特殊な解条件づけのための薬物使用　310
不安抑制物質の静脈内投与を併用した想像性系統的脱感作　316

第12章　強い不安喚起を用いる手法　319

除反応　320
フラディング　324
フラディング療法の評価　335
逆説的志向　336

目次

第13章　オペラント条件づけ法　338

　　正強化法　339
　　負強化法　347
　　消去　348

第14章　嫌悪療法　351

　　技法解説　355

第15章　二，三の注目すべき症候群　367

　　神経症的抑うつ　367
　　神経症的抑うつとその治療法　373
　　症状出現への不安　382
　　広場恐怖症　385
　　吃音　393
　　心身症　397
　　強迫観念と強迫行為　403
　　性的脱逸　408
　　性格神経症　411
　　肥満　414

第16章　二，三の複雑な症例　416

　　症状恐怖　417

　　　　自動車恐怖症　421
　　　　同性愛　430
　　　　同性愛的小児性愛　435
　　　　洗浄強迫行為　438

第17章　行動療法の評価　442

　　　　治療的変容の基準　443
　　　　初期の成果　444
　　　　最近の成果　446

付　録

　　　A　ウィロビー人格評定表　455
　　　B　改訂ウィロビー質問表（自己評定用）　457
　　　C　恐怖調査表　459
　　　D　バーンリューターS-S（自己充足）尺度　463

　　　監訳者あとがき　468
　　　参考文献　472
　　　人名索引　498
　　　事項索引　510

原著者紹介

　原著者ジョーゼフ・ウォルピは1915年4月20日に南アフリカのヨハネスブルグで生まれ，教育も同地で受けた。

　米国テンプル大学医療センター精神医学教授，「行動療法・実験精神医学雑誌（*Journal of Behavior Therapy and Experimental Psychiatry*）」編集人。1997年死去。

　第2次大戦後，行動療法の分野のパイオニアとなり，神経症の行動療法の父といわれている。その動物実験は例えば系統的脱感作法のような臨床的神経症に著効を示す抗条件づけ法を生み出すに至った。

　最初の著作『逆制止による心理療法』（*Psychotherapy By Reciprocal Inhibition*, 1958）には氏の初期の実験的，臨床的研究が盛り込まれている。

　1979年，アメリカ心理学会から名誉ある応用心理学優秀学術賞（Distinguished Scientific Award for the Applications of Psychology）を受けた。

1
行動論的心理療法：
その性格と起源

　すべての心理療法の主要な目標は，ある個人が学習した，不都合な，一貫して繰り返される行動パターンを克服すること，あるいは少なくともそれを十分に減少させることである。
　特定の刺激条件に対して一貫して繰り返される反応は習慣と呼ばれる。習慣は通常，運動的，情動的，認知的反応の組み合わせである。学習された習慣のほとんどは，その個人の生活にとって適応的なものである。すなわち，生物学的な，または学習性の欲求を満足させ，損傷，痛み，不快を回避させる。しかし，個人の利益に反する不適応的な習慣もまた学習される。幸いにも，不適応習慣はそう多くはない。しかし，中にはとてもやっかいなものもあり，これは治療が必要である。これらの習慣の多くは主として情動的であり，そこに含まれる情動の多くは恐怖である。恐怖は神経症の中核をなすものであり，その治療について論ずることが本書の目的である。
　学習と学習解除の過程についての知見は，不適応的な習慣を除去する方法に関して，最も実り多い資料を提供するはずである。行動療法はそのような知見に基づいている。この点で，行動療法は他のすべての心理療法と異なる。行動療法の正式な定義は，実験的に確立された学習の原理やパラダイムを使用し，不適応的習慣を克服すること，である。

歴史的経緯

　心理療法には多くの方法があり，それぞれが独自の理論に基づいている。行動療法の理論は明解である。それは，学習された不適応習慣は学習解除できる，というものである。そして，治療を行うための最も合理的な方法は，学習過程についての知識を基礎とすることである。行動療法家は治療のために様々な活動をする。そのいくつかは——情報の収集のように——すべての心理療法で行われているものと同様のものである。しかし実験的に確立された原理に由来する方法を実際に使用している時にのみ，治療者は行動療法を行っているといえる。その方法は，不適応習慣を弱めることや除去すること，または適応的習慣を作りだすことや強めることのいずれか，あるいはその両方，を目指している。

　「行動療法」という用語は，スキナーとリンズレー（Skinner and Lindsley, 1954）によって最初に導入されたが，このユニークな治療的分野に対する呼び名が一般的に認められたのは，アイゼンク（Hans Eysenck, 1960）に負うところが大きい。かつて，この治療法に対する呼び名として「行動療法」と並んで，その候補に挙げられたもの——「条件づけ療法」や「行動主義的心理療法」——に対して，「行動療法」が持っていた主な利点は，実験室を彷彿させる他の用語に比べて，それが臨床家に好まれるものであったということである。もう一つの表面上の利点は，「行動」という言葉が，心理療法に対するこの新しい治療法の主要な特徴——習慣を変えるための行動の使用——に注意をひきつけるであろうということであった。しかしながら，ある種の行動はすべての心理療法にとって重要な意味を持っている。それは最も一般的には呪文，自由連想や「産声」などの様々な言語行動である。言葉のやりとりは，もちろん，暗示をかけることや忠告に従うことといった他の行動をひき起こす。このようにふり返ってみると，「行動療法」という呼び名はあまり適切なものではなかった。むしろ「条件づけ療法」という用語を用いた方が，より他の心理療法との区別がはっきりしており，有効であっただろう。

しかし,「行動療法」という用語は定着しており,これを用いていかねばならない。使い方に十分気をつけていれば,この用語は気楽に使うことができる。一方で,われわれはどんな方法をも,行動療法として受け入れるという誘惑を回避しなければならない。というのは,行動には,活動,特に走ること,泳ぐことなどの運動が含まれるからである（オーウィン Orwin, 1973）。他方でわれわれはその効果が主に認知的である方法を,認知が「真の」行動ではないという誤った理由で除外してはいけない。認知を行動の中に含めないのは誤りであり,それは最近では「認知的行動療法」のようなこじつけの原因となっている（ベック Beck, 1976）。

この本の初版において,行動療法と精神分析を含めた他のいくつかの治療とは,「行動それ自体が治療的行為とみなされる」点で類似しており,これらの治療法は「行動的治療法」として一まとめに扱われうるという見解を述べた。しかし,上述したように,行動が重要な位置を占めない心理療法はないので,行動的治療法と考えられるものを,実際に一つの概念にまとめることは困難である。もし,すべての心理療法が広い意味で行動的治療法ならば,われわれは行動療法について他と区別される点を注意深く述べなければならないだろう。

歴史的展望

行動療法の歴史は,一般に心理療法の歴史でもある。そこには,人々が幾世紀もの間,その情動的苦悩を軽減するためにしてきたあらゆることが含まれている。これらの活動のほとんどは,宗教的信仰,迷信,呪術を基にしている。治療的実践が一貫した原理に基づいておこなわれたときに,はじめてそれらは今日理解されるような心理療法の性格を帯びるようになった。

この意味で,最初の重要な心理療法家は,オーストリアの医師で,パリに移っていたメスメル (Anton Mesmer, 1779) であった。彼の治療的実践は,情動的な病気は患者の「動物磁気」を平衡化させることによって克服できるという考えに準拠していた。彼は鉄の棒と鏡のはいった大きな水槽のような装

置——彼はこれを「桶」(bacquet)と呼んだ——を使用した。桶を囲み，手をつないで輪を作っている患者たちの集団の前に，メスメルは劇的な登場をする。はでな衣服を着，手には「磁気棒」を持ち，時々患者に触れ，なでる。彼の方法は一般の人々に高く評価された一方で，合同委員会（その中にベンジャミン・フランクリンが参加していた）の研究テーマになった。1784年に，この委員会はメスメルの理論を否定した報告書を刊行したが，メスメルが十分に実証された多くの治療的成功をおさめていたという事実を否定してはいない（ダーントン Darnton, 1968）。動物磁気の理論は科学的検証に耐えなかったが，メスメルの方法は，現代における暗示，催眠，その他の言語的行動制御の手法を生みだすことにつながったのである。

　暗示とは，一般に，望ましくない反応が習慣的になっている状況において，より望ましい反応を喚起するために言葉を使用することである。暗示が成功するのは，暗示された反応が，先行する反応と拮抗し，これを十分に抑制するためである。抑制する事象（この場合では暗示された反応）が条件性抑制を起こす範囲で，先行する反応の持続的な低減（あるいは除去）が起こるであろう（第2章参照）。もし，催眠療法の標準的な実践が，それほど長期の効果を持っていなかったのなら，それは催眠療法によって暗示された反応の強さが，除去すべき反応を抑制するには不十分であったためであろう。

　スチュアート（Stewart, 1961）は，現代のいくつかの臨床実践に著しく近い拮抗反応を直接に使用した初期の例を，リューレット（Leuret, 1846）の本の中から見つけている。患者は10年間にわたって強迫観念を持っている30歳のワイン商人である。彼の強迫観念は仕事を行うことができなくなるほど強くなっていた。リューレットは患者を病院に入院させた後，次の日に暗唱できるように歌を読んで覚えるという日課を与えた。患者の食事割当て量は，彼の覚えた量に従って定めた。6週間の治療で，患者の暗唱は着実に向上し，一方強迫観念は徐々に軽減した。6週目の終わりに，患者は数日間強迫観念を抱かず，大変調子が良くなったと報告した。リューレットは患者のために，看護人としての仕事を見つけてやった。そして1年後，患者が依然として調子が良く，大変有能な看護人になっていると記載している（行動療法の先駆者リューレットの斬新な治療に関するこれ以外の実例については，ゴーレヴィッチ

Gourevitch, 1968 やウォルピとセリオールト Wolpe and Theriault, 1971を参照のこと）。

　より伝統的な精神病学の枠組みでは，多数の臨床研究がジャネー（Janet, 1925）によって実施され報告されたが，不幸にも意味のある法則は見出されなかった。19世紀の治療家には，同情的支持，助言，説得，非特殊的暗示に治療効果があると確信する何らかの理由があった。フロイト（Sigmund Freud）は詳細で，首尾一貫した理論的原理に基づく治療法の最初の体系を構築した。精神分析理論は想像に富み，華やかであり，フロイトの表現には，心理療法の領域にかつてなかったほどの興奮をもたらす強烈な説得力があった。しかし，この理論に基づく治療法は，だれもが期待したほど良好な結果をもたらさなかったのである（例えば，全米精神分析協会 American Psychoanalytic Association, 1958）。理論的な仮定それ自体もまた，実証的には支持されなかった（例えば，ソルター Salter, 1952; ベイリー Bailey, 1964参照）。精神分析には不適切なところがあったが，一方でフロイトの仕事には，二つの重要な恒久的な影響力があった。それは神経症の原因のうち，「情動的事象の抑圧」の重要さを強調したこと，性の問題から，その慎み深い覆いをとりはらったことである。

　20世紀前半において，これらの貢献は重要だったが，他の学問領域に比べると，行動論的治療法は科学的進歩が乏しかった。仮説は検証されることがなかった。法則的関係は確立されなかった。そして，治療的変化を獲得するための信頼しうる方法は登場しなかったのである。この理由としては次のことが考えられる。現代医学は応用科学，すなわち，基礎研究から得られた知見に基づく科学である。このように，現代心理療法は応用されるべき科学的知見があってはじめて発達する。つまり，実験データに基づく基礎理論がなければならなかったのである。

実験に基づいた心理療法の発展

　20世紀になって，とりわけパヴロフやワトソン（Pavlov and Watson）によ

ってはじめられた一連の実験的研究は，習慣の性質や習慣の獲得，維持，減衰を決定する要因を徐々に明らかにした。確立された諸々の法則は不適応行動パターンの獲得を説明し，それらを除去するために使用する方法を示唆する仮説の展開に貢献した。

　この方向の発展は，ワトソンとレイナー（Watson and Rayner, 1920）の「アルバート坊や」[1]という有名な実験にはじまる。この，全般的に粘液質の傾向をもった11カ月の子どもは，鉄の棒を彼の背後でたたいたときに生じる大騒音によって動揺することが観察された。実験者は，子どもがシロネズミに触れるたびに棒をたたくことによって，短期間のうちにこの動物に対する恐怖を条件づけた。そして，般化として，他の毛皮で覆われた対象に対する恐怖をも条件づけたのである。彼らはこの条件づけを除去するために，次の四つの可能な方略を提案した。(1)実験的消去，(2)恐怖対象のまわりでの「積極的な」活動，(3)恐怖対象が存在する中で，子どもにキャンディーを与えることによる「再条件づけ」，(4)恐怖対象が存在する中での，性感帯の刺激。これらの提案は，アルバートが病院に来なくなったため，どれも実行できなかったが，これらのうち，最後の三つは後に詳細に議論される拮抗条件づけのモデルに一致していることは注目に値する。

　数年後，これらの提案のうちの3番目——食物を与えることによる再条件づけ——はジョーンズ（Mary Cover Jones, 1924a）によって，子どもの恐怖症の治療に使用された。彼女はその方法を以下のように述べている。

> 食物を切望している間，子どもは高いイスに座らされ，何か食べる物が与えられる。恐怖対象が持ちこまれ，恐怖反応が始まる。その時，恐怖対象を，子どもが食事ができる距離になるまで漸次移動させる。恐怖動因と飢餓動因との相対的強度は，恐怖対象の移動が必要な距離によって測られる。子どもが食べている間，その対象をゆっくりとテーブルの近くに運ぶ。それからそれをテーブルの上におき，耐性が増大すると，最後には十分触れることができるほど近くに運ぶ。食事の規則的なスケジュールを妨げるといけないので，実験には早めの昼食の時間帯を選んだ。このことは，通常食物に対するある程度の興味を保つことになり，その興味関心に相応して，われわれの治療は

1　行動論的心理療法：その性格と起源

成功した。

　ジョーンズ (1924b) はこの方法を適用したピーターと呼ばれる 3 歳の少年の事例を詳述している。それは，ジョーンズにとって「最も深刻な事例の一つ」であったが，ピーターは 2 カ月にわたる毎日の治療の後，回復した。恐怖習慣を克服する過程で，飢餓が一つの役割を持っていたことは，飢餓が大きいときに，その方法の効果が増大した事実によって明らかになった。他方，「恐怖対象の反復提示は，それとともに，恐怖対象に対する恐怖の除去を試みなければ，順応よりも，逆に恐怖の増大を生み出しやすい」のである。1 人の子どもの恐怖に関するこれらの観察事実と，実験的に神経症の状態になった動物から発見された事実 (第 4 章参照) との一致は，注目に値する。精神病理学において，そのような法則的関係を確立する先駆けとして，ジョーンズの業績は行動療法の歴史の中で重要な地位を占めることになった。

　ほぼ同時期に，精神衛生学的方向から出発したバーンハム (Burnham, 1924) もまた，習慣変化をもたらす拮抗行動の使用を提案している。神経症の患者の治療に段階的課題を使用することの提案は，後に，ヘルツベルグ (Herzberg, 1941) やターヒュン (Terhune, 1948) の著述に再び登場した。もっとも，これらの治療家はいずれも習慣変化を生じさせるのが拮抗反応であることに気づいてはいなかったが。

　ところで，実験心理学の領域で，最も研究された習慣—除去過程は，実験的消去であったし，現在でもそうである。それは強化なしで喚起される反応の強度および頻度の段階的減少である。強化の完全な欠如は習慣を弱める働きがある。その過程については第 2 章で議論される。ダンラップ (Dunlap, 1932) はこの実験的消去の治療的可能性を探り，望ましくない運動習慣を，繰り返し繰り返し意図的に反復することで克服する「負の練習法」という技術を開発した。そのすぐ後にガスリー (Guthrie, 1935) はジョーンズが示したような拮抗条件づけの方法の一般的適用性に注目した。そして，習慣を除去するための最も単純な規則は，「活動を始発する手がかりを見つけ，これらの手がかりに対してもう一つの反応を練習すること」であると結論づけている (ガスリー，1935, p. 138)。その原理の中で必要不可欠な条件は，他の行動が優勢

19

になる時に，抑制されるべき反応に対する手がかりが存在していなければならないということである。その時，新しい反応は最初の反応を抑制し，弱めることができる。

　反応競合の治療効果は，実験神経症の治療の成功によって証明された。実験神経症は，動物において計画的に誘導できる，持続性のある不安—反応習慣であり，まず今世紀初頭，パヴロフの実験室（1941）から報告された。1頭の犬を，動きを制御する装置（引き具）で固定し，小部屋の中の一つの台の上に据える。有害刺激または強い動機づけの葛藤によって，動物の高水準の不安が誘発された。この不安は，実験状況の視覚刺激や音に条件づけられた。不安喚起の反復により，不安条件づけの強さは，実験室や近接する刺激に対して，著しく高い水準にまで達した。この不安の目だった特徴は，不安が極端に持続することであった。実験箱に入れておくこと，または実験箱から長い間離しておくこと，のどちらによっても，不安の強さが自然の経過をたどって減少することはなかった。飼育箱の中での，動物の静かな行動は，これと最も著しい対照をなしていた。しかし，予想されたように，ある程度の不安は，実験箱内の刺激に類似する刺激を含む環境で出現した。パヴロフの弟子ガント（W. Horsley Gantt, 1941）の行った注目すべき一連の実験は，治療されない動物が，一生，自らの神経症に苦しみ続けることを示している。

　1948年に終了した実験で，著者は，ジョーンズが子どもたちに適用した——不安のわずかな発生に対して摂食を使用すること——のと同じ反応競合概念の使用によって，実験神経症が克服できることを発見した。これらの実験から，逆制止の原理の公式が導かれた。人間の成人では，摂食は，不安に対する効果的な拮抗事象（competitor）とはいいがたい。しかし，成人の神経症は，他の，かなり多くの拮抗反応によって治療できる。本書の主要な主題は，拮抗反応とその使用方法である。実験神経症については，第3章で，神経症の条件づけ，および脱条件づけのメカニズムと要因を議論するときに詳しく触れる。

精神医学的症候群—学習性と生理病理性の対比

　精神医学の目標は、不適応習慣行動の研究および治療である。行動は、その結果が個人の要求を満足させたり、痛み、不快、危険からの軽減をもたらしたり、エネルギーの不当な消費を回避できれば、適応的であるといえる（ウォルピ，1958, p. 2）。不適応な行動は、どんな人でも日常生活でよくあることである。行うことのすべてが成功するとは限らないからである。電話をかけても、常に相手が出るとは限らない。商店は、常に買おうと思っている商品を備えているわけではない。不適応な行動の中で、習慣になっているもののみが、治療を必要とする。

　精神医学的症候群を構成する不適応習慣は、その原因に応じて二つに分類できる。一つは器質（損傷または生化学的異常）に基づいており、もう一つは学習の結果である。行動療法も心理療法も一般に学習性の精神医学的症候群にのみ関係がある。これらの症候群は、以下の五つのカテゴリーに分かれる。

1　神経症[2]

　神経症は不安を生み出す状況で獲得され、不安反応が通常その中心的特徴となっている持続的な不適応習慣である（以下の議論を参照のこと）。それらは、その発生に特有の器質的状態が必要でないという意味で、「純粋な」学習性習慣である。たいていの人は、いくつかの神経症的習慣を獲得している。神経症の素因条件は、高度の生得的情動性および刺激領域の中で以前に学習された不安である。

2　その他の「純粋な」学習性不適応習慣

　このカテゴリーに分類される不適応習慣は、神経症を特徴づける不安を欠

く。例えば，癲癇，咬爪症，抜毛症，遺尿，吝嗇，慢性的な動作緩慢である。

3 精神病質人格〔反社会的人格障害——ＤＳＭ-Ⅲ〕

精神病質人格とは，非社会的または反社会的行動を習慣的に行う人々を指す。彼らは，これらの行動に対して罪の意識や不安を感じることがないため，非難や懲罰や社会が課する大きな刑罰でさえ，ほとんど，あるいはまったく抑制効果を持たない。生物学的要因が精神病質行動の発生の素因である(アイゼンク，1957)。一方，行動の特定のパターンは学習性のものである。したがって，それらは学習解除の対象である。不幸にも，精神病質人格の治療的可能性の研究は，これまでほとんど行われていない。

4 薬物嗜癖

人は，痛み，ストレス，不安を軽減するために，あるいはその他の理由のために薬物を摂取する。もし，薬物摂取がストレスの停止の後にも続けば，それは薬物嗜癖とみなされる。嗜癖の特徴は，人に薬物を求めさせる「切望」である。切望の基底にあるものは，ある生物学的状態である。そしてこれが薬物習慣を特に他のカテゴリーの不適応習慣と区別するものである。最近の研究（ルビスカインドとポール Lubeskind & Paul, 1977；スナイダー Snyder, 1978)は，この差異が，痛み受容器に対する内因性の鎮痛物質（エンドルフィン）の結合に及ぼすこれらの薬物の効果と関係があることを示している。切望は生物学的状態に対する反応なので，著者は数年前，その抑制をもたらすために嫌悪刺激の使用が価値があると考えた。この方法の効果についてのいくつかの証拠を得た一つの実験が，この本の後の部分で報告されている(ウォルピ，グローヴスとフィッシャー Wolpe, Groves, & Fischer, 1980)。しかし，その実験での特に面白い発見は，麻薬を常習する人々が「治療される」ことにほとんど意欲を持たなかったことであった。嗜癖は，明らかに被験者が薬物を放棄することを嫌うほどの満足をもたらす。したがってこの障害を克服するために何らかの方法が開発されなければ，どんな治療プログラムも広く成

1　行動論的心理療法：その性格と起源

功することはない。

5　分裂病患者の学習性不適応行動

　分裂病が本質的に生物学的な病気であることは今や明らかであるが，患者が示すいくつかの不適応習慣は学習性であり，これらはオペラント条件づけスケジュールによって，除去できる（エイロン Ayllon, 1963；エイロンとアズリン Ayllon & Azrin, 1968；ポールとレンツ Paul & Lentz, 1977；カリッシュ Kalish, 1981）。

　精神分析理論の影響で，神経症と分裂病の間に連続性が存在するという見解は，いまだに幅広く流布している。分裂病は機能上，神経症と関連があり，一方から他方に移行が生じることが仮定される（例えば，アーリエッティ Arieti, 1955 を参照）。これらはしばしば「境界線」状態に属するものとされる。著者が数年前に行った調査（ウォルピ，1970）で，神経症と分裂病は，その病原学や生物学的基礎が互いに分離されており，無関係であることがわかった。例えば，分裂病の遺伝的要因は神経症のそれと一致していない（アイゼンクとプレル Eysenck and Prell, 1951）。また，分裂病患者に存在する様々な生理学的特徴は，正常人や神経症の被験者には欠けている。特に著しい差異は，分裂病患者の異常な自律反応が，彼らが鎮静している時でさえ持続することである（ルビン Rubin, 1970）。その他の所見は，分裂病の初期症状が神経症のそれと異なること（チャプマン Chapman, 1966），神経症的行動は外的刺激条件に対し，より反応しやすいこと，そして，分裂病の行動が条件づけにより変容できないのに対し，神経症的行動は，ある程度永続的に変容可能であることである。つまり，ある人は，ある促進的な条件下におかれると分裂病を発症させる生物学的異常を遺伝的に持っているようである。この条件が何であるかはわかっていないが，たぶん，少なくとも部分的には生物学的なものであろう。重度の分裂病の生物学的要因はたいていの症状の原因になるが，時には奇怪な行動パターンの学習の素因ともなる。そのようなパターンが，精神病の中で唯一，学習方法によって変容可能な部分である（第13章参照）。基底にある生物学的状態は生物学的方法——それがあるとすれば——によっ

て変えることができるであろう。

神経症とは

　本書では，上記不適応習慣のカテゴリーの中で，神経症のみを扱った。神経症の正式な定義は，不安を生み出す状況(または，そのような状況の連続)において，学習によって獲得され，かつその中で，不安が通常中心的要素である持続的な不適応習慣である。[3]

　きわめて多くの神経症患者は，純粋に不適応的な恐怖を持って治療者の前に現れる。ある者は，恐怖があるために来談する。最も一般的な神経症的恐怖は社会的なもの——批判，拒絶，不承認に対する恐怖である。不承認に対する恐怖と密接な関係にあるのは，受け入れられないようにふるまってしまうのではないかという考えであり，それは対人的臆病の最も一般的な基礎となるものである。人前で話をすること，あるいはもっと広く，人前に出ることへの恐怖は，たぶんすべての神経症的恐怖の中で最も一般的なものである。これらとはいささか違うものに，責任をとることへの恐怖がある。

　それほど一般的ではない——もっとも，ある人は行動療法研究においては，これが目立つということを理由に，そのようには思わないだろうが——のは恐怖症である。この中には，おびただしい数の動物，例えば犬，ネズミ，クモなどに対する恐怖，およびその他の客観的にはまったく危険がないものや場所の配置または方向に対する恐怖が含まれる。これらの中には，暗闇，血，ひらいた傷，注射，エレベーター，飛行，醜さ，病院，高所に対する恐怖がある。特に興味深いのは広場恐怖である。広場恐怖の診断が下された患者はすべて，安全な場所または安全な人のどちらかから，あるいはその両方から分離されていることに対する恐怖を共有している。しかし，第15章でみられるように，明らかな広場恐怖の背後に，しばしば他の種の恐怖がある。その他，単独の，特殊な恐怖は浸透性(「浮動性」)不安である。その中で，不安はあらゆる特別な不安喚起刺激がないときでも，何日も，何カ月も連続的に経験される。明らかに，そのような不安は，空間，時間，身体感覚やその他

1　行動論的心理療法：その性格と起源

の実際に遍在する刺激に条件づけられてしまっている（第11章参照）。

　不安，特にそれが深刻で「連続的または頻繁」であるなら，不安は人間のきわめて重大な苦悩の原因となる。加えて不安は2次的影響として，不安それ自体の苦しみよりもさらに重要な苦悩の源泉となるものをひきおこすことがある。例えば，内気，赤面，吃音がある。内気は，それ自体不快であるのみならず，人間関係の発現や発達を妨げ，深刻に人間の愛の生活を妨げる。女性の場合，不安の程度に応じて，性的反応が全体的に欠如したり，性交のオルガスムを経験できなくなることがある。これと同様に，男性においても，不安は，通常，性的不適応の原因となる(特に，早漏など)。それはまた，病的な盗癖，露出症，フェティシズムのような反社会的習慣パターンの原因でもあり，ほとんどの強迫神経症の基礎にある原因である。不安が神経症的抑うつの基礎である事実は，特に，最後の章でとりあげた（第15章参照）。

　不安の結果のいくつかは表1.1に例証されている。

表1.1　神経症的不安の結果

生理学的事象	一般的臨床結果
A．自律系事象	
1．一般的自律性反応	不安，パニック，恐怖などの感情
交感系優位	抑うつの感情
	制御の喪失や狂気に対する脅威の感情
2．過呼吸	目まい
	失神
	頭痛
	知覚異常
	頻脈
3．器官系に特に関連した自律系の反応	心身症
	例：神経性皮膚炎
	ぜん息
	血管運動神経性鼻炎
	消化性潰瘍及び同症候群
	過敏性大腸症候群
	頻尿
	月経困難症
	高血圧症
	片頭痛

B．運動性事象	
1．筋緊張	運動障害
全身性または局所性	例：振顫
	吃音
	「線継組織炎」痛（例，背痛）
	目の運動障害
2．運動性回避条件づけ	不安喚起刺激の回避
（不安への同時的ないし2次的条件づけ）	
3．複雑な機能の制止	職業性機能障害
	社会的相互作用障害
	性機能障害
4．不安との結合，不安減少関連の複雑	強迫
な運動性行動	性格神経症
	例：混乱
	目的喪失
	性的逸脱
	例：同性愛
	小児性愛
	露出症
	窃視症
C．認知的事象	
1．不安反応への認知的注意	外的事象の「非記銘」による記憶減退
	学習と遂行の障害
2．強い不安による，経験の断片の抑制	部分健忘
	（ウォルピ，1958, p. 94）

注

1　もっとも，ハリス（Harris, 1979）はアルバートの恐怖条件づけの量と範囲が，その論文では，誇張されていたことを指摘しているが，ある程度の恐怖条件づけが生じたことは疑いない。ここで重要なところは，この実験が，以下に述べられる最近の研究にとっての出発点となっていたということである。

2　この用語に伝統的な役割を与えるに際し，著者は，もちろん，ＤＳＭ-ⅡやＤＳＭ-Ⅲから神経症という用語が省略されたことを無視している。省略されたことの主な理由は，神経症の定義に関して合意がなかったということである（ＤＳＭ-Ⅲ, p. 9）。しかし，「合意」が得られるのを待つことよりも，実際の証拠にあたることの方がより良い。以下でみられるように，ここで与えられる神経症

1 行動論的心理療法:その性格と起源

の定義によって不適応行動を大きなクラスに統一することが妥当であることには,豊富な実験的,臨床的証拠がある。そして,たとえ精神力動的方向づけを持つ臨床家がその証拠を無視し,これらの障害がいかに発展したかについての別の理論が存在するとしても,このクラスを示す神経症という用語を使用することは有益である。

3 不安の定義についての議論に関しては,pp. 61—72 を参照のこと。

2
刺激・反応・学習・認知の性質

刺激と反応

　神経系に関する限り，パヴロフが名づけた「高次神経活動」といった最も複雑な活動も含めて，すべての行動は，刺激―反応という系列から構成されている。「反応」は特定の神経活動，「刺激」は反応の先行事象，感覚刺激は求心性神経の活動を引き起こす外部のエネルギーである。したがって，反応は刺激に続く反応でもあり，さらにその反応に関与する刺激としても考えることができる。また，運動は神経インパルスに対する反応，そして神経インパルスを引き起こす感覚刺激に対する反応として捉えることができる（詳細はウォルピ，1958, pp. 3―6 を参照のこと）。
　上述の説明を明確にするために，ニューロンの一つの連鎖を，刺激―反応という行動的系列として記述してみよう。しかし，最も単純とされる反射でさえも，無数のニューロンの活性化を想定しなければならない。すべての感覚刺激は，運動反応，自律系反応，知覚反応といった反応の多様な組み合わせを生じさせるよう，ニューロンにいろいろな作用をもたらしている。そし

2 刺激・反応・学習・認知の性質

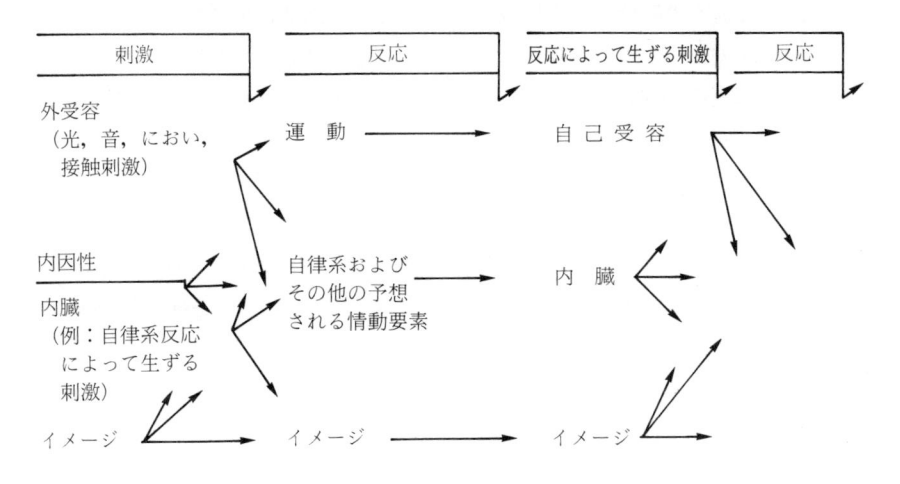

図2.1 同時的,継時的刺激—反応関係のネットワーク (図の転載は,東部ペンシルヴァニア精神医学研究所,フィラデルフィアの好意による)

て,それらの反応は,さらに後続する反応を引き出すための刺激特性を有している(ハル Hull, 1943)。図2.1には,われわれの生活の中で同時にあるいは継時に絶えず起こっている刺激—反応系列をまとめた。フラッシュがたかれたり,あるいは美女が視野に飛び込んできたり,こういった外受容刺激が,複雑な知覚反応,自律系反応,運動反応を生じさせることになる。そして,運動反応は自己受容刺激を引き出すだけでなく,本人と周りの世界との関係をも変えてしまうことになる。身体の位置が少しでも変われば視野も変わってくる。そのことが行動にも新しい可能性をもたらしてくれる。自律系反応によって,心臓がどきどきしたり,汗で手のひらが濡れたりといった新しい刺激が生じる。そして,その刺激の存在が,さらに行動に新たな影響を及ぼすようになる。また,刺激をイメージすることによって,先行学習において獲得されているイメージに応じて,イメージ,自律系反応,あるいは運動反応がさらに生じるようになる。また,同時に生じる反応についても,それぞれが影響しあうことによってさらに変化していくことになる。

上述のように,複雑な機構が刺激—反応系列には存在することがいえよう。

また，ある程度の範囲で刺激-反応の間には動揺が常に生じている。しかし一定の範囲内の生理学的条件のもとでは，特定の刺激状況と反応との間に一対一対応の関係が存在している。このように，刺激-反応の関係が経験的に一貫していることを習慣と名づけている。習慣にはいろいろな種類がある。例えば，刺激にただ反応するだけの単純な運動反応（聞く，見る，まねをする，問題を解くために構える）や，複雑で高度な技能（テニスやチェスをする，眼科手術をする，ソナタを演奏する）がある。バンドゥラ(Bandura, 1969)によれば，社会的習慣の発達は複雑に形成されていくものであり，彼はその実例のいくつかを挙げている。習慣というものは，一般的には自分に幸福をもたらすためにあるといえよう。したがって，ある習慣が自分にとってきわめて不都合であるならば，その習慣を変えるためになんらかの努力が払われることになる。

学習と学習解除に関する基本原理

　読者の中には，認知について述べる前に「学習」をとりあげることに疑問を抱いている方がおられるかも知れない。しかし，このことは正しい順序である。これから述べていくけれども，認知は知覚に基づいている。そしてその知覚は，学習の産物によるものだからである。

強化の役割[1]

　強化とは，新しい反応が獲得されたり，既存の反応が強められていく過程のことである。パヴロフ(1927)は，体系的に実験を行い，刺激-反応の結合の強さは，餌を与えるといった「報酬」に関連していること，つまり特定の刺激-反応系列の存在を見いだしている。刺激-反応の結合が確立されるかどうか，そしてそれがどの程度形成されるかについては，一般に報酬の量，報酬を与えるタイミングに大きく依存している。したがって，報酬によって反応は増大したり，あるいは減少したりすることになる。この点については，

2 刺激・反応・学習・認知の性質

数多くの運動系習慣，あるいはいくつかの自律系習慣において確認されている（パヴロフ，1927；スキナー Skinner, 1953；キンメル Kimmel, 1967；ミラーとディカラ Miller & DiCara, 1968）。また，言語，イメージ，思考に関する条件づけも，外的報酬によって容易になされる（パヴロフ，1955；ラズラン Razran, 1971）。外的強化子には，多くの種類がある。例えば，食物，トークンあるいは賞を与えるなどである。こういった外的強化子を用いることはよく行われる手法の一つである。

　しかし，明確な強化子がなくとも，学習が起こる例は多々ある。辞書を使って，「演台」とは講義の時に使う背の高いテーブルであるとか，「空」のことをドイツ語では himmel と綴る，といったことを調べたりする。辞書には，単語とその意味が載っている。したがって，その単語を引くだけで，たちどころにその意味がわかるようになっている。このような場合，強化は存在していないことになるのであろうか。実際には，内的な強化が機能しているのは明らかといえる。

　刺激－反応系列が，ニューロン間で形成される特定の機能の結合であることは，すでに知られた事実である（例，デイル Dale, 1937；ロイド Lloyd, 1946；なお，エクルズ Eccles, 1975 も参照のこと）。4 半世紀も前に，著者は学習に関する多くの事例や様相を概念化するに当たって，単純な神経モデルがいかに有効であるかを示している（ウォルピ，1949, 1950, 1952, 1952a, 1952b, 1953, と 1958, pp. 6—31）。このモデルは，学習がニューロン間（ニューロンの先端は接触しているのだが）の伝導率（シナプス機能）の成長によるという仮説に基づいている。今日，この仮説についてはきわめて優れた証拠が挙がっている（カラー Culler, 1938；オールズ他 Olds et al., 1972；オールズ，1975；ウッディとエンゼル Woody & Engel, 1972）。そして，このシナプス機能の成長過程については現在明らかにされつつある（フーチュネン Huttunen, 1973；オールズ，1975；ヤング Young, 1973, 1975）（pp.45—46 を参照のこと）。学習を捉えるためには，シナプスで生じている現象と行動レベルでの観察内容とを結びつけて考えることが必要である。そのためには，これまでの知識を論理的に用いることが要求されてこよう。

　まず，シナプスで生じている現象に，外的強化がどのような影響を及ぼし

ているか検討しなければならない。ハル(1943)は，次のような観察を行っている。すべての外的強化に共通する特徴は，動因の低減である。動因は，食物，あるいは水を剥奪した時，身体的要求として引き起こされる内的刺激，また不快刺激といった強い外的刺激に基づく中枢神経の興奮状態である。中枢神経の興奮がある一定の強さを越すと，なんらかの運動活動が起こる。この中枢神経の興奮を低減させるためには（一般には，運動活動が低減したかどうかとして扱われる），身体的要求によって引き起こされた内的刺激が低減したり，あるいは外的刺激が撤去されなければならない。このような刺激の低減や撤去は，シナプスの連接点において活性化を抑える「セメント」効果を生じさせているようである。つまり，実際の完了行動と脳への報酬は共に，ある「特定の種類の動因ニューロン」が発火を休止させることと関係がある（オールズ, 1975, pp. 386—387）。

　多くの学習の場合，外的強化によって動因低減が起こる。しかし，必ずしもそうでない場合がある。上述した認知的学習の場合のように，外的強化がなくとも学習が成立する場合，他のどのような様式の動因低減が存在しているのか検討する必要がある。知覚反応だけでなく，どのような反応であっても，中枢神経の興奮についてのなんらかの測度との間に関係があることはまちがいない。空腹の鎮静に続いて動因は低減する。これと同じように，低いレベルではあるが類似した現象が生じたりする。もし特定の知覚に伴って覚醒レベルが減少する場合，認知的学習の強度は自然に強められていく。例えば，なんらかの知覚によって好奇心が弱められるような場合，認知的学習における強化が大きく機能することになる（バーライン Berlyne, 1960）。「空」という単語によって美的快楽が引き起こされるように，知覚された刺激に引き続いて覚醒が生ずるまで学習が行われることがある（バーライン, 1971）（もちろんこのような快楽は，中枢神経の興奮と主観的な相関関係にあり，今日このことは，学習に関する一つの座とされている）。われわれが生活する際，いろいろな経験から得られた結果を積み重ねることによって学習が行われているが，この土台となっているのが前述の低レベルの強化なのである。一つの経験がなされる時，そこには動因，動因の低減，強化という三つが必然的に存在することになる。

2 刺激・反応・学習・認知の性質

　行動レベルにおいて，動因の低減は，たぶん強化と最も関係があるとこれまで述べてきたが，逆に刺激のレベルを上げることによって，強化も強くなるという実験——例えば，光量（ハーウィッツ Hurwitz, 1956）や甘さ（シェフィールドとロビー Sheffield & Roby, 1950）を増したり，視床下部への刺激が強化となったりする（オールズ，1962, 1975）ことからも証明されている。したがって，動因の増大も強化と関係があるといえる。このように，認知的習慣の形成に際し，強化は，認知の覚醒，興奮，あるいは興奮低減，さらにはその両者によって生じ得るのであろう。おそらくは，環境に応じて両者のうちのどちらかが，オールズの述べた「特定の種類の動因ニューロン」(1975, p. 386) の発火休止を引き起こすと考えられる。

学習解除

　学習解除は，一般には実験的消去と呼ばれる手続き，つまり，学習された反応に対して報酬という結果を与えないまま繰り返し行われる手続きにおいて検討されてきた。この手続きから得られた知見としては，刺激に対する反応習慣がだんだんと弱まることが挙げられている。例えば，食物強化によってベルに対する反応が形成されている時，食物強化を断てばベルに対する反応はだんだんと弱まる。また，有害事象の提示を少なくとも何回かカット，つまり罰を与えなければ，その状況における回避行動は減少することになる。運動反応が罰によって撤去されないことが明確である場合，この時運動反応は作用している習慣を弱める結果を有していることになる。実験的消去が成立するためには，独立した二つの過程が必要であるという証拠がこれまでに挙がっている。その一つは，ハル(1943)が提唱した疲労と関連した反応性制止機構である。このことについては，著者が神経生理学的機構として提唱している（ウォルピ，1958, p. 27）。もう一つは，より潜在力を有していると考えられるが，条件性反応と競合あるいは制止している葛藤反応に基づく反応競合である（グレイトマン，ナックミアス，ネイサー Gleitman, Nachmias, & Neisser, 1954；アムセル Amsel, 1962, 1972；またアスレイシアン Asratian, 1972 も参照のこと）。

前述の機構は共に，強化されない運動反応の消去に主に関わっており，オペラント条件づけの研究では独特の知見が得られている。しかし，学習解除の場合，多くは非強化という観点について説明され得ていないのが実情である。

　言語忘却における消去は，その言語反応について強化しないよりも，その反応と競合する他の言語反応への注目という結果によるものである(例，マッギュー，マッキンネーとピーターズ McGeogh, Mckinney, & Peters, 1937 を参照のこと)。ここで述べられている過程は，明らかに逆制止のことである(オズグッド Osgood, 1946, 1948)。つまり，それはまた不安の脱条件づけの，あるいは先述した反応競合の消去効果の基礎となっている(第4章を参照のこと)。行動療法の場合，不適切行動の消去に当たってその当該行動を治療対象とせずに除去することが多々ある。このことは注目に値するといえる。例えば，18年間にもわたって万引きを続けている女性は，行動分析によってなんらかの価値の放棄による不安にさいなまれていることが明らかになった。そして，この万引きという運動系習慣は，系統的脱感作法によって完全に除去された (p.498)。しかしこの時，万引き行動そのものの除去は考慮に入れられていなかった。だが，万引き行動はおさまったのである。というのも，万引きにとって必要な先行事象に当たる不安を取り除いたからである。

　競合反応（逆制止）による制止あるいは反応性制止は，反応を弱める上述の事例すべての基礎となっている。古典的条件づけによる不適切な自律系反応の除去に当たって，反応性制止の他の要因は脱条件づけの基礎でもあり得ると思われる(p.74以降)。反応性制止は，興奮が習慣を強めるために必要であると同様に，いかなる習慣をも弱めるためにも必要な条件といえる。当然のことではあるが，中枢の興奮がなければならない。したがって，筋肉反応の末梢的な制止については条件づけと関わっていない（ブラック Black, 1958)。

人間行動における認知

　人間が行動する際，どのようにしてその行動は決定されるのであろうか。

その第1の要因が，周りの事物や状況についての知覚であることは明らかである。つまり，人間がどのように行動するかは，状況をどのように知覚するかによって変わってくるのである。とはいっても，「思考」も他の行動と同じように，「機械」法則に基づいている。そのような機械法則によってコントロールされている有機体とは独立の実体や活動領域といった概念を作り出す必要はない。もしそれを必要として行動療法において認知を使用するならば，ロック (Locke, 1971) によるとそれは非行動主義的であると述べているが，彼の主張は正しいであろう。思考についての内容だけでなく思考そのものの機能についても，行動主義的な用語を用いて理解できる。

必要とされる第1のステップとしては，認知過程が生物学的法則の支配を超越していること，つまり生理学的な法則の支配下にない別の領域に属しているのだという考え方が一般にはびこっているけれども，このような考え方を採らないで，それが誤っているということを述べることが必要である。というのも，行動主義の領域において影響力を持つ著名な研究者——何人かのいわゆる「認知行動主義者」（例，バンドゥラ, 1974；ベック Beck, 1976；マホニー Mahoney, 1977；マイケンバウム Meichenbaum, 1975）が，この考え方を共通して提唱しているからなのである。彼らは，この独立した領域が物質的因果論から人間を「部分的に自由」にさせていると考えている（バンドゥラ, 1974, p.867）。しかし，これは，ライル（Ryle, 1949）の名づけた「機械の中にいる幽霊」のことである。

ライルは，「幽霊」を次のように述べている。「幽霊」は，ある一つの現象について異なる側面に存在する別の実体として誤って造られたものだと。機械の中にいる幽霊についての教義では，「身体的過程，精神的過程の両方が存在すること，つまり，身体的運動には機械的原因，精神的原因の両方が存在するのである」とされている（p.41）。しかし，非物質的過程がどのように神経組織に影響を及ぼしているのかという問題について，誰も解決しようとしないし，直面しようともしていない。というのも，このような問題は身体的あるいは精神的過程の両方が神経系の機能として是認されている時には存在しないからである。

ライルの本の一節には身体的過程と精神的過程との関係について，すばら

しい分析が記されている。そして，その中にはいくつかのキーポイントが示されている。

> 人間が自分の気持ちを声に出してしゃべったり，結婚したり，偽ったり，あるいは彫刻をしたりする時に，われわれが目撃する行為は，その人間が知的に行っている行為そのものである。人間は，身体的にも精神的にも動いている。だが，異なる「場」あるいは「エンジン」で同時に動いていない。そこには1種類の活動しか存在しないのである。だが，その活動を説明するのに，1種類以上の説明記述を受け入れたり，必要としたりするようになる（ライル，1949, p.50）。

もし，声に出してしゃべるという例を取り上げるならば，そのことを説明するのに，1種類以上の説明記述が必要となるのは明白なことである。ぺらぺらしゃべるのと自分の気持ちをしゃべるのとでは，身体的，生理学的には差異はないであろう。だが，論理的な差異は厳然として存在する。それは音の違いではなく，その内容を示す結果の違いによるものなのである。

> 私は，他者がしゃべったり行ったりすることを理解するために，別の心があることに気づいた。あなたがしゃべっていることを感ずるために，あなたの冗談を理解するために，あなたのチェスの方策を探るために，あなたの議論についていくために，私の議論のあら探しをするあなたのことについて聞くために，私はあなたの心の中で行われていることを推論したりはしない。私はそれらをただ追っていくだけである。もちろん，私はあなたがたてる物音に耳をそばだてないし，一挙一動をこの目でみつめるといったこともしない。ただ，見たり聞いたりしたことを理解するだけなのである。しかし，この理解とは不可思議な原因について推論することではない。どのようにして働いたのかを知るということなのである （pp.60—61）。

人間の世界についての知識は，完全に私的な事象から成り立っている。事物に対する人間の反応は，事物の知覚に基づいて行われる。イメージは，事物がなくとも引き起こされる。例えば，「パルテノン」という言葉から連想さ

れる建築学上のイメージは，条件性の知覚である。このことは，スキナーの名づけた「条件性視覚」(1953, p. 266) と一致するものである。認知は直接的知覚と条件性知覚の両方によって作られるのである。

認知の実体論[2]

知覚は，認知の基礎を担っている。したがって，認知の実体論は，知覚の実体論と述べても差し支えない。しかし，心理学者は全くといってよいほど，このことにほとんど気づいていない。ただ，テーラー(James G. Taylor, 1962)は，利用可能性の高いすばらしいモノグラフを記している。知覚が，視覚そのものではないことを，初めて真に理解したのは彼である。茶碗のように形の単純な物を取り上げてみよう。茶碗のどの面が，あなたの目の方に向いているか，あるいはあなたがカップをどのような角度で見ているか，距離はどれぐらいかといったことは一切関係ない。とにかく取り上げたものは，茶碗として認識しているはずである。同じものでも，異なる場所からカメラで撮れば，異なる写真ができあがるように，見る角度や距離が異なれば，網膜に映し出される刺激も異なってくる。それでも，茶碗を「同一のもの」として捉えている。何故，知覚的不変性が存在するのだろうか。人間は，当然見なすべきでないことを当然のこととして見なしているからである。

多くの心理学者は，知覚を一種の写真の過程として捉えている。そして，次のような事象の順序からできていると考えている。つまり，目に見えた物体から来る光線が，網膜でその物体を逆さにした像として作られる。さらに，ニューロンインパルスが生ずる。そして最後には後頭部の皮質が刺激され，物体の像を作り出していると考えられている。だが，ニューロンの活動が，どのようにして像を作り出しているだろうか。神経細胞がどのようにしてアセチルコリンを分泌しているか検討することはできても，どのようにして像が分泌されているのか，この点については解明が困難な問題である。とにかく，先述のような事象の順序を想定したところで，提示された物体が見方はいろいろと異なっていても，やはり「同じ」茶碗として見ているのは何故かという疑問には，いっこうに解答を寄せていないのである。

テーラーによれば，人間の視知覚は特定の事象の積み重ねに基づく結果，つまり複雑な順序による条件づけによるものである。このことは，両側性白内障の患者あるいは水晶体のなくなった患者の場合に首尾よく説明されている。この場合，光が網膜に入り込んでも，像の焦点が合わない。そのため，患者は焦点を合わせる必要がある。そこで，眼鏡をかけることになるのだが，30％拡大されて物体は視野に飛び込んでくる。さらに，視野の周辺部の直線が曲がっていることにも気づくはずである。患者がくじけないで，この特異な視野の世界を最上のものとするならば，先に示した球面収差はなくなってくる。実際の事物の形や位置関係が正しく形成されることになる。さらに，その拡大された視野の世界は，究極的には真の大きさと対応するようになる。したがって，網膜に入り込んでくる像が，なんらかの方法によって，後頭部の皮質で再生されているのだという理論を受け入れたところで，上述の現象について説明できないことは明らかといえる。

　この点については，いろいろな実験が行われてきており，結果が得られている。まず最初には，ストラットン (Stratton, 1897) が行っている。彼は自ら被験者になって，片方の目を隠し，もう一方の目には左右が反対に見えるプリズムを装着したのである。このような方法を導入することによって，視野の世界は歪められることになり，自由に動くことができなくなる。もしも，そのプリズムを装着した被験者が歩き回ったり，その視野の世界に適合することに挑もうとすれば，およそ2週間以内には，事態は好転するであろう。著しい転移が生じてくるのである。つまり，被験者がプリズムをまだ装着しているにもかかわらず，視野の世界それ自体が正しい位置に戻るのである。ここで，再び説明を標準的な理論に求めることは全く無駄なことでしかない。しかしながら，上述の変容が起こることは，条件づけによるものであると簡単に説明ができるのである。例えば，著者が左目にプリズムを装着したとしよう。すると，著者の右側のテーブルの上にある時計は，反対側である左側に見ることになる。もし，著者がその時計を取ろうとするならば，左側に手を伸ばすだろう。だがそこには時計がない。そこで，腕を反対に伸ばして，最後には時計を取ることができるだろう。この時，著者の見たイメージと著者の行為との間に，ニューロンの協応が存在することになる。一方の側に事

2　刺激・反応・学習・認知の性質

物を見れば，その反対の側へ手を動かす，そうすればつかむことができるという成功体験によって強化されるようになる。このことが何度も繰り返されるとレディネスが高まり，このような運動が即座に行われるようになり，最後には視野そのものが調和して変わることになる。このことは，われわれの事物の見方というものが，運動による成功という関数であること，つまり強化の関数，条件づけの関数であることを示している。

その点については，さらにテーラーの共同研究者の１人が実験を行っている。彼は，およそ２週間にわたって逆転プリズムを装着した。歩き回ったり，自転車に乗ったり，いろいろなことをじょうずにこなせるようになった。それからは，１日ごとにプリズムをつけたりつけなかったりして，自転車乗りを始めた。そして数日後，プリズムの有無にかかわらず，うまく自転車に乗ることができ，外的世界を正しく見ることができるようになったのである。別の反応系にきっかけを与える（プリズムで分光した収差のような）いくつかの特性を有しているのである。

テーラーは，子どもが生まれたとき条件性反応はほとんどなく，非条件性反応のみが存在するという仮説を立てた。条件性反応は後から生じてくるのである。テーラーは次のように仮定している。子どもが仰向けに寝ているときには，単に分化がほとんどされていない視野を獲得するだけであり，あてもない方法で腕を伸ばすに過ぎない。さて，子どもの前に水平に棒が置かれたとしよう。子どもが腕を伸ばして偶然に手がその棒に触れたとしたら，きっと把握反応をするはずである。そして，その触覚感覚が報酬あるいは強化という働きをもたらすことになる。このようにして，運動反応は，その運動の視覚入力によって条件づけられるようになる。この条件づけの過程は，多数からなる文脈において繰り返して行われる。中枢の視覚刺激による条件づけのほかに，ある程度の末梢刺激による条件づけも存在する。このことは，視野内という限定されている範囲ではあるが，その視野を通して獲得される知覚世界が拡大されていくことを示している。

子どもが座れるようになったとき，以前には手の届かなかった物も手に入れることができるようになる。このように，潜在的な条件づけによる知覚世界の拡大が存在する。そして，移動の始まりと共に，知覚世界の劇的な拡大

が生じてくる。はうようになり、さらに歩くようになれば、以前には手も届かなかった物について、その方向、そこまでの距離はどうであったかという反応を獲得するようになる。移動に伴う最も重要な視覚上の効果として、事物が網膜上に描く像は、距離の関数として変化するという事実に関連していることが挙げられる。動かない事物に対する視覚上のアングルは、その事物に近づくにつれて正の加速度で増大していく。近づいている時、はう場合にも歩いたりする場合にも両方に当てはまることとして、移動についての特性と関連する自己受容刺激の循環が徐々にではあるがきちんと生じてくるようになる。一連の移動における循環は、刻々と変化していく網膜上の刺激を側頭葉に送り込んでいく。そして、以前にもまして循環が広がっていくことになる。

　知覚的不変性は、完全なものとして存在している。事物（ティーカップ）の位置と、その事物の位置によって引き起こされる刺激パターンとの間には、一対一対応の関係が存在するが、条件づけによって事物の位置とそれによって条件づけられた完了反応（その事物をつかむ反応）との間に、一対一対応の関係ができる。事物のある特性とその特性に対する適切な完了行動との間に一対一対応の関係が成立するならば、知覚的不変性がみられることになる。このことの基礎となっているニューロンの過程について、テーラーは、かつて人気のあった「エングラム」（経験の痕跡）という用語を用いた。カップやボールといった事物をつかむために必要とされる運動は、指や手の分離を必要とする。結果として生ずる触覚あるいは自己受容的不変性が、エングラム形成の基礎となる。

　前述の説明は、テーラーのきわめて重要な研究のごくわずかを述べているだけである。興味を持つ読者は、彼のモノグラフを読んでみるとよい（テーラー, 1962)。

　近年明らかになってきた興味深い現象として、知覚組織が発達的に確立されているということを示唆した現象が示されている。生後約2ヵ月の乳児が早熟と思われる反応を行うことが明らかにされている。乳児が、人間を認識し、ほほ笑み、事物に手を伸ばしているように思われる。だが、このような行動は、数週間以内に消失する。このことを、系統発生に基づく解釈——低

レベルの動物の複雑な本能的行動に関する一種の反復説で説明することもできなくはない。2，3週間後，神経構造は，明らかにその機能を萎縮させ，あるいは消失させている。しかし，生後6～9カ月にもなれば，学習された知覚行動の始まりを示すようになる（バウアー Bower, 1976, 1977）。

　世界についてのわれわれの知識は，エングラムの活性化という機能によるもの，つまり種々の事物についての空間的関係を繰り返し学習することによる産物である。エングラムは，複雑な統合されたニューロン－反応の系列であり，感覚刺激が変化しても，ある範囲内であれば，感覚入力の変数の組み合わせによって，知覚の不変性が体系的に形成されうる。何故ならば，すべての知覚域に対して不変性は存在するからであり，環境に対する意識は，ある時刻に存在するすべての事物に関係する同数のエングラムの活性化を含んでいるからである。

　学習過程は，最初のエングラムの活性化が次のエングラムの活性化につながるといった方法で，一つのエングラムを他のどんなエングラムにも結びつけることができる。知覚なしにイメージは引き出せる。つまり，このことは思考の基礎となっている。

注

1　この章のここから8ページの多くは，ウォルピ（1978a）を修正したものである。
2　この節は，ウォルピ（1981c）を脚色したものである。

3
神経症の原因

不安の定義

　第1章で，神経症は，持続する不適応な学習性の習慣であり，その第1の特徴は不安であると定義した。ここで「不安」という用語（「恐怖」はその類義語だが）を定義しなければならない。著者が有害刺激に対する個々の有機体の自律系反応の特徴的パターン（ウォルピ, 1958）として操作的に定義することに固執するわけを示そう。有害刺激とは，苦痛な刺激である。しかしそれは，客観的には，逃避行動をひきおこしがちな物理的効果をもつ刺激，という特徴をもつ。

　客観的な対象をもつ不安の定義は，実際的な応用に役立ち，議論のための確固たる基礎を提供する。それは，運動および意識に関係するものが存在するかしないか，もしくは，それらが自律系事象と一致するかしないか，によっては影響を受けない。いずれにしても，先行事象と漠然と結びつき，自律的，運動的，認知的な要素を変える，うつろいやすい「実体」として不安をとらえる一般のやり方よりも，一つの明確で率直な定義のほうが望ましい。

3 神経症の原因

この定義には，有害刺激に対する自律系反応の側面は個々人で異なるが，一般に個人のなかでは一定である（エンゼル Engel, 1972；レーシー，ベイトマンとヴァン・レーン Lacey, Bateman, & Van Lehn, 1953；レーシーとレーシー, 1958）という事実を認める利点もある。

逆の立場はラング（Lang, 1970）とラックマン（Rachman, 1974, 1978）が明確に述べている。恐怖の自律系反応は，認知的，運動的側面とは不完全に関連しているにすぎないので，ラングは，「恐怖は，人々の内にすむある固い現象的なかたまりではないし，われわれが多少なりともうまく触れられるようなものでもない」という見解を明らかにしている。

ラックマンが考慮すべきこととして注意を向けているのは，地下鉄の電車に乗れるようになっている閉所恐怖の患者のように，顕著な行動的改善があっても，患者が，時として，治療の恩恵を受けてきたことを否定することである。逆に，恐怖対象の実際的，象徴的提示の間に観察された生理学的反応が治療後に減衰してしまっているのに，それでもなお過度の恐怖を訴える患者もいる（ハーセン Hersen, 1973 参照）。同様の影響について，フェンツとエプスタイン（Fenz and Epstein, 1967）の報告によれば，ベテランのパラシュートジャンパーでは，情緒的混乱の生理的測度と恐怖の主観的報告の間に一致がみられないが，初心者では，これときわだった対照をみせ，主観的，精神生理学的反応に一致がみられる。

上述のことに対して，多くの点が指摘されうる。第1に，治療者の要求あるいは社会的期待（ギア Geer, 1965；バーンスタイン Bernstein, 1973）に基づいて，患者は，普通なら拒むことでもしばしば実行するが，その恐怖体験（患者の中心的訴え）は減衰しないかも知れない。彼らの精神生理学的な恐怖反応についても同様である。

第2に，よく測定される自律系反応——心拍率，皮膚電位，呼吸——が，自律神経症の恐怖反応のすべてだと考えるのはあやまりである。

さらに，様々の末梢血管系および筋緊張反応（マーチン Martin, 1961；レーダー Lader, 1975 参照），主観的不安は，血圧の上昇（ホール Hall, 1927；マルモとシャガス Malmo & Shagass, 1952），胃腸活動の変化（ルビン他 Rubin et al., 1962），瞳孔反射（ルビン, 1964），脳波の誘発電位の特徴的変化（シャガス

とシュワルツ Shagass & Schwartz, 1963；シャガス，ローマー，ストローマニスとアマディオ Shagass, Roemer, Straumanis, & Amadeo, 1978) と関連していた。また，様々な「自律系のバランス」(エピンガーとヘス Eppinger & Hess, 1915；ウェンガー Wenger, 1966) や広範な内分泌の変化もある（レーダー，1976 参照）。人は自分の自律系反応の側面について，きわめて包括的な知識を持たない限り，自律系の活性がみられないときに存在する情動体験について語ることはできない。臨床精神生理学にたずさわる人たちと同様に，著者は時として，強度の主観的不安をひきおこす刺激に対して，皮膚電気抵抗の変化も心臓血管系の変化もおこさない被験者をみてきた。おそらく，どのような様相においても反応しない被験者がいるのであろう。しかし，彼らの不安の感情が，生理的なものと関連がないとはいえないであろう。

フェンツとエプスタイン（1967）の研究に関していえば，「恐怖の体験」は人によって異なることがある。経験を積んだパラシュートジャンパーたちは，初心者たちと同じような恐怖は感じなかった，ということかも知れない。ある程度まで，彼らはジャンプする状況に含まれる危険度の評定を報告していたのかも知れない。彼らがその活動を楽しんでいるようだと報告されたことはまちがっていない。また，「経験を積んだジャンパーにおける恐怖の絶対的な大きさが，どの時点でも，ジャンプの直前に初心者によって経験される恐怖の大きさに近づくことはない」というのもそうである。同じような意味あいで，恐怖症を持つ人は状況を回避し，そうするのは「こわい」からだと報告するかも知れない。しかし，その時実際に起こっていることは，もし彼がその状況にいるとしたら，どれくらいこわがるかを予期しているのであって，実際に，恐怖を感じているわけではない。

これらの強力な反証をふまえ，恐怖に関する上述の生理学的定義を主張するのには一理ある。従来の精神生理学的監視には，先述のような限界があるにもかかわらず，ラックマン自身（1974, p. 20）かなりの程度，両者が一致することを認めている。恐怖の自己報告は，相互に関連がある。そして，外的な判断による恐怖の評定，恐怖テストで観察される回避行動とは中程度の関連が，また，恐怖の生理学的指標とはわずかな関連がある。そして，たいていの生理学的指標は，互いにわずかな関連はある。サートリー，ラックマン

とグレイ (Sartory, Rachman, and Gray, 1977) は，低い覚醒よりも高い覚醒において，この関連が大きいといういくつかの徴候を得たが，これはランデ (Lande, 1982) によれば必ずしも断定できないという。

恐怖はどのようにして学習されるか

　われわれの恐怖の定義が無条件反応に基づいていることをよく知っておく必要がある。被験者は，有害刺激からおこる自律系反応にはそれほどよく気づいていないことが多い。同時におこる苦痛経験が，それ以上の強さの感覚をもたらすからである。不安を誘発する他の無条件刺激には，支持が突然失われること（ワトソン Watson, 1970, p. 153），非常に強い聴覚刺激（ワトソン，1970, p. 152），葛藤（フォンバーグ Fonberg, 1956）がある。加えて，子どもは，両親の顔と見知らぬ顔をはじめて区別できるようになると，見知らぬ顔に恐怖を示す。これは多分，不協和をおこすためであろう。

　恐怖がおこるときに，人に影響を与える「中性」刺激は，恐怖をひきおこすよう条件づけられるかも知れない。例えば，母親が子どもをぶつとき，いつもその声がある調子を帯びるとすれば，ぶつことによって刺激される恐怖は，母親の声の調子に条件づけられるようになってくるだろう。この条件づけは，理論的には，どのような種類の近接刺激についてもおこりうる。——音，物，人，言葉，考え——見たり聞いたり感じたり，人が知覚するものは何でも。そして，2次的もしくは多次的条件づけによって，恐怖は一つの刺激から別の刺激へと広がっていくかも知れない。

　しかしながら，刺激はすべて等しく恐怖に条件づけられるわけではない。セリグマン (Seligman, 1971) は，学習法則の限定的な一般性に関する重要な提唱 (1970) を再構築しており，暗闇とか毛皮でおおわれた物といったある刺激のみが恐怖反応と容易に結びつくと主張している。彼はこれらを「準備されている」刺激とよび，それらが特別に恐怖条件づけされやすいことには，系統発生的基盤があるということを示唆した。彼の仮定によれば，そのような刺激は人類の進化の歴史の中である種の特別な重要性を帯びてきたのであ

る。デシルバ，ラックマンとセリグマン (DeSilva, Rachman, and Seligman, 1977) は，69人の恐怖症の被験者について回顧による研究を実施し，彼らの大部分で，刺激が「準備されていること」のある基準に従うことを見出した。オーマン，エリクソンとローフベルク (Öhman, Erixon, and Löfberg, 1975) は，「準備されている」と仮定される恐怖刺激（人間の顔）と中性と仮定される対象（家）の絵の2種を，古典的条件づけ実験における条件刺激，ショックを無条件刺激，皮膚電位反応を従属変数として，正常な被験者にみせた。両方の刺激のセットに対して，条件づけは等しく獲得されたが，消去中には，「準備されている」刺激の場合にのみ，条件づけの効果が持続していた。

臨床的経験によれば，確かに，閉所，動物，昆虫，暗闇の方が，家，花，雲，コンセントよりもずっと恐怖症をおこす刺激になりやすいという仮定が成り立つが，系統発生的説明は正しいとはいえない。もう一つの可能性もある。ごく単純に，花とか家のような日常生活の中にある対象は愉快で心地よい反応に強く条件づけられることになり，これが不安条件づけに対して「免疫を植えつける」ということである。これとは対照的に，一般的な恐怖対象の大部分は，このような性質を備えてはいない。そして，往々にしてこれらの恐怖対象と関連して，民間伝承，おとぎ話，あるいは他者においてみられた恐れに満ちた行動から，不快であったり恐怖を含んでいたりするメッセージが送られる，といういきさつがある。オーマン，エリクソンとオロフソン (Öhman, Eriksson, and Olofsson, 1975, p. 626) が述べているように，「準備されていることの概念をとりあげる場合，準備されていることの発生的もしくは経験的基盤を明確にしなければならない。……この行動は，背景の要因についての知識を通じてのみ説明できるのである」。

「本能的」とよぶに足るほど複雑で，純粋に発達に基づいた反応を人間がもっている，という証拠は何もない（ゲゼル Gesell, 1946)。動物の神経系の機構が複雑であればあるほど，成熟は複雑な刺激反応系列とは関係がなくなる カーマイクル Carmichael, 1946)。1例をあげよう。誕生時から隔離されて育てられた雄のラットは，これを受け入れる雌と初めて会って交尾することができるのに（ビーチ Beach, 1942)，チンパンジーは交尾の仕方を学習しなければならない（ヤーキーズ Yerkes, 1939)。系統発生的に決定されているように思

3 神経症の原因

われる複雑な人間行動の唯一の例は，先に言及した（pp. 40—41）幼児の一過性の知覚反応である。また人間においては，どのような継続的な「本能的」行動の証拠もない，ということからすれば，チンパンジーや他の動物における結果はどうであれ，人間のある恐怖は生得的に決定されているのだ，とするマークス（Marks, 1969, p. 13以降）の示唆は信じがたい。

　母親の声のうちのある音を恐れるようになる子どもについての上述の例では，恐怖は，その音と痛みに自律神経的に随伴するものの近接に基づく古典的条件づけの結果である。成長期の子どもの生活のなかには，恐怖反応の古典的条件づけにつながる出来事が沢山ある。手をやけどしたあとでは，ストーブに近づくことは，不安への条件刺激となる。プールに落ちて水をのんでしまった子どもにとっては，水の中につかることは，恐ろしいことである。とげの多い木，あるいは刺す昆虫への恐怖は，とげがささったり，刺されたりという経験の後におこるのかも知れない。われわれは，すでに，ラットに触れることを，驚くほどに大きな雑音と繰り返し結びつけることによって，ワトソンとレーナー（Watson and Rayner, 1920）が，いかに周到に，アルバート坊やに白いラットとこれに関連する刺激——うさぎ，毛皮，ふんわりした綿のかたまり——への恐怖をおこさせたかを示した。言語が発達するにつれて，警告もしくは脅威的陳述もまた，古典的条件づけがおこる刺激となる。

　条件づけされた恐怖反応のレパートリーが，小さい子どもにいったん生ずると，2次的古典的条件づけを通して，恐怖がさらに広がっていく基盤ができる。このレパートリーは，また，新しいあり方——情報に基づいて——の恐怖の広がりのもとともなる。ラックマン（1977）はこれを「明白な事実にもかかわらず，あるいは多分，あまりに明白すぎるが故に，奇妙に看過ごされてきた」と注釈している。人は，稲妻，汚染された食物，無謀な運転手の運転，ピストルをつきつけられることを，古典的条件づけの故にではなく情報が原因となって恐れる。言語の使用によって，恐怖一般が「危険」という考えと結びつくようになるために，恐れが促進されるのである。

神経症的恐怖の原因論

　神経症的恐怖の原因論にみられる混乱の多くは，それが正常な恐怖の原因論とは著しく異なるという仮定から生じている。しかしながら，以下に示すように，実際には何ら基本的な違いはない。ある正常な（すなわち適正な）恐怖は古典的条件づけに基づいて発生し，またあるものは情報（認知的学習）に基づいて発生するように，神経症的恐怖についても同じことがいえる。正常の恐怖と神経症的恐怖をわけるものは，条件づけが生じた刺激状況の性質である。もしその刺激状況が，客観的にみて危険の源または徴候のどちらかであれば，その恐怖は適性もしくは「適応的」である。もしいずれでもなければ，その恐怖は神経症的であるといえる。

古典的に条件づけられた神経症的恐怖

　人間の神経症的恐怖の古典的条件づけは，1回の生起（単一試行学習）に由来するのかも知れないし，あるいは一連の関連する事象の過程のなかで，徐々に形成されるのかも知れない。単一試行恐怖条件づけの古典的な例は，戦争恐怖症である。自分の周囲での大虐殺によって錯乱状態に追いこまれた兵士は，まわりの刺激に対して条件づけられた不安を発生させる。もし不安の原因となる状況で，機関銃射撃の音のような特定の刺激が特にきわだっていれば，その音，あるいは全速力で走るオートバイのようにそれに似ているものは何でも，その後に不安をひきおこすであろう。他の刺激——血をみること，悲鳴，どしゃぶり——は，危急の時に，たまたま注意を喚起しなかったりすると，恐怖とはそれほど強くむすびつかないかもしれない。戦場体験の最もきわだった面に対する反応の特殊性はグリンカーとスピーゲル（Grinker and Spiegel, 1945, p. 16）によってよく記述されている。

　　　　空からの長時間にわたる急降下爆撃，機銃掃射に耐えてきた人たちは，ど

3 神経症の原因

んな航空機にも耐えられない。最悪の場合には，どのようなモーターの音にも耐えられない。病院の近くにある航空機がどれも味方の飛行機であると知っていても，気休めにはならない。患者たちは頭上のいかなる飛行機に対しても，恐怖と疑いをもって自動的に反応する。そして，つねにわずかな飛行機エンジンの音も聞きもらすまいとしているかにみえる。一方，味方の側の飛行機から十分な掩護を受けたのに大砲と臼砲の砲弾から十字砲火を浴びた人たちには，飛行機への恐怖はない。そのかわり彼らは，皿が落ちる音とかドアがバタンとしまる音のような突然の大きな物音には耐えられない。臼砲の砲弾を間近にうけ，爆発の閃光を見て衝撃を感じた人たちにあっては，どんな突然の刺激も恐怖と驚愕反応をひきおこす。マッチやライターをつけたり，部屋を突然光で一杯にするようにブラインドを開けたりするとき生ずる閃光は，特にそうである。

　われわれは，不安が刺激によって自動的にひきおこされることに気づくであろう。認知的錯誤があるわけではない。エンジンの音をきいたり，味方の飛行機の姿をみたりするときに，危険におびえるということは，ちょっと信じられないことである。単一試行恐怖条件づけについての一般人の例もまためずらしくない。

症例 1

　34歳のある男性は，自動車の中にいることに強い恐怖をもっていた。この恐怖は，4年前に始まった。赤信号が変わるのを待っている間に，彼の車は後ろから追突されたのである。彼は前に押し出され，そのため頭がフロントガラスにぶつかり，軽い裂傷をおった。意識を失いはしなかったが「もうだめだ」と観念して激しいパニックに襲われた。この恐怖は車の内装に結びつくようになり，すべての車の内装にまで広がった。この4年間，彼は車の中に入ると，大きな不安におそわれるのであった。運転など問題外であった。その恐怖は，全く古典的な自律系条件づけによるものであった。動かない車の中に座ったときは危険の予期はなかった。

症例2

　40歳のあるビジネスマンは，7年前の事故までは，熱心な洞穴学者であった。ほら穴の迷路の探険中，地下深くもぐり仲間から離れているときに，突風が彼のライトを吹き飛ばした。彼はマッチを持っていなかった。そして，まっ暗闇の中で，そこに永久に埋められると感じた。彼は，恐怖に打ちのめされて自分の声がとどくかどうかわからなかったが，助けを求めて叫び声をあげた。数分後に仲間が着いたときには，恐怖は幾分薄らぎ，外にたどりついてから，ようやく完全におさまった。この時以降，彼はほら穴だけでなく，閉じこめられていると感じるどのような状況にも恐怖をいだいた。飛行機に乗ること，トンネルの中を運転すること，電車に乗ること，果ては窮屈につくられたベッドに横たわることにまで。

症例3

　男性の広場恐怖は，比較的めずらしい。S氏は，工場技師で52歳だが，初診のときには，この状態で過去16年間苦しんでいた。自分のアパートから1人で外出することは，ほとんどできなかった。彼はこの問題を解決するため，自分のオフィスから1ブロック離れたアパートに転居したが，これだけの距離を歩くのでさえ，非常に不安になるのであった。当然のことながら，仕事に支障をきたすことは深刻なものであった。

　20年前，彼が深く愛していた妻は肺癌で死亡した。彼は妻が文字通り窒息して死んでいくのをみていた。彼はその経験の精神的外傷から徐々に回復し，1年後には何人かの女性と関係ができ始めた。問題がはじまったのは3年後である。当時，彼には，しばしば自分のアパートで夜を過ごすステディのガールフレンドがいた。ある夜，オルガスムのあとで彼女が呼吸困難になり始め，死にかけているときにあえいでいる彼の妻を思い出させるしぐさをした。ひどく狼狽した彼は，その女性に家に連れていくから急いで服を着るようにと言った。車の中で，S氏は自分が呼吸困難になっているのに気づき始めた。それは窒息すると感じるくらいにひどくなり，ついにパニックに陥った。彼はその女性をタクシー乗り場でおろして，1人で家まで運転して帰った。こ

3　神経症の原因

の1回の経験で，家から離れることの恐怖が始まった。そしてのちには，様々な恐怖，すなわち，精神的安定を失うことの恐怖，会合や社会的集会の恐怖，知らない場所の恐怖，車の中に1人でいることの恐怖，死んだ動物の恐怖が生じた（S氏への治療は11章に症例39として述べられている）。

症例4

47歳の主婦Aさんは，ハツカネズミやネズミに対するひどく苦しい恐怖の治療のため来院した。彼女はいつも，ハツカネズミ，ネズミを少し恐れていた。しかし，彼女の意見によれば，恐怖は「他の多くの女性以上のものではなかった」。7年前，夫が退職したとき，夫妻は町から田舎の広くて古い家に移った。ある晩，彼女が居間で夫と両親と一緒にいたときハツカネズミがあらわれ，壁にそってゆっくりと動いた。彼女はひどいパニック状態になり，大きな悲鳴をあげた。するとそのハツカネズミは姿を消した。その時から，彼女はこうした生き物を極度に恐れ，知らない所ではどこでもあらわれるのではないかと常に予期しておそれた。家では，害虫駆除会社に毎月くんじょう消毒させて，その問題に対処した。

その結果を表3．2（p.60）に要約したパイロットスタディからすると，古典的に条件づけられた恐怖においては，複数事象が原因となることは，単一事象の場合ほど多くないようである。以下は前者の例である。それぞれの症例において，最初のできごとは単に中程度の不安条件づけをもたらすだけであった。

症例5

30歳の婦人Sさんは，高速道路を運転している最中に一時的な意識喪失に陥ったため，車を路肩に寄せ，そこで停止した。およそ30分間，彼女はめまいがして気が遠くなり，非常に不安になった。めまいと気の遠くなる状態がおさまってから運転を再開したが，不安は続いていた。それは，家まで30分運転する間に徐々にしずまった。

彼女は，1週間運転するのを避けた。しかし，その後どのような状況で運転する時でも，車の中に1人でいるとき，あるいは意識喪失を思い出したり，

気の遠くなる状態を暗示する感覚をいだいたときには，神経質になった。その後さらに2回意識喪失がおこったために，不安のレベルは増大した。これは，後に発作性頻拍症によるということがわかった。

症例6

35歳の看護婦G夫人は，たとえ非常に小さなグループであっても，人前で話すことにひどい恐怖を覚えるということで来院した。悩みは深刻であった。彼女は，自分が働いている病院で，医師と看護婦のグループに対して報告をしなければならなかったからである。

彼女が9歳の時，弱い恐怖がはじまった。自分の通っていた小学校の校長であった父親は，しばしば大人たちのみている前で，彼女に詩を読ませたり暗唱させたりした。ある時，学校の委員会のメンバーの面前で暗唱をしているときに，ど忘れした。彼女は混乱して，まちがった行を暗唱しひどく困った。しかし，気を取り直して暗唱を終えた。その後，そのようなことをするのをいつも恐れていたが，クラスメートの面前では話をした。恐怖は治療を要するほどにひどくはなかった。

1年ほど前，著者は，G夫人が，遠くの町での会議に，会社の管理職である夫に同行していくのをみかけた。彼女は，しぶしぶ行ったのであり，夫が目立つので，ある時点で自分が注目の的となるであろうということを恐れていた。そういうことはおこらないからという夫の保証にもかかわらず，実際にはそうなった。そして，彼女は大きな不安におそわれた。彼女は，どんな公的なおこないをもさらにひどく恐れるようになり，見知らぬ人や遠く離れた知り合いと電話で話すことも恐れていた。

不安が必ずしも外的な刺激に条件づけられるとは限らないことを認識することが重要である。

症例7

性的興味と覚醒がいつも女性に限られていた医師にあっては，同性愛の恐怖は次のように条件づけられた。小説の中で同性愛的な行動の描写を読んで

3　神経症の原因

いるときに，彼は自ずとおこる勃起に気づくようになった（それはしばしば思考や状況と何らはっきりした関連なしにおこった）。だが，今や彼の胸中を次のような考えがよぎった。「今こんなことがおこっているということは，私が無意識的には同性愛的だということを意味しているのだろうか。」精神分析的「知識」に基づくこのような考えは，大きな不安を喚起し，それ以降，彼は，同性愛者を見たり，同性愛者についてのものを読んだり，あるいはまた，バスや飛行機の中で男性の横に腰かけているときのように，どんな男性と身体が触れたりするときにも，急に不安になった。たとえ，自分は同性愛的だとは決して思わないというつかの間の考えは別としても。

認知に基づく神経症的恐怖

　上に述べたように，われわれの非神経症的恐怖——すなわち実際の脅威に関連するもの——の多くは，認知に基づいている。それらは情報を通して獲得されてきたものである。誤った情報もまた，真実に基づくものと同じくらい強くて持続的な恐怖をひきおこしうる。ある男性は，健康を害するだろうと信じさせられてきたために，マスターベーションを恐れるかも知れない。またある女性は，母親がそれを下品だと言ってきたために，あるいは，宗教的な教えから，自分の実の夫以外のどんな男性によっても興奮させられることは「許されない罪」だと考えてきたために，性的喚起を恐れるかも知れない。人は虫，飛ぶ昆虫，医者あるいは病院を恐れるかも知れない。というのは，親がこれらのものに対していつも恐れを示すのをみてきたからである。かつて著者が出会った，沢山の種類の昆虫に対する恐怖をもつ女性は，自分には同様の恐怖をもつ姉妹が2人いると報告した。これらはすべて，母親が昆虫をみるたびにとり乱すのを彼女らがみていたことに由来していた。

　まちがった信念のあるものは，誤ったメッセージというよりも誤った推論に基づいている。奇妙で異常な感覚をもつ人は，自分のパーソナリティが崩壊しつつあると推論するかも知れない。

症例8

29歳のある既婚女性は，1人で外出することを恐れていた。なぜなら，頻繁におそうめまいや手の痛みを，「気が狂う」初期の徴候だと信じていたからである。彼女には精神病院に入院しているおばがあり，2人のいとこは情緒不安定であったので，自分は精神的不安定になりやすい遺伝的素質をもっているのだ，ときめつけていた。著者が，彼女のめまいと痛みは過呼吸によるものであることを示し，気が狂う可能性はないということを強く保証した後には，彼女の恐れは急速に失せた。7セッションの後には，彼女は自分の望む所へは，どこでも1人で快適に外出することができた。1年後も元気であった。

　往々にして，恐怖する対象とそれに対して認知的に喚起された恐怖が近接するというまさにそのことが，その対象への恐怖の古典的条件づけの生起につながる。これがおこるときには，十分な治療には，認知的修正と情動的再条件づけの両方が必要である。

症例9

時々皮膚にまばらに散らばった吹出物が出ていた31歳のコンピューターオペレーターは，ある日，たまたま大衆雑誌の中で，狼瘡紅斑は吹出物を特徴とすると書いてあるのを読んだ。彼女は自分がその恐ろしい病気にかかっているときめつけて，ひどく不安になった。効果のない洞察療法を数カ月受けた後，彼女は皮膚科専門医のところへ送られた。医師は，彼女がその病気にかかっていないことを，十分に納得させた。しかしながら，実際に吹出物をみるといつでも，彼女は依然として自動的に不安反応をおこし，そのため系統的脱感作を要することとなった。

　恐怖はまた，古典的条件づけによって，一つの不適切な刺激から別のものへと広がる。例えば，人ごみに対する恐怖をもったある婦人は，ほとんど人がいない日中にのみ映画に行くのであった。ある日の午後，映画館が突然学

生で一杯になり，それが彼女をパニックに追いやった。その後，彼女は人ごみばかりではなく，映画館，レストラン，教会，実際たとえ空であっても，どんな公的な建物にも恐れをいだいていた。

時として，患者の恐怖が幾通りかのあり方で広がったのがわかることがある。

症例10

極度におとなしい若い夫人Bさんは，彼女の夫からの厳しい非難を，しばしば耐えていたのだが，夫が仕事から帰宅するのを恐れ始めたのである。彼女はこの問題に対して，彼が非難をやめるよう，自分自身が成長するように努めることで対処しようとした。それでもまだ彼女は，夫が帰宅する時刻が近づくと，だんだんに緊張がつのり，いよいよ身体的症状——心臓がドキドキすること，手が汗ばんでべとつくこと，ぐったりすること，頭がふらふらすること——を意識するようになった。彼女は，これらを夫とは関連づけなかった。しかし，そのことに驚き主治医に相談した。主治医が処方した薬物が症状をしずめるのに失敗したとき，彼女は自分が「ばらばらにくずれようとしているにちがいない」ときめてかかった。

調子が下り坂になっておよそ4カ月後，夫が1週間の商用の旅行に出かけようとしていたとき，B夫人は自分の両親のもとへ行き，滞在した。その週のおわり頃，彼女は「神経衰弱」をわずらっている友人を訪れた。友人は，憔悴し，やつれているようにみえた。そして，B夫人は，同様のことが自分におこっているのだろうかと自問した。この思いについてくよくよ考えて，両親の家での最後の2日間，彼女はひどく不安になった。家に戻ってみると，彼女は即座に回復しはじめた。しかし，彼女は両親の家を再び訪れることはできなかった。なぜなら，それが彼女の強い恐怖への条件性の引き金となっていたからである。

B夫人の恐怖は，次のようなステップをふんで広がっていた。第1に，夫からの非難への恐れが，頭がふらふらするなどの症状をひきおこした。これらの症状は，ある得体の知れない病気を暗示したために，恐怖の更なる原因となった。この新しい種類の恐怖は，彼女が友人を訪れたときに大いに強め

られた。何故ならその時，彼女は自分の頭がふらふらすることを，恐怖をもつのは当たりまえの「神経衰弱」にかかっているという考えにむすびつけたからである。この考えにとらわれていたことが，彼女が両親の家にいるときの高いレベルの不安の原因となり，そのために，その後，彼女は彼らを訪れることを恐れたのである。

古典的に条件づけられた恐怖と認知に基づく恐怖の分布

　古典的に条件づけられた神経症的恐怖と認知に基づく神経症的恐怖の分布について，何がしかの知見を得るために，著者は助手に，著者のファイルから，中心的な訴えが不適応な恐怖である最初の40症例をぬき出すよう依頼した。各症例において，著者は，まず恐怖が自律神経的に条件づけられたのか，認知に基づくのかを明らかにし，その発症原因を単一事象に求めることができるのか，複数事象に求めることができるのかを明確にした。26の恐怖は自律神経的に条件づけられ，16の恐怖は認知に基づくことがわかった。二つの症例では，両方の基盤が明白であった。患者の平均年齢は33.9歳であった。そして，発症の年齢がわかる患者の発症時年齢の平均は22.3歳であった。データは表3.1に示され，表3.2に要約されている。できる限り，同様の症例は表3.1で同一のグループにまとめてある。発症の正確な状況が明らかにできないために，捨てざるを得なかったのが2症例しかなかったことは特筆すべきである。このことは，戦争神経症に関するサイモンズ（Symonds, 1943）（p.57参照）の結果，オストとハグダール（Ost and Hugdahl, 1981）の結果，歯科治療恐怖をもつ34症例のすべてが，麻酔マスクによる窒息に由来する恐怖のような精神外傷的な歯科治療の経験があったと報告しているローチ（Lautch, 1971）の結果と符合している。が，発症の契機となる経験を明らかにすることができなかったマークス（1969）の結果とは矛盾する。

3 神経症の原因

素因

多くの人が同様の不安喚起条件にさらされるとき，そのうちのあるものだけが神経症的不安反応を生じさせる。それ故，明らかに個人差は神経症の原因論の中で最も重要なものである。しかし，それを解明するための研究は，ほとんど行われていない。最も著名な量的研究は，いまだに，王室空軍隊員における戦争神経症の2000症例に関して，サイモンズ（1943）が行ったものである。彼は，症例のうち99％のものにストレス歴を見出し，また，神経症を発症するにいたるストレスの程度と，あらかじめ存在する情緒的感受性という形をとる素質の程度との間に，ある相互的関係を見出した。素質を決定するかも知れない要因を示す二，三の特定の事実が知られている。第1に，人は生まれつき情緒性が大いに異なっている。シャーレー（Shirley, 1933）は，ごく低年齢の幼児において，この特性が著しく異なることを見出した。情緒的に大いに繊細な人は，ある与えられた条件の下で，相対的には無神経な人よりも強い不安をおこすと予想されるはずである。

第2に，以前の条件づけは感受性を増大させうる。特定の刺激に対して前もって軽い不安反応が存在すると，不安喚起が高まる状況では，特定の刺激がある方が，ない場合よりも高いレベルの不安条件づけをおこすことになるかも知れない。これは前述の症例6で例示されている。特定のストレスとは関係のない不安もまた素因を作っているということは，サイモンズの観察によって示されている。

第3の重要な要因は，ストレスを与えうる経験によって生ずるひどい不安の喚起を制止する要因が存在することのように思われる。例えば，空襲のようなびっくりするできごとにさらされる子どもたちは，落ち着いて行動する両親と一緒であれば，そのような状況に対して，はるかに敏感にはなりにくい（ジョン John, 1941）。年長の人からあらかじめそのような安心を得ている人は，後のストレスによってびっくりさせられることはないと予想されるかも知れない。しかし，これは検討の余地がある。

情報もしくは情報の欠如が，第4の要因である。神経症の発症に関連して

表3.1　不適応な恐怖の40症例の内訳

	恐怖の性質	現在の年齢	発症時年齢	自律的に条件づけられる	認知に基づく	単一事象の原因	複数事象の原因
1	死	31	7		X		X
2	死	43	39		X	X	
3	死	10	8	X			X
4	死	14	8	X		X	
5	死	46	3		X		X
6	死とコントロールの喪失	39	11	X		X	
7	ひとりっきりでいること	30	29	X		X	
8	ひとりっきりでいること	31	こどもの頃	X			X
9	ひとりっきりでいること	29	23	X		X	
10	ひとりっきりでいること	26	20	X		X	
11	ひとりっきりでいること	47	24	X			X
12	運転	45	41	X		X	
13	運転	36	34		X	X	
14	運転	41	30		X	X	
15	運転	25	16		X	(不明)	
16	人前で話すこと	28	25	X		X	
17	人前で話すこと	39	21	X		X	
18	人前で話すこと	28	18		X	X	

3　神経症の原因

No.	項目						
19	健康に関連すること	36	22	X		X	
20	自己破壊	42	31	X		X	
21	自傷	26	12	X		X	X
22	一時的意識喪失	48	39	X	X	X	
23	自分の血	23	18	X	X	X	
24	人	31	11	X			X
25	見知らぬ人	25	25	X		X	
26	歯科医	25	12	X		X	
27	アイコンタクト	30	8	X		X	
28	自動車	39	37	X		X	
29	事故	49	44	X		X	
30	旅行	36	25	X		X	
31	広場恐怖	28	14	X	X	X	
32	町に出ること	36	32	X		X	
33	飛行機にのること	49	39		X	X	
34	高所恐怖	34	4	X	X	X	
35	へび	24	16	X			X
36	ハツカネズミ	45	6		X	X	
37	嵐	58	こどもの頃		X		(不明)
38	試験	22	20		X	X	
39	性的不能	25	20		X	X	
40	戦争の罪	35	26	X	X	X	

表3.2　40の神経症的恐怖の基盤の分析。2症例で，自律的，認知的基盤の両方が存在したので，合計が42症例となっている。

自律的条件づけ		認知に基づく		
単一事象の原因	複数事象の原因	単一事象の原因	複数事象の原因	不明
21	5	7	7	2
合計26		合計16		

　奇妙な感覚を体験する多くの人は，自分たちが「ばらばらにくずれようとしている」とか，気が狂いそうになっているのを意味すると解釈する，2次的な恐怖を生じさせる。これらの2次的恐怖は，往々にして，それを生じさせたもとの恐怖よりも，はるかに激しくダメージが大きい。情報の欠如もしくは誤った情報は，かなりの程度まで，これに関与する。例えば，発作性頻拍のような生理的事象は，不安神経症，とりわけ広場恐怖症の条件づけの一般的な基礎である。だがこれは，医師にあってはおこりそうもない。というのは，彼は感覚の原因を理解し，頻拍を事実通り害のないできごととしてとるからである。人々が自分たちの奇妙な感じについての説明を求めて医師に相談するときに，往々にして，ほとんど何らの助けも得られないということは不幸なことである。多くの患者は，「彼は私が何について話しているのかわからなかった」と語る。そして，これが奇妙な感じをより不吉なものにするのである。

　生理的要因もまた，大いに人々に神経症的条件づけの素因を作る役割をもつであろう。すなわち，疲労，感染，薬物，そして催眠状態のような特別な意識状態である。このような要因の関連を検討するための適切に計画された研究は，実際，上に述べた他のすべての要因についての研究と同様に，大いに望まれるところである。

　認知に基づく恐怖の場合は，情報の欠如は，明らかにもっと重大な役割を果たす。これが，不安を浸透させるような誤った情報を受け入れさせるのである。

神経症的不安の実験的モデル

　人間の病気の研究のために最も望ましい領域は，同じ病気が小動物にもおこるような領域である。われわれ神経症の原因と治療に関心をいだく者は，幸運な研究者に属する。なぜなら，種間の違いについての了承が得られるなら，人間のものと見分けのつかない恐怖反応の状態を動物のうちに誘発することができるからである。

　実験神経症は，世紀の変わり目あたりで，パヴロフの実験室で最初につくり出されて以来，広く認識されてきた現象であった。それは，刺激と結びついた過度の興奮状態であり，主として自律神経系のものである。観察された反応のうちのあるものの奇妙さは，すべての初期の実験者をして，実験神経症は中枢神経系のある種の障害の結果である，との誤った結論へとみちびいた（包括的な概観については，ウォルピ，1952, 1958 を参照）。著者が，1946年から1948年にかけて行った以下に述べる実験は，どのような筋の通った疑念をものりこえて，動物神経症は基本的には条件性の不安反応だ，ということを立証したのである。[1]

　実験神経症をつくり出すには二つの基本的方法があり，両者とも無条件性の不安反応の誘発に基づく（定義をみよ，p. 42）。最初のものは，パヴロフ(1927, p. 23a) の円とだ円の実験に代表される。実験の最初のところでは，実験台の上に引き具で固定された犬の前に光る円が投映された。投映がおこなわれるたびに，消化（食物への接近）反応を円に条件づけるため，動物が容易に届く範囲内に食物がおかれた。この後，軸の長さの比が 2 対 1 のだ円が投映されるけれども，食物をともなわないというやり方で，制止刺激として条件づけられた。続いて，だ円は，段階を追って徐々にまるくなった。まるくなってゆくそれぞれの段階で，円への強化のなかに，だ円への非強化をおりまぜると，だ円の制止効果は強固になった。しかし，二つの形の間の弁別がもはや不可能な時がきた。軸の比が 9 対 8 になったとき，動物はいよいよ混乱し，ついには，ひどい不安状態が発生した。この不安は，それ以降，動物が実験

室につれもどされると，いつでもはっきりあらわれた。[2]

　実験神経症をつくりだす別の基本的な方法は，空間的に閉じ込められた動物に，沢山の弱い有害刺激（たいてい電気ショックという形をとる）か，少しのより強い有害刺激のどちらかを与えることである。40年ほど前，リデルと彼の仲間（Liddell, 1944；アンダーソンとパーメンター Anderson & Parmenter, 1941）によって，コーネル動物農園で，様々な家畜に弱い有害刺激を用いて沢山の実験が行われた（不安の強さが高まることの説明については，ウォルピ，1958, p.63を参照）。強い有害刺激は，マサーマン（Masserman, 1943）によって，猫に関する広範で想像力に富む一連の実験で用いられた。自分たちの実験のある側面に誤って導かれて，これらの実験者たちは，つくりだした神経症を葛藤によるものと信じた。例えば，マサーマンは，自分がひきおこした実験神経症を，食物への接近の動機づけとショック回避の動機づけの間の葛藤に帰属させた。なぜなら，摂食に条件づけられた刺激に反応して，動物たちが食物に近づいているときにショックが与えられたからである。しかしながら，同様の実験状況で，著者（1952, 1958）は，実験用のおりの中でえさを与えられたことがない動物に加えられるショックによって，そのような神経症がつくられることを示した。つづいて，スマート（Smart, 1965）は，この実験モデルに関するバリエーションについての比較研究を行った。そして，「ショックのみ」の猫の群と，食物に近づくときもしくは実験用のおりの中で食べているときにショックを与えられる二つの群の間で，神経症的行動に関する16の測度において，ほとんど違いをみいださなかった。

　少なくとも，ある実験神経症が葛藤なしでひきおこされるという事実は，それが神経症的損傷や「緊張」によるものであるという仮説の根拠を排除するもので，学習がその基盤だという仮説を提示するものである。その場合，学習された行動の典型的ではっきりとした特徴が明白にされるべきである。もし実験神経症が学習されるのであれば，他の学習性の行動と同様に次のような特徴をもたねばならない。

　1．神経症的行動は，不安を発生するような状況でひきおこされたものとよく似ていなければならない。

3 神経症の原因

2．神経症的反応は，不安を発生するような状況で存在した刺激のコントロール下になければならない。すなわち，反応は，同じかもしくは同じような刺激による侵害が有機体に与えられたならば，ただちにおこらなければならない。
3．神経症的反応は，刺激般化の原理によって，その行動が最初に条件づけられた刺激にもっともよく似た刺激に有機体がさらされるときに最大の強度になり，類似性の減少の関数として，その強度が減少しなくてはならない。

これらの特徴のうち最初の二つは，すべての実験神経症で見出されてきた。小さなおりの中で，聴覚刺激に続く高電圧で低電流のショックを用いることによって著者が猫においてつくりだした神経症では，三つの特徴のすべてが明白であった(ウォルピ，1952, 1958)。ショックは様々な運動，自律系反応(すべての動物における瞳孔拡張，毛がたつこと，速い呼吸)をひきおこした。動物が，5から20のショックを受けた後は，はじめにたった一つのショックに対してそうであったのとほぼ同様に，実験用のおりの中で混乱し続け，それでそれ以上のショックは与えられなかった。それぞれの場合の混乱は，ショックによってひきおこされたのと同じような反応からなっていた。筋緊張，瞳孔拡張，毛がたつこと，速い呼吸は，すべての動物に見出された。そして，他の自律系反応のみならず，網に対してほえたり，つめでひっかいたりすることは，たいていのものでみられた。あるものは，以前常にショックに対しておこるのが観察された特別の反応を示した。例えば，ショックを受けているときに尿をもらしていた1匹の猫は，その後，実験用のおりに入れられて数秒以内にいつも尿をもらした。もう1匹は，人間ではヒステリー的と呼びうる徴候を発生させた。この猫は，実験用のおりの中で，数秒ごとに肩を強くひきつらせた。このひきつりは，むなしいジャンプをほのめかすものであり，この猫が最初にショックを受けたときに，おりの屋根についているふたのところをジャンプして通りぬけたという事実に関連していると思われた。ひきおこされた行動と習得された行動の間のこの類似性は，学習性の行動について上に述べた最初の基準を満たしていた。

原因となる状況に含まれる刺激によって神経症的反応がコントロールされるということは，いくつかのことから明白であった。第1に，反応は実験箱の中では常に最も強かった。動物は箱の中に入れられることに強く抵抗した。そして，ショックに先行するブザーの音は，どのような反応がおこっていようとも，いつもそれを強めることができた。最後に，ショックを与えるときに，実験者がみえるようにされた動物の場合には，実験者が箱の中に入ると，ただちにこれらの反応がひきおこされた。

　1次的刺激般化は，いくつかの側面で明白であった。それぞれの動物は，実験箱の外の実験室の中で神経症的反応を示した。これは，動物が実験箱の中にいるときに観察されたよりも弱いものであったが。この部屋からの刺激は，ショックが与えられるときに，ちょっとした距離をおいて動物に作用していたので，それらの刺激に対する神経症的反応の直接的条件づけがおこったに違いない。今ここで，実験室との物理的類似度の異なる四つの他の部屋のいずれかに動物がいれられたならば，類似度に比例した神経症的反応がおこるであろう。1次的刺激般化のもう一つの例は，聴覚の側面でみられた。聴覚的信号は常に電気刺激に先行していた。近くでその信号を提示することは，動物をひどく混乱させた。そして，動物がその音から離れるほど，その反応は弱まった。

実験神経症と臨床神経症の異同

　上述の三つの特徴のすべては，人間の神経症にもまた見出される。先述の戦争神経症と個人の症例の両者における不安反応は，神経症を発症する状況でおこった反応に類似している。そしてそれは，原因となる状況に存在するのと類した刺激によってコントロールされる。ほとんどすべての古典的に条件づけられた恐怖に，1次的刺激般化が存在する。例えば，たいていの高所恐怖は高さの増加にともなって単調に増加する。そして，閉所恐怖は，利用できる空間と逆の関係で，また閉じこもりの時間の長さと直接的な関係で変化する。2次的般化もまたおこる。この場合には，刺激状況は物理的には似ていないが，共通の媒介反応をもたらし（オズグッド Osgood, 1953），その

3 神経症の原因

結果不安がおこる。例えば，ある特定の患者においては，きつい服とはげにくいマニキュアは，物理的には異なるものだが，2次的般化の同一の連続体上にあった。というのは，両者ともきゅうくつな感じをもたらしたからである。

　動物と人間の神経症の第4の類似点は，被験体が不安をひきおこす状況にさらされるか否かにかかわらず，その消去抵抗にみられる。神経症的な猫は，実験箱の中で何時間か何日間か，レベルが減衰しない不安を示す。そしてまた，実験箱の状況から何週間か何カ月間か遠ざけられたとしても，そうなのである。同様に，1例として，飛行機に乗るのを恐れる人は，飛行機から全く遠ざかろうと，あるいは仕事がら乗らざるをえないため，トランキライザーやアルコールで不安をまぎらわしながら搭乗をくりかえそうとも，時間がたてば不安が改善するということはありそうもない。消去の失敗の理由は下に論じられている (p. 68)。

　もう一つの類似点は，人間の症例に関して先に述べられた (pp. 48, 54―55) 2次的条件づけの生起にみられる。次の実験は，2匹の神経症的な猫の各々に対してなされた(ウォルピ，1958, p. 60)。視覚刺激に対する動物の不安反応は，（下に述べる技法によって）脱条件づけされていた。しかし，不安反応は聴覚刺激によっていぜん誘発された。肉片が実験室の片隅に落とされた。そして，猫がそれをほしがってそこへ向かって走ってゆくと，ブザーがなった。猫はあとずさりした。毛は逆立ち，瞳孔は拡張し，体がこわばり，再び進む前にためらった。猫が再び進んだとき，ブザーがまたなった。この手続きを数回くりかえすと不安がおこり，部屋のその隅と，どこの床にであれ，落ちている食物の姿とに回避反応がおこった（ウォルピ，1958, p. 60）。人間の例はケルトナーとマーシャル (Keltner and Marshall, 1975) によって報告されている。

　実験神経症と臨床神経症の主要な相違は，前者では最初の恐怖喚起が電気ショックのような無条件刺激によるものであるのに対して，後者では，それが重大な危険の理解のような条件刺激によるものであることである。臨床神経症は，2次条件づけに端を発している。ジャーシルドとホルムス (Jersild and Holmes, 1935) は，子どもが成長するにつれて，苦痛をともなう，もしく

65

は強い刺激による自律神経的喚起がおこることは徐々に少なくなるということを見出した。これと，「準備されている」刺激の概念を用いれば，おそらくブレグマン（Bregman, 1934) およびホーラムとラックマン (Hallam and Rachman, 1976) の恐怖を条件づける試みの失敗を説明できるであろう。

神経学的ストレスは神経細胞に永続的な変化をもたらしうるのか

　実験神経症と臨床神経症のいずれも，大いに学習の現象であるという指摘は多いが，これらの原因となるストレスもまた，ある状況下では，細胞機能に永続的な生理学的変化をもたらすという可能性を考慮することが必要である。様々の臨床経験からすれば，この疑問は適切である。第1に，内因性抑うつがしばしばストレスに満ちた経験によって悪化するという事実（トムソンとヘンドリー Thomson & Hendrie, 1972) は，一般に，情動的事象がストレッサーの持続期間をはるかにこえて続く生理学的影響を及ぼすかも知れないということを示唆する。われわれにもっと直接に関係するのは，生育歴と現在の症状から，議論の余地なく神経症の診断を下せるのに，その神経症的反応が使いうるどんな手続きにも全く感応しないという，たまにであう症例である。これは34歳の男性の症例であった。彼は，戦時体験の後5年間，おきている間ずっと高い不安――その体験に関連した罪の思いによってつのらせられた不安――の状態にあった。治療の失敗は，この不安が学習以外の基礎をもっていたことを証明するものではないが，そういう疑問をいだかせる。

　グエンズバーガー（Guensberger, 1981) は，この種の症例に類するものは，攻撃性もしくは受動性，無緊張，嗜眠状態のいずれかによって特徴づけられる実験神経症のある例にみられるはずである，と論じている。彼は神経細胞の過負荷は，ある種の生理病理をうみだすということを示唆している。カンデル（Kandel, 1979) は様々の実験を概観し，反復刺激がシナプスの機能に永続的な影響を及ぼしうることを示している。例えば，アメフラシの場合，統制条件で感覚ニューロンの90％に主要な運動細胞への結合が認められたのに対して，防衛反射に慣れを生じさせるセッションをくり返した後では，わずか30％にしか結合は認められなかった(キャステルーシー，キャルーとカンデル

3 神経症の原因

Castelucci, Carew, & Kandel, 1978)。失われた結合は，3週間後に部分的にのみ回復した。そのような結果からひどく敷衍して推論することは危険なことだが，彼らは少なくとも，ある状況下では，有害刺激が細胞への永続的な影響をもたらしうるということを示している。

注

1　マイネッカとキールストロム（Mineka and Kihlstrom, 1978）は，実験神経症の基盤は，セリグマン（Seligman）の「学習性絶望感」の実験と同様に，予測できないこととコントロールできないことを意識することであると論じている。このような提唱は，学習性絶望感が臨床的うつ状態のアナログとして容認できないのと同じ理由で，容認できるものではない（p. 371 参照）。

2　困難な弁別課題を手段として，子どもにおいて，実験的にひきおこした神経症については，クラスノゴルスキー（Krasnogorski, 1925）によって記述されている。

4
古典的に条件づけられた神経症的不安の除去のメカニズム

神経症的行動の消去への抵抗

　第3章で見てきたように，神経症的行動は現実の世界に適合していないにもかかわらず，驚くほど継続し，数年あるいは一生続くこともまれではない。他のほとんどすべての状況では，適合していない行動は，反応それ自体が起こった結果によって消失する（消去）(p. 33とウォルピ, 1958 のpp. 24—31 参照)。いうまでもなく，神経症的反応に関する学問として，消去過程がなぜそれほどまでに無効なのかということを知ることは非常に重要である。

　動物と人間の神経症が類似しているという理由から，著者が当時研究していた実験神経症について解明しようとしたことは，ずっと以前から，著者には適切であるように思えた。著者は神経症の消去抵抗が，特に自律反応に関して著しいということに，初期の段階から気づいていた。一方，カゴの側面を爪でひっかくというような関連する運動活動は，比較的速く消去することが多い。この違いを説明するのに，著者の気付いた一つの要因は（ウォルピ，1952)，反応制止（ハル Hull, 1943；ウォルピ, 1958, p. 26）が消去の要因である

4 古典的に条件づけられた神経症的不安の除去のメカニズム

とすると，自律活動によって生じる疲労が少ないということである。また，不安覚醒（不安動因）は動物が実験カゴから移されるたびに減少するという事実がある。そして，運動反応とは違って，実験カゴの中で継続的に生じていた自律反応を強化するということが想定される（ミラーとドラード Miller & Dollard, 1941；マウラーとジョーンズ Mowrer & Jones, 1945 参照）。

今日では，無強化で反応を引き起こすことによる反応減少効果は，反応制止というよりも，反応と競合してその反応を制止する別の反応の影響であるという重要な証拠を無視することができなくなっている（グレイトマン，ナックミアスとネイサー Gleitman, Nachmias, & Neisser, 1954；アムセル Amsel, 1962, 1972）。それ故，どのような状況下で，他の反応が不安とうまく競合するのかを知る必要がある。なぜなら，いつもは効果的な競合が，なぜ神経症的反応に関しては有効な競合とならないのか，ということを教えてくれるからである。われわれの探求の最初の手がかりは，競合の効果が確実に知られている状況すなわち実験神経症の治療を検討することである。

実験神経症の治療

実験的に引き起こされた神経症的不安反応は，両立しない反応（通常は食べること）に対して，（般化刺激による）弱い不安反応を系統的に競合させることによって，確実に弱められる。以下のものは，第3章で記したように，実験的に神経症にしたネコに，著者が適用した主要な手続きの概略を記したものである（精細な説明はウォルピ, 1958 を参照のこと）。

著者の研究は，1〜2日食物を与えなくても，実験カゴの中では食べることが制止されるということが，すべての神経症的動物で起こるという観察から始まった。この制止は，実験室と様々な程度に似ている部屋の中で見られた。24時間食餌していない動物に，前の部屋よりも次第に不安覚醒の少ない部屋で食物を与えてみて，般化した不安がもはや食餌を妨害しなくなる部屋を見つけた。最初はなかなか食べ始めず強制しないと食べないが，次からの食物は，しだいに早く食べられるようになり，同時に不安の出現は拮抗的に

減少し，ついにゼロになった。動物は，今度は実験室とさらに類似した部屋で食べられるようになるだろう。そこは，動物が以前には食べることを拒絶した部屋である。このような継続的摂食によって不安のすべての徴候は消失する。同じ手続きが速度を次第に早めて続けられた。実験カゴ自体では，そのカゴから総合的に不安を引き起こす力をうばうために，数セッションにわたって約200ペレットの肉を必要とした。

　別の方法は，二，三の動物で成功した。ネコは飼育カゴの中で，人の手によって食物を投げ込まれるのを常としていたから，その手が，食物への接近反応の条件誘発刺激となることが可能と思われる。その結果，人の手の存在が摂食の制止に打ち勝つことが期待された。神経症的動物を実験カゴに入れ，肉のペレットを実験者の手に握った棒の平らな端に乗せて，ネコの鼻先にさし出した。これはある動物では成功した。敏感な動物は，最初ためらいながらペレットに近づいた。ある時は受け入れ，時には拒絶した。しかし，いくつかのペレットを食べた後には，実に自由に棒から食べ，すぐにカゴの床の上のペレットも食べ始めた。カゴの中で食べたペレットの数が増加するにつれて，動物はもっと自由に食べるようになり，もっと自由にカゴを動きまわり，不安症状が減少した。この方法では，動物を食物に橋渡しする付加的刺激を導入することで摂食が可能になったという点で，患者にすでに存在している怒りにそれが付加された時に主張行動の開始が可能となる，セラピストの熱心な激励と明らかに類似していることがわかる（第7章）。

　すべての条件視覚刺激が不安喚起力を失った時，ショックに先行した聴覚刺激が鳴るとなお著しい不安を引き起こした。その刺激はこれまで行った治療的手続きに含まれていなかったからである。聴覚的条件づけを克服する一つの方法は，距離によって調節される強さの次元を利用することである。試行錯誤によって，条件聴覚刺激（通常はブザー）が連続して鳴っていても動物が食べることのできる，もっとも近い距離を見つけ出すことが必要である。ある動物では，その距離は40フィートであった。その場所で，継続的に緊張したり散瞳していたが，8個のペレットを飲み込んだ。しかし，30フィートの距離では食べられなかった。次の日，40フィートの所で2個のペレットを食べた後，30フィートで10個食べた。食べた距離が日毎に短縮した。漸進的

に距離を短くしていって，全部で160個のペレットを食べ尽くした時には，鳴り続けるブザーから2フィートの距離で食べることができた。しかしなお，かなりの不安を示していた。この距離で4セッションが終わり，全部で87個のペレットに達した時には，聴覚刺激に対して，回避あるいは不安のいかなる徴候も示さなかった。

　以上の手続きがとられたのではあるが，神経症的反応がすでに消失してしまったのか，あるいは，不安反応よりも強烈な条件食餌反応が優勢になっただけなのかという疑問が残った。これを明らかにする実験は，聴覚刺激に対して食物をさがす反応を消去した場合に，神経症的反応が回復するかどうかを観察することである。それぞれの動物は3日間連続で，1日に30回の不規則な集中消去試行を行った。3日間のセッションが終わる前に，すべての動物が聴覚刺激に対して，ほとんど完全に関心を示さなくなった3日目の消去セッションの終結時に，次のテストを実施した。動物から2フィート離れた実験カゴの床に，ペレットを1個落とした。そして，動物がそれに近づこうとした時，聴覚信号が連続的に鳴らされた。そして食餌行動の消去が不安を回復させるかどうかを調べた。どの場合にも，不安反応の復元あるいは食餌が制止されるという様子はみられなかった。

なぜ神経症的不安は継続するのか

　われわれは今や，神経症的不安に特徴的な消去抵抗を，うまく説明できる理由を見つけ出すことができるところにきている。これまで行ってきた実験では，不安を引き起こす刺激が存在しているところで，神経症的動物が餌を食べることができるほど不安が低い時には，不安は少しずつ減弱していくということがわかった。それに対して，もし不安が食餌を制止するほど強ければ望むような変化は起こらず，ある場合には，随伴した新しい刺激に不安が広がることがある。非常に強い神経症的不安は，その不安と競合するほとんどすべての反応喚起を制止することがある。

　それに対して，低強度の不安は，比較的低水準の競合する興奮によって制止され，その習慣強度を低減させる。例えば，バーカン（Berkun, 1957）が行

った実験で，走路に対してそれほど強くない不安を持っていたネズミが，食物の強化なしでさえ，同じ走路の中を，ある場合には最初だけ少し違った走路で繰り返し走った後には，その不安はなくなっていた。また，不安の程度が低いので，ほとんどの実験室で起こされた条件情動反応が消去を受けるということはあり得ることである（例えばブラック Black, 1958)。同じようにして，明らかに子どもに最も多いのであるが，人間の比較的軽い神経症は，外見的には「自発的に」消えてしまう。通常の忘却に関する研究が証明しているように，時間だけでは，学習した反応を消すことはできない。そのような変化は，弱い恐怖覚醒が日常生活の正常な情動反応によって制止された結果であるという仮説を，われわれは確信を持って述べることができる。明らかに，これは実験的研究の必要がある領域である。

不安除去のメカニズムとしての逆制止

　これまで見てきたように強い不安喚起は，食物を遮断され飢えている神経症ネコの食餌を制止した。一方，不安が比較的弱い時には食べることが不安にとって代わり，繰り返し食べることによって，不安は明らかに低減した。この二つの反応間の拮抗的制止関係は明らかである。そして，個々の不安制止はそれぞれ結果的に継続する制止すなわち条件制止をもたらす。実験動物で恐怖反応を減弱させるのにはたす食餌の特殊な役割は，ゲール，スタームフェルスとゲール(Gale, Sturmfels, and Gale, 1966)，やポッペン(Poppen, 1970)によっても示されている。

　動物の神経症で，不安を逆制止する反応として食餌を利用できることが明らかになったことが，ヒトの神経症に同じように適用できる反応の研究へとつながっていった。食事は子どもにのみ効果的であった（ジョーンズ Jones, 1924; ウォルピとウォルピ, 1981)，しかし，後の章で述べるように，不安と拮抗する他の多くの反応が，子どもと大人の双方に使えるように開発された。セラピストによる情動的覚醒の治療的インパクトにもふれなくてはならない（p. 306)。さらに，特に子どもで起こりやすいが，不適切な不安の「自然」治

4 古典的に条件づけられた神経症的不安の除去のメカニズム

癒がしばしば起こる。これの説得性のある説明として、日常生活で自然に生じる情動反応があげられる（マックファーランド、アランとホンゼック MacFarland, Allan, & Honzek, 1954）。

治療的作因として逆制止を軽ろんじる最近の傾向は（例えば、フランクスとウィルソン Franks & Wilson, 1979；ゴールドフリード Goldfried, 1980）、神経系の機能における広範囲なその役割に再び注目することが必要である。シェリントン（Sherrington, 1906）が、1群の筋肉の反射的興奮は、反対の筋群の制止と自動的に結びついていることを最初に指摘した。その発見以来、拮抗的な神経分布が、神経機能のあらゆる水準と様態で常に作働していることが見出された（ゲルホーン Gellhorn, 1967）。耳慣れないベルに対するイヌの最初の反応は、それを聴こうとする動き——そのベルの方向に頭を向け耳をピンと立てること——である。しかし、ベルの後から食物が繰り返し現れる時、イヌは食物に接近する動きでベルに応答するようになり、聴こうとする動きは次第に消えていく。ヒトの複雑な学習における逆制止の役割は、最初、言語の忘却に関する研究（エビングハウス Ebbinghaus, 1913）で見出された。オズグッド（Osgood, 1946）は忘却のメカニズムとして、逆制止について明快に提案している。

拮抗する反応の制止的条件づけは、オペラント条件づけに含まれる事柄でもある。反応に続いて常に食物を手に入れることによって、走路で右に曲がる習慣を形成した動物を考えてみよう。もし、右に曲がった後に食物を与えるのを中止するならば、右に曲がる習慣は弱まるだろう。しかし、もし同時に左に曲がることに報酬を与えるならば、それはもっと素早く弱まるだろう。おそらく、左に曲がるたびに右に曲がる傾向が制止され、古い習慣は新しい習慣が強化されるのと同時に条件制止を受ける。

最近の研究では、逆制止に関する研究が増加してきた。例えば「行動対比」の研究で、ある反応の強化がその反応に興奮効果を持つことが見出されたが、他の反応に制止効果を及ぼすことも観察された（カタニア Catania, 1963, 1969, 1973）。同じように、ある反応に対する罰がその反応に及ぼす制止効果を持っているが、2番目の反応への興奮効果もあわせ持っている（デルティ Deluty, 1976）。数多い最近の条件づけの量的モデル（例えば、ヘルンスタイン Herrnstein,

1970；ワグナーとレスコーラ Wagner & Rescorla, 1972) は，「逆制止」という用語は使っていないけれど逆制止の原理を想定している。逆制止と共通する仮説に関して，これらのモデル間の類似性を検討するには，デルティ (1977) を参照するとよい。

　治療に関して，逆制止の働きは不安反応習慣に限定されるものではない。16ページに述べられているリューレット (Leuret, 1846) の事例のように，不適切な認知的習慣の克服においても重要な役割をはたしている。また，それは嫌悪療法 (p. 351) による，強迫的な習慣の条件制止に関する基礎ともなっている。苦痛な感応電流ショックあるいは他の強烈な刺激が望ましくない行動を制止し，結果的に望ましくない行動の条件制止をもたらす。繰り返すと，望ましくない運動習慣をもっと効果的な習慣と入れ替える過程において，新しい運動反応の喚起は，古い反応の制止をその中に含んでいる。例えば，主張行動が引き起こされる時，「積極的な」感情の表出が不安を制止すると同時に，新しい運動動作が以前の防衛的な反応傾向を制止する。もっと簡潔な例をあげると，もし，右足を軸に回転して，バックハンドでテニスボールを打つことを教わるならば，正しく実行するごとに，左足を使った古い効果的でない反応を制止し減少させて，その習慣を弱める。

不安除去の必要条件としての不安制止

　反応の積極的な制止がその反応を弱めるために必要であるということを，第2章で述べた。そして，いかにして疲労と連合した制止（反応制止）ならびに競合する反応の制止（逆制止）が不安反応習慣を弱めるかということを，これまでに考察してきた。これから，同じ結果を生む，不安を制止する別の方法に目を移そう。

反応間逆制止

　競合は，複雑な反応の要素間に起こる。そこで，ある状況下では，一つの

要素が強大となり優勢となって，その他の残りの部分は弱まる。そして，反対の場合には逆のことが起こる。フリーマンとパスマン (Freeman and Pathman, 1942) とハガードとフリーマン (Haggard and Freeman, 1941) は運動反応が不安を減少させることを報告し，その観察は，最近になってローターとブロード (Rauter and Braud, 1969) によって確かめられた。マウラーとヴィーク (Mowrer and Viek, 1948) は，長方形のカゴで繰り返しショックを受けた動物で，動物が空中に飛び上がった時にショックが常に終了したならば，条件づけられた不安は次第に減少するという結果を得ている。一方，その時行っていることと関係なくショックを停止し，ちょうど同じ時間だけショックを受けた「実験対照群」では，より強い，より継続的な不安が生じた。跳躍反応が常に強化された群では，跳躍反応が次第に強まった。おそらくその反応がある強度に達すると，同時に起こる自律反応の制止と減弱を引き起こしたのだろう。「対照」群では，ショックが停止した時にいろいろ違った反応が行われていたから，特定の反応は強化されなかった。

　このアイディアを臨床的に応用することは，これまでほんの少しの患者にしか試みられなかった。患者が，混乱を少し引き起こす状況をはっきりと思い浮かべたことを合図するや，セラピストはおだやかな感応電流を前腕に与え，患者は元気良く前腕を曲げて，イメージを思い浮かべるのを中止した。広場恐怖の特に重度の症例の処置に成功した例では，ある特定の光景に対する不安反応をゼロに減少するために，通常20回の前腕の屈曲が必要であった（ウォルピ, 1958, pp. 174—180）。

外制止

　フィルポット (Philpott, 1964) は，前述した広場恐怖の症例に関する報告書に基づいて，おだやかな電気刺激の実験を行った。そして，患者の前腕に弱い直流電気刺激を繰り返し与えることによって，しばしば，拡散する(「流動的」)不安を次第に減少することができたと述べている。同様に，もし患者が（系統的脱感作法のように）階層表の中からある光景を思い浮かべるように指示され，その光景の間に2，3回弱い電気刺激が前腕に与えられるならば，

それの繰り返しによって，その光景が不安を引き起こす効果は目に見えて減少するだろう。一般的にいうと，ある光景が不安を引き起こす効果をゼロまで減少させるのに，10回から30回の提示を必要とする。大変弱い刺激では効果を持たない患者がいるが，しかし，そのような人でも，もし刺激が慎重に，時には部分的な筋収縮を誘発するまで強度を増していくならば，満足のいく不安の減少が得られる。

　この手続きが変化を引き起こす機構は，外見的には外制止に基づいた条件制止である。もし，この推測が正しいならば，治療の目的で他の種類の刺激を用いることもできる。電気刺激の良い点は，長さや強さを容易にコントロールできることである。

直接的条件制止

　反応の停止ごとに一貫して刺激を提示することによって，その刺激が負の反応に条件づけられるようになるということが，いろいろな状況で明らかにされた。ズブロジナ（Zbrozyna, 1957）はこの方法で食餌の条件制止をつくり出した。同様に，有害刺激の中止と一致して出現する刺激が不安制止効果を獲得することを示唆する研究がある（コポック Coppock, 1951 ; グッドソンとブラウンスタイン Goodson & Brownstein, 1955）。ずっと以前に，著者は数人の患者で，これらの実験的に観察された事実を臨床的に利用できるかどうかを検討した。著者は患者の前腕に，それほど痛くない感応電流ショックを連続的に与えた。その患者には，「平静」という言葉を口にするとすぐにスイッチが切られることが伝えられていた。しかしながら，彼は少なくとも20秒間，それに耐えようとした。別の何人かの患者では，その言葉が不安制止反応に条件づけられるようになった。そして，不安を喚起する状況で「平静」という言葉を考えただけで，不安を低下させた（ウォルピ，1958）。この技法は「不安緩和条件づけ」とよばれた。ある場合には，「不安緩和」を条件づけた言葉を系統的に使用することによって，刺激状況に対する不安の条件制止を次第につくりあげるのに効果をあげた。脳波を使った研究で，サマー・スミスら（Sommer-Smith et al., 1962）は，この種のやり方が，有害刺激に対する特徴

4 古典的に条件づけられた神経症的不安の除去のメカニズム

的な反応の条件制止を作り出すことを報告している。

超限界制止に基づいた条件制止

もし，だんだん強い条件刺激が動物に与えられると，通常，漸近線——すなわち，刺激がどんなに強くされても，その最高水準のままである所——に到達するまで反応の強さは増大するということが観察される。しかし，ある場合には最大の強度に反応が達した後には，その喚起は，刺激の強度が増加するにつれて逆説的にますます弱くなる。パヴロフ(1927)は反応のこの種の制止を「超限界制止」あるいは「防御制止」とよんだ。グレイ (Gray, 1964, p. 173) はロージストヴェンスカヤ (Rozhdestvenskaya, 1959) によるロシアの最近の仕事をまとめて，この現象を次のように再定義している。超限界制止の閾値を超えると，刺激強度が増すにつれて反応強度は次第に減少する。

この現象は，フラディングの効果を説明するものとして，たしかに可能性を持っている(第12章参照)。残念なことに，習慣強度に及ぼす超限界制止の継続的効果に関して，実際的にはなに一つ研究がなされていない。しかしながら，フラディングの超限界制止仮説を支持する事実として，フラディングの効果が，不安を引き起こす刺激にしつように，そして長い間さらされることと，明らかに関連していることがあげられる。

前述したことから，不安を制止する方法はいく通りかあり，そのほとんどは，そのような制止によって不安反応習慣の減少さらには消去さえ生じるという証拠がある。古典的に条件づけられた不安習慣が，そのような制止の生起と関係なしに弱められるという証拠をあげた者は，未だに1人もいない。

古典的に条件づけられた不安の除去に関する他理論への批判

現在，不安の除条件づけに関する別の理論がいくつかある：消去，慣れ，

露呈，期待変化，そして自己効力の増加。しかし，すべて適切ではない。

消去

消去は，強化なしに条件刺激を繰り返し提示する手続きの名称である。それは，学習習慣を弱め消失させる方法として長い歴史を持っている。神経症的不安に関する今日の主な主唱者はスタンプフルとレヴィスならびにその共同研究者 (Stampfl & Levis, 1967；レヴィスとヘア Levis & Hare, 1977；レヴィスとボイド Levis & Boyd, 1979)，そしてアイゼンク (Eysenck, 1976, 1979) である。

消去理論の背景にある仮説は，不安反応の減弱は「条件刺激だけ」を提示した結果の関数であるというものである。これは，ある場合——例えば，比較的強い不安を引き起こす刺激に被験者を長期間さらした後に不安の減少が起きた場合——には，納得できる命題である。しかし，「条件刺激のみ」に露呈した結果が，いつも不安反応の減弱となるわけではない。動物の神経症では常にそうならないし，人間の神経症でもしばしばそうならないようである。それ故，「条件刺激のみ」に露呈しているようにみえるものの効果に一貫性がないことを説明するために，明らかに他のいくつかの要因が作用していると考えるべきである。さらに，アイゼンク (1976, 1979) がかなり長く論じているように，条件刺激を繰り返し，そして長期間提示した時でさえ，不安の増強という結果になることもある。これは実験的にも (p. 69 とナパルコフ Napalkov, 1963 参照) 臨床的にも（キャンベル，サンダーソンとラヴァティ Campbell, Sanderson, & Laverty, 1964；ウォルピ, 1958, p. 99) 見出されている。

アイゼンク (1976, 1979) は理論を一歩進め，この逆説的効果を説明した。彼は，痛感覚条件づけの特殊な場合として——他のすべての条件づけと対照的に——条件反応が無条件反応の性質を部分的に獲得するということを仮定した。条件づけられた不安は「痛み」であると彼は主張する。それは不快であるという意味では正しいが，有害条件刺激の肉体的痛みは存在していない。アイゼンクは，他の条件反応の場合には含まれていない無条件反応の部分が，それには含まれているという証拠を持っているわけではない。彼があげる唯

4 古典的に条件づけられた神経症的不安の除去のメカニズム

一の「根拠」は、弱い無条件反応に基づいて強い条件不安反応を作りあげること（リデル Liddell, 1944；ウォルピ, 1958, p. 63 も参照）と、毎日繰り返す麻薬注射によって生じる、条件づけられた出来事である。しかし、無条件反応が両条件づけ共に含まれているのであって、どちらの条件づけも彼の主張を真に支持しているわけではない。

いずれにしても、仮定された無条件反応の一部は、人間の古典的に条件づけられた不安とは関連がない。なぜならば、その獲得は、ほとんどいつも2次条件づけに基づいているのだから。

スタンプフルとレヴィスやアイゼンクの説明で欠けているのは消去のメカニズムである。反応増強は、不安が強く短く誘発される時に生じやすいとアイゼンクは指摘している。しかし、学習の過程に関する用語でいうと、これは何を意味しているのだろうか？ 鍵となる質問は、覚醒の地形図に何が起きたことによって、その違いが生じたのかということである。68ページ以下で提出された答に匹敵するものは、何も述べられていない。

慣れ

レーダーとウィング（Lader & Wing, 1966）は、系統的脱感作法によって得られる不安反応の減少は、逆制止よりも慣れによってもっとうまく説明できると主張している。彼らの理論は、後に、レーダーとマシューズ（Lader & Mathews, 1968）によってさらに詳しく説明された。慣れは、刺激が繰り返し提示された時に起こる、刺激に対する反応の減少として定義される。この定義は消去の定義と区別できない。反対にエヴァンス（Evans, 1973）が観察したように、慣れとよばれる実験的現象においては、一度消えた反応が、休憩あるいは刺激変化後に再び現れる（ソコロフ Sokolov, 1963）。

このようなことを考慮すると、十分に慣れ理論に決着をつけられる。しかしながら、消去とのある種の「根本的な」差異について論じようとする試みがなされた。グレイ（1976）は、「定位反応を引き起こす新奇刺激ならびに罰刺激と対にされて不安を喚起する刺激」を他の刺激から分けることができると主張した。それらの刺激は、その時行われている行動を制止するという性

質を共に持っていると同時に，覚醒水準をあげると想定されている。それらが他の刺激とこのようにして区別されるということを受け入れたとしても，「通常の」消去を引き起こすものとは異なる過程によって，反復が反応の減少に作用していると推測するには飛躍があり過ぎる。

なおもっと複雑な提案は，グローヴスとトンプソン（Groves & Thompson, 1970）の二重過程慣れ理論である。これは，観察される反応の減少は二つの推定される過程：慣れと鋭敏化の総和であるということを仮定している。そのような推論は，一般的な意味において，消去から慣れを現実的に分離することはできない。慣れ理論の詳細について興味を持っている読者は，ワッツ（Watts, 1979）による学究的な論評を参考にすることをおすすめする。

「露呈」

恐怖刺激に「さらすこと（露呈）」は，精神療法などによって起こる不安低減の根底にあるものとして，マークス（Marks, 1969, 1975, 1976, 1981）によって精力的に奨励された。マークスは過程については明細に述べていないが，露呈の結果は患者が刺激に「慣れる」ことである。それぞれの心理学者がすでに知っているように，すべての古典的条件づけや除条件づけは，条件刺激に生体を露呈することを必ず含んでいるから，露呈処置をとるといっても，何ら注目すべきことを言っているわけではない。

マークスは，露呈がすべて臨床的効果を持っていると言っているのではなく，時には，その結果として鋭敏化を招くことも知っている。しかし，彼はこのどちらも説明していない。「露呈」は理論の装いをした一つの言葉にすぎない。

予期

予期それ自体が治療的に有益であるという証拠はこれまでに提出されていないが，カズディンとウィルコックソン（Kazdin & Wilcoxon, 1976）は予期の変化を治療的効果の根底にあるものとして主張している。彼らが行動修正

4 古典的に条件づけられた神経症的不安の除去のメカニズム

は「治療者およびその人の技法の効力について信頼することからきている」というローゼンタールとフランク (Rosenthal & Frank, 1958) の示唆に基づいているのは明らかである。しかしローゼンタールとフランクは彼らの示唆を支持する証拠を提出してはいない。カズディンとウィルコックソンは効果の見られた系統的脱感作法の中で，予期のはたしている役割を検証するために計画された多くの実験研究を概観している。これらの研究は，全体として，予期がそれ程の要因ではないことを示している。

予期がはたしていると思われる治療的役割は二つ認められる。希望が持てるという信念をその予期が含んでいるならば，反対の認知がそれにとって替わられ，それによって，その認知に付随していた不安もとって替わられる。そして予期が誘発する情動が不安と競合するものと思われる。

彼らの提案に対するさらに根本的な異論は，予期は学習メカニズムではないという点である。それは，回想とか自己主張とか自己暗示のような行動的出来事である。これらの出来事はどれも学習の結果であるかもしれないが，強化あるいは逆向制止か学習過程に固有のものとみなされるという意味では，そのうちのどれも固有のものとはいえない。

自己効力への期待の増大

バンドゥラ (Bandura, 1977) によれば，神経症的不安を消失させることができる治療法は，不安—反応習慣を直接的に弱めるからではなくて，自己効力の予期を仲介にして不安を減少させているのである。この仮説は，多くの人の前で話すというような不安のように，うまく対処できるという期待が低いことから起きている不安については，確かに当てはまる。しかし，バンドゥラの論争は，すべての恐怖についてそうであるということで，実際には古典的に条件づけられた恐怖というものはない，特定の知覚に対する自動的反応というような恐怖は存在しないということである。これは，実験的ならびに臨床的データ双方をまったく無視している。例えば，いかにして自己効力は，血染めの包帯によって，またガラスケースに入った死んだ鳥によって，あるいは患者自身の心悸亢進によって起こった恐怖と関係することができる

のだろうか。「対処」はそのような例で，どれだけ生々しさを感じるかということと関連してはいない。もし人が，恐怖を感じるのは対処しようとしている脅威を意識するためだと確信するならば，これを見ないことのみが可能である。予期の変化と不安の減少という二つのことは共に起こるけれども，二つの間の等式は存在しない。

バンドゥラは，恐怖を示さないモデルを観察させることによって，恐怖症の患者を治療した実験を行った。それに基づいた推論から，心理療法における変化に関する理論を導き出している（バンドゥラ，グルセクとメンラヴ Bandura, Grusec, & Menlove, 1967 ; バンドゥラ，ブランチャードとリッター Bandura, Blanchard, & Ritter, 1969)。最も適切な知見は次の通りである。――例えば，害のないヘビなどに――持続的な恐怖や回避の行動パターンを持った被験者が，ヘビに恐怖を持っていない人のフィルムを観察する経験を繰り返すこと（不適切に「象徴的モデリング」と呼ばれている）は，系統的脱感作法と同様に効果的である。「先導による参加を伴ったモデリング」と呼ばれる別の形式の療法で，治療者がヘビを扱うのを見た後，被験者はヘビに次第に接近するように治療者によって援助された。これは他の二つの治療法よりも有意に好結果をもたらした。バンドゥラ（1977）のこれに関する説明は，他の人が，不幸な結果にならずに脅威的活動に従事するのを見ることは，自分たちも熱心に持続的に努力するならば平静になれるだろうという，観察者の予期を引き起こすことができるというものである。

バンドゥラの心理療法における狭い素材の範囲内では，一見この説明はもっともらしくみえる。しかし，注意深く吟味することによって，彼の素材に関する不適切な評価と，モデリング療法で起こっているモデリング以上のことに気付きそこねていることからくる欠陥が明確となる。彼は恐怖を持つ被験者をすべて同じであるかのように扱い，古典的に条件づけられた恐怖と，認知的なものに基づいているものの二つに分かれることに気付いていないことを示している。「象徴的モデリング」と系統的脱感作法の治療は同じような結果に達するけれども，それぞれは，おそらく別の被験者に効果的であるだろう。「象徴的モデリング」は無害のヘビについての正しい情報を提供する；系統的脱感作法はほとんどあるいは全く情報を提供しないけれど，古典的に

4 古典的に条件づけられた神経症的不安の除去のメカニズム

条件づけられた恐怖の再条件づけを成し遂げる。このようにして，もしバンドゥラの実験母集団が，実際に，ヘビは危険であると信じている被験者と古典的に条件づけられたヘビ恐怖を持っている被験者をだいたい同等数含んでいるから，この二つの療法はほとんど同じように効果を示す。しかしながら，治療者の対人的な不安制止的影響に基づいて，「象徴的モデリング」を受けた何人かの被験者では，条件づけられた不安もいくらか減少する。

　参加モデリングが三つの療法の中で最も効果的である。なぜならば，それは明らかに「象徴的モデリング」よりも多くの情報を伝達するし，また，条件づけられた不安を現実的に除条件づけする要素も含んでいるからである。被験者は実験者とさらに密接にやりとりをする。そして，そのことが対人的な不安制止効果を増大させる。その時，逆条件づけの作因として，これらの対人的な情動反応を引き起こしながら，ヘビへ系統的に段階的接近を行うということから，参加モデリングは現実脱感作法のすべての要素を持ちあわせている。

　以上のことをまとめると，これらの実験は想定されたようなバンドゥラ理論を支持するようなものは，何ら提出していない。腕のいい行動分析によって細部に分割し，再検討すべきである。系統的脱感作法は，自己効力を増大させることによって効果を発揮することを明らかにしたと称する，後に行われた実験（バンドゥラとアダムス Bandura & Adams, 1977）も，同じ批判を免れない（ウォルピ, 1978）。

　また一方で，われわれはもっと広く心理療法の自己効力理論を評価しなければならない。次の記述（バンドゥラ, 1977, p. 194）は，その本質を表明している。

　　　人々は，自分の対処技能の限界を越えていると思い込んでいる脅威的状況を恐れ，回避しようとする。一方では，うまく取り扱えなければ脅威となるような状況を，自分には取り扱うことができると彼らが判断した時には，自信を持って活動に参加し，大胆にふるまう。

　注目すべき語句は「対処技能 (coping skills)」である。技能とは，それが丸

太を切ることであろうが,あるいは論証に反論することであろうが,常に運動的遂行を含んでいる。人々は自分の技能を越えている状況を,しばしば,そして賢くさせるであろう。脅威的状況を回避する人々は,遂行技能が不足しているという理由で,いつもそうしているわけではない。彼らは,通常,その状況に入る運動的能力を持っており,「活動に参加する」。活動を妨げているのは恐怖である。人が恐怖を感じているにもかかわらず行為する時,——彼が飛ぶことに恐怖を感じている時に,(仮に仕事という理由で)無理して飛行機に乗る時——その時,彼は恐怖に耐えているのである。そしてある意味で,彼はそれにうまく対処しているということができる。飛ぶことに関する恐怖が残っている限りは,治療的問題は残ったままである。思いやりのある解決は,その人が恐怖を感じないで飛行機に乗れるようにすることである。

そして,このこと——できない原因となっている恐怖の消失——が,心理療法が達成すべきことである。自己効力期待の増加は,恐怖の減少の後に生じるだろう。[1]

注
1 バンドゥラ理論に関する詳細な批判については,ウォルピ,1978を参照すること。さらに根本的な分析によって,スメドランド (Smedlund, 1978, 1978a) は,自己効力の期待が対処技能と本来的に関連していることを観察した。この関係は,長い鼻が正常なゾウの定義の一部となっている時,「正常なゾウはすべて長い鼻を持っている」というのと同じ論理形式である。定義となっている関係を,実証する対象とするのは不適当である。

5
行動分析

行動分析に向けての一般的なオリエンテーション

　行動療法の実践においては，患者の苦悩に対する客観性，同情，および感受性が始終満ち溢れている。それらの態度は第2章で規定された人間行動に関する概念から出てくる。客観性は，認知行動をも含め，行動はすべて，落下物のふるまいや磁場のふるまいと同じように，因果関係的な決定因に従属しているという論証から出ている。

　ある男性が十字路でたたずみ，二つの道路のいずれにするか決定しかねているとしよう。彼が最終的に選んだ道は必然的なものであって，葛藤する二つの行動傾向が調整された結果なのである。個々の行動傾向の強さは，基本的にはあらかじめ存在する習慣構成体を通して，それを生起させようとする刺激と関数なのである。

　行動療法家が患者に対していだく仲間としての同情は，行動療法家の決定論的な見解と一致する。行動療法家は，患者を経験によって自然法則的に修正された資質の所産であるとみなす。大なり小なり刺激応答的な有機体とし

てみなされる患者の性格は，環境や刺激にさらされ，学習によって修正されている。患者の態度，思考，言語行動，そして情緒行動は，すべて環境と患者の相互作用によって形成されてきたのである。不適応習慣を学習する原因になった経験を患者がしてしまったということは，患者にとって不幸なことである。

　行動療法家は，患者に対してその不幸な状態に同情こそすれ，決して責めたりけなしたりしてはならない。逆に，社会的条件づけによって引き起こされ，おそらくは友人，親戚あるいは以前に関係したセラピストの説明などによって誇張されてしまったと思われる自責を患者から退けるよう努力すべきである。行動療法家は患者の話を聞いて，患者自身の神経症が学習された由来をさかのぼって調べることによって，その確信を強めることができる。相当の教養がある患者の場合には，同様の反応が神経症的な動物にも誘発され，その反応は実験者が学習の原理により導き出された方法を用いることによって，初めて治療できることや，同じ原理で人間の神経症も克服できることを行動療法家は説明してもよい。

　行動分析は行動療法を行う際に用いる情報を収集し鑑別する過程である。セラピストは患者が処置を求めるに至った苦悩や無力さに焦点を合わせる。最初の質問は広領域にわたる幅の広い診断，つまり苦悩が学習されたものであるか，それとも器質的な問題から生じているのか，にかかわる。なぜならば，苦悩が学習されたものである時にのみ行動療法が適切だからである。ストレス行動パターンが精神病ないし器質障害から生じているのであれば，生物学的な治療が必要なのであって，行動療法は必要でないのである。

　行動療法家のオフィスを適当とする患者は，その大多数が実際に学習に由来した問題を持っている。しかも，その問題の大半は神経症である。患者の主訴は不適応性の不安反応から成り立っているか，さもなければ，不適応性不安の2次的影響から成り立っている。不安は学習を通して確立される。だから，セラピー的なねらいはその学習を消失させるか，あるいは逆転させることである。行動療法家は一般に第4章で考察した原理を適用して，それを始めるであろう。しかし，行動療法家は，まず行動分析を実施して，いかなる刺激が不安を引き起こしているかということをくわしく検証する必要があ

る。

　人間は本来多様である。それ故，訴えとそれの刺激条件との結びつき方も多様である。だから，質問をしてよく調べること，必要ならば，いろいろな方角から質問をくりかえして，疑問をさらに詳細にすることがセラピストにとっては非常に大切になる。その技術を発展させる最も良い方法はスーパーバイザの指導を受けながら作業をすすめることである。行動療法を評価する公式やスケジュールを役立てることはできる（マッシュとターダル Mash & Terdal, 1976）。しかし，それらだけでは決して十分ではない。行動療法の学習者が公式やスケジュールをもって包括的なガイドとみなしたら，それらは非生産的なものになる。

不適応行動における刺激―反応関係の確立

　患者から，例えば，氏名，住所，電話番号，年齢，職業など個人的な些事を聞き取ったら，続けて患者の恐怖や訴えについて調べる。恐怖や恐怖の発生をもたらしている環境を厳密に調べて，決定因に関する理路整然とした様相を得るようにする。恐怖が条件づけられた状況の検証に努めるだけではなく，その後いかなる事態によってその形態が修正されたか，あるいは2次的条件づけによって他の刺激へ「広がっていった」か，を検証すべく努めなければならぬ。不適応習慣の条件づけの歴史も基本的にはそれと同じ様式で跡づけられる。

　その過去の経過に関する情報は以後のステップに一つの背景を提供する。少なくとも，歴史的な情報からセラピストは症例の見通しを得る。また，現に関係しているS―Rについての重要な手がかりも得られる。現在のS―R関係が，通常はセラピーの主たる対象になる。したがって，現在のS―R関係に関しては，最も厳密な検査がなされる。患者が社会場面で不安を示すならば，社会的場面のどの側面に彼が不安になるのかということを正確に見つけだすことが必要である。患者が注視されることに条件性の不安反応を示す際には，どんな要因でその不安反応が変化するのであろうか。おそらく，そ

の反応は患者を注視する人数に応じて増大するかもしれない。あるいはスピーチ行為が要求されている程度，ないしは逃げられないという恐怖感などに依存していたりする。反応に先行する刺激を正確に検証するということは，行動療法を効果あらしめるために不可欠であるが，その検証はもっぱら質問によってなされる。症例12，13および14はその例を示している。不安の結果に関する一連のリストが表1.1に示されている。

　患者の臆測ないしは軽妙すぎる解釈によって誤りを犯しやすい。例えば，ある患者は無力に対する強い不安を，以前に手術のために受けた麻酔のせいにしていた。しかし，詳しく質問してみたところ，社会的ストレスが不安の真の原因であって，麻酔は無関係であることが分かった。原因が相違すると全く異なった治療的方策が示される。次の例はセラピストの抗セラピー的先入観を示した例である。

症例11

　ある男性がドライブ中に排便したくなり，どうにも我慢できなくなったという経験をし，その後症状恐怖が始まった。彼はある家の前で車を止めて，許しを得た後，その家でトイレを借りた。再び旅を始めたとき，彼は非常な緊張を感じ，心拍が速くなり身震いしているのに気づいた。それらのことから，彼は激しいストレスから身体に何らか損傷が生じたと思ってしまった。かくして，彼には徴候と恐怖が慢性的に反復された。行動に合わせた治療をも含めて，生理学的事態に焦点を合わせた治療が継続されたが，ほとんど効果がなかった。ほんの数年後，行動療法ユニットに来たとき，急に排便したくなった事態について詳細な分析がなされた。その分析によって，彼は激しい情緒混乱の原因がトイレの使用を頼んだときの当惑にあったことが分かった。したがって，まずはじめに，社会的不安の克服ということを不可欠の治療目標とした。生理的反応は2次的なものになったのである。

　不安以外に，例えば吃音，強迫行為，あるいは「心身症」などの症状がある場合には，刺激―反応分析の課題は一層複雑になる。ぜんそくや他の心身症的状態が推測される時には，まったくの器質的な原因があり得るというこ

とを忘れてはいけない。その種の症例は別として，心身症的反応は，その素質がある個人における不安反応の結果なのである（p. 25 参照）。われわれは不安が吃音，強迫行為，あるいはぜんそく発作とどのように関係しているかということを知りたいのである。通常は，その関係は明確かつ簡単である。例えば，吃音は感じられる不安の強度関数として増加することが分かるであろう。その不安は結局，聴衆の特徴——なじみのなさ，人数，および態度などに依存する。しかし，情緒的混乱と心身症的反応の関係を看破することが難しい時もある。著者は，かつてストレス事態以後きまって4時間ひどいぜんそく発作を示す患者を治療したことがある。そのことは患者が1時間ごとに日誌を数週間にわたり書いた後に，はじめて明らかになったのである。

　恐怖に関してセラピストが最初にしなければならないことの一つは，それが古典的条件づけに基づいているのか，あるいは誤った情報に基づいているのか，を決定することである（第3章参照）。図5.1に関係づけて，毒のないヘビに恐怖を示す人のことを考えてみよう。1匹のヘビ（S_1）が彼の視野に入ると，ヘビの知覚（イメージ）を誘発する神経効果を生じる（rS_1）。そして，最終的には不安や回避（R_a）に導くr_aとして示される遠心性の過程を興奮さ

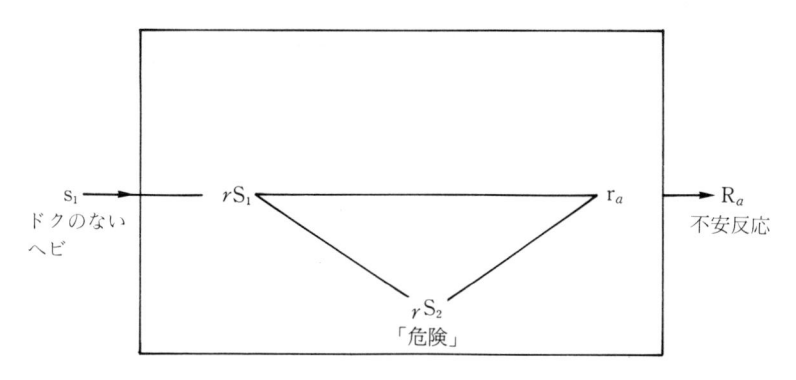

S_1 → rS_1 → r_a → R_a
ドクのない　　　　　　　　　　　　　　　　　　不安反応
ヘビ

rS_2
「危険」

図5.1　ドクのないヘビ（S_1）が知覚反応（rS_1）を生起させる。その知覚反応は微子的な不安反応（r_a）に導く。それは直接的であることもあるし，「危険」（rS_2）という条件性の概念を媒介としていることもある。
（東部ペンシルヴァニア精神医学研究所グラフ報道機関の好意による）

せる。$_rS_1$がR_aに至るのに，2通りの神経系の経路がある。ヘビの知覚は2次的に危険ないし死（$_rS_2$）ということを誘発するであろう。危険や死に対する不安は，ほとんどの人がすでに条件づけられている。その不安反応習慣を除去するためには，$_rS_1$と$_rS_2$の結合をブロッキングする必要がある。

　もう一つの可能性として，ヘビの知覚（$_rS_1$）が直接的に，しかも何ら認知的介在を経ることなく古典的条件づけの故に，不安反応を誘発することがある。その場合には，認知的修正は，毒のないヘビへの恐怖を克服するうえではなんら有効でない。それには脱条件づけが必要であろう。しかし，知覚した対象の意味を誤って概念化し，しかも誤った概念に自動的，非合理的な反応を示す患者が時にはいる。

生活史

　患者に現れている反応を十分に調べ終わったら，セラピストは，患者の過去および現在の生活に関する基本的な事実を得なければならない。まず，はじめのトピックは患者の幼少期の生活についてである。患者に同胞が何人あったのか。同胞と離れて何年過ぎているか。父親はどんな人であったか？父親は患者に関心を示してくれたか，父親は患者を罰したか，もし罰したのであれば，それは正しかったと思うか，それとも正しくなかったと思うか？父親はまだ健在なのか？そうでなかったら，どのようにして亡くなったか，その影響はどうだったのか？などを患者から聴取する。母親に関しても同様の質問がなされる。両親はどの程度馬が合っていたか，患者の幼児期の家庭生活で，両親以外に重要な大人がいたか？患者に影響を与えた人は誰であって，どんな影響を与えたのか？患者の同胞との関係はどうだったか？宗教的なトレーニングはどの程度重要であったか，そして宗教の影響はどの程度患者に残されているか？患者には児童期に恐怖ないし神経質な習慣があったか，あったらその後，それらはどうなったか？

　次の一連の質問は患者の教育についてである。学校は楽しかったのか？もし楽しかったら学校について何が好きだったのか，もし好きでなかったら，

その理由は？学業成績はどうだったのか？運動競技には参加したか，成績はどうだったのか？友達はできたのか，そうであれば親友は何人いたのか？先生や生徒の中に患者が恐れるようになったり，あるいは特に嫌いになった人がいたのか？何歳の時に学校をやめたのか？高等学校を卒業したのか？その後どうしたのか——レジャー生活を始めたのか，働き始めたのか，それとも大学ないし他の機関で勉強を続けたのか？それらの機関で，学業ないし社会的にどの程度うまくいったのか？卒業後，職業は何であったのか，そこでどう職務を果たしたのか，どの程度それに満足したか？雇主が変わったことがあるのか，もしそうだったら，その理由は何だったのか？現在，患者は雇主，部下，および同輩たちとどの程度うまくいっているのか？

それから，患者の性生活について，性的感情をはじめて意識した時点から追跡して調べる。最初，何歳の時，どんな情況のもとで，患者は性的感情を意識したのか？その後の経験は何であったか？マスターベーションをしたか，それに恐怖ないし罪悪感が伴ったかどうか？何歳の時にデートを始めたか？いつ，最初に重要な関係を持ったのか？少女に魅せられたのは何にか，親密な関係をもたらしたのは何か？その後の関係についても同様の質問がなされる。患者の妻の何に魅せられたのか？求婚はどう経過したのか？どちら側かの家庭から邪魔が入らなかったか？お互いにどのように関係してきたのか？結婚後の性的な側面はどうであったのか？概して，性行動に対するのと同様に，愛情や情緒的なあたたかさなどにも注意を払わなければならない。

患者の現在の社会的関係はどうか？患者には友人との間に難しい問題があるか？特に親しくしている友人があるか？交際が浅い人たちとの患者のつき合い具合はどうなのか？

既応歴を終えたら，患者に3種のインベントリーを与えて答えさせる。——3種のインベントリーとは，ウィロビー人格評定表（クラーク・サーストンインベントリーの簡略形），恐怖調査表，およびバーンリューターS-S尺度である。

ウィロビー人格評定表（原版は付録A）は25種の質問から成る。それぞれの質問には，5ポイント（0〜4）スケール上のいずれかのポイントで答える。半数の質問は神経症的反応に共通する領域で，主として人間関係に関す

る情報を与える。残り半数の質問は全般的な情緒的感受性の程度を示す。ウィロビー人格評定表は神経症指標としては非常に有効である（ウォルピ, 1958, p. 110）。ウィロビー人格評定表の各項目が人間関係場面に対する過敏性という単一構成体に収斂することが，ターナー，ディトーマッソー，およびマレー（Turner, DiTomasso, and Murray, 1980）の心理測定的な研究で示されている。得点の減少は患者の改善と相関がある（ウォルピ, 1958, p. 221）。しかし，人によっては，ウィロビー得点が低いにもかかわらず，ウィロビースケジュールに含まれていない領域で著しく神経症的であったりする可能性がある。あいまいさをなくすために，セラピストは各質問を患者に説明する。自己管理用に改訂されたウィロビー人格評定表を付録Bで示しておく。

　恐怖調査表（付録C）。ウォルピとラング（Wolpe and Lang, 1964）は恐怖が不適切になる刺激場面多数を表にした。それぞれの場面で，患者はどの程度混乱するかを5点スケールで評価する。この恐怖調査表は特に有効な臨床的なテストであって，他では感づくことができなかったような神経症的感受性にセラピストの注意を向けさせることがしばしばある。108項目からなる改訂恐怖調査表（ウォルピとラング，1969）が市販されているから入手できる。[1]

　バーンリューターS-S尺度（付録D）。これは60個の質問表であり，前述の二つのスケジュールほど常時使用されることはない。正常得点は概して24〜42点の間にはいる。20点以下は自己充足が著しく欠けていることを示す。低得点は依存過剰の症例に認められ，その多くは臨場恐怖を呈している。自己充足が低い人々は自己主張するよう教示されても，それを実行することが困難であることに気づくことがしばしばある。非常に高い得点（45点以上）が正常者の中から得られることがあるし，また精神病者の中からも得られることがある。

　精神病的なパーソナリティの疑いがあったりヒステリーのおぼろげな発現がある時には，モーズレーパーソナリティインベントリー（アイゼンク Eysenck, 1962）の内向—外向スケールから決定的な情報が得られることが多い。

　患者の病気に器質疾患がある役割を果たしていることがわずかでも示唆される際には，医学的検査を行うべきである。そのことが顕著にみられる例として，エピソード的な不安発現がある。その不安には，先行刺激との結びつ

きが一貫していない。不安の原因になる器質疾患でよく知られているものに，発作性心頻拍症，血緑低血糖症を含む（ソルジャー Salzer, 1966）低血糖症，さらに甲状腺機能亢進症がある。あまり知られていない器質性のものとしては，弓隆回損傷や好クローム性細胞腫がある。

情報の収集を終えたら，セラピーの目標と方策について患者と検討する。セラピストは障害のどの領域を優先すべきであるかを決めなければならない。通常は，患者の経済的生活に神経症的習慣がどの程度の障害を与えているかということがまず考慮される。したがって，例えば臨場恐怖症より以前に他の神経症反応が生起しており，しかも後者が前者を生みだしているような症例の場合，臨場恐怖が経済生活上に著しい無能力という結果をもたらしておれば，その理由から臨場恐怖の治療がまずなされる。

初期面接例

行動療法は常に個別プログラムである。しかしながら，次にかかげる初期面接例を一層分かりやすくさせるために，若干の一般ルールについて説明しておく。

1．情緒的風土は，客観性と許容とが常に混り合ったものである。
2．患者に対して，おのれの不快反応は破棄できることを確信させなければならない。不快反応が学習されたものであるならば，それらを捨てることができる。患者の生活史から，セラピストはその学習過程について説明できるのが普通である。
3．誤った考え方については，それをできるだけすみやかに修正しなければならない。そのことは，社会的に条件づけられた誤った考え方(例「マスターベーションは危険である」)や医療に原因する誤った考え方(例「私には症状が必要なのだ」)のいずれにもあてはまる。それがいかに重要であるかということを症例18で示すことができる。
4．例えば，注意を引くなどの点にひどい恐怖反応がないことが分かった

ら，初期の治療段階から主張行動（第7章）をすすめるべきである（症例13参照）。

本章でかかげる初期面接例はまったくさまざまである。はじめの症例はナイフに対する恐怖症であり，次の症例は対人不安の問題，そして第3の症例は性的反応の不全という問題である。しかし，患者をして治療に向かわしめた訴えを構成ないしその基礎となっている反応に刺激（状況）を関係づけて，最大限可能な定義を保証すべく集中的に努力している点で，いずれの症例においても面接の進め方の方針が同じであることがはっきりしている。

症例12：ナイフ恐怖症例における初回面接（P夫人，32歳）

P夫人との面接は，患者が初めに示したナイフに対する局限性の恐怖症をセラピストが処理しなかったことを示している。セラピストは患者の生育歴の広範な領域を明らかにするという慣例に従っている。読者は質問手続きの様式やその内容に注意すべきである。特に，セラピストが許容的であり，嘆き悲しむのは当然であると患者が信じるように思われる行為や態度を大目に見ることに大変骨を折っていることや，セラピーを行うために重要であろうと思った特徴を，セラピストが正確に特徴づけるために，いかに苦労しているかということなどに読者は留意すべきである。

セラピーで明確に期待される一つの利益は恐怖症の除去であった。したがって，門外漢は行動療法家が系統的脱感作で治療を進めることを期待していたかもしれない。しかし（ここでは記載されないが）2回目の面接によって，それとは異なった方向がとられた。現にP夫人のナイフ恐怖を支配している要因の調査から，よその子どもたちが言うことを聞かないで彼女の家に入ってきた時に，ナイフ恐怖が特に強くなることが分かった。そのことは彼女がほとんどの人間関係場面で極端に自己を抑制しており，さらに非難されるのを恐れて，自己の怒りをいつも非常に抑圧していたなどの事実と関係がある（初めのセッションにおける直接的な質問が，抑圧された怒りを生起できなかったことに注意されよ）。それと一致して，ウィロビー人格評定表では66点であった。したがって，最初のセラピー課題は脱感作ではなくて，主張訓練

5 行動分析

であった。患者が自分の感情を自由かつ適切に表現する能力を発展させることによって，彼女は恐怖症に先行する主要な刺激を除去するであろうと仮定された。主張訓練はすみやかに効果を示した。しかし，恐怖症がやっかいさを減じたところで，最終的には脱感作を実施しなければならなかった。

　セラピスト（以下Tと略記する）：N医師が私に貴女のことで手紙をくれました。しかし，私は全く知らないことにして，貴女のケースに取りかかりたいと思います。貴女は何について悩んでいるのですか。

　P夫人（以下Pと略記する）：私は鋭い物，特にナイフが恐ろしいのです。先月は非常に悪かったのです。

　T：ナイフを恐れるようになってから，どれくらいになりますか。

　P：6年前からです。その時，最初の子どもが生まれた後で，まだ入院中でした。2日後，夫が桃とそれを切る鋭いナイフを持って来てくれました。私はそのナイフで赤ちゃんを傷つけるのではないかと恐れるようになりました。

　T：ナイフで赤ちゃんを傷つけるかもしれないと心に思い浮かべるようになってから，どれくらいそのナイフを持っていましたか。

　P：夫にそのナイフをその夜置かせなかったと思います。夫にナイフを家に持ち帰るように言ったと思います。正確には覚えていません。ナイフを側に置きたくなかったことは覚えています。その日から今日まで，誰か一緒にいる限りナイフを使うことを嫌だと思いません。しかし，子どもと2人の時にはナイフを側に置きたくありません。

　T：赤ちゃんを傷つけるのではないかと最初に心に浮かんだ想像をどんなふうに思い出せますか。

　P：思い出せません。

　T：その時から今日まで，概して，その恐怖が終始同じでしたか。軽くなりましたか。それともひどくなりましたか。

　P：そうですね。私たちが約5年前にリッチモンドに移った直後，少し軽くなったと思いました。退院時，主人に家からすべてのナイフを取り除かせました。私はナイフを側に置きたくありませんでした。だから，夫はそれら

を私の母の家に持って行きました。リッチモンドに移る時，母の家から2本持ってきました。だけど，持ってはきたけど，私はそれらのナイフを使えませんでした。見える所で，しかも手に取って時には使おうと思えば使える場所には，ナイフを置いておけませんでした。

T：それでは概して言えば，恐怖はほぼ同じ状態で経過したのですね。

P：変わりなかったようです。実は，ひどくなったように思われます。[5]

T：ひどくなっていることに結びつけることができるものは何ですか。どんな状況ですか。

P：いいえ，ただ気持ちの上で推測しているだけのようです。よろしければN先生が言われたことにふれてもよいですか。N先生によれば，私がナイフを側に置くことをまさに望んでおらず，それが一つの習慣であったのだと言いました。私がナイフのことや（認めがたいことですが）子どもたちのことをいつも考えていたということですが，私には子どもたちに神経質になる理由が分かりませんし，いつかそれに私が負けてしまいはしないかと恐れています。

T：先月も子どもたちに神経質になりましたか。

P：はい，夏には子どもたちは外で過ごしますね。しかしこのような天気の時には，子どもは外出できませんね。そして，もちろん，子どもたちは走るのが好きですから，家の中で走ったりすると，それで私は神経質になるんです。[6]

T：子どもさんが生まれた後の病院生活で，その情況に対する感じは全体としてどうでしたか。[7]

P：はい，まず，ちょうど家を建てた後でしたから，幸福すぎるという感じではありませんでした。私はちょうど働き始めていました。約6カ月働いた時点で妊娠しました。妊娠したことについて大変幸福であるとは感じませんでした。なぜならば，私は仕事が好きでしたし，家も建てたので，新しい家具などいろんな物が欲しかったからです。そう，私たちは2人とも妊娠したことを幸せだとは思いませんでした。それから，赤ちゃんが生まれる直前に，「もし女の子だったら，茶色の目をした黒っぽい髪だったらすてきだ」と私は言いました。しかし，結局，金髪の男の子でした（笑い）。

T：それは重要なことですか。

P：女の子か男の子かという意味ですか。

T：はい，それとも全くの冗談ですか。

P：冗談を言っているのではありません。なぜかといえば，私は生まれる子どもが夫や夫の家族に似ることを全く望みませんでしたから（笑い）。だけど生まれてみると子どもには父親のイメージがありました[8]。でも，そんな考えは自分本位なことだと思います。

T：その通りですね。

P：私としては，おそらく自分本位の態度ですが，黒髪の女の子が欲しかったのです。

T：その時子どもさんについて，貴女が感じたことを表現されました。それは貴女の真の感情だったのであって，良いとか悪いとかいう問題ではありません[9]。ご主人の家族の容貌が好きでないんですか。

P：（笑いながら）夫の家族の容貌は決して好きになれませんでした。私に対する彼らのふるまいや……私が彼らに全然さからわなかったことから，彼らが私を好いていることは知っています。

T：人の容貌が好きでないということはあり得ることです。

P：夫の容貌は好きであったに違いありません。でなければ，私は彼と結婚していなかったでしょうから。

T：それでは子どもさんが，貴女の家族に似ることが，あなたにとって大切だったのはなぜですか。

P：先にも言いましたように，それは私の全くの自己本位によるものだったと思います。

T：しかし，貴女には好みがあった。それは自己本位の問題ではありません。貴女には好みがあったのです[10]。

P：ええ，私は赤ちゃんを生んで育てることをやりおおせなければならないと思いましたし，私がすべてやりおおせなければならないのだから，私に似てほしいと思わないでもなかったように思いました。

T：貴女の苦労に対する一種の報酬ですか。

P：その通りです。

T：その子どもさんが生まれる以前にそのような感情を経験したことがありましたか。

P：いいえ。

T：さて，私はナイフに対する感情だけを考えているのではないと言いましたが，例えばそうですね，不機嫌になって，物を投げてこわしたいという感情を以前に経験したことがありますか。[11]

P：そうですね。私は常に一種の完全主義者でした。先生が言われたように，自分の物に関して特にそうだったようです。私には2人の妹がいて，彼女たちが私の物に手をふれたと分かると……そのことで気が狂わんばかりになりました……。しかし，人を傷つけたくはありませんでした。

T：妹さんたちをたたきたいと思ったことがありましたか。

P：そう思ったことはありません。

T：今まで，貴女を悩ました人をたたきたいと思ったことがありましたか。あるいは，周囲の情況が貴女の好まないようになった時など……。

P：思ったことはありません。おぼえていませんが……。

T：そのことは，人を身体的に傷つけるということではなく，まさに人に対する怒りの感情や表現と関係しているのです。ええと，これから，貴女の生活史にうつりましょう。どこで生まれましたか。

P：ノーフォークです。

T：ご兄弟や姉妹は何人ですか。

P：姉妹4人と兄が1人います。

T：貴女はどこに位置しますか。

P：私はまん中です。2人の姉と1人の兄と2人の妹です。

T：一番上のお姉さんは貴女より何歳上だか教えてくれますか。

P：姉は10月で47歳になりました……。2番目の姉は1月で45歳，兄は12月で43歳，そして私より18カ月年下の妹と，その妹より2歳下の妹がいます。

T：ご両親は健在ですか。

P：はい。

T：お父さんはどんな人ですか。特に貴女が幼い時のお父さんについて覚えていることは。

P：やさしくて，あっさりしていました。
T：お父さんは貴女に関心があったと思いましたか。
P：私が学校に行っている頃のことを言っているのですか。
T：お父さんは個人的に貴女や貴女のすることに関心を示しましたか。
P：それほどではありません。
T：貴女に痛い思いをさせたことがありましたか。
P：いいえ。
T：お母さんについてはどうですか。
P：母についても同じことが言えました。父母とも善良でした。母は私に関心を示してくれ，車で学校まで私たちを送ってくれたりなどのことはしてくれました。しかし，母は私たちの様子やおこない，または成績が悪かったのではないか，とかなどに非常に関心をもっているようには思われませんでした。だから私は学業成績がとても悪かったのです。母は，私がどうしたら良い成績がとれるかを先生と話したりはしませんでした。母は決して宿題やそれに類したことで助けてはくれませんでした。もちろん，母はいつも他にやることが多くて，援助することができなかったのだろうと思います。[12]
T：御両親がむしろ似た人たちであるということは別として，御両親がお互いに好きであり，また貴女に対しても好きであったと思われるようなふるまいかたをされたと言えますか。
P：両親は私たちが正しく行為していることをわかろうと努めました。また，両親は私たちを日曜学校や教会にいつも連れて行っていたことを思い出すことができます。
T：御両親はうまくいっていましたか。
P：はい。私の知っている限りでは。両親は議論もしました。
T：御両親はよく議論しましたか。
P：いいえ。結局，両親は約40年間一緒に暮らしました。
T：幼少時の家庭生活で，御両親以外に何か重要な役割を果たした大人の人，例えば，祖母さん，伯母さん，あるいは保母さん等がいましたか。
P：いいえ，私は祖母とか伯母等覚えがありません。
T：お兄さんや姉妹たちとはどの程度仲良くいきましたか。

P：かなり仲が良かったと思います。もちろん，誰でも子どもの時には，よく騒いだりけんかをしたりすると思います。今でも私たちはみんな仲がよいと思います。

T：子どもの時，何か特に怖いものがありましたか。

P：いいえ，私の知る限りではありません。だけど，8歳の時，私たちの家が全焼しました。学校から帰る途中，消防車が私たちを追い越して行きました。1月で雪のようなものが降っており，誰かが私たちの家が火事だと言いました。それから恐ろしくなりました……。両親は持っていたものをほとんどすべて失ってしまいました。それから5～6年間消防車の音を聞くたびに，非常に神経質になり，学校にいる時でしたら，立ち上がって逃げたものです。学校から逃げはしませんでしたが，教室から外へよく出ました。しかし，今はそのようなことで度を失うことはありません。[13]

T：子どもの時，他にもそのような経験，あるいは他に少しでも恐ろしいと思った経験がありましたか。

P：いいえ。

T：ええと，学校の成績が優秀ではなかったと言いましたね。学習が難しかったということは別として，学校はどの程度好きでしたか。

P：とても気に入っていました。全く，絶えず遊んだという意味でです。

T：級友といつもよく遊んだんですか。

P：はい。

T：スポーツはいかがでしたか。スポーツに対してはどんなでしたか。

P：スポーツは父に習っていたらしいです。上手でした。

T：学校では友だちはできましたか。

P：はい。沢山いました。

T：親友はいましたか。

P：はい。いつも一緒に親しくしていた友だちが6～8名いました。女の子と……。

T：学校で貴女が恐れていた人がいましたか。女生徒ないし先生の中で。

P：いいえ。

T：学校はどこまで続けましたか。

5 行動分析

P：高等学校を終了しました。
T：その時何歳でしたか。
P：18歳。
T：その後，何をしましたか。
P：3年間，ある医者の所で働きました。
T：受付係としてですか。
P：ドクターの実験やタイピング，速記……。患者の面倒をみたりしました。
T：仕事が好きでしたか。
P：はい，とても好きでした。
T：その後，何をしましたか。
P：5年間，速記事務員として，動力会社で働きました。それも好きでした。
T：それから。
P：結婚しました。そして約10ヵ月間働きませんでした。その後，先生にお話しした通り1番目の子どもが生まれるまで，ノースフォークにあるプラスチック商社で働きました。
T：それからどうしました。
P：主婦です。
T：主婦であることにどれくらい気に入っていますか。
P：すてきです。
T：主婦であることについて気に入らないことが何かありますか。
P：掃除しても汚れてしまう（笑い）。いいえ，とても気に入っています。公の仕事に復帰したくありません。病院かそれに似た所だったら別ですが。子どもたちが学校を終えたら，そのような仕事につきたいです。
T：何らかの性的感情をはじめて経験したのは何歳の時でしたか。
P：私は……（ひどいジェスチャーを示す）
T：大ざっぱに言って――10歳，15歳あるいは20歳の時でしたか，おおよそで。
P：思い出せません。分かりません。

T：それでは，10歳以前でしたか。
P：そうではないと思います。
T：15歳以前でしたか……20歳以前でしたか。
P：20歳以前だったと思います。
T：仮に17歳の頃ですか。
P：はい，おそらく。[14]
T：どんな状況で最初の性的感情を経験しましたか。少年と一緒の時でしたか。あるいは映画を見ている時でしたか。それとも何でしたか。
P：しばしばデートをしたということはありませんでした。学生の時には，クラスには少年は全くおりませんでした。だから……。
T：それでは，学校卒業後，18歳頃になってデートを始めたのですか。
P：そうです。
T：その段階で，多数のいろんな少年たちとつき合ったのですか。それとも1人の少年とつき合いましたか。パーティに行きましたか。どんな形態でしたか。
P：数人と行動しました。私は教会の聖歌隊に所属していました。だから，サンデースクールパーティのようなことがある時には，必ず誰かと一緒でした。
T：それでは，最初に誰かに特に興味をもつようになったのはいつでしたか。
P：そうですね。私が24歳の時，夫のチャールズと交際を始めました。彼とつき合い始めてからは誰ともつき合いませんでした。
T：貴女が真に関心をもった人は，他には誰もいなかったのですね。
P：ええ，2番目の仕事で働いている時，そこに男性が1人いましたけれど，彼は結婚していました。だから私は彼とはつき合いませんでした。
T：彼に対していかがでしたか。
P：それだけのことです(笑い)。ええと，彼は，たびたび親切にしてくれました。その後，彼は辞職してリッチモンドへ働きに行きました。だからその後，彼には会っていません。
T：それでは，貴女は彼とは交際あるいは身体的接触は全くなかったので

5 行動分析

P：そのことを信じようとしない人は沢山いますが，それは全く本当なのです。

T：私は信じます。チャールズ氏に対してはいかがですか。

P：夫はまさに私が推測した通りです。彼は素敵でしたし，彼から受けた最も強い印象は，彼の母親に対する扱い方でした。彼の父は数年前に亡くなっていました。だから，彼は母親に対して親切で，いつも母親に電話をしました。私は母親に親切な人は誰でも良い夫になるだろうと思いました。

T：彼と結婚しようと思いたったのはいつでしたか。

P：いつそのように思ったのかわかりません。私は7年間彼とつき合いました。[15]

T：御主人はもっと早く結婚したがりましたか。

P：ええ，そのたびに私は引き延ばしました。そして私が承諾してから神経質になり，それが悪化して眠れなくなりました。だから再び，結婚できないと言いました。そんな訳で，再び結婚を延ばしましたので，彼はいい加減閉口してしまいました。彼は働いていましたが，うんざりしてしまった時，退職して大学に行きたいと言いました。そして，その通りにしました。

T：御主人は，大学に行かれたのですか。

P：はい，'53年1月から'56年6月まで。その後，テネシーに行って仕事を得ました。もちろん彼が去った時，私は1人閑居したままで，ほとんど死にそうでした。20ポンドやせ，食べることも眠ることもできませんでした。

T：貴女が挙げた男性に，チャールズにないものがあったとすれば，それが何であったかを言えますか。貴女が思った限りで，どんな点が重要でしたか。

P：彼は容貌が良かったです。だけど私は夫の金髪と青い目のことを考えていました。彼は黒髪で黒い目でした。[16]

T：チャールズと結婚する見通しがたったら，以前と違って神経質になられたわけですが，何に神経質になられたのですか。人間関係で貴女を神経質にした特殊な事情が何かあったのですか。

P：察するところすべてです。私は全く結婚しようと思っていませんでし

た。

T：1954年にチャールズは勉強しに行ったのですね。
P：はい。彼はボルティモアへ行きました。
T：そして，貴女は結果的には結婚しました。いつですか。
P：1956年の8月でした。
T：その段階で，結婚したことに満足しましたか。
P：はい。まず第1に，彼はテネシーから私を呼び寄せて，「君が今私と結婚しなければ，私たちは絶交になるだろう。僕はテネシーから去るつもりだ」と言いましたので，その時が最後の機会でした。だから，私は「承諾します」と言いました。そして，その秋に結婚しました。
T：暮らし具合いはどうでしたか。
P：うまくいっています。私は彼以外の人とは，決して結婚しなかったろうと思いました。私はそんなタイプの人間なのでしょう。ある人に言わせると，いわば私たちには今の暮らししかないと思っていると言います。
T：結婚生活で性的面はどうですか。
P：十分です。夫も同じように言ってもらいたいです（笑い）。
T：今は貴女の側にだけ関心があるのです。クライマックスに達しますか。[17]
P：はい。
T：いつもですか。
P：いいえ，いつもではありません。しかし少なくとも幾分かはそうなります。
T：それでは結婚生活全般に全く幸福を感じているんですね。
P：ちがったようにはなりたくありません。
T：それはどういう意味ですか。
P：再び独身にはなりたくないということです。
T：しかし，結婚について不満はありませんよね。
P：ありません。
T：現在，子どもさんは何人ですか。
P：2人です。女の子は今月の16日で3歳になります。
T：子どもさんたちが好きですか。

P：まあ好きなのでしょう。
T：子どもさんたちが非常に騒いで，貴女をイライラさせる時は別として。
P：どうやらそのようです。私たちが6人いた時の母もそうだったのかしら，と時々思います。もちろん，私たち6名が同時にいたことはありませんが。
T：子どもさんたちは元気ですか。
P：はい。
T：リッチモンドでの生活は，気に入ってますか。
P：予想していたよりは気に入っています。人々がそんなに親切ではないと聞いていましたが，非常に親切だということが分かりました。
T：満足していないことが何かありますか。
P：新しい家を持ちたかったです。古い家を買わなければならなかったし，移転する時，権利を借りたり買ったりする必要がなかったので，私たちはこの古い家を買いました。だからその家についてすべきことが沢山残っています。
T：信仰は何ですか。
P：メソジストです。
T：貴女の生活で宗教は重要ですか。
P：はい。
T：どんな点でですか。
P：貴方も信仰なしで暮らせるとは思いません。
T：教会活動で時間を沢山使いますか。
P：いいえ，いいえ，リッチモンドでは教会に行ったことがありません。日曜学校に子どもたちを連れて行っていたのです。
T：貴女の行為について神が考えているということに非常に気をつかいますか。
P：できることに最善を尽くします。
T：私は重要な背景となる情報を十分に得ました。宿題として1～2の質問紙を渡します。次回，ここに来られた時に，治療手続きについて話し合いましょう。多分，脱感作という特殊な治療法を行うでしょう[18]。それには，十

分な筋リラクセーションと他の特殊な手続きが含まれています。以上です。

症例13：対人不安症例における初回面接（G嬢，21歳）

　この症例は，神経症の行動療法で基本になる手続きをフィルムで説明した面接2回のうちの最初を写したものである。[19]ある種の社会的場面で，患者が報告した不安反応のもとになる刺激源を明らかにするために，セラピストが熱心に努力している点に読者は留意すべきである。ある程度の冒頭調査を行ってから，セラピストは患者の生活史に注意を向けている。しかし，それを中断して不安を誘発する刺激の解明が期待される手がかりをくり返して追求している。面接の終わりの方で，セラピストは不完全な生活史を捨てて，それらの刺激の調査を再開している。最終に，自己主張行動（第7章参照）が適切であるような幾つかの場面（情況）を調査している。しかし，主張の結果に対してG嬢が非常に強い不安を示したため，この段階での主張訓練の試みがすべて無駄であったという事態が生じた。見つめられたり，非難されたりすることに対して，まず脱感作を行っておく必要があったようだ。

　T：お名前はキャロル・グリーンさんですね。何歳ですか。
　G：21歳です。
　T：訴えは何ですか。
　G：私はいつも非常に神経質なのです。
　T：いつもですか。
　G：はい，いつもです。[20]
　T：そうなってからどれくらいになりますか。
　G：14歳の頃からです。
　T：それを引き起こしたものが何であるか思い出せますか。
　G：いいえ，まったく。思い出したいのですが。
　T：しかし，14歳以前には，神経質でなかったとは言っていませんね。
　G：神経質でしたがこんなに極端ではありませんでした。小学校時代にクラスの前で何かを読まなければならなかった時のことを覚えています。その時，クラスでスピーチしたり，あるいは答えたりすることに対して非常に神

経質になったのです。そのことで私は悩みました。

　T：それは特殊な情況ですね。

　G：はい，しかし今はいつも神経質です。外出したり，外へ出る時など。

　T：情況をえがいてみましょう。小学校時代には，クラスの面前で立ち上がって話さなければならない時にだけ貴女は神経質になったのですね。その時だけですか。

　G：はい。

　T：高校時代はどうでしたか。

　G：悪化しました。私たちが少年たちと交際する時など私は非常に神経質になりました。

　T：クラスの面前で，さらに神経質になったという意味ですか。

　G：クラスの面前で話をしたり，そのようなことをすることに悩んで幾夜も眠ることができませんでした。

　T：少年たちと交際することにも，貴女は神経質になったと言いましたね。

　G：はい，恐れました。特に，向こう見ずのデートになるのではないかと死ぬ程おののきました。

　T：幾分，自然ではなかったのですね。[21]

　G：そう思います。でも極端ではなかったので交際したのだと思います。

　T：知っている誰かと交際したとして，どうなったと思いますか。

　G：しばらくすれば，少しは落ちついたでしょうが，相変わらず神経質だったでしょうね。

　T：もしガールフレンドとの交際でしたらどうですか。

　G：それほどではありません。極端に神経質になることはなかったでしょうが，でも少しはそうなったでしょう。

　T：高校時代に，神経質さを発展させた情況が他にもありましたか。

　G：他の情況は思いつきません。外出すると，基本的にはすべてのものに気を使いました。

　T：すべてのものですか。どんなものですか。

　G：御存知のように，テストなどを受けたり，先にも述べたようにスピーチをするなどを恐れました。また，他人と一緒にいることにおびえました。

T：他人と一緒にいることにですか。

G：はい,あまりよく知らない人と一緒になると一層困りました。[22]

T：休暇時はいかがでしたか。

G：休暇ですか,おっしゃる意味がわかりません。

T：学校がある時には,貴女はテストなどをうけたりしなければなりませんが,休暇中にはテストはありませんね。それでも外出するとなお神経質になりましたか。

G：少しばかり。しかし,それほどではありませんでした。[23]なぜならば,そのことを考えませんでしたから。

T：何年に学校を卒業しましたか。

G：1963年です。

T：それから何をしましたか。

G：専門学校へ行き,技術家になりました。

T：どんな技術家ですか。

G：X線技師です。

T：その仕事が好きですか。

G：いいえ全く。何をすべきか私には全く分からなかったのです。おもしろいだろうと思いましたし,X線技師に従事した理由はただ,それがおもしろいだろうと思ったからでした。しかし,いったん技師になってみたら,すべてのことに神経を使うようになりました。患者といることにさえおびえました。

T：患者におびえたのですか。

G：特に病人に。病人に何かが起こるのではないかと。

T：病人に何かが起こるのではないかとおびえたのですね。

G：はい,例えば,病人が発作か何かを起こすのではないかというような。[24]

T：そのようなことが今までにありましたか。

G：いいえ,全く。

T：X線技師になられてから約5年経過していますね。

G：約4年です。

T：その4年間,神経質さが悪化してきましたか,あるいは減じてきまし

たか，それとも同じ状態でしたか。
　G：明らかに悪化してきました。[25]
　T：徐々に悪化してきましたか。
　G：はい。
　T：ずーっと？
　G：はい，いつも口を固くとじています。
　T：分かりました。さて，近頃，神経質になられる特殊な事柄がありますか。
　G：特殊なものですか。
　T：まず，貴女の仕事の情況から考えてみましょう。
　G：はい。
　T：病気の患者さんに一層神経質になると言いましたね。
　G：それから私のボスにも。
　T：ええ？
　G：ボスに対して非常に神経質になります。私はボスが恐ろしいのです。
　T：どうして，彼は非常に厳しいのですか。
　G：はい，ボスは外見上そのように見えます。
　T：ボスは厳しさを実際に示すのですか。甲高い声で叫んだりなどしますか。
　G：私に対しては決してしません。しかし，そうされはしないかと何時も恐れています。
　T：看護婦に対してはいかがですか。
　G：確かではありません。私は看護婦たちとそれほど多く接触していませんから。
　T：他にも貴女がおびえる人がいますか。
　G：男性たちです。
　T：男性たちですか。
　G：男性たちとつき合う時。
　T：ええ，貴女が働いている場所に入ってくる男性たち，例えば医学生たちなどに対してはいかがですか。

G：はい，彼らにもおびえます。おびえるんです。

T：どの程度ですか。

G：私が知らないことを恐れるのです。どの程度か分かりません……。実は彼らを恐れているのではありません。まさに，神経質さがよく目立つような行動を私がしているのではないかと恐れているのです。そのことを非常に考えます。

T：いわば，見つめられるのをおびえると言いかえてもいいですか。[26]

G：はい，常に誰かが私を見つめていると思ってしまいます。

T：ところで，それは仕事中のことですね。仕事から離れた時にはどんな情況におびえますか。

G：外出する時です。人々が私の様子を見るだろうと恐れます。私は何かを手に取るのが恐ろしいのです。震えるのではないかと恐れるからで，だから口を全く固く閉じています。私は人を直接見るのが恐ろしいのです。[27]

T：貴女の交際している男性と目を合わせるのみが恐ろしいのですか，それとも他の人の時に恐ろしいのですか。

G：他の人の時です。

T：人と対面すると神経質さが増大しますか。

G：はい。

T：貴女が街を歩いていっており，道の向こう側にベンチがあって，何人かの人がバスを待っていたと仮定しましょう。今，それらの人々は街を漠然と見ています。貴女は彼らの存在を意識しますか。

G：はい，はっきりと。

T：彼らが特に貴女を見ていなくてもですか。

G：はい。

T：さて，人々を全部取り除いたとしましょう。仮に公園として，そこを今，全く1人で歩いていると仮定しましょう。そこには誰もいません。それなら全く楽ですか。

G：はい。

T：全く楽な気持ちと信じてよいですね。[28]

G：はい。

T：ただ1人であれば，貴女は全然落ち着いており，気楽なのですか。
G：はい，そうです。家にいる時と同じありさまです。問題はないと思います。
T：それは，貴女を見ることができてしかも貴女を悩まさないという人がいるということになります。
G：はい，時々。だけど，そのことが生じる理由が分かりません。
T：お母さんについてはどうですか。
G：家では悩まされることはありません。
T：お母さんは好きなだけ貴女を見ることができますね。
G：はい，ばかげていますが……。
T：ばかげてはいませんよ。そのことが，事柄が発展してきたところです。[29]
G：ええ。
T：他に見られても貴女が悩まない人がいますか。
G：家族全員です。
T：御家族には誰がいますか。
G：父，母，妹，祖母です。
T：それらの人たち以外で，他に見られても貴女がわずらわされない人がいますか。
G：いいえ。
T：小さな子についてはどうですか。
G：悩みません。また，老人にも悩むことはありません。
T：4歳ぐらいの少年についてはどうですか。
G：ありません。
T：6歳では？
G：いいえ。
T：8歳では？
G：いいえ，もっと年長になると神経質になります。
T：12歳では？
G：そのあたりです。
T：12歳あたりで？いわば12歳あたりで悩みはじめるのですか。

G：はい。

T：12歳の少年が18歳の青年の場合と同じ程度の悩みを与えることはないと思いますが。

G：ありません。

T：街の場面にもどりましょう。その通りを貴女は歩いています。そして，道の向こう側のベンチに3名の人がこしかけています。その3名が男性か，それとも女性かによって違いが生じますか。

G：いいえ，違いは生じません。もし非常にハンサムな人に会ったら一層悪化するでしょう。

T：貴女がハンサムな男性に会ったら，たとえその彼が貴女を見ていなくてもですか。

G：はい，その通りです。[30]

T：映画に行って，非常にハンサムな俳優を見たら貴女は悩みますか。

G：いいえ，全く悩みません。そこから私を見ているのではないのを知っていますから。

T：もし，ステージの上にハンサムな男優がいたらどうですか。

G：おそらく。

T：たとえ彼が貴女を見ていなくても悩みますか。

G：非常に暗くて，彼が私を見ることができないということでなければ。

T：それでは，貴女が恐れを感じるのは彼が貴女を見ることができる時だけですね。なぜならば，彼に見られているだろうと貴女が思うから。

G：彼は見ていると思います。

T：見つめられること以外に，人々が貴女を神経質にすることが何かありますか。ひとつのことは述べられたと思いますが。人は貴女について口が悪いかもしれません。ボスに非難されることを貴女は恐れています。

G：私の方が正しいと分かっている時でさえ，非難されると必ず取り乱してしまいます。私は口答えして相手にこの場合には私が正しいと言うことができません。[31]まったく，口をつぐみ，今にも泣き出さんばかりになるような感じです。

T：人との関係で貴女が混乱するものが他にもまだありますか。

G：私が間違っていると人から言われると，もし私が間違っていようと正しかろうと，私は悩みます。混乱します。

T：それは批難の種類ですね。人が貴女をほめたら？

G：快く思います。

T：快く思うのですね。分かりました。貴女と御姉妹ではどちらが年上ですか。[32]

G：私です。

T：何歳上ですか。

G：3歳です。

T：お父さんはどんな人ですか。

G：父はおだやかな方です。そして，両親はどちらも神経質の方です。妹もまた同様です。家族全員がそうなのです。

T：貴女が少女であった時，お父さんはやさしかったですか。

G：はい。

T：お母さんは？

G：はい，母はしっかりした人です。私は父親の方が好きで，妹は母親の方が好きです。

T：お母さんはどんなふうにしっかりしているのですか。

G：いろんなことで，母は父や私が悩むほどには少なくとも外見では悩みません。いってみれば母が，事を決めます。

T：お父さんの職業は何ですか。

G：父は保険外交員です。

T：貴女が若かった時，御両親のどちらが罰しましたか。

G：親は時々私をたたいたものでした。母がたたき，父は今までにたたいたことはほとんどありません。

T：お母さんは，たびたびたたいたのですか。

G：いいえ，たびたびではありません。

T：お母さんは貴女の修養のために何かしましたか。

G：いいえ，全く。母はほとんど話しませんでした。

T：御両親が貴女を罰する時，罰が道理にかなっていないと思いましたか。

G：時々思いました。
T：御家族の生活で，御両親以外で，重要な役割をはたした人がいましたか。例えば，祖母さん，伯母，保母さんなどで。
G：はい，祖母です。祖母は私たちと一緒に暮らしています。
T：それでは今後は祖母さんについて。祖母さんはどんな人でしたか。
G：祖母は私には非常にやさしいです。私は祖母の最初の孫です。ですから，祖母は妹よりも私に注意を向けました。しかし，祖母はアメリカ生まれでなく，また教育も受けなかったので，いろんなことが分かっていません。
T：妹さんとの関係はどうですか。
G：私たちはよくけんかをしましたが，最近は以前よりも仲良くなりました。しかし，妹は全く違っていますから，真から仲が良いわけではありません。
T：どんなふうに。
G：妹は私よりおしゃべりですし，私以上に外出します。私は内気な方です。
T：キャロルさん，フィラデルフィアでは学校へ通いましたか。
G：はい，通いました。
T：学校は好きでしたか。
G：いいえ，全く。
T：学校を嫌にしたのは何ですか。
G：クラスの前で起立するのが怖かったのです。[33]
T：ええ，それだけですか。
G：はい。
T：成績はどうでしたか。
G：平均してBでした。
T：スポーツには参加しましたか。
G：いいえ。
T：友だちができましたか。
G：はい，多数います。
T：親友はいますか。

G：はい，特別な親友が1名です。

T：貴女はX線技師が好きではないんですね。どんな職業につきたいのですか。

G：幼稚園の先生です。私は子どもたちと一緒にいるのが好きです。

T：起立して話すのが恐ろしい他に，幼少の頃何か恐れることがありましたか。

G：いいえ。

T：昆虫とか暗やみなどについては？

G：私は閉所恐怖症になっていたので，シャワーをあびるのを恐れました。[34]

T：それは何時でしたか。

G：12か13歳の頃でした。私は閉じ込められるのを恐れました。誰かが私をクロゼットに閉じ込めて鍵をかけました。私は立つことができませんでした。私はおびえました。

T：そのことがあったのは，何歳の時でしたか。

G：よくは覚えていません。10か11歳の頃だったと思います。

T：12歳以後，その恐怖は消失しましたか。

G：クロゼットに入れられて鍵をかけられたら，今でもやっぱり恐ろしくなると思います。シャワーをすることは恐ろしくありませんが。

T：エレベーターに乗るのは好きですか。

G：以前は恐れましたが，現在は恐ろしくありません。[35]

T：今は全く大丈夫なのですね。

G：はい，エレベーターを使っています。

T：学校時代に教室で起立して話をすることと関連して特に恐ろしかったという経験を覚えていますか。

G：はい。6年生の時，クラスの前で何かを読まなければなりませんでした。私は紙をつかんだらふるえ始めました。だから先生に「どうかしたのですか」と聞かれましたが，私は全く話すことができませんでした。[36]その時以来，何かを読まなければならないと，読む物を机の上に置いて，それを見なければなりませんでした。今でも神経質になります。

T：そのことがある以前にすでに神経質になっていましたか。

G：はい。

T：そのことがあってから，さらに悪化しましたか。

G：はい。

T：日常場面で，貴女がどうふるまっているかを聞かせてください。[37] 並んでおられる時に誰かが貴女の前に入ってきたと仮定しましょう。貴女はどう感じ，また何をしようと思いますか。

G：何もしようとはしないでしょう。だけどそれは悪いことだと思いますから，今にも爆発しそうな感じになるでしょう。

T：そうです，確かに悪いことですね。

G：だけど，それについて何も言えません。何かを言う程までに勇気がでません。

T：そのことは，その種の場面すべてにあてはまるのですね。

G：はい。同じバスに乗る男性がいて，彼はのろのろして私の前でバスに乗り込まず，押したり割り込んだりします。それでも彼に対して誰も何も言いませんし，そのことに私は気を取り乱すのです。なぜなら，人々はすでにぶつぶつ言っているのに誰も何も言わないのですから。

T：どうして貴女はその男性に何も言おうとしないのですか。

G：恐ろしいからです。彼は意地が悪いですから。

T：彼でなかったら？ミュージックボックスアカデミーの所で貴女が並んでいるところに，知らない人が貴女の前に割り込んだら。

G：恐らく，相変わらず何も言わないでしょう。

T：どうしてですか。

G：ただ恐ろしいからです。口を開くのが怖いのです。

T：貴女が何か言うと，人々が貴女を見るだろうという考えと何か関係がありますか。

G：恐らく。

T：別のやり方で質問させてください。答える前に，注意深く考えてください。もし人が貴女を見るかどうかを気にしなかったら，何か言いますか。

G：全く分かりません。私はそれから逃れることができないのですから。

全く言葉がありません。

T：いいでしょう。誰かが貴女の前に割り込むなどのようなことをすれば，その人は貴女に悪いことをしているということが貴女にはよく分かっているのです。貴女がここで治療を受ける時に学ぶことは，ひとつにはその種のことに対して，例えば，独力で立ち上がって貴女に悪さをする人々を許さないといった行為を示すことなのです。

G：その計画はどのようになされるのですか。

T：基本的には貴女が感じたままの迷惑を表現することです。[38]それは最初はとても難しいです。しかし，必ずそうしていると，しだいに容易になることが分かります。

G：私は今まで試みましたができません。そのような場面が生じると，言葉が出なくなって吃り始めます。

T：援助してあげましょう。これから，ここに来られるたびに私は「キャロルさん，先週この種の場面に遭遇しましたか」と聞きましょう。貴女はおそらく「はい」と言うでしょう。そうしたら，それに対して何を試みられたかを知りたいのです。私たちは貴女がなすべきであった言動を役割演技しましょう。しかし，当分の間は貴女に注意が集中されることへの強い恐怖がありますから，貴女にとっては役割演技が困難です。貴女が列の元の位置に戻りなさいと誰かに言えば，その人は貴女を見つめ，他の人も貴女を見つめるでしょう。だからそのことでさらに言いづらくなってしまいます。[39]

G：はい。

T：私たちがしなければならないことは，一つには貴女が見られているという恐れを減弱することなのです。そのために，私たちはそれについてもっと知らなければなりません。一種の基本的な場面として，先に述べました場面，すなわち道の向こう側のベンチから貴女を見ている場面を使いましょう。[40]道の広さによってなんらかの相違が生じますか。

G：はい。近かったら一層ひどくなるようです。

T：分かりました。恐怖がどの程度であるかということを量的に表すやり方がとても有効なのです。その一つのやり方として，貴女が今までに経験した最も強い恐怖を考えてもらって，それを100とします。それから，例えば家

にいらっしゃる時のように，絶対に平静でいられると思われるものを0にします。[41]

さて，道路がブロードストレート（約100フィート）ぐらい広くて，ベンチに1人腰かけているところを考えてください。不安をどの程度感じますか。5，50，または20ぐらいですか。それともどれくらいですか。

G：50ぐらいです。

T：今度は道路がブロードストレートの2倍ほどあって，たった1人の人がいたとしましょう。

G：25ぐらいです。

T：今度は2人の人がいたとしても，やはり25ぐらいですか。

G：はい。

T：人数については関係ありませんか。

G：グループだったら，ひどくなります。

T：ブロードストレートの2倍ほどの広さのフットボールスタジアムの片側に貴女が立っており，ちょうど反対側のスタンドに男性が1人座っていたと仮定しましょう。不安はどの程度になりますか。

G：約25です。

T：それでは男性ではなくて，12歳の少年だったら。

G：それほど強くはありません。5か10です。

T：15歳の少年だったら，10〜25の間でしょうか。

G：はい。

T：貴女の治療にその情報を使えます。しかし，はじめに貴女に準備してもらわなければなりません。ご存知のように，貴女の問題は不安になるべきでないところで，不安になられるということです。不安と戦うために，貴女の内に不安に対抗できる情緒を利用しなければなりません。非常に便利な情緒の一つは筋リラクセーションによってもたらされる平静（感）です。ところで，御自身の筋をリラックスさせる方法を今までに多分学んだことはありませんね。

G：ありません。

T：次回はそれをお教えすることから始めましょう。

先の二つのうち，はじめの面接では，婦人のナイフ恐怖のもとが人間関係における不満足の中にあることが分かった。それに対して，一見したところでは，系統的脱感作が期待されたが，（結局）セラピー的には，まず最初に主張訓練が必要であった。2番目の面接における広範性の社会的恐怖では，まずはじめに，じろじろ見つめられることに対する脱感作が必要であった。2例とも比較的単純な例であった。しかし，詳細な面接を行わなかったら，その治療は容易に誤った方向に向かっていたであろう。

それらの2症例はセラピーの方向が非常にはっきりしていたので，初期面接のデモンストレーション用として選んでみた。しかし，いつもそのように容易であるということでは決してない。患者の反応の複雑さを解明するのに，12ないしそれ以上のセッションを要するときもある。また，時にはセラピーの進行にともなって得られる新しい情報によって，セラピーの方策が変えられたりすることがある。その新しい情報は，患者の日々の経験あるいは用いられる測度への患者の反応ないし反応欠如に対するセラピストの観察から生まれるであろう。次の症例はそのことを示している。

症例15

44歳の弁護士D氏は，この2年間，勃起とそれを維持させることが困難になっていた。それまでの12年間は強く魅せられていた妻とすばらしい性的関係を保っていたのである。D氏が異常に疲れていた時，たまたま初めて失敗を経験したという彼の情報に基づいて当初著者は，第10章で説明した漸時的アプローチによるインビボー法による治療を試みた。はじめは改善したようにみえたが，数週間後彼の性行為はまったくおかしくなった。彼は愛を行う能力について「不確実感に対する不満」を持ち続けた。そのため，妻との関係をより詳しく調べてみることにした。その結果，彼女が結婚後10年間，自分の生活を夫の生活に従わせていたことが分かった。その後，妻は自分の境遇に不満をおぼえるようになり，夫の性的困難が始まる2年前に，あるセラピストに相談した。そのセラピストは，夫の付属物ではなく，彼女自身が個人たるべく，勇気づけた。数カ月後，彼女は夫に対していろいろ反発し始め

た。例えば，しばしば開かれるパーティで，その準備をし，ホステス役を演じることに抵抗するようになった。夫は職業上の交際をし，その強化のために妻にそうさせたのである。妻の抵抗は拒否されたという感じと見捨てられたという感じを夫に与えた。その感情がまさしく，彼の性欲反応に干渉し，かつ彼の性的機能をそこなったのである（この患者のそれ以後の治療は症例32として説明されている）。

症例16

E嬢は魅力ある33歳の女性で，社会学分野での研究者であった。彼女には婚約の機会がたびたびあったにもかかわらず，また激しくかつ長い恋愛関係を多く経験していたにもかかわらず，婚約する勇気が全くなかった。そのため治療に来たのである。最初の行動分析から，不適切な社会的不安が幾分か示されはしたが，訴えの根底に束縛されることへの恐れ（これはしばしば閉所恐怖症とからみ合っている）があることが示唆された。

その仮説を調べるのにテストが有効でなかったため，著者は児童期からの彼女の愛情生活を詳細に調べた。その調査から，両親の教えによって彼女が悪事をすることを大変恐れるようになったこと，そして彼女の結婚回避が，むしろ複雑にそのことと結びついていることが明らかにされた。男性との関係を調べた結果，永続的な関係になるのをじゃましているものが，他人を失望させることに対する彼女の恐れにあることが明らかになった。彼女の不十分な社会性と結婚回避とが実は同一の問題であったのである。もし，コートを貸すように言われて，それを断る程度のものであったら，断わられた人の失望はほんのわずかなものであろう。だからE嬢の不安も比較的少なくてすむであろう。その恐れは，重要な愛情関係にある人を失望させはしないかと思う恐怖に比べたら，とるに足りない程度のものであった。生涯のパートナーと内心考えることのできる男性に会うと，それと同時に彼女は「私は本当に確信できない。後で撤回しなければならないかもしれない。その時，彼を失望させてしまう……。」と思うのであった。

治療は，E嬢が人を失望させる状況の不安階層表に脱感作することから成った。脱感作は，彼女が他人に対して穏やかな社会的拒否をすることから始

められた。結婚に値する男性との関係に関しては，その男性がいかにE嬢を気にかけているかと2人の関係が続いてきた長さの二つの要因によって，恐怖の強さを変化させた。男性に対して危くすると感じる強さと，したがってその男性に失望を与える時のストレスの強さを主として決定しているのは後の要因であった。16セッション後に，無用な不安範囲がすべてカバーされてセラピーを完了した。

　1年後，彼女は不適切な不安やその結果生ずる制止から，ほぼ完全に解放されていると報告した。彼女はいくつかの経済的問題を解決した後に結婚することを意図している男性と非常に満足のゆく関係を維持していた。彼女は結婚と関連する種々の事柄に，もはや恐れなくなっていた（本症例の詳細な説明については，ウォルピ，1976, p.199 を参照されよ）。

症例17

　21歳の心理学専攻のY嬢は，長い間のクモ恐怖を訴えた。クモ恐怖が，この数カ月の間に一層ひどくなってしまったため，その治療を求めたのである。クモが大きい程，恐怖も強かった。少なくとも，1週間に一度はクモに関係した夢を見た。例えば，クモたちが彼女に向かって投げられたり，あるいは渚でクモに囲まれている夢などであった。

　Y嬢は誰もいない時に1匹のクモが自分にくっついている感じをたびたび経験した。他の生き物がかくのごとく彼女を好むということはなかった。彼女は2年前に結婚した。結婚後の5カ月におよぶ不幸せな間は悪夢を見ることはなかったが，実家に帰った時点から，再び悪夢が始まった。

　この生活歴の部分の意義は直ちには明らかになるものではなかった。著者は幾つかの社会的不安と並行させて系統的脱感作を行ってクモ恐怖を治療することにした。

　クモ恐怖と悪夢が，彼女の生活を母親が冷たく把握していたことに依っていることが，数週間の後に明らかになった。最終的にクモ恐怖を克服したのは，クモ恐怖を直接に脱感作したことによるのではなくて，主張訓練と系統的脱感作を併用して，母親に対抗することの恐れを克服したことに依るものであった。クモがある意味で母親に相当していたということは，同じ感情が

夢のクモによっても，実際の母親によっても喚起された事実によって示された。その等価性は，中心性の恐怖が除去された時に，外縁性（象徴性）の恐怖が消失したことから確証された。

その種の象徴が偶然に生起することをもって，一般に実践されているような夢解釈を正当に評価するものではない。また，それがフェーザーとローズ(Feather and Rhoads, 1972)が示唆しているように，行動療法に精神分析的なやり方を取り入れる権限を与えるものでもない。フェザーらはＹ嬢の例と似た症例を数例報告している。それらの症例では，真の障害源が主訴とは別であった。ある症例で，婦人のゴキブリ恐怖がもっぱら結婚に関するひどい緊張の表現であることが認められた。それについて精神分析的な手続きはまったく関係のないことである。実際，フェザーとローズ自身の全く適切なセラピー的介入には，精神分析的な手続きは全然含まれていなかったのである。

注

1 教育およびテスト教材(P.O.Box 7234,サンディエゴ，カリフォルニア 92107)より。
2 行動主義的な姿勢のない精神科医あるいは心理学者が提供した症例叙述を信頼するのは誤りである。彼らに関心ある情報はその多くがわれわれには関心がなく，またその逆でもあるからである。
3 読者はこのことから，赤ちゃんが母親の生活に対して恨まれた侵入者であるとフロイト派のように想像すべきではない。
4 患者がまだセラピストに対して気楽になっていない時に，患者の記憶に圧力をかけるのは賢明ではないようであった。
5 有害な考えによって情緒的混乱がしばしば再現すると，その情緒的混乱にさまざまな新しい刺激が条件づけられる結果になる可能性があった。
6 その悪化は子どもたちの騒々しい声と活動に関係していた。
7 ナイフ恐怖症が最初に発現した時の情況に関する情報探索にもどっている。
8 妊娠がうれしくなかっただけではなく，子どもが生まれるとき身体的にも不快であった。
9 患者の説明をありのまま受け入れていることや，患者が使った「利己的」という言葉に背徳の意味を暗に含めぬよう強く否定しているところに留意された

い。
10 利己的という考えに対し再び反論がなされた。
11 これは一般に患者が妨害を受けた際，怒りや攻撃に向かう傾向があったか否かを調べるためになされた。患者の説明によれば，怒りを感じたが，激しく対応してはいなかった。怒りを言葉で表現することによって，うまくいくと思われたが，この時点ではそれを追求しなかった。
12 かようにかかわり合いのなさを示す両親であってみれば，P夫人が子どもを持つことに熱心でなかったことについては，少しも驚くにはあたらない。
13 児童期にあった恐怖症は生活経験によって脱条件づけられ，したがって改まった治療を要しないのが一般的である。
14 セラピストが少なくとも適切な答を強調していることや，いったん答が得られると，さらに詳しく調べている点に留意されたい。
15 夫を選ぶにあたっては，理性的な根拠でなされており，先述した既婚男性の場合に比べて，夫の情緒的な訴えの故になされたのではないと思われる。
16 近親者の容貌が患者にとって情緒的に重要であることをさらに証明するものであって，生まれた子どもに対する患者の消極的反応の強さに関係する強力な原因となっている。
17 この記述は行動主義にもとづいた生活史の中心的な姿勢を表している。変容が必要なのは患者であるから，すべては苦しんでいる人（患者）の立場から見られなければならない。
18 この面接時には，患者にはアクティーブなセラピーがすぐに始められるだろうと告げられていた。しかしながら，p.95で述べた通り最初の積極的な治療は主張訓練であった。
19 技術的に優れ，かつこれらの面接から抜粋して作られた映画が，ペンシルヴァニア州立大学，同カレッジの心理学映画記録係を通して行動療法デモンストレーションというタイトルで入手できる。しかし，ほぼ2時間の面接が35分間に要約されているため，その映画を見る人は大まかすぎるという誤った印象を受けることを知っておくべきである。
20 持続性の不安の有無を明確にすることが大切である。持続性の不安にはいろいろな原因がある。最も知られているものに進行性の葛藤，あり得る変災に対する冥想病，広範性の不安（第11章参照）がある。ここでは，G嬢の常に不安であるという説明は正しくないことが後で分かった。

21 これは彼女の反応が「はなはだしく露見」していないことを示唆するためなされた質問である。
22 患者の対人不安が人に対する知らなさの程度によって，直接的に変化することを物語っている。
23 テスト恐怖が存在する時に，一般不安水準が増加した。
24 ここでは，まったく別の原因による不安があることを知った。
25 反応が広がる方向を知ることを重要ならしめている。
26 見つめられている時の方が，見つめられていない時より，人との接触感が強いことを意味している。
27 これは見られているという刺激効果を最大にしている。
28 多くの患者は中程度の悩みを，当初は「まったく気楽である」と報告するであろう。
29 患者は自己の反応をありのまま受け入れるべきである。反応は「悪く」もなければ「ばかげている」ものでもない。
30 一見して，これは患者の習慣からすると違っている。しかし，続いてなされた会話の兆候から，潜在的に強い不安を誘発する人物に見られるという予測に対して患者が反応していたのは確かなようだ。
31 別の主要な不安発生源である。
32 ここで，一般背景に関する質問を開始している。
33 これに関してはすでに述べ，かつ一部については調べ終わっている。簡単にして先へ進めるべきである。
34 セラピストの再度の固執が幾分実を結んでいる。
35 特に児童期では，多くの恐怖は生活経験を通して克服されている。G嬢には，ある程度の閉所恐怖（クロゼットの中）が今でも認められるが，それは彼女の現在の容易ならぬ神経症とはっきり関連しているものではなかった。
36 これは決定的な条件づけ事態であったと思われる。彼女の手のふるえはそれ以前から存在していた不安に条件づけられたとも考えられるが，この同じ情況でそれ以前には生じていなかったのだから，例えば低血糖のごとき，ある種の併発性の生理学的原因が多分に考えられる。
37 これらの質問に対する答から，主張訓練を必要とするタイプの対人不安であることが解明された（第7章参照）。
38 主張訓練における基本原理である（第7章参照）。

5　行動分析

39　見られることに対する反応が患者にあるために主張訓練はさしあたり排除されている。
40　以下は不安階層表構成の開始である（第8章参照）。
41　このスケールの考察に関しては，p.200を参照されたい。

6
認知的療法

　認知の行動的基盤については，第2章で論じた。認知反応は実際にはすべての人間活動に入りこんでいるので，それはすべての精神療法のなかに入りこんでいることになる。患者は治療者に気づいているし，治療者を助けてくれる人として考えているだろう。彼は診療室のなかの家具や飾りに気づいており，治療者の身のこなしや言葉あるいは身振りや感情や言葉での反応を認知している。もしこの当然な反応が初期の行動療法家の著述のなかにほとんどないとしたら，それは患者に注射を打ったことを記録するときに注射器を使ったことを述べることの無用さと同じように必要がないことと見えたからである。著者は，このことを行動療法家は認知を無視しているとする「認知論者」（たとえば，ベック Beck, 1976)の主張の誤りを指摘することで主張したい（以下を参照)。

　いつも人と人との交流の一部にある認知活動が面接場面にもあるということのほかに，認知的方法は常識的なこととして行動療法の常套手段の一部分になっている。まず，第5章でのべたような情報の収集をしそれを構成し，ついで行動療法の特定の方法が行えるように患者を準備させる。

　行動療法家は，多くの人々の問題は間違った情報や判断の誤りから生じているということをいつも気にかけている（第2章参照)。このために必要な認知

活動をとらせることがある(ウォルピ, 1954, 1958)。これは，主として誤った認知の修正をさしているが，このほかにも，認知的な習慣をかえることを目的にした行動療法の技法はいくつもある：たとえば，テーラー(Taylor, 1959)の思考中断法 (thought-stopping technique) やコーテラ (Cautela, 1967) やホム (Homme, 1965) のカバート条件づけ法 (covert conditioning procedures) などがある。これらの技法はすべて認知が行動の一型であるという認識にそって条件づけの法則からでてきたものである。

治療への準備

　患者を行動療法の実際にひきいれるためには，まず，最初の段階では，神経症での恐怖（不安）の中心的役割が前面に出されなければならない。すでに，多くの患者は恐怖によって無力にさせられていることに気づいている。彼らの困った問題の反応の中心が恐怖であるということがそんなにはっきりしているわけではないが（表1.1に示されているように），治療者がそのことを指摘すると多くの患者はそれを受け入れることができる。神経症性恐怖の特徴は次のようなことばで説明される。

　　あなたは，自分が非常に多くの恐怖を抱いていることが問題であることを知っているでしょう。実際に恐ろしいことが起こった時——例えば，危険な街を夜にひとりで何も武器を持たずに歩くとか，会社が人員の削減をすることを知った時とか，毒を持ったヘビにでくわした時とかに恐怖を抱くのは正常な情動です。実際に危険なことがない状況，例えば，注射を打たれている人を見ることや，人がたくさんいる部屋に入ることや，車に乗ることなどで恐怖が生じるのは，別の問題です。そのような状況で恐怖を抱くことは，明らかに不適当です。そして，これが，神経症性恐怖といわれているものです。この恐怖を，それを生じさせる刺激や状況から切り離すことが治療の役割です。
　　どのようにして恐怖が生じるのか考えてみましょう。その過程は，全く常識的なことです。特定の光景や音の存在下で生じたひどい反応は，それに「く

っつく」ようになる。結果的には，どんな環境下でもその光景や音があれば，自動的に恐怖反応を誘発することになる。例えば，アメリカの中尉が，ベトナムで高性能爆弾が爆発する「地獄をくぐり抜けてきた」とする。アメリカに戻って数週間後，妻と一緒にニューヨークのビル街を歩いている時に，そばでトラックのマフラーがパーンと鳴る。すると彼は，「止まっている車の横に丸くなり，路肩にちぢこまる」というパニックをすぐにおこす。

　あなたの恐怖も同様に，あなたの病歴の中で出てくる好ましくない体験を通して獲得している。その好ましくない情動は，その時あなたに刻みこまれた状況の光景と条件づけ，あるいは結びつくようになっている。これは，一連の同じような体験が同じように好ましくない感情を生じさせることを意味している。ここで，この恐怖が，学習の過程の結果として起こってきたものであることから，学習の原理を適用することによって，反応を消去することが可能となる。もし，ベトナム帰還兵の場合であれば，あなたの恐怖は，自動的な情動習慣です。その習慣を壊すには，別の情動をもちいなければならないでしょう。もし，あなたの恐怖が誤った情報によるのなら，正しい情報を提供しましょう。

　たとえ間違っていても，ほんとうに危険があると患者が信じている状況と不安を解条件づけすることは，不可能である。どんなに脱感作を試みても，患者が毒を持っていると信じているヘビを平気で扱えるようにすることはできないであろう。「心気的」な恐怖では誤解が多い。胸部の反復する痛みを持つ患者では，痛みは，心疾患を意味するものではないことを納得させる必要がある。もし，症例9で，古典的条件づけによる恐怖の症状もあるなら，脱感作法は，患者がそれがたいしたことではないということが十分に分かって後にはじめて有効となる。

誤った情報に基づく恐怖の見極め

　一つの恐怖や1群の恐怖が古典的条件づけによるのか，誤った情報によるのかを決めることは，大抵きわめて簡単なことである。しかし，多くの症例

で，治療者に非常に多くの知覚力を要求することはきわめて困難なことである。これは，経験のみが与えてくれる能力である。

しかしながら，ランデ（Lande, 1981）は，経験のない治療者に役に立つ質問表を作ることが可能であることを示している。ランデは，このことを古典的条件づけと認知的とどちらにもみられる，閉所恐怖と不吉な感覚の恐怖の二つの恐怖において証明している。それぞれの恐怖に関連した刺激を並べた質問表に，5点制（「全くない」の0から「とても」「ほとんどいつも」の4まで）で答える。以下のような質問である。

1．あなたはその状況にいる時や，その状況に行くことを考えている時にどれぐらい不安になったり，混乱したり，恐ろしくなったりしますか。
2．その状況にいる時やその状況のことを考えている時に，何度，その状況は自分のからだに危険と自分に言いますか。
3．あなたはその状況はどれぐらいほんとうに危険と信じているのですか。

閉所に関する材料の例
1．エレベーターの中にいる。
2．地下鉄に乗っている。
3．小さな部屋に閉じ込められている。
4．人がたくさんいる部屋に閉じ込められている。
5．押し入れの中に閉じ込められている。
6．飛行機に乗っている。
7．酸素マスクを使っている。

「不吉」な感覚の例
1．ぐるぐる回る感覚。
2．パニック発作。
3．皮膚がちくちく痛む感覚。
4．現実感のなさ。
5．めまい。

6．頭部の痛みや圧迫感。
7．胸部の痛みや圧迫感。

この種の質問表は，不適応的恐怖にひろく用いることができた。

認知に基づく恐怖との取り組み

もし治療者が，患者の恐怖のいくらかあるいはすべてが認知に基づくものと判断したなら，以下のようなことを言って，新しい方法に導いていく。

> あなたの恐怖は，間違った考えのためです。誤った情報が問題なら，それを指摘して必要なだけ詳しく正しい情報を提供しましょう。正しい情報があっても，あなたが自分に，自分はだめだとか恐ろしいことがおこるといったことを言う習慣があるなら，それを少なくしてその習慣を壊すようにお手伝いしましょう。

もちろん正しい情報は，あやまった考えを詳しく検討して決める。たとえばエレベーターの中で窒息することを恐れている患者には，エレベーターについての適切な教育が必要となる。言語的情報でほとんどの場合十分であるが，あるときは，エレベーター技術者による，実際の，換気機構の紹介が必要となる。より難しいのは，患者の生活の中に織り込まれた間違った考え方の複雑な機構の一部をなす認知の歪みである。それを克服するには，非常に多くの教示と話しあいが必要であろう。このことについては，リサの症例の中で詳しく示している。

症例18

リサは，10年以上にわたって，ひどいいらいらと強い抑うつと時には暴力にまでいたる頻回のかんしゃくに悩まされている，とても知的な35歳の女性であった。彼女は性交時にオルガスムを感じたことがなく，友人や親戚や医

師から彼女は正常な性行為ができないとみなされていた。彼女はそのことを約10年間の精神分析がなんら変化をもたらさなかった時に確信した。彼女のこの考えは，夫のエドは彼女への興味を失っていると連想させ，彼女を失意でみたし，抑うつとかんしゃくの種になっていた。

　リサはよく統合された人であること，学習を通して不適応的習慣，すなわちオルガスムという最も深く感じる性的体験で，特に明白となる人を信じることの恐怖，を最も顕著に獲得しているという事実を彼女との話し合いで明らかにした。

　彼女はこのことを受け入れるや，とても気持ちが落ち着くことを経験し，二度と抑うつ的になったりかんしゃくを起こしたりしなかった。概念的基礎は，壊された。彼女は，その後の彼女の性生活を正常にするために準備した方法に熱心にとりくんだ。その方法は，p. 153 にまとめている。

　以下に示すのは，リサとの初めの3回の面接から引用したものである。最初の面接の前半でリサだけと会い，彼女の障害は「病気」であるということと，夫婦間の問題を非難することについていくつかの点で話し合った。後半で，夫のエドが彼女とつきあわないという彼女の印象を正す機会を与えるためにエドにも参加してもらった。面接の最後に，家で記入するようにウィロビー質問表を渡した。数日後エドが，リサが前日情動危機を起こしてリブリウムを30錠服用したことを話しにやってきた。すぐに危機介入セッションをもった。そこで彼女は，ウィロビーの点数が自分は51なのに夫は16だったことで彼女には希望がないことを確信したと語った。セッションの引用の中で示すように，彼女に，その差は単に情動の条件づけによることを納得させた。この後，彼女は決してちゅうちょしなかった。3回目のセッションでは概念の明確化に依然とどまっていた。そこの引用では，リサの背景もいくらか含まれている。

1回目のセッション

　セラピスト(以下Tと略記する)：エドから聞いたのですが，あなたたちはなんだか協調がとれないようですね。[1]問題は，あなたがたの仲をもとに戻して，

お互いに望ましい関係にすることができるかどうかということですね。
　リサ：私たちはお互いとても違っているのです。もちろん，みんな違ってはいるのですけど，私はとても神経症的な理由で結婚したと思うのです。彼にも同じようなことがあったに違いないと思うのです。10年間も治療をうけてきたのです。主人が私を連れてきた——いや連れてきたわけではないけど，先生は，3人目です。言わなくてもいいことですね。
　Ｔ：まぁそれは治療には関係ないでしょう。²とにかくいろいろ決める前に，事実を確かめましょう。彼と最初にあったのはいつだったのですか。
　リサ：10代の時に偶然知ったのです。私が新入生の時に，かれが先輩でいたのです。わたしが離婚するまで付き合ってはいなかったのです。
　Ｔ：エドのどこが好きだったの。
　リサ：彼は私の父と正反対だったのです。³
　Ｔ：離婚したのはいくつの時ですか。
　リサ：20です。
　Ｔ：エドがあなたのお父さんと違うところが好きだったのですね。⁴じゃあ，何が違っていたの。
　リサ：彼はおとなしくて，しっかりしていて，感情的にも落ち着いていました。彼は私がずっと憧れていたタイプの人だったのです。守ってくれると思ったのです。
　Ｔ：そう，彼は，しっかりしていて守ってくれる感じがしたのですね。それが本当のところですか。
　リサ：わかりません。そんなふうに考えたことがないから。
　Ｔ：そのときは，エドのことをとてもすてきな人と思っていたのでしょう。
　リサ：はい。
　Ｔ：それからどのくらいしてから結婚したのですか。
　リサ：6カ月です。
　Ｔ：その間，彼とどんなふうにすごしたのですか。
　リサ：ええ，それが逆の関係だったのです。
　Ｔ：どういうことですか。
　リサ：そうですね，ストレスと緊張の期間でした。決して穏やかな婚約期

間といえるものではありませんでした。

T：ストレスと緊張の原因はなんですか。

リサ：私が思うには，その時もう気分的に病気だったと思います。そして……。

T：何かがあなたを動揺させていたにちがいないですね。[5]

リサ：わかりません。彼の背景だと思います。

T：そんなことは聞いてませんよ。動揺させることの原因を聞いているのではないのですよ。何があなたを動揺させるかを聞いているのです。[6]

リサ：ああ，わかりません。彼が私と一緒にすごす時間のことで，要求がましくて，安心できなくて，嫉妬深かったと思います。全然安定していません。いつも波があって……。

T：いや，どんなたぐいのことがあなたを動揺させますか。[7]

リサ：彼が他の女の人に気をむけたら動揺します。

T：そうですか。それでわかります。よくあったことなのですか。

リサ：ずっと前のことです。おぼえてませんけど。自分の行動をおぼえていませんが，エドと私がデートをしていた実感がないのです。

T：でも彼と一緒にいて，それが幸せだったのでしょ。

リサ：ええ。そう，赤ちゃんと家に住んでいました。理想的な状態ではなかったのですけれど。[8]

T：当時の性関係はどうでした。[9]

リサ：わかりません。セックスで満足したことがないから。でも，彼にすがりついていたかったから，一生懸命だったと思います。

T：では，あなたには本当のセックスの楽しみはなかったのですね。

リサ：誰ともありませんでした。

T：頂点には達しなかったけれどセックスは楽しんだわ，と言う女性もいるでしょう。楽しまなかったですか。

リサ：ええ，楽しんだと思います。そのとおりですね。

T：本当に。

リサ：はい。決してそのように切り離してはいなかったと思います。

T：それで，頂点に達したようなふりをして，高まっているけど乾いた気

分に取り残されたのですね。不満でしょう。

リサ：いいえ、怒りも完全に消えてしまいました。怒ってもないし、望んでもいません。エドにいらいらと敵意をひどく抱くようになりました。

T：そう，それが私が思っていたことです。

リサ：でもこれは自分のせいだとは思いません。だって……。

T：誰のせいかは大事なことではありません。[10]

リサ：いいえ、セックスがなかったのです。私からじゃないと、なかったのです。

T：そうですか。とにかく当時のことに戻りましょう。当時彼とセックスはあったのですね。

リサ：ええ。

T：それで，頂点へと楽しんでいたのですね。

リサ：そうです。

T：それで，その後いらいらしたまま放りだされたのですね。

リサ：ええ。

T：それで，いわば罰ということで彼から遠ざかったのですね。

リサ：そう，結果的にはそうだと思います。特に結婚して，お互いを法律的に縛りあった後は，安心して，気持ちの上では冷めてしまうでしょう。私が初めて精神科の先生のところへ行った時，エドは問題の存在に気付き，完全にセックスをしようとしなくなりました。この10年間というもの，私からしなかったら全くありませんでした。去年は１年間全くセックスはありませんでした。私の治療はずっと長かったんですが，目的を与えてくれたと思います。

T：どんな目的をですか。

リサ：私の問題の理由が見つかったと思います。今自分のことを管理された神経症[11]と思っています。何するのも心配です。

T：何するのも心配ですか。

リサ：そうです。何もしません。もし危険だと思ったら。

T：これはとても大事なことです。セックスの状況を考えましょう。セックスはあなたを動揺させ，いらいらさせるので避けるというのは分かります。

6 認知的療法

でも，あなたがセックスでうまく反応しないということが神経症的とはかならずしもいえないでしょう。そうですかねぇ。分かりませんね。いや違うでしょう。[12]

リサ：そうですか，なにか違う感じがします。でも，私がエドのもとへ戻ってから——彼が話したと思いますけど——去年の秋[13]から，彼も私も努力したんです。だけど彼はもとに戻ってしまい，それでもっといらいらするようになったのです。

T：どのようにしてもとに戻ったのですか。

リサ：私をもう求めようとはしなくなったのです。しばらくは試みていました。その間決して拒否しませんでした。協力して楽しんで……。

T：それで今は彼に求めてほしいのですね。

リサ：でも彼は求めません。それで彼のことを疑うようになりました。「エド，どうせすれちがいだから，もう精神科の先生のところには行かないわ。」「いつも攻撃しあっている関係に疲れたわ。」と言いました。もし自分が攻撃ばかりしている人間なら，自分の心のままではおれません。

T：初めはあなたが交わりを避け，今は彼が避けているのですね。

リサ：そう，8年間完全に避けています。先生たちはそのことに疑問を抱きました。[14]エドは私が精神的な障害——そう，先生たちはエディプスコンプレックスとか父親コンプレックスとかオルガスムを感じる能力がないとか言いますが——を持っていると知った時よりすぐに交わりをやめてしまいました。[15]これは私には理解できません。多くの女の子が父親を慕っています。そうでしょう。

T：そうですね。[16]

リサ：その意味ではみんな一緒です。でも私を動揺させるのです。彼のお母さんや妹や。だって違いがないでしょう。普通の女性でしょう。母も競争相手です。女性はだれでも競争相手です。[17]

T：そうですか。もしエドがあなたを求めてきてもそんなに感じると思いますか。

リサ：いいえ。もっと安心を感じるでしょう。

T：わかります。

リサ：今では，全然安心できません。どんな女性でも脅威です。とても女ぽくて，生活を安心して送れるような女性がいるでしょう。彼女らは脅威ではありません。でも突然白髪になったり，自分の家庭に失望する人がいるでしょう。私にとってはその人たちは脅威になります。

Ｔ：しかしそれには根拠があるでしょう。エドは男で欲求があります。もし彼があなたを求めないなら，彼はその満足していない女性の方がずっと近づきやすいと感じるでしょう。

リサ：ええ，もしそうだとしたら，自分を偽っていたと思います。たぶん自分には面と向かうのは恐ろしすぎると思います。

Ｔ：でもあなたは，そんなふうに感じていたように振る舞っていたのじゃないですか。

リサ：そう思います。

Ｔ：セックス以外での暮らしはどうだったのですか。

リサ：ひどいものでした。いつもいらいらしていて——お互いに神経をいらだたせるだけでした。エドを愛し３人のかけがえのない子どももいます。子どもたちは，とても落ち着いていて心身ともに健康です。それは驚くほどです。子どもを見て「私の精神状態で，子どもたちはどうやってすくすくとしていられるのか。」と思います。エドは12年ほどそばにいたためしがありません。私から逃げるために仕事に打ち込んでいたのだと思います。知りませんが。多くの男性がそうでしょ。それはきまった行動のパターンでしょう。彼の家族はそうみたいです。彼の妹は全然家にいずに子どもは４人いました。いつも外に出掛けていたのです。彼の兄さんは，38歳で３回も離婚しています。こんなこと全部を見わたして，「全部私のせい？」と思います。エドに「ずっと治療してきたわ。先生の治療のもとにいたから，変わったことはなかったわ。私があきらめつづけて，そして子どもを育てているあいだにあなたは好きにして，人生を楽しむことができたでしょう。」と言いました。先生は関心を持たれないことだと思いますけど。

Ｔ：他の男性に気持ちがむいたことはありませんか。

リサ：去年，２〜３日ひとりの大学生のもとに走りました。彼は不幸な生いたちをもっていました。彼の家は私の家の近所です。彼は話にやってきま

6 認知的療法

した。そして私は熱中してしまいました。現実感がなくなっていたようです。今思えば起こりえないことなのですが。でもそうだったのです。

T：気分的に満足する状況だったのですか。

リサ：気分的に満足，そうです。欲求を十分充たしていました。何年間も求め続けていたことです。でも，20歳の男の子とは思いませんでした。

T：そう，それは問題ではありません。オルガスムはありましたか。[21]

リサ：いいえ。

T：じゃあ，それに近づきましたか。

リサ：いいえ。

T：オルガスムがないのは何が欠けているのか，あるいは邪魔していると思いますか。

リサ：それは，エディプスコンプレックスと申しあげたでしょう。

T：それは考えずに。なんだと思いますか。[22]

リサ：十分感じているとは思いません。わかりません。

T：ふたりのようすを思い描くことはできませんか。

リサ：うーん，現実感を失う恐怖を感じます。

T：自分を見失う恐怖の類ですか。

リサ：そうです。誰も十分には信用できません。[23]

T：もちろんそうでしょう。もしオルガスムを感じていても，あなたは現実との接触を失ってはいません。あなたは現実の中でとてもとても自分自身に夢中になっているでしょう。あなたは違った方法で感じることができるだろうと思われます。リラックスすることさえ心配な人たちもいます。[24]

リサ：そうですね，私はリラックスもできません。セックスだけでなく，いろんなことでのことを言っているのです。人は私に「神経質にならないで。」と言います。神経質にならないでと言うのは簡単ですけど……。

T：それでは，エドに入ってもらって，何が一緒にやっていけるか見てみましょう。

（エドが呼ばれて入ってくる。）

エド：おはようございます。

T：どうぞおかけください。リサからみた夫婦の問題の概略を聞いたので

137

すが，一般的なことと状況による要素がありそうですね。彼女からみると，あなたが，セックスを求めないということがひとつの状況要素のように思えますが。そのことについて話してもらえませんか。

エド：それは大体そうだと思います。

Ｔ：ほう。理由があるはずですね。邪魔するのは何ですか。[25]

エド：いわば，このことについては特に悪いできごとがあったのです。いつからか全くやめてしまいました。

Ｔ：おそらくなにか悪い関係があったのでしょう。ずっと前に，リサはあなたにいらいらして，セックスに消極的になりました。でも今の彼女の気持ちは違います。彼女は今あなたからの好意のサインを探し求め，それに答えようとしています。あなたはそのことに気付いていないでしょう。[26]

エド：ああ，そのことは彼女から聞きました。たぶん今は僕に戸惑いがあると思います。以前のよくない経験があるから。

Ｔ：そう，あなたは彼女のことを好きですか。

エド：はい，愛しています。

Ｔ：彼女のそばにいたいですか。

エド：ええ，とても。

Ｔ：それなら，彼女に近づかないでどうやってそばにいることができますか。

エド：質問の意味がわかりませんが。

リサ：あなた，先生は，挑戦しないでどうやって一塁ベースに出ることができるかと聞いていらっしゃるのだわ。

エド：ああ，分かった。それは良い質問だけど，答をもちあわせてないな。

Ｔ：あなたが，しりごみするようになったことはよくわかります。何度もおしおきをされた子どものように。あなたの立場で考えたら，その状況はとても嫌で，近づくことなどできないでしょう。[27]そこには治療をしなければならない問題があるのでしょう。しかし，治療的解決を試みる前に，これからやっていくことにあなたが納得するかどうかを知りたい。われわれ３人が問題について心を開いて話しあってきたということは，もうすでに行動をおこしているということかもしれない。なぜなら，エド，今はあなたが真先に受

6　認知的療法

け入れることを知っているでしょう。歓迎するでしょう，リサ。

リサ：ちょっと努力がいりそうです。私は答を予測できないことで腹を立てていたから。完全にやめていたから気分になるのにずいぶん時間がかかるだろうということを言ってるのです。でも，歓迎します。

T：リサ，それはアプローチしだいだと思いますよ。アプローチはいろいろな形がとれます。手を握ることでもいいし。台所に行って抱き締めることでもいいし。今なら，エドはためらうだろうし，あなたは憤慨するでしょうけど。でも，気持ちは互いに動くものだから実行すべきです。²⁸

リサ：私は疑い深くなっています。彼は，先生が言ったから始めるのだと思います。

T：まあそうでしょう。でも彼は望んでいます。

リサ：私は納得していません。

T：そう，それならどうしましょう。

リサ：わかりません。10年も治療に費やして，まだわかりません。

T：その治療がどうやってあなたの解決に手助けをしたか知りませんが。もし，彼があなたを望んでいなかったら，彼はあなたを手放すことができたでしょう，そうでしょう。

リサ：ええ，たしかに。

T：彼のいつわりのポイントはなんでしょう。なぜあなたを望んでいるふりをしないといけないのでしょう。彼は本当にいくらかでも解決することを望まずに，なぜ不満を我慢するのでしょう。²⁹

リサ：ええ，それは真実だと思います。

T：だから，彼を受け入れる基本的な理由があると思うのです。試みの基礎というべきものがあるのです。彼が小さなアプローチやたくさんのアプローチをするのを見てみたい。初めは不安だろうが，あなたが彼に報酬を与える。そうして彼はアプローチしていくことがだんだん簡単になる。

リサ：私がエドのもとに戻ったクリスマスの時からずっと身近にいました。

T：そうでしょう。でも彼がアプローチする時のことを言っているのです。

リサ：ありました。

T：でもあなたはアプローチはなかったと言ったでしょう。

139

リサ：彼は試みたんです。このマスターズとジョンソンの本を読んで，また止めてしまったのです。

Ｔ：エド，どうしてまた止めたんですか。喜ばれないと感じたのですか，それとも何か。

エド：はい，大体そうでした。初めのころは時々よい関係がもてたのですが，失敗と感じたのです。それから後は，自分がオルガスムに達しても，リサはまだ途中で，「なんでそんなに早いの。」と言います。往々にして行為は失敗だったのです。

Ｔ：ここで大事なことはセックスではありません。セックスでの愛の行為は気持ちの表現ではあるけど，それだけではありません。人と人の間にはたくさんの小さなことが起こります。セックスがかならずしも起こらず，また，起こりえないこともあります。エドがこれらのことをやり，リサがこれにポジティブに答えれば，互いを認めあう強い気持ちが生じるでしょう。それからセックスは自然と生じてきます。しかし，かならずしもセックスは最初から大きな成功とはならないでしょう。リサが抱いている自分を見失うことの恐怖が，今はオルガスムを感じることを不可能にするでしょう。しかし，最後には彼女はあなたとオルガスムを得ることができると思います。

リサ：わたしたちはお互いを独立した人格として認めあっているとは思えません。だから，どうしたら満足できるセックスを持てるかがわかりません。

Ｔ：そのことを考えてみましょう。人々は，しばしばお互いひどく違っていて相容れないということで受け入れません。人々は，しばしば誤った情報がもとで互いに受け入れません。あなたがたの状況の本当のところがわかりません。このことについて検討しましょう。いくつか質問しましょう。エド，リサのからだに魅力を感じますか。

エド：はい。

Ｔ：エドのからだに魅力を感じますか。

リサ：はい，とても。

Ｔ：共通の趣味がいくつかありますか。

エド：いくつかあります。ゴルフとか子どもとか。

リサ：あなたとゴルフしたわ。

T：でも今ですよ。

エド：そうです。

リサ：楽しんでます。

T：何か他には。

リサ：もう他にはありません。

T：興味があったことは。

リサ：作ることです。作ることならなんでも。縫い物をよくします。エドは興味がないことです。

T：そう，なんでも一緒じゃなくてもいいのです。

リサ：何かは一緒じゃないといけないのでしょ。

T：何かです。あなたたちはゴルフと子どもがあります。[33]

リサ：でもゴルフはこの4年間ですよ。

T：それは問題じゃない。今あることです。映画とか本とかそんなものは。

リサ：同じ映画を好きではありません。

T：最も大事なことは，生活の中で互いに関与しているという気持ちだと思います。それが映画や本よりも重要なのです。人生をともに築きあげていくことができると自分自身に思える程度です。そこでは，あなたの家や子どもたちが重要な部分を占めます。そのような普通の気持ちがありますか。

エド：一緒に人生を築きあげていくことができるかということですか。

T：そうです。

エド：ええ，たぶんあります。

リサ：「関与」と言われたと思いますが。

T：そうです。人生をともに築いていくことへの感情的な関与です。

エド：そう，私たちは本当はそう望んでいると思います。これは……。

T：分かりました。リサ，エドが提供してくれないことで望んでいることは何ですか。

リサ：えーと，最も重要なのは人が必要としていることを分かるということと思います。そして必要としている時，そこにいることです。[34]

T：あなたがたにやってもらいたいことを言いましょう。あなたたちの間であったらいいと思う事柄のリストを作ってください。できるだけたくさん。

そしてそのリストを互いに渡して，互いの項目に沿うことができることがあるかを教えてください。それから，このウィロビー質問表にそれぞれ答えてください。

2回目のセッション　これは，4日後，次の予定より3日早く設けた緊急セッションだった。リサはひどく気持がめいった状態が続き，そのため前日にリブリウムを30錠服用したとエドが電話してきた。私はすぐに診察に連れて来るよう頼んだ。以下にその簡単だが重要な部分を示した。面接は以下のようである。

T：この前のセッションの終わりにはむしろ希望に満ちていたように思えたけれど。それからがっかりすることがあったのですね。何があったのですか。

リサ：ウィロビーテストで私が病気でエドは正常ということが分かったのです。実際私の答は全部彼の答と反対です。彼の答は安定していることを，私のは不安定であることを示しているのです。望みがないのです。

T：そのテストは社会的な神経質さを測っているのです。他の人々との関係での著しい不安や神経質さの程度を測っているのです。彼の16に対するあなたの51という点数は，エドよりもあなたが，他人のあなたに対する言葉や態度に傷つきやすいということを示しているのです。でもこの不安反応はからだの病気ではありません。遺伝性でもありません。学習によって獲得されたものです。情動学習です。学習したものは，解学習することができます。

リサ：でもどうやって。この何年間の精神療法は。

T：ああ，どうやって学習がおこるかについての知識をもとにした方法があります。あなたの以前の治療者は，あなたの問題はあなたの無意識に深く埋もれている情動コンプレックスのためにおこったという理論にもとづき治療しているので，そのような方法は使っていないのです。その理論はとても広く用いられているけど，なんら科学的に受け入れられる根拠がありません。したがって彼らの努力があなたを助けなかったことは驚くことではありません。

リサ：私の子どものころの分析がどんな役にたっているのか全く分かりません。でも何かほかに助けてくれることがありますか。

T：もし実験動物を持って来て，特別な部屋やゴングなどの特別な音がある所で，軽い電気ショックを用いて恐怖状況を作れば，その部屋やゴングは恐怖とくっつくように，すなわちつながるようになる。恐怖を起こす独立した力を獲得する。ゴングに対する恐怖反応は，二度とゴングの存在下でショックが与えられなくても，数年間は持続する。しかし，われわれはその習慣を壊すことができる。あなたの病歴を検討していくなかで，セックスを含めて様々な社会状況に対して，あなたに恐怖反応をおこさせるようになった体験を見出すことができると思います。ここでは，その状況と恐怖の関係を断つことのできる異なった種類の体験を用意しましょう。

リサ：うまくいくような気がします。

T：約束どおり木曜日に来たら，そのプログラムを作り始めましょう。今の気分はどうですか。

リサ：良いですね。とても元気がでました。

3回目のセッション

T：この3日間の気分はどうでした。

リサ：とても良かったです。今までよりも良かったです。だれが飛び込んできても，あなたは受け止めてくれるという不思議な気持です。途中で休める家のように感じます。

T：さあ，今からは系統的に進めないといけませんね。あなたの困っていることは何でしたかね。

リサ：全部ですか。結婚についてですか，それとも性格についてですか。

T：あなたは精神科の治療を受けたでしょう。そこでの問題は何でしたか。

リサ：うまくいかなくなったのは，13歳の時からです。勉強ができなくなったのです。私はとても賢い子で，6年生を飛び越えていたのです。それからつまずき始めたのです。荷が重すぎました。私は良い女学校にいかされました。でも私にとっては良くありませんでした。荷が重すぎてやれなくなりました。私は学校を退学させられ，最後の1年間は公立高校へ送られました。

143

そこでもうまくいきませんでした。フィラデルフィア美術学校が受け入れてくれたのですが，通学が許可されませんでした。ペン州立大学に送られました。そこでもうまくいきませんでした。

T：そうですか，うまくいかなかったのですね。その理由は何だったと思います。

リサ：負けるのが嫌で，競争を拒否したのです。私の父だけがものさしを持っていて，それが頂点なのです。中間がありません。いいか悪いかしかありません。そして，母と競争するのに疲れてしまったのです。私はどうやってもいつも2番でした。

T：でも，うまくいっていた時もあったでしょう。

リサ：ええ。

T：そのあとうまくいかなくなったでしょう。何か変わったにちがいないです。何が変わったのでしょう。

リサ：わかりません。私。異性への態度かしら。わかりません。

T：なぜ「異性への態度」と言うのですか。

リサ：わかりません。そうだったにちがいない。先生も経験しはじめた年じゃないですか。[37]

T：そうかもしれないけど，実際に何が起こったかを知りたいのです。

リサ：なにも。なにもありません。私が変わりはじめた時期というだけです。[38]

T：そう，あなたは勉強ができていた時とできなかった時があった。あなたの勉強の邪魔をしたのは何ですか。

リサ：欲望の欠如です。

T：勉強に興味を失ったのですか。

リサ：勉強をしないことで，完全な注意を得ていたのです。[39]

T：いや，それは理論です。理論はいりません。理論はたくさん持っています。

リサ：わからない。言えません。何年も前のことだから。とてもいらいらしていたのです。たぶん専念できなかったのです。

T：何がいらいらさせたのですか。何についていらいらしていたのですか。

6　認知的療法

リサ：私が望んでいない世界に受け入れられたことかしら。わからない。両親の悪い関係を見てたのだと思います。大きくなりたくなかったのでしょう。

T：あなたは精神分析の教えで一杯です。何が起こったのかを聞いても，あなたは理論を答えます。理論はいりません。

リサ：でも何が起こったかわからないのです。

T：出来事を聞いているのです。原因のようなものを知りたくはありません。どのようになってきたのかが聞きたいのです。細かい部分はあなた次第です。あなたに期待しているのはこんな話です。「15歳までは良かったのです。祖母が一緒に暮らしだしたのです。祖母が，気になって，いらいらしだして，勉強ができなくなったのです。」これは事実でしょう。こんな話がほしいのです。

リサ：4年生の時，万聖節前夜にとても大きなパーティがありました。私たちはみんな森に走っていきました。[40] 先生も御存知のように，男の子たちが私たちをからかい，汚い名で呼びはじめたのを覚えています。それから中学校で，他の学校から転校してきた男の子たちが私を罵り続けたのです。

T：あなたを罵り続けた。

リサ：そう。4年生の時に起こった出来事です。彼等は悪口を言い続けたのです。それがどんなに私を動揺させたか覚えています。何日か学校に行くのも嫌でした。

T：その少年たちの態度でとても悩んだのですね。

リサ：傷つけられました。ほんとうに恐ろしかったです。[41]

T：7年生までずっと続きました。

リサ：8年生と9年生の途中もです。

T：今あなたは私が知りたいことを話してくれています。他のことでも人が言うことに敏感でしたか。

リサ：ええ，そうです。数年前に私は鼻をまっすぐに伸ばしました。大きくはないのですが，わし鼻で，母にそっくりでした。鼻のことをよくからかわれ，それで動揺しました。

T：どうやって応戦しました。

リサ：言い返したり，他の人のことをひどく言ったり，……それはできませんでした。[42]何も言えずにいつも傷ついていました。私の両親は，私を非難することに迷いを抱いていませんでした。「きちんと座りなさい。」……「ナプキンは膝の上におきなさい。」

T：御両親はお元気ですか。

リサ：はい。

T：お父さんはどんな人ですか。[43]

リサ：りっぱです……不幸にも。いつも完全主義者です。

T：あなたが小さかったころはどうでしたか。良かったですか。

リサ：はい，とても良くて，とてもやさしかったです。仕事で，私に割く時間は十分にはなかったけれど，すごくやさしかったです。父はけっして罰を与えません……いつも母です。父はいつも素敵な紳士でいたかったのです。

T：そして彼は，いつもあなたが標準以上にしている所を見ていたかったのですね。

リサ：そう，まったくそうです。父はフィラデルフィアの貧民街で生まれた時に充たされてなくて，私になんでも与えてくれました。

T：お母さんについてはどうですか。

リサ：所有欲が強くて，批判的で，権力的で，競争心が強く，拒否的で，でも私のために何でもしてくれました。私は決して何も不足していませんでした。母は，いつでも私をドライブに連れていけるようにいつもいてくれました。

T：そうですか，それがお母さんに対する大体の気持ちですか。

リサ：母を好きでなかった。今までずっと，母がそばにいたり，私に触れることが耐えられませんでした。どちらも子どもとして扱われるのが嫌だったのです。そのことを考えるだけでも嫌です。どっちもとても嫌でした。[44]

T：嫌いにする何かがあったにちがいないですね。

リサ：母はとても批判的です。いつも批判です。

T：特にどんなことを批判しましたか。

リサ：人間として批判すると言っているわけではないのです。私の行為を批判するのです。もし夕食の時ナプキンを膝の上に置いてなかったら，矯正

します。それはいつものことでした。父はとても破壊的な面を持っていました。よく私にペットを与えて，そのペットが父の気にいらなかったら，放り出したり殺したりしました。それは子どもの私をとても動揺させました。

T：それは普通じゃない。

リサ：ちょっと残酷と思います。私が学校に行って，良い生徒じゃなかったら，休みで家に帰った時には，私の犬はいませんでした。私は，最初に結婚するまでの14年間ピアノを弾いていました。私が家に帰った時にはピアノはありませんでした。同じような小さなことがたくさんありました。とても不安定な結婚生活のあいだ，私が最初の夫と離婚しようとしなかった時，私は勘当されていました。エドと12年間も続いたのは驚くべきことです。私のすべてを見ていて，それでも私を憎まないのは信じられないことです。

T：そう，なぜですか。

リサ：私自身，自分を憎んでいるから他の人は誰でもそうだろうと思うのです。全体的な意味でです。でも変わってほしくないことがたくさんあります。

T：憎まれたいと言っているのですか。

リサ：ええ，はい，……嫌われたい。

T：しかし，自分をそのように考えるのは全く間違っているのではないですか。

リサ：わかりません。

T：そう，そうだと思っておきましょう。異性を最初に意識したのはいくつの時ですか。

リサ：男の子に対してですか。ええっと。

T：女の子にあったんですか。

リサ：いいえ。9歳前後……8歳か9歳と思います。

T：マスターベーションをしましたか。

リサ：はい。

T：いくつの時。

リサ：9歳ごろ。

T：それは罪の意識がありましたか。

リサ：はい。

Ｔ：何が起こると思っていたのですか。

リサ：誰かに見られることを心配していたのです。[47]

Ｔ：何か恐ろしいことになると思っていませんでしたか。

リサ：わかりません。

Ｔ：そう，楽しんでいいですよ，心配しなくて。

リサ：えー，ほんとうですか。

Ｔ：そして誰かセックスについて教えてくれましたか。

リサ：何も，何も教えてもらっていません。

Ｔ：そう，あなたは見られる恐怖のようなものを持っていた。でも害になるようなことをしているという恐怖がありませんでしたか。神が罰を与えると思っていませんでしたか。

リサ：私の人生には神はいませんでした。教会に連れていかれたことがありません。

Ｔ：デートやそれに類したことをいつ始めましたか。[48]

リサ：ええ，9歳の頃ダンス教室に行きました。でもデートだったら，たぶん12か13歳の時です。先生も御存知でしょう，親が小さなパーティに連れて行くでしょう。つまらないちょっとしたダンスの。

Ｔ：そう，誰かに興味を持ったのはいくつの時ですか。

リサ：1人の少年にとても興味をもちました。9歳から12か13歳のころまで。彼は完璧に素晴らしいと思っていました。

Ｔ：彼の何が素晴らしいと思ったのですか。

リサ：彼は頭が良くて，髪はブロンドで，ハンサムで，スポーツマンでした。

Ｔ：初めの御主人の前に誰か大事な人はいませんでした。

リサ：いいえ，いません。

Ｔ：最初の御主人の名は。

リサ：シッド。

Ｔ：彼のどこが好きだったのですか。

リサ：彼は髪がブロンドで，チャーミングで，おとなしくて，楽しくて，

ハンサムでした。私と関係のある男の人たちはみんなおとなしかったです。

T：それで何が起こったのですか。

リサ：絶えまない言い争いと，それに続く激しい喧嘩です。

T：原因は何ですか。

リサ：敵対していらいらしていたと思います。セックスでうまくいかなかったのです。私の何かが悪かったと思います。

T：あなたが。

リサ：はい。オルガスムに達しないことを言っているのです。もちろん，このことは私をとても動揺させました。

T：それがあなたを動揺させる主なことですか。

リサ：ええ，そうです。

T：これはとても大事なことです。あなたは，もしオルガスムが持てていたら，この結婚には問題は生じなかったろうと言っているのですね。

リサ：うまくやっていただろうと思います。本当にはわかりませんけど。セックスがうまくいかずに，いらいらして，敵対していたら，毎日の生活をどのように送ったらよいか分からなくなる，という意味なのです。

T：そうですか。実際にはどんなことが起こっていたかを話してください。

リサ：それはまさに暴風雨のように激しい関係だったんです。彼は永遠の大学2年生タイプだったと思います。もちろん私は，一緒にいつづけようと，すべての細々したこともしていました。彼は遊び友だちを望んでいて，私はそれではなかったのです。

T：結婚前は良かったのですか。

リサ：ええ，そうです。ひどい喧嘩をした覚えはありません。[49]

T：それで，結婚した後に，セックスを試みて，あなたは頑張ったけれどオルガスムがなかったのですか。

リサ：結婚の前に数回はセックスをしていました。もちろん，オルガスムはありませんが，彼は「慣れない環境だし，君はリラックスしていないし，大丈夫だよ。」などと言いました。もちろん，結婚すればリラックスするものと思われていたはずですね。

T：オルガスムがないことは，生理的にもひどく良くない影響があったと

言っているのでしょう。

リサ：そのとおりです。それはとてもひどく，そのためメンフィスやテネシーまで診てもらいに行きました。誰も，私を見て，「大丈夫，いつかは良くなります。心配しなくていいです。」と言うだけでした。

Ｔ：なぜオルガスムがなかったか言えますか。彼とできることは何かなかったのですか。

リサ：いいえ，私です。

Ｔ：いいや，ちょっと待って，何と言うか。

リサ：仮説ですか。

Ｔ：なぜそのようにあなたが言うのかを知りたい。もし彼があなたに違う扱いをしていたら，あなたはオルガスムがあったのじゃないですか。

リサ：いいえ。初めの夫から何人も男の人はいました。私になかったのです。

Ｔ：それぞれでの反応のパターンは同じだったのですか。

リサ：全く同じでした。

Ｔ：その反応のパターンは何ですか。

リサ：ある程度楽しくて，もっと誰かのそばにいたいという願望，でもいざ性行為そのものとなると，その気がなくなるのです。その時，私は誰か私の手を握ってくれる人が欲しいの，といつも冗談を言っていたのです。たぶん私は思春期に戻ることを待ち続けていたのでしょう。

Ｔ：それはおかしい。

リサ：そう，分からないわ。そうじゃないかしら。

Ｔ：ある程度は楽しかったと言いましたね。詳しくそのパターンを話してくれますか。

リサ：はい。交わることの楽しさは分かっているし，エドのそばにいるのも好きです。でも全く感じないのです。少しそのことにとげとげしくなり，不愉快で，気分が悪くなって，悲しくて，ゆううつで，昔みたいないらいらではなくて，ある程度を得る楽しさを受け入れて，何もないという事実を受け入れます。私はこれを受け入れたのです。

Ｔ：そう，実際には何が起こるのですか。全ての最初には，ペッティング

とかは。その楽しさが分かりますか。
　リサ：はい。すべて楽しいということが分かります。
　Ｔ：興奮しますか。
　リサ：ええ。
　Ｔ：性行為そのものの時だけ感じないのですか。
　リサ：全く感じません。
　Ｔ：クリトリスが刺激されたらどうですか。
　リサ：何も。
　Ｔ：全くないのですか。
　リサ：ありません。
　Ｔ：でも昔はマスターベーションをしていたと言ったでしょう。
　リサ：はい。
　Ｔ：それは，指で刺激すればオルガスムが得られることでしょう。
　リサ：そんなには違わないけど。違います。
　Ｔ：でも，自分自身を自分で刺激するのでしょう。
　リサ：いいえ。
　Ｔ：子どものころですか。
　リサ：いいえ。
　Ｔ：オルガスムがあったことがない。
　リサ：いいえ，あります。でも自分自身を触りません。[51]
　Ｔ：どうやってオルガスムを得るのですか。
　リサ：足を組んで，筋肉に力を入れるのです。
　Ｔ：それで，何を刺激するのですか。
　リサ：クリトリスだと思います。分からないけど。医学的には知らないから。
　Ｔ：あなたに答を押しつけているのではないのですよ。
　リサ：ええ，答を知らないのです。
　Ｔ：でも，もし手で押しても効果はないのですか。
　リサ：はい。
　Ｔ：そんなにして何回オルガスムを得ることができますか。

リサ：何回。何回て，何のことですか。
Ｔ：じゃあ，毎日できますか。
リサ：ええ，もちろん。
Ｔ：繰り返しできますか。
リサ：続けて４，５回。
Ｔ：いつもそんなことをするのですか。
リサ：毎日じゃないのです。でもする時は４回は続けてできます。だから少しは健康な女性といえます。でもある理由で他の人とは交わりを持つことはできません。エドともです。誰ともです。
Ｔ：なぜそんなふうに言うのですか。交わりを持つことはできないと言うのでしょう。普通の方法ではということですか，あるいは身体的な意味ですか。
リサ：どうやってもです。
Ｔ：学校に行っていたころ同じようなことがあったとあなたは話していましたね。人に関する恐ろしさの類がありましたね。まだそんな感じを持っていますか。
リサ：はい。
Ｔ：そう，それが手掛りになるかもしれない。もう少し話を聞かせてください。性的に刺激されたけれど，いつもの方法ではオルガスムを得られなかったとします。それで続けて自分自身を押さえて自分に刺激を与えることができますか，あるいはそうしますか。
リサ：いいえ。
Ｔ：それはどうして。
リサ：エドがいるから。[52]
Ｔ：ああ，そうですか。
リサ：子どものころ嫌なことがあったとお話ししたでしょう。それがまだあるのです。それが行動を引っ込みがちにしたと思います。
Ｔ：それは興味深いことです。来週から治療を始めましょう。
リサ：治療があると言うのですか。
Ｔ：ええ，そうです。もう少し病歴をとらないといけませんが，たいした

6 認知的療法

ことではありません。

　セックスに関する最初の目標は，リサの，オルガスムを見られることの恐怖を克服することであった。さらに質問することで，彼女がマスターベーションしようとしても，エドが近くにいるだけで不安になることが分かった。彼女は彼が3軒先にいるだけで不安になり，近づくにつれ不安は大きくなる。したがって，彼が接近することに関しての脱感作を計画した。最初，リラックスのため，目を閉じるように指示したが，彼女はとても不安がった。もうひとつの人を信用することの恐怖が現れた。気が楽になるまで，実際に目をとじる期間を通して，ひとつのセッションの間ずっと目を閉じておくことに耐えられるようになった。そして，脱感作によって，さらに数回のセッションで，マスターベーション中のエドの接近に関する不安を克服した。リサがいったんエドがいてもマスターベーションをできるようになると，ふたりが満足を見出すように，マスターベーションによるオルガスムを性交に結びつけていく一連のステップを組んでいくことが可能となった。嫉妬反応は，セックスが進展するにつれ薄れていった。5カ月後にリサは，「私の昼は太陽でいっぱいで，夜は満天の星で始まります。」と書いてきた。9年間のフォローアップで，激しい情動障害の再発の兆しは見られなかった。リサの慢性の苦悩と激しい情動の嵐は，むしろ珍しい誤解にもとづいていた。恐ろしい身体的，精神的病気にかかっているという誤った信念が，おそらく，認知的な基礎を持つ神経症に最もよくみられる原因である。根拠のない心臓病恐怖は，通常，頻脈や動悸や前胸部の痛みと関係している。すべての症例で，医学的検査によって，真の病因の存在を除外することが必要である。ある症例では，これだけで恐怖に終わりを告げることができる（症例19を参照）。不合理ではないが，痛みについての説明を求める患者もいる。それは通常，胃十二指腸の膨張や胸壁の骨・筋肉状態による。多くの胃十二指腸の症例で納得のいくように，茶さじ1杯の重曹を入れたグラス1杯のオレンジジュースで，特徴的な痛みをおこすことができる。この体験は，言葉で保証するよりもそのような恐怖をおさえるのに有効である。しかし，どんなに認知修正をしても良くならないことがある。なぜなら，痛みに対する古典的条件づけによる恐怖反

応が存在するからである。すなわち，皮質下に条件づけられた連絡網があり，これは論理が通用せず(症例9の例を参照)，したがって，系統的脱感作かそれに相当する方法が必要になる。

　先に述べたように，不安が著しく強いか長引いている時，不思議な感覚が生じる。しばしば，不安とそれと同時に生じた他の情動の相互抑制が起こり，「死」や「非現実」の感じを生む（ウォルピ，1958参照）。この奇妙な非日常的な感覚は，患者に自分はなにか「だめになる」という疑いを抱かせ，その疑いは内科医に確かめてもなくならない。ひっきりなしに強くなる症状に反応して増えていく恐怖の悪循環はこうして作られる。行動療法家は，最も強い保証を与えなければならない。非常にしばしば，患者は自分で過呼吸することでその奇妙な感覚を起こすことができる。著者はしばしば，精神崩壊の淵にいることを恐れている患者に，「単に"良い"生まれつきのタイプでないだけです。保証書をあげましょう。」と言う。こじれた患者には，生まれつきの素因についての様々な証拠が与えられ（ウォルピ，1970），分裂病の素因を検出する瞳孔測定器による最後の保証を与えなければならない患者もいる（ルビン Rubin, 1970）。

　次の症例は，誤った認知的連想にもとづく不安反応習慣の治療例である。

症例19

　S氏は，43歳の自動車ディーラーで，事務所でいつもの仕事をしながら腰掛けていた。その時突然，顔が赤くなり，呼吸が短くなり胸がしめつけられる感じがした。彼はひどく不安になり，死ぬのではないかと考えた。それは，彼の父親と兄がともに心臓発作で亡くなり，彼の姉が高血圧で亡くなっていたからである。医学的な検査で彼は全く健康であることが示されても，彼はなにか悪いという感じのままだった。それ以来，1人でいる時はいつも不安であった。彼は時々最初と同じような説明のつかないおびえ発作をおこした。これは発作性頻脈によるものによく似ていた。

　初めてS氏に会った時には，この恐怖は5年間続いていた。著者は彼に，主な発作は，正常な人でおこる急速な心拍動による典型的な発作であると慎重に説明することから始めた。それは突然始まり，数分か数時間後に突然終

わり，彼が体験したような感覚が生じる。それは心臓機能の普通の状態ではないが有害ではない。彼に危険ではないことを保証するのに6回のセッションと医学書の助けがいった。この兆候の恐怖がなくなるにつれ，1人でいることの恐怖もなくなった。後で発作中のS氏を見ることで，発作性頻脈の診断を確認した。

症例20

　T夫人は，60歳で，20年間にわたる強迫的な癌恐怖があり，精神分析とインシュリンショック療法を含む多くの治療も助けにならなかった。17歳の時，彼女の両親は彼女に，彼女にとっては魅力がなくまた彼女ほどには冴えていない「良家」のやさしい男性と結婚するように説得した。結婚は情動的には災難であったが，彼女の両親が認めてはくれないと思い，夫から離れることができなかった。時間がたつにつれ，葛藤する情動による不安はつのり，「ひどい抑うつとパニック発作」が生じた。

　T夫人は51歳の時，良性の子宮筋腫のため子宮摘出術をうけた。彼女は麻酔から回復し，看護婦に「癌だったんですか。」と聞いた。その看護婦は，「私の友達は癌だったけど70歳まで生きましたよ。」と答えた。T夫人は恐ろしくなり，外科医が腫瘍は悪性ではなかったとの報告書を示しても，信じることができなかった。彼女は丹念に癌，特に乳房を調べ始めた。そして時がたつにつれ，身体の別の部分をわずかな変化があったとしても疑うようになった。T夫人が著者のもとに来た時には，腸に癌があるという考えを強迫的に抱いていた。彼女は腸の運動を詳しく調べ，わずかに下痢しても，便秘してもパニックになった。彼女は癌は1日か1週間で大きくなるという印象をもっていて，結果的には，繰り返しレントゲン写真や他の検査を受けていた。

　変えなければならないのは彼女の誤った考えであることが分かり，著者は彼女に，腸の癌は倍の大きさになるのに1年間は要するという病理学的な証拠を示した。彼女は最近，S状結腸鏡検査を受け，腸壁にはなんら異常がないことが示されていた。「もし，今あなたの腸にこの器械では見ることのできないほど小さな癌があったとしても，1年たっても無視できるほどの大きさでしょう。それでも小さすぎてわからないでしょう。そんな小さな腸の癌は，

下痢や他の症状をおこすことはできません。だから癌はそのようなことの原因になりえないのです。」と彼女を説き伏せた。この話を数回のセッションにわたって様々な方法で繰り返すと，彼女の恐怖は顕著に消失した。(彼女の社会恐怖は，主張訓練と系統的脱感作を組み合わせての治療を必要とした。)

もし患者の考えが変化するなら，患者を説き伏せるだけでは不十分であることが多い。患者が参加しての活動が，患者が恐怖の源と認識していることを変えるのに重要な役割をはたすことができる。この方法は，まれなすべてをまきこむ狂犬病恐怖の，E氏の症例の中に描かれているように，きわめて苦心するものである。

症例21

E氏の狂犬病恐怖は，2年前迷いネコに引っ掻かれ，医者に診てもらい，その医者に「そのネコは狂犬病にかかっていたと思いますか。」と聞かれた時から始まっていた。その恐怖は，私のもとに来る2カ月前，昼間にコウモリに噛まれた後に狂犬病で死んだ子どもの記事を読んだ後からひどく悪くなっていた。彼は，コウモリは暗くなってからよく飛ぶことを知っていたので，彼はずっと夜を恐れていた。彼は煙突をふさぎ，全部のドアと窓に鍵をしていた。しかし記事を読んだ後は，昼間さえ外に出ることを嫌がるようになった。

したがって，著者は，彼が，狂犬病に対して十分に確かな防御をしていることを確信させなければならなかった。この際，痛みを伴い，一時的な効果しかないワクチンのみが，利用できた。彼は，恐怖から逃れるために，ワクチンの不快さは我慢しようとした。大学での血液検査で，狂犬病に対する抗体がないことが分かった。ワクチンをすることになった。2回目の検査から数日後，顕著に抗体が見られた。1回目と2回目の検査の結果をE氏に見せたところ，彼はとても安心したようだった。彼の住む街のホームドクターは，必要な時に継続してワクチンを打っていくことに協力してくれた。今や，狂犬病にかかっている動物に噛まれる（可能性にはかかわらず）ことの恐怖は

なくなったとE氏は確信し、恐怖に満ちた強迫観念に終わりを告げた。しかし、もし噛まれるようなことがあったら、敗血病をおこす危険があるので、すぐにホームドクターのもとに行くように指導した。

フォローアップは、8年間にわたってホームドクターを通しておこなわれた。恐怖症は再発しなかった。そして後には、痛みが少なく長い効果を持つワクチンの発達により、治療は容易になった。この症例は、信念の絶大なる力を示した驚くべき実例である。信念は初め、むだなひどい恐怖の原因となり、後にはこの恐怖を克服させることになった。

思考中断法

思考中断法は、前述の方法とは異なり、認知行動を変化させる方法である。言葉や状況の意味を変化させるのではない。これは、毎日毎日むだな考えに没頭している状態を取り除く方法である。これは、すべての望ましくない非生産的な考えをできるだけ早く、もし可能なら、その考えが起こってくる前に排除するように患者を訓練することからなっている。

思考中断法は、テーラーが、1955年に著者に紹介した。彼は知らなかったようだが、これは、ベーン (Alexander Bain, 1928) がすでに記述していた。ローゼンとオルンスタイン (Rosen & Ornstein, 1976) は、レウィス (Lewis, 1875)がそれよりも早く用いていたことを見つけた。レウィスは裸の女性のことばかり考えている1人の男性を、性的な考えが浮かんだらすぐに、その考えの内容を変えさせることによって治療した。この治療プログラムは、非常に効果があった。

テーラーは、31年間眉毛を強迫的に抜いていた患者に、強迫行為に及ぶ行動の連鎖を抑制する訓練をさせることで治したその治療法と、レウィスのそれが同じものと考えた（テーラー、1963参照）。もし関係のある反応を抑制することによって運動習慣が抑えられるなら、思考習慣も抑えられるであろう。

非現実的で、非生産的で、不安を起こし、こだわる一連の思考が、共通の臨床的問題である。もし慢性であれば、強迫観念と呼ぶ。多くが挿間性であ

る。たとえばある会社員は友人がひどい負債を被って以来，自分の倉庫のうちのひとつから火事が起こりはしないかといつもくよくよ考えていた。

　思考中断法の訓練を始める前の基本的な準備は，患者の考えは確かにむだで，それは除去する必要のある問題であるという同意に達していることである。訓練は典型的には，まず目を閉じて，次に典型的にむだな考えを言わせることから始める。患者が言っている最中に，治療者は急に「止め！」と叫び，実際にどんなふうに考えが止まったかに患者の注意をむけさせる。これを数回繰り返し，患者に自分自身で声は出さずに「止め！」と言って考えを止めるように勧める。考えは戻ってくるだろうが，いつでも繰り返しそれを中断させなければならないと注意しておく。後には，望ましくない考えが生じる時にそれを抑えるよう努力させる。患者は考えが浮かんできた瞬間にすぐに他のことに集中して，この考えを抑制しなければならない。多くの症例で考えはどんどん弱くなり，ついには問題でなくなる。

　標準的な手法が失敗に終わった症例では，方法の修正を行う。「止め」の信号に付随して十分不快に感じるだけの電気ショックを与えると，よくない考えを壊すのに成功する。あるいは楽しい考えを心に抱き続けるようにして，むだな考えが浮かぶたびにブザーのボタンを押すように患者に指示する。ブザーが鳴ればすぐに治療者は「止め！」と言う。通常セッション進行に伴い，ブザー押しはどんどん減少していく。それは急勾配である。たとえば15分間の治療で1分間に20回から2分間に1回へといったようにである。

　数年前，著者は自分自身でこの方法の効果を観察する機会に恵まれた。著者は法律上の争いに巻き込まれていた。結局は当事者と法律家の話し合いでおさまった。その後，ことの成り行きを思い返し，危険なインターチェンジでなんと愚かな運転をしたものかと考えるたびに心が冷静でいられなくなった。いつもそのことをくどくど考えているとますます苦悩が増した。著者はかねてよりこの種の問題を抱える患者に勧めていた思考中断法を自分に試みることにした。考えはわき起こってくる不安のために生じているようで，著者はこれを行うのが難しいことが分かった。しかしこれに懸命に取り組んだ。すると1時間たつと全体的な不安のレベルが明らかに下がっていることに気づいた。さらに2時間たつと著者はもはやこの考えに悩まされてはいなかっ

た。たとえ著者の不安が高い時でも考えを排除することに成功すれば、少しは不安は減少するように思えた。しかし不安が低ければ、この効果はさらに顕著である。

思考中断法は挿間性の考え込みや、くよくよ考えることに最もよく使用されるが、強迫観念の治療にも時には十分価値がある。山上（Yamagami, 1971）が8年の経過を持つ強迫神経症の治療を報告している。思考中断法は症状改善への唯一の方法であった。患者は、24歳男性、大学院学生で、頭の中で色の名称を言ったり、数を数えたり、言葉をタイプに打つなどの強迫症状があった。色の強迫症状は最も強く、1日に平均110回生じていた。この強迫症状を引き起こす色えんぴつを患者の前に置いた。そして患者にこの色えんぴつを見て、強迫的な考えが起こっても抑えようとしないよう指示した。また強迫思考の始まりを指を挙げて合図するよう指示した。この時に治療者は「止め」と言い、これを繰り返すように指示した。4回のセッションで強迫症状は約80％減少した。治療は全部で17セッションであり、治療の中では3種類の技法が使用された。そのうちのひとつは「止め」と言う代わりに電気ショックを与えた。17回目のセッションの時点で、強迫症状は日に約5回と減少していた。そして患者は声を出さずに「止め」と言うことによって容易に強迫症状をコントロールできるようになった。治療終了から1カ月後、色の強迫症状は完全になくなっていた。7カ月目のフォローアップの時点では再発はなかった。他の強迫症状も次々と減少したと報告されている。

患者と同様に先に述べた著者の経験から、思考中断法は思考抑制をすることによって不安が減少するという結果によって強化を受けていると考えている。この仮説は精神生理学的モニタリングによって検証することができた。

認知主義：後退する治療理論

有史以来、知覚、感情、思考、決断といった精神活動は、「心」の機能と見なされてきた。これは身体とは別に存在し、自らの法則を持ち、昔の人は、「機械の中の幽霊」（p.35）と言った。客観性に基礎を持つ人間行動の科学の

出現により，心理学は生物学に結合することができた。セチェノフ(Sechenov, 1965)によって始まり，テーラー(1962)（第2章に概観した）の仕事で頂点を極めた研究の結果，いかに複雑な人間行動も有機体の用語をもってして理解可能なことが明らかになった。これは心理学の革命であり再生でもあった。精神療法では，行動療法はこの革命の必然の結果であり，前からある心理現象に関する理論の論理的後継者であった。

近年，認知の誤りや歪みが神経症の唯一の原因である，とあたかも新発見といった風潮で宣言されている（参照例，ベック，1976；エリス Ellis, 1974；ゴールドフリードとゴールドフリード Goldfried & Goldfried, 1975；マホニー Mahoney, 1977；マイケンバウム Meichenbaum, 1975；レイミー Raimy, 1970）。マホニー(1977)はこの後退する考え方を「認知的革命」と称した。もし神経症的問題がすべて誤った思考の経路によるなら，これを克服するにはいつも思考の修正が必要でなければならない。これが実例であると認知主義者は断固として主張する一方で，実際には主張訓練や系統的脱感作などの行動療法の技法を，その重要性は最小にしか評価しないが，よく用いていることに気づく必要がある（例，ベック，1976）。彼らは患者が不合理な信念を持っているにちがいないという不合理な信念を患者に投射する（参照例，エリス，1962, pp. 126—128)。

認知主義者には，情動の条件づけ，とりわけ学習による恐怖反応の自動的誘発は存在しない。たとえば，注意の的になっているという恐怖を抱いている人がいるとする。注意の的になっているという状況の受け取りと，それに続く恐怖の間には必然的に恐怖が生じる思考の基礎があると考える。たとえば「注意の的になっているのは危険だ」という考えなどである。基本的に彼らはそのような危険であるという考えが恐怖を一般的に仲介するものとして想定している。しかしながら著者が先に示したように(例, pp. 48—53)，危険であるという思考に仲介されずに，恐怖を伴う状況への反応が直接的に起こりうる。著者が認知主義者の立場を拒否するさらなる理由を以下に詳しく述べる。

認知主義者の精神療法観と合致しない諸事実

著者は精神療法の役割は認知修正以外の何ものでもない，という考えを認めない。なぜなら，自律神経系の反応に関するすでに確立されている事実に反するからである。また，臨床データに基本的に矛盾するからである。以下に要点を示す。

1. 認知反応は行動反応の一部の反応である。したがって認知を対象とした治療は行動療法の一部であり，ベックが主張するような (1976, p. 320) 別の方法であってはならない。
2. 状況が実際に不安を起こし，それを想像することでいつも不安が生じる時でも（ウェイド，マーロイとプロクター Wade, Malloy, & Proctor, 1977），患者はその想像が危険であるとはほとんど信じてはいない。この事実は認知主義理論と矛盾する。一方もし不安が条件づけられた反応なら，実際と想像上のイメージどちらによっても不安は生じる。
3. ほとんどの神経症者が客観的には危険でないと明らかに分かっている状況を恐れている。通常これが実例であり，ベック (1976) の主張とは反対である。神経症性不安反応に対する刺激は，だれもどうやってそれが脅威と見なされるのかが分からないような刺激である。たとえばある女性の一生涯にわたるネズミ恐怖は，5歳の時，彼女の兄さんがネズミを手に彼女を庭中追いかけまわして以来始まった。彼女は，ネズミは害のないことを十分承知していても，絵にかいたネズミにでさえ恐怖を起こす。
4. 多くの文献が，条件づけられた反応を弱めるには，その反応を弱める操作の中にいつも何らかの方法で，その反応を喚起することが含まれていなければならないことを示している（パヴロフ，1927；マッギュー McGeogh, 1932；ハインド Hinde, 1966）。認知的な出来事は自律神経系の効果をそれが持っている時のみ，自律神経系の習慣を変えることができる。一時行われた偽のフィードバック実験は，系統的脱感作は認知の変

容をもとに不安を減少させるように思わせた（バリンスとレイ Valins & Ray, 1967)。よく統制された一連の実験が，情報が真実の時のみ，すなわち，それが実際に不安反応を弱める時のみ，情報の後に不安の減少が続くということが証明された(スシンスキーとブーチン Sushinsky & Bootzin, 1970; ゴープ, スターンとガルブレイス Gaupp, Stern, & Galbraith, 1972; ケント, ウィルソンとネルソン Kent, Wilson, & Nelson, 1972; ローゼン, ローゼンとレイド Rosen, Rosen, & Reid, 1972)。

5. 標準的な脱感作は，前述のようなフィードバックは含まない。何ら正しい情報を提供したりしない。患者は手続きの中で恐怖をほとんどあるいは全く抱かないということを「悟る」ことで，よくなると主張されている。しかしその悟りは，手続きが与えられた刺激に対して恐怖をどんどん少なくしていくという事実にもとづく2次的なものである。これは危険と思っていたことがそうではないと悟ることによる2次的な恐怖の除去とは全く異なっている。同様に主張訓練も認知に影響する。ラックエイム, ルフェーブルとジェンキンス (Rachaim, Lefebvre, & Jenkins, 1980) は行動の変化が認知を変えるので，補助的な認知的方策は不必要なことを示した。厳格な認知主義者は真実を自らの説明のためにねじまげる傾向がある。これはワイツマン (Weitzman, 1967) が系統的脱感作の効果を精神分析理論によって説明しようと試みたことを思い出させる。ワイツマンの文献を批判した際指摘したように(ウォルピ, 1971)，特別な現象をほとんどどんな理論をもってしても「解釈」することは可能である。たとえばある人は，重い物をつかんで下に降ろそうとしているのを天使のような荘重さと解釈するかもしれない。

6. いつも不安な患者は，たとえば，発狂する恐怖のような特定の潜在的な恐怖を抱いていることがある。患者の不安が実質的には減少していなくても，強い保証が患者を納得させることがある。二酸化炭素と酸素の混合気の数回の吸入が（ウォルピ, 1973, pp. 157, 183）長期にわたってその不安を取り除くこともある（例, ラティマー Latimer, 1977; ステケティーとロイ Steketee & Roy, 1977)。これは認知の修正では説明できない（第11章参照)。

7. サイツ（Seitz, 1953）によって「純粋な認知理論」に反対するいくつかのデータが偶然提供されることになった臨床実験が報告された。彼は25人の心理的原因で皮膚を剝ぐ症状を持った患者に，彼らの攻撃性をその生活状況で「行動化」することを明確に阻止する一方で，面接中に彼らの他者に対する敵意を表現するように勧めた。25人中11人が彼に従わず，この11人のみ皮膚がきれいになった。主張行動を教える際しばしば見るように，情動の変化は理解に伴わない。しかしその理解にもとづいて表現される行動を必要とする。

8. ベック(1976)は認知療法は抑うつの治療に有効であると主張した。彼の患者のほとんどに系統的脱感作や主張訓練といった行動療法の手法がなされていたが，その改善は認知的介入によると述べられている。このことについては第15章で詳しく検討する。レヴィンゾーン（Lewinsohn, 1981)らは非常に多くの対象をつかったプロスペクティブスタディで，抑うつと関係した認知が抑うつの原因と関係しているという証拠はないことを見出した。

　上記の批判のいくつかが雑誌に出た時（ウォルピ, 1978）何人かの行動主義者からの反応があった。その反応はほとんど批判の内容には触れずにいた。たとえば，ベックとマホニー（1978）は「選択の自由が決定論を必要とする」という自己矛盾の主張をした。彼らは，認知主義は決定論的である，という論拠として，認知主義者は自由意志には懐疑的であることを示した調査を引き合いに出した。(彼らは自ら，思考は部分的に決定づけられているにすぎないと考えた。)彼らは著者が学習を示すために提供したデータを神経系の機能とは見なさず，「パラダイムの衝突」（クーン Kuhn, 1962 から引用）あるいは「競争者」は自らの言葉でもって問題を作っていると意見を出し，行動主義者の立場に同意できないことを表明した。認知は行動であるという定理は特に証拠を用意しないかぎり反証することのできない事実である（第2章参照）。

　誤認知の広がりという臨床上の問題について，ベックとマホニーは，チーズデイルとレジン（Teasdale & Rezin, 1960）の抑うつ者は負の認知を持っている

という研究に依っている。そのような認知が抑うつでみられるのはほとんど珍しいことではない。それが抑うつの原因として影響しているかのように扱っている。事実は先に述べたレヴィンゾーンら(1981)の研究で明らかである (p. 116)。行動療法に認知的技法を加えることが行動療法の結果によい結果を与えるかという質問に答えて，ショウ(Shaw, 1977)は,「純粋」な認知療法と「行動療法」の効果の比較をした。認知療法のグループの方が「行動療法」のグループより結果が良かったが，その差はとるにたらなかった。各グループはわずかに8人の患者だった。「行動療法」は p. 381 に示す神経症性抑うつには不適当なレヴィンゾーンらの手法であった。また，前もって行動分析はなかった。

最後の点については，テーラーとマーシャル (Taylor & Marshall, 1977) が抑うつの大学生に対して認知療法と行動療法を組み合わせた学生の方が，どちらか一方で治療した学生よりも良かったとした。当然組み合わせた方が古典的条件づけによる症例にも，認知にもとづく症例にも対応できる(第15章参照)。

前の段落で明らかなあいまいな考え方は，認知主義者の文章に非常に共通している。バンドゥラ(1974)のような高名な心理学者によって，少なくとも「部分的には自由」と自らを見なしたいという誘惑が承認されれば，納得させられる人がいても不思議ではない (例，マージリア Marzillier, 1980；ウィルソンとオリアリー Wilson & O'Leary, 1980)。

注
1 これは，面接の前にエドと電話で話したことにもとづいている。患者が気兼ねなしに思ったままのことを話せるように，このようなきわめて普通の言葉を使って，慎重に語った。
2 夫婦不和のいくつかは精神療法では解決できない。たとえば知能の差や興味の著しい相違はこれにあたる。この考えは，今，患者がかねてより思っていたように患者は「病気」ではないことをほのめかすために用いられている。これは明らかにこの症例の治療において鍵となる一手であった。
3 このことの重要性は後にきわめて明らかになる。

6 認知的療法

4 エドとの関係についての彼女の話を中断させないように，この時点では最初の結婚のことは触れずにいた。
5 「病気」の考えをさらにそらして，説明のつく反応をほのめかした。
6 精神分析にもとづく治療を受けた患者は，特徴的に，事実よりも因果仮説を提供しようとする。
7 依然として彼女は説明だけで事実をなんら提供しないので，強く言った。彼女の次の反応には事実が含まれていたが，その時の質問とはつながりがなかった。
8 最初の結婚でできた子ども。
9 いかにしてこの難しい話題をなにげなく持ち出すかに注意のこと。
10 罪を和らげ，自己非難をなくすいかなる機会ものがさない。患者の次の発言で，著者が彼女の意向をとりまちがえていたことが分かったが，ここではそれは問題ではない。
11 なんらかの道筋で彼女の治療はこの概念を導いていた。つまるところ手に負えない劣等感を患者に受け入れさせることになっていた。これが治療が与えた目的だった。
12 注2のように，患者の「病気」という仮説に疑いをなげかける方向での強調である。
13 エドが電話で話し，彼女が後で詳しく話した男子学生との事件を参照。
14 もともと罪はリサにあった，という信念を追い払うことなしにである。
15 分析家のこの独断的な図式は，リサの性行動の展開についての究明を妨害している。
16 彼女の分析理論に対する疑問を強化し，注2と注5に沿う陳述を増すように。
17 明らかなように，この理由は，他のどの女性も「異常」を持っていないからである。
18 なぜなら彼女らは家庭の外に目が向いているから。
19 語られてきたことを考えれば，他の状態があるはずがない。
20 「医師の治療」の目的ではなかったにしろ，おそらく結果になっていた。
21 非難されるという考えを拭い去るための言葉。
22 「病気」の診断をさらに拒否し，自己探究を支持する。
23 これは調査に新しい方向を開いた。彼女は「信用」ということで何を意味したのか。どのようにしてその恐怖が始まったのか。どんな要素が含まれている

のか。
24 セックスの反応の基本的な要素を彼女の心の中で明らかにしておきたかったので，先に進む前にこの話題に戻した。
25 これは行動療法に特徴的な質問である。行動に先行することがらを探している。これは話のつなぎめで，道徳を説く，指示する，解釈する，「反射する」などのような他の治療者が反応する内容と対照的である。
26 現在の状況を語る背景としての病歴のごく少ないまとめ。
27 情動要素が行為を不可能にした可能性をあげることによって，自分が非難されようとしているという考えからエドを自由にした。
28 もちろん感情の程度は疑問であった。
29 先の話しあいの目的（と明らかな結果）は，エドの彼女に対する態度に関して彼女がしっかりいだいている概念を揺るがすことであった。
30 性交時だけ感情を表現することは，夫婦間トラブルのあきれるほど一般的な，主たる源である。
31 この話は可能な限り接近の試みを勇気づけ，障害を明らかにするためのその場の可能性を大きくした。
32 ここでお互いの前向きの意志は認めるものの，基本的には相容れないことが2人の間に起こってくるという考えを彼女は表現した。
33 築きあげていく，2人の適当な興味があった。
34 彼女は，エドは自分の要求に鈍感で答えてくれないと見なしていた。
35 2回目の面接で，彼女の病気の性質について説明したことが，自分を完全に受け入れてくれるという気持ちを彼女に抱かせ，彼女の問題は理解されただけでなく，治療できることなのだと彼女に確信させた。その面接の前の情動危機のような出来事は，現在までおこっていない。彼女は普通の欲求不満や困難に対して「正常」な動揺をいつも起こしていた。しかし以前，多かれ少なかれいつもあったような助けがないことの苦悩はなかった。
36 それまでセックスの問題とその影響に集中していたので，新しくこの質問をすることは必要なことであった。
37 「解釈」はおそらく，彼女の精神分析の治療者から出たことだろう。
38 これは信用できない。何か起こったに違いない。患者はほんとうに思い出すことができないのかもしれない。治療者は彼女の記憶をよびおこすためにできるすべてのことをしなければならない。しかし，やさしく，傷つけないように。

39 彼女はこれを言われていたのか，標準的な精神分析の考え方から推論していた。著者は彼女自身の経験から事実のみを強調するようにしつづけた。
40 リサはついに著者が事実という言葉で意味していたことを理解し，私たちはやっと先に進み始めた。
41 おそらく「信用することの恐怖」を発展させた鍵となる条件づけの体験で，その結果のひとつが彼女の性反応を抑制した。
42 患者は自分が主張的に振る舞うべきであることに気づいているものである。しかし，通常，助けなしには不可能である。
43 ここで通常の背景に関する質問を始めた。もちろん前に聞いた話題は繰り返さなかった。
44 この接触への負の条件づけが，彼女の性的抑制のなりたちのひとつの要素であった可能性がある。しかし彼女はいつもエロチックな接触は楽しんでいた。
45 彼女の，身近な人を信用することの恐怖を，これがどうやって増加させたかを知ることはたやすい。
46 この信念を邪魔する。
47 この初期の恐怖は，見られる恐怖と信用する恐怖が結合してできたと思われる。彼女の性的抑制のなりたちにおいて，もうひとつの病因的要素であった。
48 彼女の性の歴史についての詳しい質問が今自由に始まった。
49 もしセックスの問題がなかったら，彼女らは「どうにかやっていた」ことをこれは強く示唆する。
50 たとえこの主張を支持するいくつかの証拠があったとしても，実際的な意味がないので，これを変えるための指示はしなかった。
51 強く質問することの価値をもう一度示す。マスターベーションでオルガスムを得る能力を彼女が持っていることは決定的に重要であった。
52 この答はこの症例の「開けゴマ」だった。マスターベーションによるオルガスムでさえ，見られることに耐えられなかったのだから，リサに性交時のオルガスムを与えるためのあらゆる努力が失敗するに違いないことが今や明白になった。

7
主張訓練法

　この章は古典的条件づけによって不安反応習慣を消失させる特殊技法について述べる，数章の中の最初の章である。系統的脱感作法が最も広く使われている方法ではあるが，主張訓練法は，頻繁にとても早い段階から導入されているので，まず最初に検討しよう。しばしば，それは比較的単純な教示で開始でき，適切な事例ではおよそ数週間で十分に症状の変化が生じる。

　主張行動とは，他者に対する，不安以外の適切な情動表出である。主張訓練法は，他の人びとの行動に対して不安反応を起こすという不適応習慣を除条件づけし，その同じ人物から引き起こされる別の情動表出を開発するために，しばしば使われる。これらの情動は，まったく千差万別である。他の人は，是認，愛情，感嘆，焦燥あるいは怒りを起こすかもしれない。不安の身体的反応とは異なる身体的反応によって，これらの情動が助長されるにつれて，不安と競合する力を潜在的に持つようになる。これらの情動が運動行動を引き起こす時，その時に存在する不安がさらに制止されやすくなることから，その情動は強まる。

　主張訓練法が（けっして唯一のものではないが）適切な治療法であるという事柄は多い。ほとんどすべての事柄で，患者は神経症的恐怖のために「正常な」行動の遂行が制止されていることがわかる。オブザーバーとして，正

7 主張訓練法

当性や権利を持っていると思える発言や行動が制止されたり，ウエイターの感情を傷つけることを恐れて，レストランのサービスの悪さに文句を言えないかもしれない。友だちに嫌われるのを恐れて，彼らと違った意見を述べられないかもしれない。恩知らずと見なされるのを恐れて，退屈な社会的状況から立ち上がって退出することができないかもしれない。「ナイスガイ」としてのイメージを失うのを恐れて，部下に対してローンの返済をたのむことや正当な叱責をすることができないかもしれない。どぎまぎさせるのではないかと，愛情，暖かさ，感嘆あるいは賞賛を表現することができないかもしれない。また恐怖によって妨げられる行動の他に，恐怖のために止めることのできない行動があるかもしれない。例えば，義務を負うことを恐れ，それを避けるために，そのたびごとに強迫的に昼食の伝票を手にするかもしれないし，静寂が彼を不安にするために，あまりにも多くしゃべり過ぎるかもしれない。[1]

例として上にあげた種類の対人的な不安反応は，時には，生まれながらの動因を適応的ではない方向に導くことがある。異性愛の同僚によって引き起こされた恐怖によって，正常な性的協調関係がとれなくなり，同性愛，幼児嗜愛あるいは露出症のような逸脱した行動にふけるかもしれない。しばしば，感情そのままに表現する行為を抑制したことが長く続く内的混乱となり，心身症を発生させたり，病気にかかりやすい器官に病的変化を起こさせることさえある。治療の正しい目標は（性的脱逸というように）最初に申し出られた問題ではなくて，原因となっている対人的不安である。その克服には，主張訓練が主要な役割をになっている（症例59・60を参照）。

自分自身を主張できない患者に共通している経歴は，他者の権利が自分自身のものよりも重要であるという感情を引き起こすような，社会的義務を過度に強調した初期教育を受けていることである。極端ではあるが，それほどめずらしくない例として，礼儀正しく従うことを両親が非常に強い調子で要求していた，36歳の男性がいる。第2次世界大戦中，8歳の時，自己表現することを奨励する叔父・叔母と2年間生活を共にした。叔父や叔母と一緒にいた時に学んだ行動は，患者が両親の家に帰った時にきびしく罰せられた。そのことが，特に権威的な人に対して臆病になる，という継続的な習慣とな

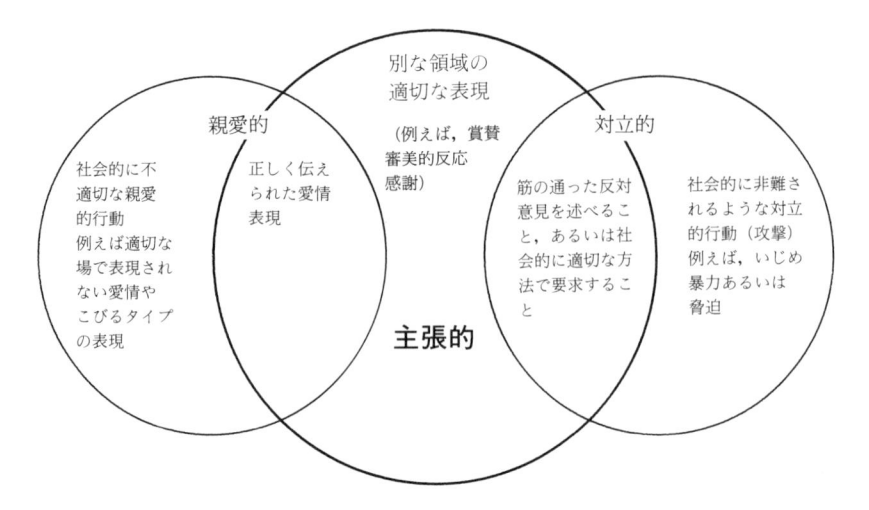

```
           別な領域の
           適切な表現
    親愛的           対立的
           (例えば，賞賛
社会的に不   正しく伝え  審美的反応  筋の通った反対  社会的に非難さ
適切な親愛   られた愛情  感謝)     意見を述べるこ  れるような対立
的行動     表現            と，あるいは社  的行動（攻撃）
例えば適切な                会的に適切な方  例えば，いじめ
場で表現され                法で要求するこ  暴力あるいは
ない愛情や                 と        脅迫
こびるタイプ
の表現             主張的
```

図7.1 主張的，対立的，そして親愛的行動カテゴリー間の関係（東部ペンシルヴァニア精神医学研究所グラフ報道機関の好意による）

った。

　セラピストの介入は，道理にかなった怒りの表出のように，不安を制止する反応が起こるように，衝動を増大させることを意図している。その反応が起こるたびに，これによってある程度，不安反応の習慣が弱くなるだろうということが期待されている。同時に，怒りを表明する身体運動は，社会的状況でうまくやれたというような好ましい結果や，その後のセラピストの賞賛によって強化されるだろう。このようにして，不安の逆条件づけと運動行為のオペラント条件づけが同時に起こり，相互に促進し合う（もっと十分な考察は，ウォルピ，1958を参照）。主張行動の不足が不安によるのではなく，単にある社会的状況において，適切な身体運動的な動作習慣を身につけなかったという人では，主張行動のオペラント条件づけだけが適用される。

　他のすべての行動療法の方法と同様に，主張訓練法は関連のある状況のみ

に適用される。ある患者たちは，大変広範囲にわたる対人的相互作用において，主張的行動がみられない。これらの人々に対してソルター（Salter,1949）が「制止的パーソナリティ」と命名したのは，説明として適切である。彼らにとっては，ほとんどすべての社会的相互作用が，主張訓練のための場となり得る。他の人々では，主張性の表れ方が制限されているような場合がある。商売人や見知らぬ人はうまく扱えるが，母親，妻あるいは恋人のように，自分にとって重要な人には，臆病で従順になる人がいる。別の人々は，親密な仲間といる時は快適で，その人たちに対しては優位に立つかもしれないけれど，「グループ外の人」を相手にする時には，恐れを示し，ぎこちなくなり，程度はいろいろであるがまったくの「でくのぼう」になってしまう。

　主張行動の本質は，正当で正しいことを他の人に対して行うことである。次に示す，ジャーナリストによって書かれた一文からの引用に，それがはっきりと表されている（ウォルピ, 1958, p. 118）。

　　　私は，日常生活で情動的勝利を収めるという研究課題を与えられてきた……これは，私が見つけた重要な発見である——そして，それは情動的にも満足のいくものである。他の人々の意見や感情を大事にする——しかし私のものも大事にする。このことは，他の人々に対して，私が攻撃的になったり，不愉快になったり，思いやりを持たなくなったりするということを意味していない。……対人的状況に対処するこの新しい方法は，要約すれば，もしあなたがその状況を観察しているだけの傍観者だとしても，正当で適切であると思ったことをすることである。

　主張行動と他の行動カテゴリーの間の関係は，図7.1に描いてある。主張性は沢山の情動行動のカテゴリーを含んでいる。これらのカテゴリーのうちで最も多く共通しているのは対立行動（例えば，正当な権利のために立ち上がる）である。主張カテゴリーに入らない対立行動のタイプには，挑発的な，攻撃的な，暴力的な，そしてしばしば皮肉な行動などがある。主張性の2番目に大きなカテゴリーは，あらゆる種類，程度の感情表出である。広範囲な多方面にわたる主張反応があり，賞賛，感謝，意見や疑問の表明，いろいろ

な様相のユーモアに富んだ表現などを含んでいる。

　レシュケ (Leschke, 1914) による早期の研究以来，比較的少ないのではあるが，様々な情動状態の相互関係に関する精神生理学的研究がある。アーノルド (Arnold, 1945) は怒りと不安の生理的拮抗現象に関わる証拠を整理した。アクス (Ax, 1953) は，彼自身のデータがある程度それを支持しているにもかかわらず，このことについて疑問を投げかけた。アーノルド (1960) は後に，さらに怒りと不安の生理的拮抗作用を支持するデータを集めた。ソ連の研究（シモノフ Simonov, 1967) は，中脳で，別々のそして拮抗的に制止しあう，怒りと不安の中枢の存在について，印象的な証拠を提出した。情動反応のこれらの源泉のうちどちらかを，薬物によって，あるいは切除によって作動しなくすると，もう片方が促進されるというものである。

主張訓練法の予備段階

　主張訓練法を実施する前に，それが合理的であるということを患者に受け入れさせる必要がある。他者の要求に従う行動は，時には，他者の興味を自分自身のものよりも優先することが道徳的善であるという，一般的哲学と結びついていることがある。この極端な例は，宗教的背景から反対側の頬をさし出すのを常とする人である。著者はこのような人に，そのやり方はまれな聖人のみに可能なのであって，他のすべての人びとでは，生体の興味に反するそのような行動の代償を，どこかで生物学的に強制的に支払わせられるという話をしている。反対側の頬をさし出すほとんどの人は，社会的に不安だからそうするのだということも，著者は付け加えている。

　しかしながら，主張行動の道徳性について疑義を述べる患者がいる。それらの人びとを納得させるために，まず，三つの原理のうちの一つが良い対人関係の形成につながることを指摘することにしている。第1の可能な原理は，自分自身のことだけを考えて，ほしいものを手に入れるために，他者に威張り散らすことである。精神病質的パーソナリティはこれが極端に表れたものである。かなりな程度それでうまくやれたとしても，遅かれ早かれ，彼は社

会とごたごたを起こす。2番目の可能な原理は，常に自分自身以前に他者を立てるということである。この考え方に従う人々は，しばしば情動的に混乱を起こす。彼らの感情は，自己喪失という自分自身の標準がなくなるという自責心と自己否定の欲求不満のいらだたしさの間を動揺する。タルムード（ユダヤの律法と注解集大成本）の編者が「私が私のために存在しなかったら，だれが私のために存在するのか」と書いた時に，彼が心の中に描いているのが，この種の人間なのである。この質問は，個体の幸福は自分自身への誠実さで始まるという現実に気づいていることを表している。しかしタルムードの編者は次のように続いて問うている。「しかし，もし私が私自身のみのために存在しているのならば，私は何者であろうか」。後者の追加された問は，指導の第3の可能な原理につながっている。個人は自分自身を最初に考えるが，他の人も考慮する。自分自身の生物学的要求に応ずるとともに，社会生活の必要条件にも合わせるのである。

　ほとんどの患者はすぐに，適切な主張の必要性を認めるようになる。ある者は常にそれに気づいていた。それでもなお，そのような洞察[2]はいかなる行動的変化も引き起こさない（p.162上参照，ラーサス Rathus, 1972）。治療者が洞察を行為に変えるように患者を手助けしなければならない。単純になだめたりすかしたりしてやらせたり，しばしば教示だけですんでしまう。これには，主張しないことによる損失——当然の帰結として勝つことのないこと，頻繁な不快な情動的結果，そして，それが他の人に与える好意的でないイメージ——を強調することや，不安が小さくなるにつれて，主張的な行為をするのが次第に容易になってくることを保証する内容を一部に含んでいる。主張性へのパワーは，坂をころげ落ちる雪玉のように，行為を伴って大きく育ってくることを著者は患者に話す。時には，成功したこれまでの症例の話をすることが手助けとなる。[3]

　主張訓練を始めるのに適した状況は，しばしば，最近あった出来事を患者が語ることから，とても自然に作られる。別の出発点は，ウィロビー人格評定表（付録A）に患者が反応することから始まる——特に，次の質問に高得点の反応をしているならばなおさらである：あなたの感情は傷つけられやすいですか？あなたははずかしがり屋ですか？批判があなたをひどく傷つけます

か？あなたは上役の前では言動がぎこちなくなりますか？

　1番初めの場合の例をあげると，セラピストは患者の感情を傷つける現実の状況について聞き，いかにしてその状況を切り抜けるかを続けて尋ねる。もし，そのやり方が主張的でなかったならば，セラピストはそれに代わる主張的な方法を提案する。全く別の文脈で主張訓練に入るもう一つのルートは，次のような，いく組かの状況で，いかにふるまうかを患者に尋ねることから出発する。

1．お店で品物を買って，歩き出してからおつりが1ドル足りないことに気づきました。その時，あなたはどうしますか？
2．途中で品物を買って家に帰り着いた時，それが少し傷んでいたことに気づきました。その場合に，あなたはどうしますか？
3．列に並んでいる（例えば劇場で）あなたの前に，だれかが割り込んできました。あなたはどうしますか？
4．お店で，店員がお客の用事を済ませるのをあなたが目の前で待っている時に，別のお客がやってきて待ったとします。その直後に，その店員が後から来たお客の方に注意を向けたなら，あなたはどうしますか？
5．あなたがレアでステーキを注文したのにウェルダンで出てきました。あなたはこの状況でどうしますか？

　これらすべての状況において，人は自分自身を擁護し，不正を正すことができる必要がある。もしそうすることができないならば，主張訓練法が適用される状態にあるといえる。主張性の程度が不適切な範囲にあるかどうかを判断するのに大変有用な質問紙が，ギャンブリルとリッチー（Gambrill and Richey, 1975）によって作られている。

主張訓練の指導

　上記の質問の3番目の項目から，主張訓練がどのように開始されるかをた

どってみよう。

　セラピスト（以下Tと略記する）：劇場の切符売場で並んでいるところへ，だれかがあなたの前に割り込んできたらどうしますか？
　患者：私は何もしません。
　T：そうですか，でもどう感じていられるのですか？
　患者：怒っています。お腹の中が煮えくり返っています。
　T：それでは，なぜあなたは何もしないのですか？
　患者：ひとの気持ちをそこねるのがこわいのです。
　（このように，患者が行動を起こすのを妨げているのは，侵入者を苦しませるのを恐れているからである。しかし同時に，怒りも感じている。セラピストは，社会的に受け入れられる方法で怒りのはけ口を与えてやり，その怒りを増大させてやる必要がある。そうすれば，怒りの水準が十分に高くなり，不安を制止するだろう。）
　T：人はあなたの善意につけ込みます。その人はあなたの善意につけ込もうとしているのです。あなたはそれを許してはいけません。「列の後ろについてくださいませんか」と言わなければいけません。こうすれば，その場にふさわしい，社会的に受け入れられる方法で自分の怒りを表現できるのです。

　患者が，怒りを表出して不安を制止するたびに，不安習慣がいくつかの側面で減弱する。しかし，引き起こされた行動は情動だけではない。新しい言語行動もある。すなわち，患者は，初めて他の人に列の後ろに行くように言う。通常，彼は列に並んでいる他の人々の賛同と，侵入者を後方に移動させることによって，報酬を受ける。これらの報酬は，この特殊な状況においてのみではなく類似したすべての状況で，率直に話すという患者の行動傾向を強化する。
　主張性の進歩は，それが成功を納めるかどうかにかかっている。それ故，セラピストは主張行為についてカウンセリングしている状況の細部まで，注意を行きわたらせなければいけない。例えば，無法な地域で，列に並んでいる権利を強く主張することを患者にすすめることはしないだろう。

症例22

　次の転記は，p.175 のものとは違った状況から始めた主張開始のさらに精細な例である。ドロシィは学校の教師で，年齢は40歳である。

　セラピスト（以下Ｔと略記する）：あなたが手袋を買いにお店に行き，手袋のカウンターに来た時には，誰か他の人がそこに立っていたとします。当然あなたは待つことになるでしょう。さて，あなたが待っている間に，他のお客が来たとします。あなたよりも先にそこにいたお客の一件が終わってから，店員があなたよりも後から来た人に注意を向けました。あなたはどうしますか？
　ドロシィ：いつでもそれが起こるんです。私は何も言いません。
　Ｔ：あなたが何も言わない理由は何ですか？
　ドロシィ：そうですね，子どものころ私の母が店員に大変うるさかったのを想い出します。私は気まりの悪い思いをしました。私は母と正反対の傾向があるのです。私は，時によるとずっとそこに立っていることでしょう。
　Ｔ：ところで，このことが本当に意味していることは何でしょう。あなたはどのように感じているのですか？
　ドロシィ：私は腹が立っています。何かに対する怒りというよりも，何も言えない自分に腹を立てているのです。
　Ｔ：そうですか，口に出して言うべきだと思っているのですか？
　ドロシィ：そうなんです。
　Ｔ：それで，何があなたを妨害しているのですか？
　ドロシィ：事件を起こすことに対して，緊張したり不幸な感じがするのです。
　Ｔ：そう，口に出して言うべきだという点で同感です。明らかに，それを妨害しているのは恐れです。また，不正によって，あなたは同時に怒りも感じています。しかし，恐れが優勢なのです。これが，まったくあなたが口に出して言えない理由です。ところで，あなたが口に出して言うならば，口に出して言うことを自分のやることとするならば，怒りが表出されるでしょう。

そして，あなたがそうするごとに少し恐れは低下し，その結果として，恐れる習慣が少し弱まります。

ドロシィ：わかりました。

T：繰り返すうちに，しだいに，この恐怖がなくなっていくのがわかるでしょう。その時には，自然にそして容易に自分自身を大切にすることでしょう。もちろん私はこの一状況についてだけ述べているのではありません。類似した多種多様な状況があります。そこで，今までのあなたのやり方を変えて，人にあなたの正当な感情を表出するというようなことを試みることを私はおすすめします。私たちが話題にしていることは，適切な怒りの感情の表出です。ところで適切なポジティブな感情を表出するのに困難を感じますか？

ドロシィ：ええ，時には。私は子どもにもそれを感じます。子どもたちが小さい時には，抱きしめるのに抵抗はありませんでした。しかし今では，以前と同じように愛しているのにもかかわらず，ちょっと抱いてあげるのにも抵抗があります。

T：あなたが手袋を買おうとした状況でもみてきたように，感情表出を妨げているのは恐れです。同じように，人が愛情の感情や賞賛の感情を表さない時，それはある種の恐怖が原因となっているというのは，よくあることです。愛情表現する努力をすることをあなたに期待します。あなたが愛情表現するにしたがって，恐れは少なくなっていき，次第にそれは容易になります。他の種類の表出についてはどうでしょうか？　時にはだれかの助けを求めるのが必要となりますね。そうすることに困難を感じますか？

ドロシィ：いいえ。私には何人かの親しい友だちがいます。そして，お互いにやりとりをしています。助け合いはうまくいっています。

T：その他には問題はありませんか？

ドロシィ：ありません

T：人に法外にならない程度の要求をすることができますか？

ドロシィ：はい，できます。

（次のセッションで，教示がすでに効果を表したのがわかる。）

ドロシィ：私は多少ともあなたの助言に従って，二，三の機会に，自分の心に浮かんだことをかくしておかないで口に出しました。

T：それはすばらしい。その例を私に教えてください。

ドロシィ：とても良い例があります。90名の中学生の水泳パーティに，5名の母親と彼らの食事などの世話に付き添って行きました。お母さん方の中で，私だけがそのクラブのメンバーでした。それで，夕食時に監視員が私のところへ来て，子どもたちの行儀が良くない——あなたはメンバーなのだから——なんとかしなさいと言いました。そこで私は言ってやりました。「いいですか，あなたは監視員ですよ——あなたはプールで人の世話をするためにやとわれたので，子どもの行動を監督するためではありません。」

T：大変いいですね。それは大変励みになる行いでした。

ドロシィ：そのとおりなのです。

T：他に例は？

ドロシィ：日常起きているちょっとしたことがたくさんあるのに気づきました。——例えば車を運転していて礼儀を守り過ぎてしまって，実際に十分な時にも，5台も車を列に入れてしまいます。私はもうそれをやめました。

T：そう，あなたは確実に考えを身に付けましたね。あなたの前途は有望です。

ドロシィの例では，主に公共の場で見知らぬ人を相手にしたものである。次のものは，患者の生活の中で頻繁に主張を始めた例である。

T：あなたの義理のお母さんについて話してください。

A夫人：彼女はいばり散らしていて，いろいろなことに口出しし，私がよけておいたことを私に対していろいろとやるのです。私も言うべきなんです，そんなに多くなくてよいから。自分としては，その人が私を好きでないというのなら，気にかけないのです。私は彼女のためにするというよりも，血のつながった父のために思っているのです。というのは，まちがっていると思うようなことを彼女はいろいろとやるのです。彼女は私に傍若無人に振る舞います。私はそれを内心でにがにがしく思っているのです。

T：義理のお母さんにはっきりそれを言ったら，どんなことになるでしょうね——でも，あなたは本当はそれをしたいのでしょう？　実例をあげながら考えましょう。

A夫人：そうですね，例えば「あなたのお母さんは，あなたをちゃんと育てなかったのね」ということをいつも私に言います。

T：それは侮辱的な言い方ですね。

A夫人：そうなんです。でも，私は何も言ったことがないのです。

T：それで，その言い方にあなたは何も感じないんですか？

A夫人：あなたが私の心を傷つけようとしたように，そのことは私を傷つけます。

T：そして，あなたは彼女をそのままにしてしまう。あなたがやるべきことが何かあるでしょう？

A夫人：「私の母親なんです。母についてとやかく言わないでください」と私は言うべきです。

T：そうです。そして，それはあなたに対する彼女の敬意を増大させるという効果があります。

A夫人：義理の両親は私のやり方が気に入らないのです。本当に気に入らないのです。

T：それはよくあることです。対照的な話をさせてください。あなたがある人のお宅を訪ねたとします。そこに2人の男の人がいました。彼らはそこのご主人の義理の息子さんです。1人の方はふがいなくて，いつも取り入るようにしています。もう片方の人は，義理の両親に率直に話します。どちらの方があなたに良い印象を与えますか？

A夫人：率直に話す方です。あなたが例をあげる必要はありません。私の義理の妹となる婚約者がちょうど今義理の両親といっしょに家に住んでいます。彼女は率直に話をしますが，両親に好かれています。

（面接の少し後の方で，A夫人は，夫の母親に対する彼女の新しい行動に，夫が反対するかもしれないという懸念を述べている。）

A夫人：夫が私のやり方に驚いて，「母にそのように言うべきではない。おまえは両親としっくりしていないのに，もっと心が離れてしまう」と言い出すかもしれません。そのような状況を私はどのように切り抜けられるでしょう。

T：「あなたのお母さんが正しくないことをおっしゃったなら，私は一言言わなくてはなりません。私はお母さんに申し上げるでしょう。お母さんが道理にかなった批判をなさるならば，お母さんのおっしゃられることに私は一生懸命耳を傾けましょう。しかし，お母さんは常に私に悪意を持っています。好き勝手にお母さんが言うことを私が許してきたので，それが習慣になってしまったのです。私はもうこれ以上，そうはしません」とあなたは言わなくてはなりません。

次のものは，二つの順不同の主張的表現リストである。最初のものは，対立意見を述べる表現リストであり，2番目は賞賛するものである。前者はもっと多い。というのは主張訓練でもっと頻繁に使われるからである。

対立的な主張表現

1．電話を後でかけ直してくださいませんか。今，お話ししていられないのです。
2．すみません。あなたの陰になって私は見えないのです。
3．競技中／上映中／演奏中，しゃべるのをやめていただけませんか。
4．並んでいるのです。列の1番後ろに並んでください。
5．あなたを20分間お待ちしました。
6．レストランの温度を下げてもいいですか？
7．外に出て行くには寒すぎます。
8．この重い包みを二つに分けてください（スーパーマーケットで）。
9．あなたの行動は私をむかむか／いらいらさせます。
10．あなたの表裏があるところ／がまんが足りないところ／道理に合わないところが嫌いです。

11．あなたが口やかましいので，うんざりしています。
12．ご迷惑でなかったら，私の小荷物を持っていただけませんか？
13．すみません，でも，どうしようもなかったのです。
14．私が乗り継ぐ飛行機に無線連絡していただけるように，パイロットに頼んでもらえますか？（乗り継ぎに遅れた飛行機のスチュワーデスに）
15．私は待ちたくありません。
16．なぜあなたは遅れたのですか？
17．これからも遅れて来るようなら，あなたとお約束するのをやめます。
18．時間通りに働きに来るように，あなたに厳重に言い渡します。
19．そのようなことを私に言うとは，あなたはよっぽど心臓が強いのですね。
20．すみません，ここに来たのは初めてなので。
21．あなたとお話しできて楽しかったのですが，私が読んでいる／書いている／考えている／聴いている間，静かにしていてください。

賞賛的な主張表現

1．美しいドレス／ブローチ等ですね。
2．あなたは愛らしい，すばらしい，魅惑的です，魅力にあふれている。
3．それは才気ある論評でした。
4．なんと晴れやかな笑いでしょう。
5．あなたが好きです。
6．あなたを愛しています。
7．あなたの忍耐強さは立派です。
8．みごとになし遂げられました／うまく表現されました／まったくねらいどおりです。
9．あなたは大変じょうずに彼の相手をされました。

ちょうどよい強制とはげましによって，ほとんどの患者は数日中あるいは1〜2週間で自己主張をしはじめる。面接ごとに，彼らは介入の機会にどの

ようなことをしたかということを報告し，セラピストは彼らの成功をほめ，誤りを正す。彼らには，現在うまくいっていることに満足することなく，妥当な主張を行う各機会への配慮をおこたらないよう，注意を与えなくてはならない。常に気を付けていなければならない一つのルールがある：手ひどい結果となるような主張的行為をやるようにそそのかしてはならない。努力の結果，対人不安が減少するにつれて，主張行為は遂行しやすくなる。

　主張に大量の不安を持っている患者には，脱感作と同様に，課題を段階づけることが必要かもしれない。全般的に，これを一般的ルールとするのは良いやり方である。

　どのような主張行為をするのにも，非常に困難な患者がいる。セラピストはそれがなぜかということを突き止める必要がある。主張のある局面あるいは関連するものに対する「恐怖症的」反応であることがわかるかもしれない。例えば，自分が攻撃的に振る舞うのを見ること，あるいは，攻撃的に振る舞ったという考えに対する強く条件づけられた不安反応（すなわち攻撃に対する罪意識）を患者は持っているかもしれない。準備段階のプログラムとして，関連する1群の刺激に対する系統的脱感作法が，その場合には必要である（第8章）。他の人の敵意（それは主張性に対する反応として常に可能である）に関する極度の恐怖も，同じように脱感作を必要とする。

　そのような制止的恐怖が明確でなくても，患者が，主張行動をとるのが困難だと思っている時には，主張開始に向けて，セラピストはさらに精力的な直接的努力をはらう。主張が産み出すと思われる利益に自信が持てないことからくる，マイナスの印象の悪い効果を強調して対照することによって，患者の動機づけを高めることは容易に十分にできる。あるいは，セラピストは，患者がある行為を報告することができるまで会うことをやめるかもしれない。また他の可能な方法として行動リハーサルがある。

行動リハーサル

　大多数の被験者で，満足のいく主張行動（そして結果として対人不安の縮

7　主張訓練法

小）が，セッションからセッションまでの間の遂行記録を後で調べるという教示によって生じた。しかしながら，その宿題をやり遂げるのに困難を感じたり，不可能だと思う人もかなりな人数いる。いくつかの症例では，必要なことは言うけれども，それが不適切な表現であったり，別の症例では，予期不安が大き過ぎて，主張行動の遂行を始めることさえできない。行動リハーサルは，しばしば進歩の遅い症例において主張訓練を促進するために使われているが，これまであげたような症例の治療に最も重要な役割をはたしている。

　行動リハーサルは最初「行動主義的心理劇」（ウォルピ，1958）と呼ばれた。それは，患者の生活から選んだ場面で，セラピストと患者の間で短いやりとりを演じることから構成されている。患者は自分自身を表現し，セラピストはその人の前では患者が不適切な不安に陥り何もできなくなってしまう人を演じる。セラピストは最初に，演じようとしている人が言いそうな言葉，通常は対立する内容を言う。そして，患者はその状況が「本当」であるかのように応答する。その最初の反応は，たいていは，大なり小なりちゅうちょしたり，防衛的になったり，おどおどしたりするものとなるだろう。セラピストは，その時，もっと適切な反応を提案し，やり方を変えて再びやりとりを行う。これを何度も繰り返し，患者の口に出すせりふが適切なものに作り直されたとセラピストが納得できるまで続けられる。

　患者の使う言葉に配慮するのみならず，声の大きさ，明瞭さと情動的表現，視線，そして同時に行っている身ぶりその他の身体の動きとの調和についても考慮することが必要である。主張行動のこれらの特徴に大変重要な業績を残したサーバー（Serber, 1972）は，患者の行動をビデオテープに撮ってフィードバックすることを提唱した。——この工夫したやり方は，著者も時どき困難な症例に適用して優秀な結果を得ている。モデリング，シェーピングそしてリハーサルのねらいは，患者の現実の「相手」にうまくつき合うために準備させることであり，そうすることによって，相手によって引き起こされる不安が拮抗的に制止され，必要な運動的主張習慣ができあがる。

症例23

　この症例は，行動リハーサルの間に行うシェーピングの典型例を提供している（ウォルピ，1970）。その患者は，家族への思いやりに欠けるということで，父親から不当に非難されることをくよくよと悩んでいた。そして，その問題の解決を望んでいた。

　セラピスト(以下Tと略記する)：さて，実際にやってみましょう。まず演じる行為を割り当てましょう。あなたはそのままでいきます。私をあなたのお父さんだと思って，あなたがお父さんに言いたいと思っていることを私に言ってください。

　患者(以下Pと略記する)：この間の夜のことで，私は言いたいことがあります。帰宅することを私が望んでないし，帰って家族の者を喜ばせるのを私が望まないという理由をつけて，私が正しくない人間あるいは悪人であるとあなたが決めつけたことは，不当だと私は思います。家族は長年の間，現実にそれほど誇れる家族ではありませんでした。そして，家族が落ちぶれた時，家族は私にとって重要ではなくなったのです。私は自分1人でクリスマスを過ごした方がはるかに幸せだったでしょう。すると父はおそらく，「そう，あなたは自分だけ都合いいようにやっていくんだね」と言うでしょう。

　T：ちょっと待ってください。お父さんのことは考えないでください。私がお父さんなのです。私の言うせりふを先に言わないでください。それと，全般的に，私にあなたのやり方を修正させてほしいのです。批判しようとすればいくらでも批判されるようなやり方で，あなたはやっているのです。まず第1に，不当だとあなたがある人に文句を言うのは，とても満足できるものだとは言えません。というのは，あなたがそうするというのは，現実にある意味で，その人の同情をひこうとしているからです。次のように言う方がいいでしょう。「ある晩，私はクリスマスに家に帰る意志がないと，あなたが間違って考えたことについて私は申しあげることがあります。私がいつも帰ってきたということは，よくご存知のはずです。あなたは，情に欠けると言って私を非難されました。私は情をたくさん持っています。情が深過ぎるぐらいです。あなたの非難は絶対に承認できません。」このように言う中で，正

7 主張訓練法

義とか正当性を要求するのではなくて，単純に，その人の行動が悪いと感じたことを述べるのです。どうですか，何か別のやり方でそれをやり直せたとお考えですか。

P：わかりました。あの夜のあなたからの電話について，私はいくつかのことを率直に問題にしましょう。あなたが私に電話してきた時には，ためらわずにそのことを考えることはとうていできませんでした。私は大変びっくりしました。しかし，私はそのことについて考えたので，二つのことを言わせてもらいたいと思います。

T：もう一度お待ちになってください。出だしはいい──最初のことばはすばらしい。しかし，その夜，なぜ話さなかったのかを説明し始めた時，それがあなたの立場を弱めています。例えば，そのことが，「そう，それがあなたらしい，そうでしょう。あなたは，その時には何も答えない。何か言うまでには，いつも3日間ぐらい考え込まなければならない」ということをお父さんに言わせるはめになります。お父さんはその種のことを言おうと思えば言えたのです。しかし，場合によってはいいわけは負け犬のことばで，われわれはそれを望んでいません。

P：わかりました。あの夜の電話に関して，私は，あなたとお母さんと一緒にクリスマスを過ごすためにもどるという考えを完全にあきらめたわけではありません。私がお母さんとした会話を総合して，最も良いと私が思ったことをしていたのです。私が，おじいさんやおばあさんと一緒にクリスマスを過ごし──クリスマスの晩さんを一緒にとることをお母さんが望んでいることを知っていました。それで，両方に行こうと思ったのです。でも，それでは運転があまりにも長いと思ったのです。

T：すみません，もう一度止めてください。いいですか，あなたは言いわけをしている。一種の謝罪をしているのです。実際に，この会話の重要な部分は，あなたが帰らないと決心したとして，お父さんが非難するのは正しくないという点を明らかにすることです。

P：こんなのはどうでしょう──昨夜いただいた電話で，あなたがなさったことを話されましたが，それが正しいとは，私は考えておりません。なぜなら，お母さんから直接事実を手にしたとは，私には思われないからです。

あなたは，まず最初にお母さんに問い合わせ，状況を理解したという確信を持ってからにすべきだったと思います。私はそれ以前にお母さんと話し合いました。そして，これは問題解決したものと思っていました。彼女に問い合わせ確認すべきだと私は思います。——

　T：それで十分です。もっと続けるということは，あなたがそれほど確信を持っていないことを表明していることになるからです。ですから，そこで止めます。今度は，お父さんに何か言ってもらいましょう。

　実際に，かなりな量の不安の除条件づけが，行動リハーサルを行っている間にしばしば生じる。例えば，42歳の図書館員は，人に迷惑をかけているという思い込みにたいそう不安を持っていたので，彼女は，親しい友人を除いてはだれにも，ほんのささいな要求をすることさえ思ってもみなかった。彼女との行動リハーサルで，著者は彼女の近くに住む職場の同僚の役割をとった。そして，(著者の帰り道から1ブロックしか離れていない) 彼女の家まで車で送って行くように，著者に頼むように彼女に話した。彼女は，この要請をはっきりと述べることさえも難しかった。そこで著者は，次の言葉を使うように彼女に言った。「仕事が終わった後，帰宅する予定だったら，私の家まで送ってくださらない？」彼女が最初にこれを口に出した時は大変ぎこちなかった。そして，かなりの不安 (70 suds) が生じたと述べた。「喜んであなたをお送りしましょう」と著者は答えた。繰り返すうちに，彼女は，次第に容易に，そしてだんだん表現がよくなって，その言葉をうまく話せるようになった。一方，彼女の不安水準は少しずつ低下した。2セッションにわたり，全部で8回繰り返した後では，彼女は，特別に不安を感じることなしに，車に乗せてもらうことを頼むことができた。次のセッションでは，彼女が，著者の通路からはずれて著者をひきまわす距離が少しずつ長くなっていった。これらの「リハーサル」が，実際に，患者が苦痛なしに適切な請求をするのを可能にしている。

　現実の治療的変化が生じるように，行動を「身につける」能力は，シモノフ (1967) によって報告された，行為者に見られるいくつかの観察と対応している。特に (しかしそれだけではないが) 行為者がスタニスラフスキー法 (こ

れは，部分ごとに実践を試みることを要求する）によって訓練された時，彼がそうしようとした情動の方向に，自律性反応が引き起こされる。シモノフは次のように述べている。「行為者は，心理的に再現された様々な条件で，ある言葉を述べることを要求される。……その仕事を実行している時に行為者から記録された心拍の変化は，彼が，情動的に喚起された状況を実際に再現しているのであり，以前にみた他の人の抑揚を単にまねているのではないということを裏付けている。この結果は，普通の状況での発語を分析した結果と比較することによって確認された。」しかしながら違いも存在する。なぜなら，もし行為者がうまく自分の役目をやりとげるならば，彼が再現している不安や怒りと混ざり合った満足感を味わうからである。残念ながら，この研究の精細な記述は，手書きの報告書のみしか手に入らない（シモノフ，1962）。

かけひき

　直接的な主張が適切でない場合がある。しかし，それにもかかわらず，そこで患者がある種のコントロールを行うことは望ましい。例えば，従業員が自分の雇用者に「遠慮のない意見」を言うことは，多くの場合勧められない。もし主張が必要ならば，巧妙な戦術を要する。その戦術は，時には，その人の弱点に関する特別な知識から思いつくことがある。しかし，ほとんどすべての人に適用できる先手──話し手の側の攻撃的意図を表すことなしに，自動的に受け手を不利な立場にする言葉──がある。広範囲に使える例としては，「どこか具合いが悪いのですか？　今日はいつものあなたのようにはとても見えません。」

　たいへん様々なこの種の行動の気のきいた例が，後期のポーター（Stephen Potter）による一連の文庫本に書かれている。彼はこれを「かけひき」と呼んでいる。少し前にそれらは1冊の本として出版された（ポーター，1971）。ポーターのねらいはユーモアであって心理療法ではないけれども，心理療法家が使えるものがたくさんある。例えば，ある日，ポーターとジョード教授がオックスフォード大学の2人の学生──すばらしい，すらりとした若者のスミ

スとブラウン——を相手に，いかにテニスをしたかを彼は書いている（p. 13）。ジョードに送られたスミスの最初のサーブは，ジョードが近くまで行けずにエース（サーブ・ポイント）となった。次に彼はポーターにサーブし，同じ結果となった。次のサーブの時，ジョードはなんとかしてラケットにボールを当てたが，ボールはネットを飛び越えて，学生側のバックネットの下に当たった。そこで，スミスがとどめの一撃をサーブしようとして腕を振り上げている時に，ジョードはネット越しに，大声で抑揚をつけずに言った，「悪いけど，ボールが入ったか出たか，はっきりと言ってくれないか。」

　スミス：失礼——外に出たと思いますけど（ボールは地面にさわらずに，彼より12フィート後ろのバックネットに当たった）。君はどう思う，ブラウン？
　ブラウン：ぼくも外に出たと思う——しかし，もう一度やろう。
　ジョード：いいや，私はもう一度やりたいのではないんです。よければ，ボールが入ったか出たかをあなた方にはっきりと言ってもらいたいだけなんです。

　スポーツマンらしくはないが，このちょっとした忠告は，学生の遂行行動の調子を狂わすのに十分であった。そして，彼らはゲームを失ってしまった。
　ある患者の治療をすべて収録したフィルム，依存過多の症例での行動療法[5]には，主張訓練法を実際に解説している部分がある。主張訓練法の良いデモンストレーションは，行動療法—入門編—[6]というタイトルのフィルムの一領域に収められている。

注
1　後の二つのような不安の状況では，系統的脱感作法をあらかじめ適用しない場合には，ほとんど確実に失敗する。
2　エリス（1958）が神経症的行動の原因と考えた，患者の「不合理な言語化」としてこれを分類してしまうのは，ここでは無意味なことである。おそらくそれは，なぜエリス（1970）が彼の治療に主張性の教示を加えたのかという理由

となっている。
3 主張性がこのような介入の結果であるならば，(例えば，異議を申し立てるというような)すでにある行為傾向と，(pp. 69—71 に記した実験的治療に対応する) セラピストの態度や言葉によって促される同様の衝動の総和として，主張性をみなすことができる。
4 主張的に自己表現することは何ら困難はないが，それにもかかわらず，後になって罪悪感を感じたり，そのような罪悪感に関する恐れが主張性を妨げるので罪悪感を感じる人もいる。そのような反応も，通常は脱感作に向いている。
5 Behavior Therapy Presentations, Eastern Pennsylvania Psychiatric Institute, Philadelphia, Penna 提供。
6 MTI Teleprograms, Inc., Northbrook, Illinois 提供。

8
系統的脱感作法

　系統的脱感作法は，実験神経症に根拠をおいた，神経症的不安反応を徐々に克服する治療法の一つである。不安を抑制する生理学的な状態は，筋肉弛緩によってもたらされる。ついで，数秒間，弱い不安惹起刺激にさらされる。これがくり返されると刺激は徐々に不安を起こす力を失っていく。次に，さらに強い刺激が提示され，これが同じようにくり返される。この方法は，実に多くの神経症的習慣を，短期間で克服する力を与えてくれる。この治療法はわれわれが選ぶかぎりのほとんどの，どの程度の神経症性の習慣でも，治療することを可能にした。
　不適応的な情動的習慣を，それに拮抗する情動をつかうことによって，段階的に克服していくことは毎日の生活の中で経験されることである。子どもは他の情動があるような状況のもとで，怖がっている状況に少しずつさらされていると，それになれてくる。例えば，客の黒い顎ひげを怖がっている子どもが，その客と話をしている父親の膝に抱かれていると，解条件づけがおこるかもしれない。そうするとそれによって子どもが黒い顎ひげを怖がらなくなってくることはよくあることである。子どもは初めはちらっと顎ひげをみるにすぎないだろうからその都度軽い不安しか起こらない。父親に対する暖かな心地よい反応が起こっているときに，軽い不安が起こるので，これら

の少量の不安は抑制される。そして恐怖が少なくなるにつれて，子どもの顎ひげをみる時間は徐々に延びてくる。

そのような偶発的な自然におこることの他に，両親はよく「直感的に」子どもたちの恐怖を同じ方法で（操作的に，系統的に）治療をする。子どもが海を怖がっていると，親はまず，子どもの手をひいて波打ち際に連れていき，波が寄せて来ると抱き上げてやる。子どもがこれを楽しむようになると，子どもに勇気づけながら，足を波に少しだけつけるようにすすめる。ついで膝までつけさせる。恐怖にだんだん勝ってくると，子どもは海を楽しむことができるようになる。これは原始社会での儀式的試練を受けるための準備や，現代の社会では，登山家や体操家の訓練につかわれている手続きに似ている。最初に，拮抗反応を使い，徐々に刺激に近づけることによって神経症性不安を克服した例は第1章にのべたジョーンズ（Mary Cover Jones, 1924）の症例である。

系統的脱感作法の歴史

系統的脱感作法は実験室からでてきた治療法である（ウォルピ，1948, 1952, 1958）。猫を小さな飼育箱に入れて，高電圧，低電流の電気刺激を与えることで実験神経症をつくっていると(第3章に記載)，飼育箱やそれに関連した刺激やショックに先行した聴覚刺激に対して生じるようになった神経症性不安反応は，消去の普通の過程にかなり抵抗するということをみつけた。猫は再びショックを与えられないにもかかわらず，猫を飼育箱へ長い間あるいはくり返し入れても不安反応の強さは減少しなかった。もちろん，この消去の失敗は神経症にかかっている人にもよくみられることである。さらに被験動物は空腹になっても，飼育箱の床の上においた新鮮肉を食べようとしなかった。いいかえれば不安は，空腹の動物にも摂食行動の全面的な抑制をおこしたといえる。そしてこれは不安の強さによるようであった。

したがって，もし強度において，不安よりも勝る摂食衝動を用意することができれば，不安を相対的に抑制することができるだろう。動物は飼育箱の

外では実験室の中でも不安が少なく，実験室以外の部屋では不安はさらに少なく，実験室と似ていないほど少ない。摂食を抑制してしまうほどには不安を生じさせない部屋がある。動物はその部屋で肉を食べながらだんだん安定を得るようになると，不安は軽快してそのうち消失する。同じことがさらに実験室に似た次の部屋で行われる。これをつづけると，動物は実験室の飼育箱の中でも摂食ができるようになり，それを反復することでそこでの不安は消失されてしまう（pp. 69—71 参照）。

　この観察は人間の神経症性習慣を徐々に克服する方法を探させる方向へと向けさせることになったが，即座に系統的脱感作法を示唆したのではない。その後の多くの実験後にやっと明らかになったものである。1947年から，患者に生活状況の中で不安に拮抗する行動をとらせることによって不安を克服させようと試み始めた。もっとも多く試みたのは主張行動をすすめることであった。著者はソルター（Salter）の条件反射治療(1949)に書かれている陽気な調子の主張行動に勇気づけられた。そして実際に，どんな患者にでも自己主張行動を指示するその楽天性に動かされた。しかしそれでも著者は，神経症性反応を制御している刺激が主張行動をおこなう対人状況にはないのになぜ主張行動が神経症を治しうるかということが分からなかった。

　しかしながらまもなく理論的な予測通りに，ある種の神経症は主張行動訓練には反応しないことがわかった。条件づけ理論では刺激に対する習慣性の反応を消去したり，変えたりするためには，その刺激が解条件づけ状況になければならない。もし患者が独居を恐れている場合を考えると，主張行動が他人の存在を現しているのでなければ，この恐れは主張行動によって消失されない。また確かに，対人関係における恐怖が消失する場合に，他のそれに連鎖した習慣が2次的に変化するかもしれないような特別な例においては（例えば広場恐怖症の場合など）有効である。しかしながら，一般的にいって他人に対する自己主張は，不安反応が閉所や動物や高所や血液など，——要約すると多くの古典的な恐怖反応であるが——人間と関わりがない刺激に対する場合には妥当ではない。また，不安反応が患者にとって，その人への働きかけが不適当であるような人に対しておこるときも不適切である。例えば特定の人の単なる存在だけで恐怖が起こされるような場合，「拒絶」される

ことによって起こる場合，人から無視されていると信じているような対人状況にいる場合には妥当ではない。

　対人関係において主張行動をすることが不適切であることを示す例は，他人の病気のあらゆる徴候に極度に不安になっていた婦人の症例である。主張行動自体は成功したが，彼女の不安を消失させるのには失敗した。そしてこの例は失敗例として悲しくも見捨てられた。当時，著者は，それに関係があるどのような活動反応も患者が持ちえないようにする刺激によってひき起こされる不安を抑制する方法を知らなかった。

　その後ほどなく，著者は，幸運なことに，エドモンド・ジェコブソン(Edomund Jacobson)の漸進的弛緩法(1938)をみつけた。それには，患者にとって不安の原因に対してどのような活動も必要としない不安抑制反応について記載されていた。著者は，主張行動が適当でない患者に，筋弛緩訓練を始めた。しかしながら，大きな，実生活上の恐怖刺激によってひき起こされる不安を抑制するためには，莫大な弛緩力を必要とした。著者はジェコブソンの患者は長い間の勤勉な訓練によって，高い水準の不安を抑制することができたのだと推測した。

　週に1，2回患者を診ていると，そのような強い弛緩力はつかないので，著者は通常6〜10セッションのあとある程度弛緩する力を得ることができた患者を，実際の段階づけられた恐怖刺激にさらすプログラムをつくって実験をはじめた。しかし，それに必要な段階づけられた実際の状況を用意するのはやっかいなことであった。そこで，催眠臨床の書物から示唆を得たことであるが，実際の状況のかわりに想像の状況を使うことの可能性を探り始めた。著者は，弱い不安を生じさせている想像場面をくり返し提示すると，患者が場面によって，経験する不安の強さが徐々に減じてくるのを見出した時は嬉しかった。強さを増していく「恐れを起こす」想像刺激の不安惹起力は，一つ一つはぎとられていった。そして重要なことは，不安の解条件づけが，想像刺激に対応した実際の刺激状況に転移していくことであった。まずパヴロフの実験に示唆されて，1セッションにおいて，どのクラスの刺激でも一つの刺激しか与えなかった。それから注意深く多種類の刺激を与えてみたが，不利な結果は生じないことがわかった。これは治療を非常に進めやすくした。

脱感作パラダイムの概要

　不安反応が弱いときには動物の神経症性不安反応が摂食によって拮抗されるように，人間においても，比較的弱い不安反応の場合には，不安は筋肉弛緩の自律神経効果と拮抗させることができる。著者は何度かの試みのあとに，弛緩した患者に強い自覚的な不安反応を起こす刺激を反復して与えても，不安の強度の減少は生じないことをみつけた。それとは異なり，一つの刺激と次の刺激とのあいだにほとんど変化がないくらいの不安反応しか生じないくらいに不安反応が弱ければ不安は消失することがわかった。[1]

　弱い不安刺激で不安が全く生じなくなると，それよりもいくらか「強い」刺激を，十分に弛緩している患者に与える。そうするとこの「強い」刺激はそれ以前に比べて弱い不安しか生じさせない。これをくり返して提示していると不安はほとんど0までにおちる。このようにして，だんだんと強さを増す刺激も患者の弛緩反応のもつ不安—抑制力の範囲の内におくことができる。ほかの説明の仕方でこれを示してみよう。一つの次元ではあるが1から10までの程度の差がある量の不安をおこす10の刺激があるとしよう。もし弛緩の抑制効果が，1単位の不安を生じさせる刺激によって生じる不安を0に減少させたとすると，もともと2単位の不安を生じさせている刺激は，1単位の不安しか生じさせなくなる。これを図8.1に表示した。このようにして，尖端恐怖の患者が2階の窓から外をながめることで1単位の不安を起こし，3階の窓からながめることで2単位の不安を起こすとすると，2階の窓からながめるときの不安の量が0にさがることは3階の窓からながめることで引き起こされる不安の量を1単位に減少させるという効果をもつことになる。ついで3階の窓からの不安の量が0になったときは4階の窓の不安の量は1単位となり5階では2単位である。(この直線的な関係は説明のために単純化したものである。実際の関係は単純な累乗函数にある。p.226以降を参照。)

　普通，より弱い不安惹起刺激を「般化刺激」として説明しているが，これはすべてにあてはまらないということをここでのべておいた方がよいだろう。

8 系統的脱感作法

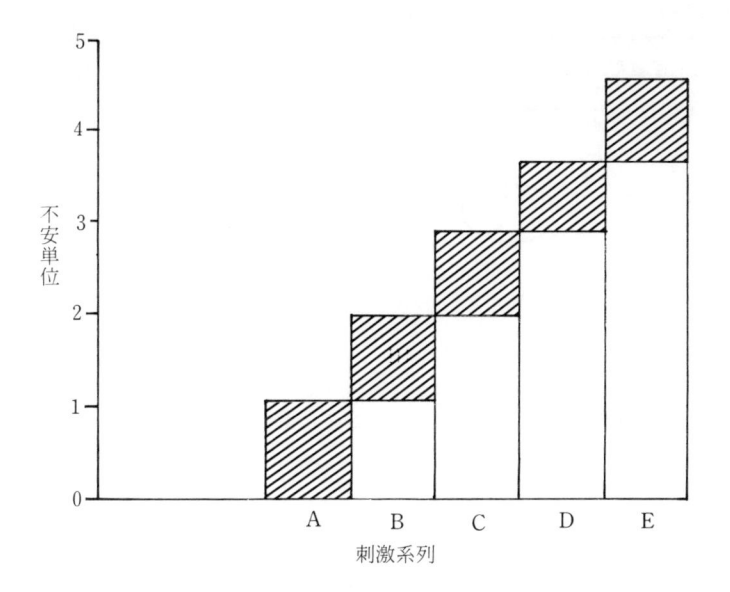

[図: 棒グラフ A, B, C, D, E と不安単位 0〜5]

図8.1 脱感作過程の説明。Aが不安を起こす力が1単位から0に落ちるとき，もともと2単位のポテンシャルをもっているBは1単位の不安を起こし，そしてBが0になればCは1単位の不安を起こす……。

般化刺激は，普通は消去される条件刺激のいくつかの性質をもっており，共通の性質の強さは般化勾配にもとづいている（ハル Hull, 1943）。しかし，時には，より弱い不安惹起は中心的な条件刺激への認識されている経路をとって不安が条件づけられている刺激の働きによる。これらの経路の刺激は，中心的な条件刺激への類似性ではなく位置の不安—惹起力による。この違いを図8.2に示すことにする。

深い筋肉弛緩の不安抑制の役割

深い弛緩に伴う自律神経効果は，不安による効果とは正反対の働きをもっている。ジェコブソン（1939, 1940）は深い筋肉弛緩によって，脈拍や血圧が減少することを示していた。その後も，筋肉弛緩は，患者の皮膚抵抗値を増

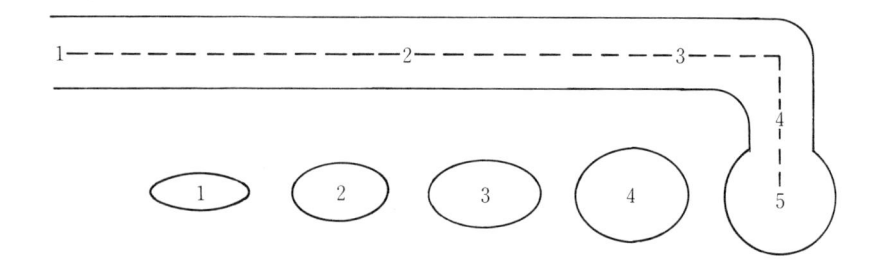

図8.2 ２刺激連続：形態般化と経路刺激。もし，円に対して条件不安反応があると，円に遠くなる形につれて生じる不安は軽くなる。また，円への経路におくと不安は生じるが距離が近づくにつれて不安は強くなる。(東部ペンシルヴァニア精神医学研究所グラフ報道機関提供)

加させ，呼吸を遅く規則的にすることが示されてきた。(ドルボタ Drvota, 1962；クラーク Clark, 1963；ウォルピ, 1964a)

その後，精密な実験が行われてきている。ポール (Paul, 1969) は筋肉弛緩が，心拍数，呼吸数，皮膚電気抵抗において，不安と反対の効果をもっていることをあきらかにした。弛緩するようにという指示だけでも，明らかな効果が得られることがある。しかし催眠下でその指示を与えたり，筋肉弛緩訓練のあと，指示を与えると効果が有意に増強される。ヴァン・イージレン，フェザーとハイン (Van Egeren, Feather, and Hein, 1971) は，念入りな精神生理学的な研究を行ったが，その実験では，弛緩した被験者は弛緩していない被験者よりも，恐怖刺激を与えられると皮膚抵抗，心拍数，脈拍数，呼吸数は，増加しにくいことを見出している。これらのジェコブソンの筋肉弛緩の鎮静効果は，筋肉の緊張を減少させる意図的努力に付随して，あるいは随伴して生じる効果であることが明らかである。それらは筋肉の弛緩状態に２次的に生じるものではない。キュラーレのような薬物によってほとんど完全に弛緩した状態では，強い不安が生じることがある (キャンベル，サンダーソンとラヴァティ Campbell, Sanderson, & Laverty, 1964)。弛緩反応によって嫌

8 系統的脱感作法

悪条件づけられた自律神経反応が抑制されることはグリングスとウノ (Grings and Uno, 1968) およびグリングスとシャンドラー (Grings and Schandler, 1977) によって示されている。

弛緩の効果が，不安の効果と反対にあるというだけでなく，もし不安惹起刺激を弛緩と拮抗させて提示すると，弛緩は不安刺激が惹起させるはずの不安反応を減少させる。ウォルピとフリード (Wolpe and Fried, 1968) の研究は，脱感作中患者によって報告された不安の減少と並行して皮膚電気反射 (ラ

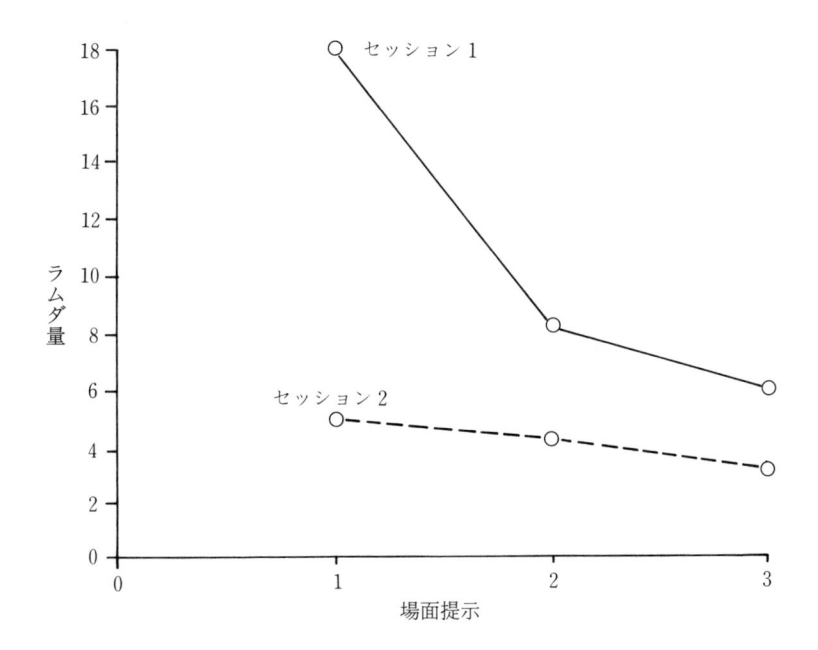

図8.3　2回連続した脱感作セッションの間に同じ3回の提示におけるラムダ量を示す。図は，4人の異なった患者から得られたものの平均である。反応がセッション間に減少しているだけでなく，セッション1の終わりに得られた減少がセッション2の初めに維持されていることに注意。

スラップ Lathrop〔1964〕の変法）も軽減している事実をあきらかにした。図8.3には，4人の患者において，2セッションで各々3回ずつ提示された不安階層表にある恐怖場面への反応の変化の平均を示している。同じ場面に対するセッション1とセッション2の間の反応が軽減しているのと同じように，同一セッションの第1提示から第2提示の間の反応が軽減していることに注目してほしい。

　ヴァン・イージレン（1970）の弛緩した被験者では，恐怖刺激を反復して提示されることでだんだんと生じる不安の程度が軽減してくるが，弛緩していない被験者ではそれがない。非臨床の実験ではあるが，弛緩した被験者と非弛緩の被験者に標準的な方法で不安階層表上の刺激を反復提示した効果についての比較研究がある。その結果は，皮膚電気反射によって測定した自律神経活動が，弛緩した被験者では非弛緩被験者と比較してセッションを通じて連続して軽減していく傾向を示した（ウォルピとフラッド Wolpe & Flood, 1970）。臨床実験でも，ポール(1969)は恐怖刺激による自律神経活動は，弛緩の不安―抑制効果の程度に従って刺激の反復によって軽快していくことを示した。コナー（Conner, 1974）は，筋肉弛緩が自律神経活動を低めるには不十分であっても，条件刺激に対する不安反応を消失しうるという興味深い観察をしている。

　標準的な系統的脱感作での弛緩の力を示す事実もある。クモ恐怖とヘビ恐怖の研究でラックマン（Rachman, 1965）とデービソン（Davison, 1965）は標準型の系統的脱感作法を受けた被験者が，筋肉弛緩訓練だけを受けた被験者や弛緩をせずに刺激場面の提示だけを受けた被験者よりも有意に改善していることを示した。ファーマーとライト（Farmer and Wright, 1971）も，ヘビ恐怖の患者に，筋肉弛緩の下でと筋肉運動の指示の下での脱感作を行った。筋肉弛緩をした方が恐怖の減少が有意であった。筋肉運動を行った場合はそれが少なかった。さらにこの実験で興味があることは，フィッシャーとクリーブランド（Fisher and Cleveland, 1958）の人格テストで，ボディーイメージスコアに高い得点を示した被験者では特に弛緩の効果があり運動の効果がなかったことである。安静時とストレス時の両方での高い得点者に筋肉の緊張が高いというデービス（Davis, 1960）の見解と関連があるのかもしれない。[2]

いつ系統的脱感作法を行うか

　一般的にいって，系統的脱感作法は，運動の抑制を伴い，その治療は言語的，運動的活動，たとえば主張訓練が，恐怖反応習慣を克服する方法である社会恐怖のような場合と比較して，「対処できない」状況によっておこされる恐怖の治療にもちいられる。

　脱感作法が適応する恐怖は，患者が刺激に対して消極的な反応者であるような場合である。暗やみやエレベーターは，不公平な批判や不作法なウェイターに「対処する」ことができるようには「対処」できない。暗やみやエレベーターに適用できる方法は他の無害な動物，閉所，人ごみのような個人に関係のない刺激などの古典的な恐怖症のすべてに適用できる。しかしながら系統的脱感作法は主張訓練が適当でないようないろいろの種類の社会的恐怖にも広く用いられる。系統的脱感作法が恐怖症に対して価値があることは誰でも認めていることである。社会的な恐怖はもっと多いにもかかわらず，系統的脱感作法を社会的な恐怖の治療に，正当に適用している治療者はそう多くはない。

系統的脱感作法の技術

　治療者は患者の問題を注意深く検討する。行動分析であきらかになった間違った考えは訂正され，もし必要ならば主張訓練が始められる。もし系統的脱感作法が適応すると考えられれば，できるだけ早く，主張訓練や他の必要だと考えられる認知的な方法といっしょに，系統的脱感作を始める。技法は4操作のセットからなっている。

　1．自覚的不安尺度の導入
　2．筋肉弛緩の訓練

3．不安階層表の作成
　4．筋肉弛緩と不安階層表からの不安―惹起刺激との拮抗並置

自覚的不安尺度（SUD）の導入

　患者の特別な刺激への不安反応の程度を知ることは，脱感作にとってはいくつかの理由から必要なことである。それは，不安―惹起効果の程度によって刺激状況をわけるために，筋肉弛緩の効果を判断するために，技法を行っている間あるいはその前の不安の程度を知るために，また刺激に対して生じた不安を評価するために，必要である。不安をことばで述べることは，あまり役に立たない。だから自覚的な不安尺度をつかう。これによって患者は0から100（100は経験した，あるいはすることができるもっとも強い不安を表しているが）までの自覚的不安を報告する。

　不安尺度を患者に次のように説明して用いる。「今までに経験した，あるいは想像されうるもっとも強い不安を思い出してください。これを100としましょう。さて，まったく穏やかなときを想像してそれを0としましょう。これがあなたの不安の尺度です。この尺度をつかうと，今のあなたの不安は何点ですか？」多くの患者は，容易に不安を点数で告げることができる。患者は練習することによって，この方法で自信をもって，通常の叙述的な表現によるよりも正確に不安を表現することができる。この単位を sud（自覚的障害単位）とよぶ。

筋肉弛緩訓練

　弛緩訓練の方法は，基本的には，ジェコブソンの方法である。しかし，ジェコブソンの長い訓練スケジュールととくに比較できる点は，この訓練過程は約6回のセッションで終わることである。筋弛緩を導入する時，著者は患者（普通，条件づけ治療の性質の一般概念をすでに会得している）に，筋弛緩は，ちょうど不安と拮抗する戦力の一つであると説明する。これは著者が患者に教える技術であり，他の技術と同じように練習で上達するものである。

8 系統的脱感作法

1日に2回，1回10〜15分程度練習するように告げる。次のようにつづける：

> 弛緩は情緒的な安静を生じさせるので役にたちます。体を横たえたときに起こる普通のくつろぎでも十分な鎮静効果があります。筋肉の弛緩と不安に拮抗する情緒的な変化には，明らかな関係があることが分かっています。いま，普通の程度を越えたくつろぎ方を教えようと思います。訓練によって，いつでも，不安をおさえることができます。

種々の筋肉群の弛緩訓練にはとくに確立された手順はない。しかし，どのような手順がとられようとも系統的でなければいけない。著者自身は，デモンストレーションの目的に便利であることと，チェックするのに容易であるという理由で手から始める。もっとも著明な不安―抑制効果は普通頭部の弛緩によって得られるので頭部を次にする。ついで次に進む。

患者は，前腕と手に起こる感覚の量的なちがいを区別できるかをみるために，片方の手で，椅子の肘を握るようにいわれる。手に起こる触・圧感覚と比較して，前腕に起こる筋緊張の感覚にとくに注意するように指示される。握る運動は前腕の伸筋屈筋に緊張を与える。この緊張がおこる正確な部位に注意するように指示される。次に治療者は患者の手首を握って，患者に力に抵抗して腕を曲げるようにいい，二頭筋の緊張を気づかせる。次は，力に抵抗して，曲げた肘を伸ばすように指示することにより，腕の背面の伸展筋に注意を向けさせる。次のようにつづける。

> 深い筋弛緩を得るための，基本的な筋肉の活動を教えていきます。私が手首をひっぱるので，二頭筋を固くするためにその力に抵抗してください。筋肉の感覚に注意を払ってください。次に，あなたの力に逆らって，入れている力を少なくしていきますので，それにつれて徐々に筋肉を弛緩させてください。前腕がおりていくにつれて二頭筋に起こる脱力の感覚に注意しましょう。また，脱力は，反対の性質のものではありますが，筋肉のある活動であることに注意してください。これは筋肉の「非収縮性」のものです。やがて，腕が椅子の肘かけの上におりてきます。そして，もっと，もっと，できるだ

け深く弛緩させましょう。そう，筋弛緩は完全です。二頭筋は，ほとんど弛緩しているのですが，実際には，いくぶんかの筋線維はやはりまだまだ縮まっていますので「もっと弛緩させなさい。前腕がおりてくる間に二頭筋に起こった筋肉の活動を広げていくようにしてごらんなさい」といいましょう。いま，私たちがもとめている情緒的に効果をもたらすものは，この筋線維が弛緩した効果なのですよ。さあ，やってみましょう。そして，どのようになるのかをみてみましょう。

　次に，治療者は患者の手首を少しの間握り，二頭筋を強く緊張させ，ついで，徐々に弛緩させる。前腕が水平に近くなると，患者に，その活動をつづけるようにさせながら，患者の手首をはなす。患者には，「そのまま弛緩させましょう」「負の方向に，もっと深く弛緩させつづけましょう」「一番深い弛緩だと思っているところを，さらにこえて弛緩させてごらんなさい」といい，はげます。

　患者が，二頭筋を十分に弛緩させることでどうしていいかを十分に理解したことがわかったら，両手をひざの上にゆったりとのせ，両腕のすべての筋肉を数分間弛緩させるように指示する。そして，彼が感じるどんな感覚も報告するようにいう。通常は，主として手の，ひりひりとした痛み・しびれ・温かさなどの感覚である。数分後，治療者は弛緩した筋肉を触診する。訓練によって，患者は筋弛緩の種々の程度がわかるようになる。

　多くの患者は，最初の筋弛緩訓練では，限られた効果しかもてない。しかし，患者は，良い弛緩は訓練次第のものであり，最初の20分程度の弛緩では，腕の部分的な弛緩以上のものは得られないだろうが，最後には，全身の弛緩が1〜2分で可能であると保証される。しかしながら，最初の訓練から，非常な平静さを伴った，腕や顎のような特別な筋肉から放散していく深い拡散した筋弛緩をもてる運の良い患者もいる。

　著者は，いつも筋弛緩の第2回目のレッスンを，情緒的な点からいって，体のもっとも重要な筋肉は頭のまわりにあるので，この領域の筋肉を次に扱う，といって始める。ひたいの筋肉にしわをよせることで起こってくる筋緊張をしめしながら，顔の筋肉から始める。これらの筋肉は，筋弛緩が増して

いくときに特徴的な「段階様」の性質を示す。同時に治療者は，不安のときにそうなっていると説明しながら眉をあげ，前額に深いしわをよせる。次にこういう：「これらの筋肉を，深い筋弛緩をするときに起こる段階的な筋緊張減少の感じをあなたに感じさせるやり方で弛緩していきます。しかし実際の弛緩では，このステップは私のデモンストレーションよりも遅いのが普通です。」そして，だいたい6ステップ，それ以上の変化がみられないまで約5秒ごとに，明らかなステップ・ダウンをさせながら筋肉を弛緩していく。前額はおだやかになる。このとき患者に，筋弛緩は続いており，この「深部」の筋弛緩は，望ましい情緒的効果をもたらすものであると強調する。患者は前額の筋肉を収縮させるように指示され，できるだけ深く前額の筋肉を弛緩させるために数分の時間を与えられる。(前額はいままで著者がそうしているようにひとまとめよりも一つ一つ別々に訓練する方がよい。) 多くの患者は，前額に生じたひりひりした感じ，温かい感じ，あるいは皮膚が皮からできているような厚い感じを，自発的に報告する。これらの感覚は，筋肉の緊張が正常のレベルを越えて弛緩した程度をあらわすものである。

　このレッスンは，通常鼻にしわをよせることで鼻のまわりの筋肉に，口唇をしっかり結びついで笑うことで口のまわりの筋肉に，注意を向けさせ終わりにする。さて，これらのすべての筋肉はつぎつぎに弛緩する。

　第3レッスンでは，患者は歯を咬み合わせるようにいわれる。このようにして，咬筋群と側頭筋群を緊張させる。口唇の位置が，咀嚼筋群の弛緩の重要な指標である。これらの筋肉が弛緩したときは，口唇は数ミリメートル開いている。咬筋群は，口がしっかり閉まっていると弛緩できない。しかし一方，開いた口は弛緩の証拠にはならない。

　著者は，同じレッスンで，舌の筋肉の弛緩の訓練も始める。舌の端でしっかりと下門歯の裏をおすとき，口底でこの筋肉が収縮しているのを感じるだろう。舌の筋肉の弛緩は，ひりひりした痛みや，器官が増大した感じのような，局所的な感覚を生む。

　第4レッスンでは，もっと大きい筋肉群での練習をしている時間，繊細なのでそのままにしておいた目のまわりの二つの筋肉群についての練習を行う。それらは，目をしっかりと閉じることで感じられる眼窩のまわりの筋肉と，

目を左右上下に動かすことでわかる外眼筋である。これらの筋の弛緩は訓練がむつかしいので，できにくい患者では省略してもよい。

　第5レッスンでは，首と肩を扱う。首の主な対象は，首をまっすぐに保っている後部の筋肉群である。多くの人は，ただ，首のうしろに感覚を集中するだけでその筋肉に気づいてくる。これらの筋肉群が弛緩している間は，首は前に倒れている。しかし，この状態は弛緩の訓練をしていない人たちには，弛緩が不十分なために，筋線維に圧迫され，筋肉群は収縮し，くつろがずに，しばしば首に痛みさえも感じられる。ジェコブソンが指摘しているように，この不快さを無視して訓練していると，これらの筋肉群は徐々に弛緩していき，普通1週間以内に患者は下顎が胸骨をおしているのに首がくつろいでいると感じる。首を前屈させるのが非常に不快な人たちには，背の高い椅子に後頭をおしつけることで，首の筋肉を弛緩させる訓練を指示する。

　肩の筋肉の緊張は，次のようにして示される：三角筋は腕を水平方向に外転させることで収縮され，側頸群は，この動作を耳まであげることによって，後上腕筋群と肩甲棘筋群は水平にあげた腕をうしろにまわすことによって，胸筋群は腕を胸の前で交差させることによって収縮される。これらの筋肉群を弛緩させるとき，患者は腕の筋肉の機能的な調和を観察するように指示される。

　第6レッスンでは，背部と腹部と胸部の筋肉を扱う。背部と腹部に関しての方法は，ありふれた方法を用いる。背部の筋肉は，脊椎を後方にそらすことで収縮される。腹部の筋肉は，腹部にパンチを受けているところを想像させて緊張させる；筋肉を収縮させたあと，患者をできるだけ深く弛緩させる。胸部の筋肉群，もっと正確にいえば呼吸の筋肉群は，異なったカテゴリーが必要である。——呼吸の全制止は，それを促進しようとするためのものではないために！しかし，呼吸のリズムは，弛緩を増大させるのによく利用される。深い2，3回の呼吸の間，筋肉に注意すれば，吸気の間にはある努力がなされているが，呼気は，実際には「弛緩」であることがすぐにわかる。ある患者には普通の呼吸の間に呼気をつかさどっている呼吸筋群の自動的な弛緩と，他の筋肉群の弛緩を同調させることが非常に役に立つ。

　第7レッスンの間に下肢の弛緩していく筋肉を患者に気づかせるのに，足

部から始めて上部にのぼっていくのが著者のいつも行う方法である。短屈指筋は靴の中でつま先を曲げるとき感じられる。ふくらはぎの筋肉は，つま先に重心をおくことで，腓骨と前頸骨筋肉群は足を背側に曲げることで感じられる。大腿四頭筋はひざをまげることで感じられる。大腿部はひざの内側に力を加え，それに抗して内転することで感じられる。外転筋（いくつかの臀部筋肉群も入っているが）は力に抗して外転することで感じられる。これらの筋肉群は多いので，患者には弛緩のための十分な時間が与えられる。

　患者が弛緩できるかどうかの評価は，一部は弛緩がもたらす患者自身の弛緩感の報告によるし，一部は患者を観察することで得られた印象による。第2か第3セッションで，患者の多くは，平静さ，安楽さ，睡気などを報告する。自覚感の変化がないこともわずかであるがある。他覚的な弛緩の指標をもっていることは，役に立つ。ジェコブソン（1939, 1964）は主として筋電図を使った。最近，もっと便利な，筋肉のポテンシャルを緊張が減少するとピッチが落ちるような音信号に変えた機械が使われるようになった（ブジンスキー，ストイヴァとアドラー Budzinski, Stoyva, & Adler, 1970）。また，これを患者にフィードバックすることによって弛緩を促進させもする。幸いなことに，患者の報告（特に自覚的な不安尺度をもちいると）は大体情動的な状態をあらわすことに関しては十分信頼がおける。多くの患者が，弛緩の1, 2セッションのあとに，不安が少ないときに特にそうであるが，積極的に平穏感を報告する。ある患者では上半身だけが，もっと少ない部分での弛緩訓練でも，脱感作を始めてよいことがある。

不安階層表の作成

　不安階層表は一つの不安―惹起刺激のテーマに関係している不安をおこす情況によって位置づけたリストである。もっとも強い不安をおこす刺激をリストの上位におくようにしている。不安階層表をつくるのは容易なこともあるが，16章に示した症例58のように非常にむつかしいこともある。

　テーマ，または共通因子は，通常患者を悩ませている外的な刺激情況からひき出される――クモや他人の評価のように――。しかし時には共通因子は，

コントロールを失う感覚のように内的であることがある。時には，物理的にまったく異なる種々の外的刺激情況が，すべて共通の内的な反応をひきおこす。たとえば閉所恐怖症の症例では（ウォルピ，1961），とれないマニキュアをつけた時やきつい指環をはめたときに，物理的に監禁されたときと同じ種類の捉われの感情を感じていた。このような反応の一般化は，2次性般化である（ハル，1943, p.191）。

普通不安階層表作成は，弛緩訓練と同時に始め，いつでも変更したり追加したりできるものである。データを集めそれを構成するのは，普通弛緩しない状態で会話によって行うということを注意する必要がある。

不安階層表が作成されるもとになる生データは，主として四つのデータからなっている：（a）患者の病歴（第5章参照），（b）ウィロビー質問表への反応（付録A，B参照）（対人関係情況における不安を表している），（c）恐怖調査表[3]（ウォルピとラング，1964）（付録C参照）と（d）患者が不適当な不安を感ずる可能性のあるすべての情況の念入りな調査。もし必要があれば患者が障害されたり，恐怖を感じたり，困難を感じたり，その他悩まされるすべての情況・考え・感情を羅列するように宿題をあてがうことでさらに情報が得られる。

神経症性障害の原因と思われているものがすべて羅列されたとき，治療者はそれをテーマごとに分類する。普通，一つ以上のテーマがあるものである。多くの症例でテーマは明らかなものであるが，例外もある。たとえば，映画館やパーティにいくことの恐怖は公共の場所への恐怖を示唆し，それは真の閉所恐怖症であったり，あるいはもともとはじろじろみられることの恐怖であったりするかもしれない。社会的情況への恐怖やそれを避けることは批判や拒絶の恐怖にもとづくことが多い。また恐怖が患者が対面させられている人間の数による単なる物理的な人間の存在によることであるかもしれない。ある患者の，表面上は社会的情況への恐怖が，公共場所での食べものの匂いに対する条件づけられた不安反応であったこともある。不安に関連している原因を正しく決めることが重要であることを示す良い例がある。それはすでに報告した症例（ウォルピ，1958, p.152）であるが，その症例では，性不能がどのような性的場面とも関係をもっていずに，身体的に傷つけるという恐れ

と関連をもっている不安によるものであることがわかった（処女をうばおうとしたときこの患者は強い不安を感じて，その不安は性行為に条件づけられたのであった）。この場合，治療の方法は，この新事実により，性反応を使う *in vivo* から組織破壊に関する系統的脱感作に変えられた。

　患者を実際に不安階層表に含まれている場面にさらさせることは必要でない。そこでなされるべき質問は，「もし，今あなたがこれこれの場面に直面したなら，不安になると思いますか？」である。この質問に答えるためには，患者は，その場面を想像しなければならない。一般的にこの仮定の出来事を想像することは，すでに起こったことを想像するのと同じように，容易なことである。犬への恐怖のある人は，翌日，帰り道にブルドッグに出会うという考えによって，実際に，この種類の犬に出会ったことを思い出した時と同じだけの量の不安をもつものである。

　次に示す最近の患者から得た恐怖のリストは，不安階層表構成の複雑さを示すのに使われるだろう。このリストは患者が示した通りに再録したものである。

恐怖のリスト

1．高所
2．エレベーター
3．混雑
4．教会
5．暗やみ——映画館等
6．独居
7．婚姻関係（妊娠）
8．一人歩き
9．死
10．事故
11．火事
12．目まい
13．卒倒
14．注射
15．医薬
16．未知の人たちへの恐怖
17．失神
18．鍵のかかったドア
19．公園の遊具
20．急傾斜の階段

患者の説明の助けをかりて，これらは各項目に分類された。すなわち：
A．高所恐怖

1．高所　　　　　　　　20．急傾斜の階段
　　　19．公園の遊具
　B．閉所恐怖
　　　2．エレベーター　　　　 5．映画館
　　　3．混雑　　　　　　　　18．鍵のかかったドア
　　　4．教会
　C．広場恐怖
　　　6．独居　　　　　　　　 8．一人歩き
　D．疾病やそれに関したもの
　　　12．目まい　　　　　　　14．注射
　　　13．卒倒　　　　　　　　15．医薬
　E．基本的に客観的な恐怖
　　　7．婚姻関係（妊娠）　　 11．火事
　　　9．死　　　　　　　　　16．未知の人たちへの恐怖
　　　10．事故　　　　　　　　17．失神

　脱感作が適当である実際の神経症群A～Dについて考察する前に，E群に関しての意見をいうべきであろう。患者の妊娠・事故・死・火事・恐怖はすべて合理的な範囲のものであり，この患者の場合，これらに関する心配が正常よりいく分多かった。私は――神経症でよくみられるように――これは一般的な不安のレベルの高まりによるものであり，主な神経症的不安が治療によって取り除かれたら，たぶん消失するものと考えた。この患者の未知の人たちへの恐怖は，死の考えと結びついていた。彼女の神経症を特徴づけている奇妙なコントロールできない感情から推察できる失神の恐怖は，彼女の状態が狂気と関係なく，決して狂気になり得ないという強い保証により克服された。この保証は過呼吸が多くの症状のひきがねになっているということを示すことで強化された。(すべての恐怖がE群に属している例もある。もちろん，そのような例では，脱感作は適当でない；必要な場合には思考中断法を併用した，情報の修正をおこなうことがよい。(第6章参照))
　A～D群の刺激を詳細にしらべると不安階層表のランクづけには適当でな

いことがわかるだろう。各々の群の項目は，患者と治療者との間のコミュニケーションが深くなったあとで，位分けされるに必要な多くの刺激情況がわかる例にすぎない。このことは普通，行動療法の初心者にいつもわかるわけではない。彼らはよくこのような例を不安階層表にしようとする。ある日，著者は，25人の行動療法のクラスのメンバー（それ以前に2～3人以上の患者を治療したものはいない）にB群の五つの閉所恐怖の項目から，不安階層表をどのようにして作っていくかをたずねた。メンバーのほとんどは，患者に，エレベーター・教会・映画館等の位づけをさせ，随伴的な要因，不安階層表の位づけの境界と関係があるような，たとえば，エレベーターの大きさなどのようなことを聞くことがわかった。しかし実際には，5項目はそれが空間――構成を含んでいるということからだけで閉所恐怖のもとに集められていたのである。患者にもっとつっこんだ質問をすることにより，閉所恐怖の不安が閉ざされた空間の大きさと逆比例し，閉じ込められる時間と比例していることがあきらかになった。したがって，脱感作は，二つの不安階層表系列が含まれていた；第1は，一定の時間だんだん小さくなっていく空間への拘束であり，ついで，非常に小さい部屋（4フィート四方の）にだんだんひきのばされていく時間の拘束である。

　同様に，A群の高所恐怖についての3項目は具体的な状況の一般的な配列を示している。それは，脱感作を用いうる特殊性をもっていない；しかし，それを含んでいる領域内で列挙することは，異なった強度の反応をひき起こす具体的な情況の配列をすることである。さらに約20フィートから始めて（または2階の窓から始めて）増大していく高さは恐怖を増すことがわかった；あらゆる高所での活動は恐怖を一層強くするということが明らかになった。同様に，D群は，明らかに広範囲の不安階層表をつくった。下行順で位づけを行えば次のような項目である：

1．ほとんど意識を失っている感じ
2．卒倒する感じ
3．ひどい目まい
4．頭に光が走る感じ

5．中等度の目まい
6．エーテルの匂い
7．注射を受けること
8．頻脈（頻脈の程度にともなって不安が増す）
9．ひざの脱力
10．注射のため，注射器のバランスをとっているのを見ること
11．包帯をしているのをみること

強い刺激（1～5）はすべて内的なものであり，弱い刺激のほとんどが外的なものであることがわかるであろう。すべてに共通したものは，身体的な恐怖の感情である。

ほかの症例では，不安階層表の多種性の他に，一つの不安階層表の中での多様な「次元」にあう。たとえば社会的状況で閉所恐怖反応をもっている患者にとっては，5変数が反応の強度を左右した。反応が強くなるものは次のものであった：

1．より多くの人の存在
2．より知らない人
3．部屋を去る方法がよりむずかしい（身体的要因と社会礼儀の両者が関連している）
4．最後の食事からの期間（嘔吐の恐怖をまとめる要因）

もし伴っていれば反応が弱くなるものは次のものである。

5．かばってくれる——夫・母・親しい友人（有効性については下行順）

時々，不安階層表が不適切であることが脱感作を始めたあとやっと明らかになることがあり，また筋弛緩がみたところうまくいっているにもかかわらず，不安レベルが不安階層表の最も弱い情景の繰り返しの提示のあとにも消えないことがある。そこでの問題は，その情況で引き起こされる不安が，患者の筋弛緩で制止しうるような，弱いより不安の少ない情況を探しだすことである。多くの症例で，どこでより弱い項目を探すかは，明らかである。一

人居のテーマについての不安階層表をもっている患者が，もともとの不安階層表のうちでもっとも弱い項目——娘と2人だけで家にいること——が，処理できるよりも大きい不安を引き起こすことがわかった。もっと弱い出発点をえるために必要とされたことは，情況に2〜3人の人たちを加えることであった。しかし，これはいつもそんなに容易ではないので，治療者は弱い刺激を探すことも念頭に入れておかなければならない。

　たとえば女性の患者が，3年前の事故のあとに，近づいてくる自動車をみると非常に強い不安反応を起こすようになった。患者は車が2ブロック先にきたときに，不安の最初のきざしを感じ，半ブロックの距離までは，徐々に不安が増していき，それ以上の接近で急上昇するということがわかってきた。これは単純な予後を約束したようにみえた；しかし最初の脱感作セッションにおいて，車から2ブロックの距離を想像することでさえ，弛緩のもつ拮抗作用によって制止されるには強すぎる不安を引き起こした。もっと綿密な診察で，患者は車での短期間の旅行を予想することでさえも相当の不安をもっていることが明らかになった。それは旅行がさしせまったものになっていたので，彼女にとっては，すべての恐怖のことがらの可能性がすでに存在していたからであった；しかし彼女は，「この不安の量は報告する程度のものではない」と考えていた。不安階層表の中の情景がもっている「危険」の量がとりのぞかれるまで脱感作はうまくいかなかった。各々の情景を，はっきりと制限することが必要とされた。したがって想像上の2ブロック四方の閉ざされた場所が紙の上に書かれた。彼女はその場所の一角にある車にのっているところを想像した。信頼できる人が，彼女の車の方に向かって，きめられたところまで自分の車を運転してくるなかで，患者の改善にそって，もっと接近した点へと車を近づけた。このようにして「危険」は常に制約を受けていた。この症例の治療については第16章に詳細に述べている。

　十分に弱い不安—惹起刺激を得ることが困難であった他の症例は，死の恐怖をもっている患者で，彼女の不安を生起する内容は強いものから弱いものへと並べると，人間の死体から，犬の葬式の行列までとなった。死んだ犬の情景の提示は，200〜300ヤードの距離をおいたところを想像してさえも（そこでは識別することが困難である），著明な消去しえない不安を起こさせた。

解決法は，歴史的に間違った「征服者ウィリアムは1066年にハステングスの戦争で殺された」という文章に始まる時間的な次元を使うことであった。

3番目の例は，誰かあるいはなにかが，めまいを感じたり，あるいは「力を失う」感じがあることへの強い反応をもった女性に関したものである。人や動物に，少しでも弱々しい徴候があると感じると弛緩が拮抗できないほどの不安を生じさせていた。脱感作が成功した最小の情景は，キャンパスの中でのできごとに関連したものである。想像の上で，彼女の同伴者がプラットホームを指さして「あそこが5年前に，5分間くらい麻痺がくる注射をされたところである」。脱感作の情景は事件を最近にすることと，麻痺の時間を延ばすことでつくられた。

不安階層表を構成するとき，いつも努めることは項目を合理的な均等な間隔で構成することである。もし項目があまりにも似すぎていたら，時間の浪費である；もし隣接する項目の不安を起こすポテンシャルが開きすぎていたら，進むことがむずかしい。時には以前よりも感作されさえすることがある；すなわち，高度の不安が惹起される結果として，より高いレベルの不安に条件づけられる。(はっきりした理由はわからないが，不安をおこす社会刺激があるときにはこのことはめったにおこらない。) 不安階層表が距離などのように直接測定できる次元にある場合には，適度の間隔の項目の配列を得ることは，比較的容易である。しかしながら，これは直線的な機能ではない。ある症例では項目が非常に多く，他の症例では少ないような，単純な力作用があることがわかっている。恐怖の対象に近づくことで不安が増すような恐怖症や，閉所恐怖症では，対象に接近したときの少量の距離の変化が重要になってくる。逆のことが，高所恐怖症や，広場恐怖症にいえる。恐怖症が，恐怖対象の数によるとき，低い数のときは少量の量の変化が強い力をもっている。このことに関しては次に述べる。(p.227以降参照)

上にのべたような考察は，不安階層表は，量的にあらわされる形であり，不安尺度が価値があるような客観性があることが望ましいといえる。標準的な方法は，患者に不安階層表の項目にさらされるときに生じる不安の量に従って各項目を評価させる。もし項目間の不安の量の差が同じで大体 5～10 suds より多くないとき，項目の間隔は適当である。一方，もし例えば項目8

が40 *suds* で項目9が 10 *suds* であればその間に入れる項目が必要である。

症例24

　患者の問題そのものから，かなり離れた情況設定を利用することを要求されることが多い。21年間，1人で旅行することに恐怖をもっていた42歳の婦人の患者の場合，彼女の困難の中心問題は，家から離れて，1人でいることの恐怖であることが明らかになった。たしかに旅行の枠内で，これを扱うことは可能であったかもしれない。しかし彼女の易感性は大きく，独居は距離の点で量的にきめることが困難であった。外界から分離した乗り物としてエレベーターを使用することで，反応をうまくコントロールできた。不安階層表の弱い項目は，完全に開け放された階段を100階まで上昇するエレベーターの情況を設定することであった。つぎに，1フィート四方の窓をもつエレベーターに「乗せられ」，同じことがおこなわれた。同じことを，9インチ×3インチの窓のあるエレベーターで，2インチの窓のあるエレベーターで，つぎにのぞき穴のあるエレベーター，最後には，完全に外の見えないエレベーターにおいて行った。この項目までの脱感作には，まったく距離が決められていなかったのに，これらの項目に対する脱感作は，あきらかに家を離れて旅行する能力を徐々に増していった。さらに，いく種類かの旅行に関した条件づけられた不安刺激をもっている新しいシリーズについての脱感作が行われた。

不安階層表の例

人に関する不安階層表群

症例25

C嬢は24歳の芸術科の学生で，繰り返し失敗に終わった試験に対する激しい不安のために治療にきた。検査で付加的な恐怖があることがわかった。不安階層表を次に示す。そのすべては人に関したもので，古典的な恐怖のどれにも属していない。試験のシリーズで，上から5番目までの項目は時間的な順序と関係がないことに注意しなければならない。情緒的な条件づけは，いつも理論的というわけではない。（各々の不安階層表のもっとも高い項目に対する不安の消失は，17回の脱感作セッションで得られ，それに関係した実際の情況への完全な転移があった。4カ月後，C嬢は不安なく試験に合格した。）

反応強度の順で並べた不安階層表（カッコ内は *suds*）

A．試験に関連して
  1．試験の日に大学へ行く道(95)
  2．答案用紙に答を書いているところ(90)
  3．試験場の閉ざされたドアの前(80)
  4．答案用紙が配られるのを待っている(70)
  5．自分の前に配られた答案用紙(60)
  6．試験の前夜(50)
  7．試験の前日(40)
  8．試験の2日前(30)
  9．試験の3日前(20)
  10．試験の4日前(15)

11. 試験の1週間前(10)
12. 試験の2週間前(5)

B. 周囲からの注視に関連して
1. 10人から仕事をしているのを（とくに絵を描いているのを）みられる(85)
2. 6人から仕事をしているのをみられる(70)
3. 3人から仕事をしているのをみられる(55)
4. 1人のその道の専門家から，仕事をしているのをみられる（観察者が10フィート離れているところから不安が始まり，接近してくるに従って不安が増す）(25〜55)
5. 1人の非専門家から仕事をしているのをみられる（4フィートの距離のときに不安が始まる）(5〜20)

C. 周囲からの価値判断の低下に関連して
1. 討論で，彼女があげた反論がグループから無視された(60)
2. 三度ちょっと会った人から忘れられている(50)
3. 母親は，彼女が家のことを手伝わないので自己主義だといった（勉強をして）(40)
4. 二度ちょっと会った人から忘れられている(30)
5. 母親が彼女を怠け者という(20)
6. 一度ちょっと会った人から忘れられている(10)

D. 自分以外の人々の間の不和
1. 母親が女中を叱る(50)
2. 妹が母親に泣きついている(40)
3. 妹が父親と議論している(30)
4. 母親が妹を叱る(20)
5. 2人の見知らぬ人が口論しているのを見る(10)

疾病・傷害をテーマにした不安階層表の諸例

次に示している症例は，異なる患者で，同じテーマの不安階層表をつくる

ときの内容，順序，項目の個人差を示している．それぞれの症例は，外的および内的恐怖をもっている．3症例とも脱感作に加えて，主張行動の訓練が必要であり行った．

症例26

35歳のD夫人はつぎの二つの不安階層表にみられるような疾傷の恐怖に加えて，広場恐怖症があった．内的刺激シリーズにみられるようなどのような出来事も実際には経験したことはなかった．

外的刺激（他人の疾病）

1．痙攣発作の情景(100)
2．他の人の腕の発作的痙攣(90)
3．他の人のめまいの情景(85)
4．知人が「あの通りを横切っている人は気が狂っている」という(80)
5．「気狂い」ということば(70)
6．「気が変だ」ということば(65)
7．気が狂った調子の笑い声(60)
8．知人が「あの通りを横切っている人はいらいらしている」という(50)
9．叫び声（近くなるほど障害される）(25～40)
10．ベッドの上にロープと滑車を足につけ，ねている骨折した人(35)
11．心臓病のために，せわしい呼吸をしてベッドにねかされている人(30)
12．知人が「あの通りを横切っている2人はてんかんもちだ」という(25)
13．肺炎のために，せわしい呼吸をしながらベッドにねている人をみる(20)
14．足にギプスをつけて歩いている人(15)
15．パーキンソン病の人(10)
16．傷口から血が顔にしたたりおちている人(7)
17．顔面チックをもっている人(5)

内的刺激（自分自身の疾病）

1．発作(100)

2．めまい(80)
3．手の振せん(50)

内的知覚シリーズで sud の差が大きくても，実際の脱感作においては，これらの項目は外的シリーズと整合しうるので，受け入れうるということに注目すること．

症例27

32歳のE夫人．

外的刺激（他人の疾病）

1．身体的奇型をみること(90)
2．誰かが痛がっている（痛みが強くなるほど障害が強くなる）(50〜80)
3．出血をみること(70)
4．重症の人（たとえば心臓発作）をみること(60)
5．自動車事故(50)
6．制服を着た看護婦(40)
7．車椅子(30)
8．病院(20)
9．救急車(10)

内的刺激（自分自身の疾病）

1．頭がはった（われそうな）感じ(90)
2．じとじとする足(80)
3．汗ばんだ掌(75)
4．渇いた口中と嚥下困難(70)
5．目まい(60)
6．早い呼吸(50)
7．早い心拍(40)
8．首のうしろのはった感じ(30)

9．ひざの脱力(20)
10．動悸(10)

症例27 a

52歳のF夫人。死のテーマにおいて重篤な恐怖症状をもっている。

外的刺激（他人の疾傷）
1．両足が麻痺した子ども(85)
2．ゆっくり歩いている人──心臓衰弱のため息が苦しそうである(80)
3．盲目の人が，荷揚機を動かしている(70)
4．片足が麻痺した子ども(65)
5．佝僂(55)
6．痛みにうめいている人(50)
7．内反足の人(40)
8．片腕の人(30)
9．片足の人(20)
10．インフルエンザのように，比較的危険でない病気のために高熱を出している人(10)

内的刺激（自分自身の疾病）
1．期外収縮(80)
2．胸と腹部の刺すような痛み(70)
3．左肩と背中の痛み(60)
4．頭頂部の痛み(55)
5．耳なり(50)
6．手の振せん(40)
7．手先のしびれ，または痛み(30)
8．運動のあとの息ぎれ(20)
9．左手の痛み(古傷)(10)

8 系統的脱感作法

すでにのべた不安階層表の各々の内容は異なった理由による，ということを注意したほうがよい。量的に変えうる共通な特徴を抽出することはむつかしい。文献に現れている次の例では，表面的には異なる理由によるがよくみると共通の因子をみつけることができる。

1．大学の大カクテルパーティで知らない人と話している。
2．友人と昼食会にいる。
3．こちらをちらちらとみている数人の人がいる部屋に入る。
4．町を歩いているあなたを人がみている。
5．反対側のテーブルにいる2人がこちらを見ている図書館に座っている。
6．図書館であなたをみている少女に気づく。

この不安階層表の特徴は多次元の見つめられることの不安である。この不安階層表は，恣意的な，たとえば，図書館でみつめている人の数をふやすような状況で対応することができる。もし，それ自体の不安に異なる状況を加えることになったら，それは人の数はそのままにした新しい不安階層表をつくることで対応することができる。

多くの不安階層表は，単一の次元の中で変えられているけれども，二，三の要素をもっている不安階層表もある。他の人たちの態度や意見への不安では，複数の因子があるのが普通である。恐怖の強さは意見の性質や，誰であるかによって変わる。不安階層表は表8.1に示されているような例でも示される。この表は，自分にあてられる他人の否定的な意見の恐怖をもった女性の不安階層表である。どのような意見であるかということと，誰がそういっているのかによって恐怖は段階づけられている。反対意見の不安階層表は語り手によって変わっていることに注意する必要がある。普通この種の不安階層表を取り扱うときには耳にしたことはないが，ある人が彼女のことを「好みでない」性質であるといっているのを聞いたことを想像させることによって行う。

脱感作の方法：
弛緩によって得られた平静さと不安との拮抗並置

　患者が弛緩することで平静になる能力を手に入れ，治療者が適切な不安階層表をつくると，次は脱感作を行う。多くの患者は，筋肉弛緩訓練が半分まで進むと平静になることができる。脱感作プログラムは患者が平静さの陽性感情──すなわち，不安ではない──を得ることが非常に必要なことであるが，絶対的なものではない。しかしある人にとっては自覚的障害単位は 0 であることが必要である。かなりの程度の不安をもっている人の多くでは（これがフリーフローティング不安であろうと，そうでなかろうと）不安の程度の実質的な低下，たとえば 50 $suds$ から 15 $suds$ への低下は，脱感作を成功させるための，十分に低い不安基線となるだろう。あきらかに，不安─抑制の「力動」は不安を十分には克服していないときでさえ，特異的な不安を少し抑制することができる。しかしながら脱感作効果は 25 $suds$ をこえたときはほとんど得られない；また，ある人にとっては 0 のレベルが必要条件であることもある。

　治療者が円滑な経過を望むのは当然であり普通そうであるが，経過を妨げる多くの難関もある。まず脱感作の技術を述べて，円滑な脱感作の特徴的な

表8.1　sud 得点によって並べた二元的不安階層表
2 要素が影響しなかった結果

	チャーリ叔父さん	フローレンス	シャロン	ジェラルド	よく知らない店員
役に立たない	95	65	70	50	20
信用できない	90	75	50	40	20
わがまま	90	75	40	50	20
頼りにならない	80	60	30	40	10
怠けもの	60	50	10	20	0
だらしがない	50	40	20	10	0
要領が悪い	40	30	10	10	0

8 系統的脱感作法

経過を述べることにする。

　最初脱感作セッションは「さあ弛緩を始めましょう。弛緩したらあるシーンを想像してもらいます。想像が明確になったら人さし指を1インチほどあげて知らせてください。」

　患者が目を閉じて静かに座っているか横になっているが，治療者は次のように言いながら，筋弛緩の状態をできるだけ深くする。「さて，体がだんだん重くなっていきます。そして，あらゆる筋肉が弛緩していきます。もっともっと完全にくつろぎましょう。各々の筋肉に注意をはらっていきましょう。額と顔の下の部分の筋肉を弛緩させましょう。（10〜20秒の休止）下顎と舌の筋肉を弛緩させましょう。（休止）眼の周りの筋肉を弛緩させてごらんなさい。筋肉を弛緩させればさせるほど，気持ちが平静になっていきます。（休止）首の筋肉を弛緩させましょう。（休止）肩の筋肉を弛緩させましょう。そのままずっとくつろいでいきましょう。（休止）さて，腕を弛緩させましょう。（休止）胴のすべての筋肉を弛緩させなさい。（休止）足の筋肉も弛緩させてごらんなさい。もっとずっと弛緩させましょう。とても，静かに，気持ちよく感じるでしょう。」

　最初の脱感作セッションでは，それはいつも一部分は検査のためであるが，治療者は患者が感じている不安がどの程度かを自覚的尺度で言わせるようにしながらフィードバックを求める。もしそれが0かそれに近ければ，情景の提示を始める。もし患者が，弛緩をするのに努力しているにもかかわらず，不安がつづくときには，多くの場合次の想像をさせる。

1．「静かな夏の日に，芝生の上に寝ころんで，頭上をゆっくり動いている雲を見ているところを想像しなさい。きらきらと輝いている雲の端をとくに注意しましょう。」
2．「あなたの前に約18インチの光りかがやく光のスポットを想像しましょう。」（この想像はエリクソン Milton Erickson による。）
3．「河岸の近くで，さざなみにゆれ動いている1枚の木の葉をみているところを想像しましょう。」

第1回目の脱感作セッションでの情景の導入は標準的な方法をもちいる。治療者が，このセッションで行う観察は，患者にとくに必要とする適当なテクニックをこまかく決めることが多い。
　最初に提示される情景は「コントロール」である。その情景に対して患者がどんな不安反応もおこさないための，中立的なものである。著者は，頻繁に街の情景を使っている。時には居間に座っているところや，新聞をよんでいるところを想像させることが「より安全」であることがある。しかし情景が実際に提示されてみるまでは安全は保証できない。ある時期，著者は，1人の患者がかなりの不安を示すまで，標準的なコントロール情景として，黒い背地に白い花をつかうことにしていた。あるとき1人の患者はそれに対してひどい不安をおこして，彼はその情景を葬式と関連づけていた。あとでわかったが，彼は死に対する神経症をもっていたのである。
　コントロール情景をもちいるのには二つの理由からである。まず，患者の一般的な想像する能力についての情報を得ることであり，もう一つは，それがあるまざりあった因子の指標を提供するからである。たとえば，患者は自分自身をコントロールできなくなることの不安をもっているかもしれないし，または「知らないことがら」についての不安をもっているかもしれない。どちらの場合でも，特別に提示された情景の内容によってではないのに不安が惹起されるだろう。いずれの場合にも，脱感作の対象としては対処できない不安は治療をつづける前に取り去っておかなければならない。
　長い間，シーンを導入する標準的な方法は，著者が1954年にその詳細を報告した方法である。患者に，シーンを想像するようにいって「十分な」時間が過ぎると（普通15〜20秒）やめるようにいった。ついでシーンが少しでも不安をおこすと，指をあげて合図する方法をとり入れた。この方法は治療者が，実際にいつ想像が始まったかを告げられない不利さがあった。だからシーンの実際の長さがまちまちであった。それに加えて不必要に時間をとった。1968年以来これらの不利さがないつぎの方法をもちいてきている。
　患者に，治療者によって指示されたようにシーンを想像するようにいう。想像が明らかになったら左の人さし指を1インチほどあげるようにいう。ついで治療者はシーンを提示し——普通5秒から7秒の間であるが，そのまま

想像するようにいう。「想像を止めなさい」ということで，想像をやめる。そして suds でそのシーンがどの程度不安をおこしたかを，すなわちシーンが suds レベルを何 suds あげたかを告げさせるようにする。多くの患者はシーンの終わりには自動的に suds の数量をいうようになる。単に指をあげるよりは，ことばでの報告が弛緩を抑制するけれども，このことはそう重要ではない。いく分かの不利さがあっても，それはシーンを想像する「十分の時間」が得られることと，障害の量の即時の正確なフィードバックがあることによって補われる。

標準的には，どのように言いどのように行っているかを示すためにC嬢の四つの不安階層表の1例をつかって示してみる。(p.214)

治療者：今から，いくつかのシーンを想像してください。そのシーンをはっきりと想像しましょう。普通，よくくつろいでいれば，このシーンはほとんどあなたを悩ませることはありません。しかし，もし困難に感じたり，心配になったりして，私に知らせたくなったら，いつでも，左の人さし指をあげて知らせることができます。まずはじめに，ある気持ちの良い朝，なじみのある街角に立って，往来をながめているところを想像してください。車やオートバイやトラックや自転車や人や交通信号がみえます。往来の物音がきこえます。

（数秒ののち，患者は左の人さし指をあげる。治療者は5秒間そのまま待つ。）

治療者：シーンを想像するのをやめてください。想像することであなたの不安はどの程度になりましたか。

C嬢：全然ありません。

治療者：さてまた，弛緩しましょう。

（20〜30秒の間に，あらたに弛緩の指示が入る。）

治療者：さて想像してください。あなたは夕方家で勉強をしています。5月20日です。試験のちょうど1カ月前ですよ。

（15秒ののちC嬢が指をあげる。再び5秒想像するように，そのままにしておく。）

治療者：想像をやめてください。不安がどの程度になりましたか。
C嬢：15単位です。
治療者：さて同じシーンをまた想像してください。試験の1カ月前ですよ。

2番目の提示までは不安が5 *suds* になり3回目では0になった。提示の回数は患者によって，シーンによって異なる。*suds* が30を越すと，想像を反復しても低くなりにくい。しかし例外もある。また *suds* が10でも，反復で軽快にするには *suds* が高すぎるような患者もいる。

試験不安階層表の最初のシーンの提示のあと，第2シーンに移ることもできる。またC嬢の，たとえば口論のような，他の領域における反応をしらべることもできる，すなわち，

治療者：あなたがバス停留所のベンチに腰をかけているところを想像してください。道路の向かい側に知らない2人の男が口論の調子で話しています。
　　（このシーンは2回提示した。2回目の提示への反応を患者が報告したあと脱感作セッションを終わった。）
治療者：弛緩してください。さて今から5まで数えますよ。いきいきと，穏やかに感じながら目をあけましょう。

この患者の反応は，通常の反応であった。想像が鮮明であるし，情景の反復で不安が減少していった事実から，すべての不安階層表に，ほとんど問題なくこの方法をやっていけることが予想された；そして事実はこの予想を実証した。

あとのセッションも，最初のセッションと同じ方法であるが，しかし後になるほど準備にかける時間は少なくてよいことが多い。患者は十分弛緩していると判断されるときはいつでも想像するためにシーンが提示されると知らされている。初めの内のセッションにおいてのみ何か困難なことがおこれば，このことを治療者に知らさなければいけないと念をおされる。非常に困難なシーンにさらすことは恐怖の過敏性をひどく増すことになる。前のセッションでシーンを反復して与え，不安が0ではないが下ったシーンを新しいセッ

8 系統的脱感作法

ションの一番初めに提示する。しかし，もし前のセッションで，そのシーンが不安を生じさせなくなっていると，次のセッションでは不安階層表の次の高い項目のシーンを提示する。しかしながら，セッションの最後のシーンでは何も不安がなかったけれども，次のセッションで，少量の不安を示すことがある。不安の「自然回復」の一種であろう。その時には，不安階層表の次のシーンに移る前に不安が消去してしまうまで，くり返しこのシーンを提示しなければならない。このような患者の内の一部では，前回のセッションで過学習することで，学習の後がえりをなくすことができる。すなわち，不安が生じなくなったあとも2，3回シーンを提示することをするのである。脱感作セッションの間に生じたできごとはすべてカードに簡潔に記録する。次に示すのは，ここで例にあげたC嬢の脱感作セッションのまとめの記録である。

S. D. by rel. シーン1──街角（〔×1〕0）2──試験の1カ月前で家で勉強している（〔×3〕15，5，0）3──見知らない2人の男が道の向こう側で言い合っている（〔×2〕15，10）

「S. D. by rel.」は「弛緩による系統的脱感作法」の略号である。かっこの中の数はシーンの提示回数を示す。その右にある数は提示ごとの sud の点数である。

シーンに数の指標をつけるようにしているが，整数はテーマのクラスを示し，文字はテーマの内の項目を示している。例えばC嬢の場合，試験2週間前に家で勉強しているのに1aをつけ，1週間前は1bとしている。これらの指標をつかうことの利点は，（1）シーンの内容をくり返し書くのを省く。（2）記録を調べるとき，どのシーンであるのかをみつけやすい。（3）後での調査研究に役立つ。

数量的検討

　いくつのテーマがあるのか，それぞれのテーマにいくつのシーンがあるのか，1セッションで何回提示できるかは，まったくさまざまである。一般的にいって，不安項目四つまでは，1回のセッションで扱える。四つ以上の不安項目をもっている患者は，そう多くない。1シーンについて3～4回の提示が普通であるが，10回もしくは，それ以上が必要なこともある。1セッションあたりのシーンの総提示回数は，主として，どのくらいの時間が使われるのか，また，患者がどれだけ，それにたえられるかによってきまる。一般的にいって治療がすすむにつれて，この両者の量は増加する。そして結局は，診療時間のほとんど全部を脱感作に用いられるので，初期の段階では，8～10回の提示が1セッションでのすべての提示数であったのが，後の段階では，この数は30ないし50までにもなるだろう。脱感作セッションの通常の時間は15～30分である。しかしながらウォルピンとパーサル (Wolpin and Pearsall, 1965)は90分間持続した1セッションで，恐怖症を完全に克服したことを報告している。

　前述の般化が大多数の患者にみられる一方，一つのシーンの提示で起こる弱いがはっきりと持続する不安を示す人たちがわずかにいる。不安はセッションごとに減少するけれども，そのような人たちには，1回のセッションに1シーンだけを与えるべきである。また著明な不安の持続は，普通の過程では不合理な障害シーンの提示のあとに起こりうる。これが起こったときは，セッションは終えるべきである。

　だから系統的脱感作法では，1週間に1不安惹起刺激をもちいるという原則が受けいれられてきている。これは非常に慎重なことであるけれども，改善を逆制止によるとするとき，経済的な意味ではいつも必要であるわけではない。もっと早くすすめることが早い改善をもたらすことを示唆する臨床的な報告がある（ラックマン，1971）。「脱感作可能性」から「フラディング可能性」までの改善への反応を決めるのにいくらかの個人差（人格要因）がある

8　系統的脱感作法

ことは考えうることである。

　シーンの提示時間は通常5〜7秒であるが，いくつかの条件で変えられるものである。患者が，自発的に指をあげて不安を合図したり，もし何か鋭い反応を示したりしたら即座にやめる。治療者が，患者がそのシーンに対して，強い反応を起こすだろうと疑う特別の理由がある場合には，注意深く，短く提示する。——1〜2秒で。全般的に，初期の段階でのシーンの提示は短く，後になるほど長くする。かなりの数の患者は，シーンを明確に想像するのに15秒もそれ以上もかかる。また，シーンの内容は，この時間をきめるのに必要な役割をする。かみなり音のシーンは，演説のシーンよりも短い時間でよい。

　シーンの間隔は，また，いろいろである。通常10秒から20秒である。しかし患者が前のシーンで少なからず妨害されているなら，間隔は1分かそれ以上にのばされるだろう。その間患者は，平静で，くつろいで，落ち着いているという暗示を繰り返し与えられる。治療者が患者の反応の型によくなじむまでは，頻繁にシーン間の基本的な筋弛緩のレベルを調べる必要がある。この目的のためには，自覚的障害単位（sud）は非常に役に立つ。

　脱感作セッションの数は，患者が克服すべき恐怖星座に必要なシーンの提示数による。それぞれの症例におけるこの星座，重症度，関連した刺激のかかわりあい方などが，これに関した因子である。ある患者は6セッションで回復するかもしれないし，ほかの患者は100セッションもそれ以上も必要とするかもしれない。前に記した時間的次元を使わなければならなかった死の恐怖をもった患者は，他に二つの恐怖をもっており，全部で約100セッションを必要とした。死の恐怖のみをとり除くのに，全部で約2000シーンの提示が必要であった。

　各セッションごとの間隔は，そんなに大切なことではないようである。一般的にいって，セッションは週に2〜3回行う。しかし，数週間おくこともあるだろうし，毎日行うこともある。遠くからきた患者では，日に2セッション受けるし，たまには4セッションのこともある。セッションが集中的でも，拡散的でも，臨床的に脱感作が行われた量と，恐怖領域の実際刺激への不安反応の減少の程度とには，非常に密接な相関関係がある。治療がほとん

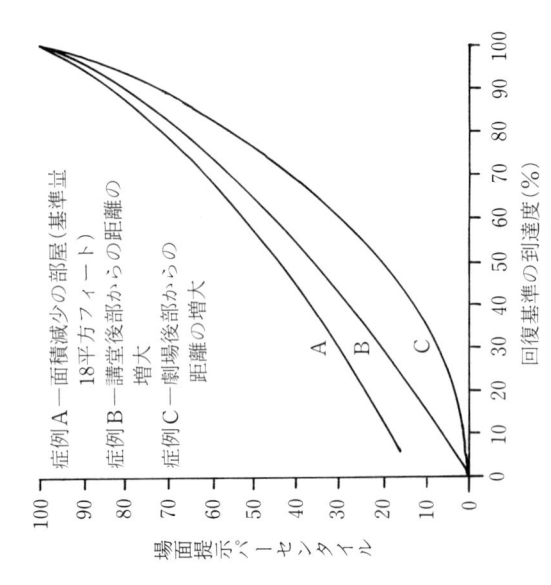

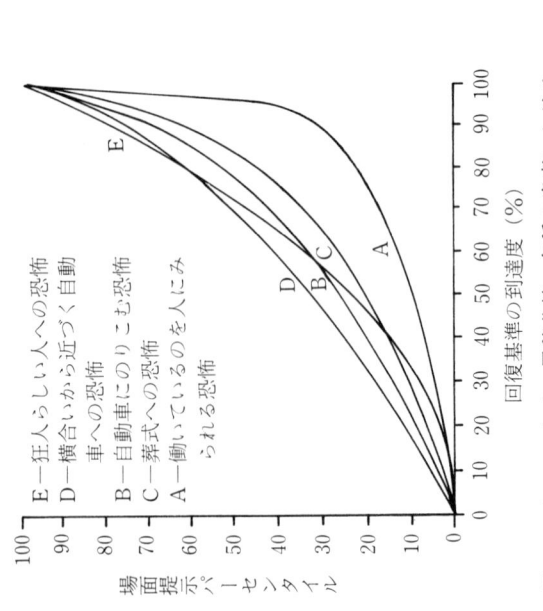

図8.4 パーセンタイル累積曲線：各種の患者における接近恐怖の脱感作操作

症例 E—狂人らしい人への恐怖
症例 D—横合いから近づく自動車への恐怖
症例 B—自動車にのりこむ恐怖
症例 C—葬式への恐怖
症例 A—働いているのをにらみられる恐怖

図8.5 パーセンタイル累積曲線：閉所恐怖症における脱感作操作

症例 A—面積減少の部屋（基準室18平方フィート）
症例 B—講堂後部からの距離の増大
症例 C—劇場後部からの距離の増大

228

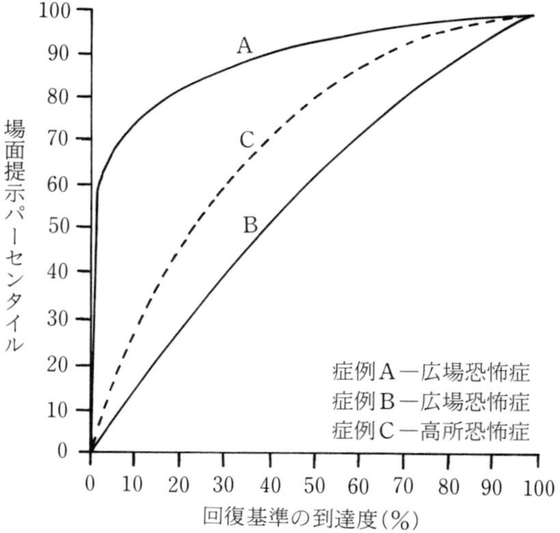

8 系統的脱感作法

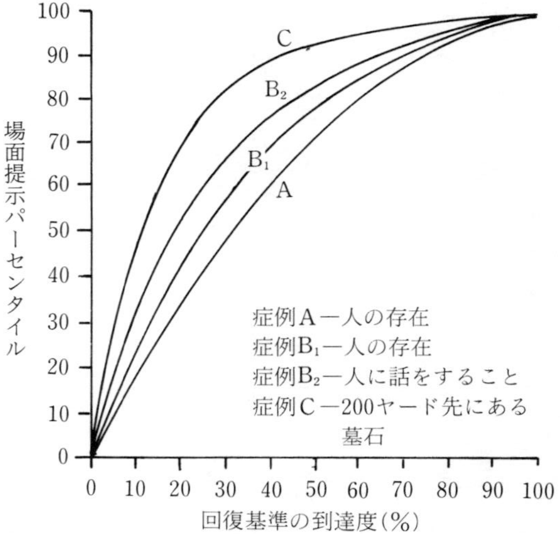

図8.7 パーセンタイル累積曲線：恐怖対象の増加する恐怖症における脱感作操作

症例A—一人の存在
症例B_1—一人の存在
症例B_2—一人に話をすること
症例C—200ヤード先にある墓石

図8.6 パーセンタイル累積曲線：安全地点からの距離の増加に関係する恐怖症における脱感作操作：広場恐怖症，高所恐怖症

症例A—広場恐怖症
症例B—広場恐怖症
症例C—高所恐怖症

ど終了していたり，非常に弱い反応しか残っていないときを除いて，それは，日常生活の過程で起こってくる自然な情緒と競うことで克服されるものであろうが（ウォルピ，1958, p. 99），一般的にセッション間には非常に小さい変化しか起こらない。重症な閉所恐怖症の1例では，セッションの最初のシリーズで得られた完全ではないが顕著な改善が，そのまま3年半つづき，その後のセッションで恐怖を完全に消失せしめた。前に記した，どうしようもない車の恐怖をもっている患者は，約5週間ごとに1〜2週間毎日セッションを受けたが，治療期間ごとには大きな改善を示したが，治療を受けている週では，まったく改善を示さなかった（症例58参照）。

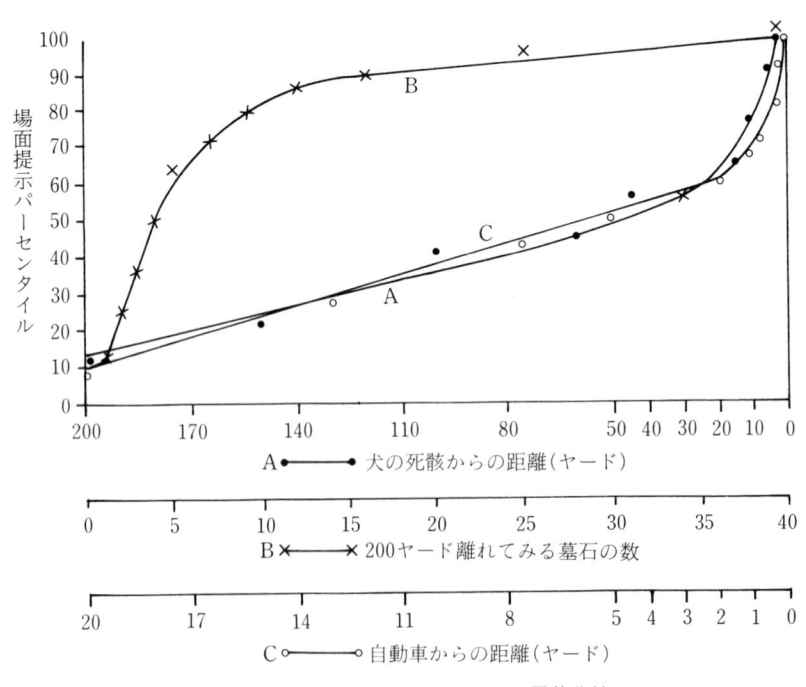

図8.8 各症例におけるパーセンタイル累積曲線

8 系統的脱感作法

　改善率は，偶然のものでも，単に，個人的なものでもない。少なくとも古典的な恐怖症の脱感作の症例においては，一貫した量的な法則に従う。13人の患者がもつ20の恐怖症の研究（ウォルピ，1963）は，脱感作の間，不安レベルを0まで下げるために必要としたシーン提示数は一律でないが，不安階層表の順に，ふえていくか減少していくかのどちらかの傾向があるという日常的な観察から思いついたものであった。物理的次元にそって変わるこれらの恐怖症の研究から量的関係を見出すように試みられた。閉所恐怖症や，恐怖対象への接近を増すことで不安が強くなっていく恐怖症の患者では，治療進展に伴うシーン提示回数の累積的カーブは正の加速度的特徴をもっている。広場恐怖や，尖端恐怖や，不安が対象の数によるようなものでは，累積的カーブは負の加速度的特徴がある。各々，特徴あるグループの曲線からなる図8.4から8.7までの研究でみられるように，例外はみられなかった。比較のために，曲線は百分率に直している。横軸は回復率の百分率を示し，縦軸はすべての不安階層表項目を克服するのに要した総シーン提示数の百分率に直したシーン提示数である。

　図8.8は，曲線の型を決めるのは，患者の性格によるのではなく，恐怖の型によることを示している。この図の3曲線は，1人の患者から得られたものである。負の加速曲線を表している（B）は200ヤード先の墓石の数の増加に対する不安反応の脱感作を示している。正の加速曲線は各々死んだ犬（A）と静止している車（C）への接近する恐怖に属するもので明らかに一致している。

　数学的分析は図8.7に示す広場恐怖症の症例（A）と曲線Cの例外（2次的に解釈されるだろうが）があるが，スティーブンス（Stevens, 1957, 1962）によってみつけられた──「心理生理的法則」──知覚の強度に対する刺激の物理的強度に関したものと同種類の機能的関係を表している。これは，心理的（自覚的）強度は，刺激強度の力学的関係であるという一般的，経験的法則である。これは，ある刺激が他の刺激の2倍の強さに見えるには，最初の強度レベルが何であっても，物理的エネルギーは定まった比率でふえなければならないことを意味する。この関係は次の式で表される：

$$P = KS^n$$

ここではPは知覚の強さ（心理学的強度）を表し，Sは刺激の強度を表し，Kは定数であり，nは関係指数である。指数は経験的に次の式できめられる。

$$n = \frac{\log 0.5}{\log r}$$

ここでrは与えられた刺激の物理的強度と，与えられた刺激の2倍の強さを表す刺激の物理的強度との比を表す。

脱感作のカーブがこの種の機能的関係をもつかぎり，恐怖症を克服していく過程の計量単位で要求される仕事量は，患者の治療前の反応強度に相関したものであるということが推定されるだろう。ここでいう反応の指標は，知覚強度よりも，むしろ・自・律・神・経・反・応である。この仮説を確かめるためには，治療前の不安階層表のそれぞれの項目の反応の直接測定される自律神経反応強度の曲線と，その後に得られた脱感作曲線を比較することが必要である。直接の比較はまだ試みられていない。しかしラングら(1970)は，ヘビ恐怖の刺激の不安階層表上の位置と，脈拍数の変化との関係の曲線が図8.4に示す接近恐怖の曲線と非常によく似ていることを見出している。

曲線については，指数nの量はスティーブンスの式（前記参照）によって決められ，rの量はYが50％のときの（0.5）×軸上の位置からひき出された。接近恐怖の間では（図8.4）中間の曲線Cの指数は約3.0である。恐怖対象（図8.7）の数によって変化する恐怖症では，B_2曲線の指数は0.43である。離れることの恐怖症群（図8.6）における中間の曲線Cはほとんどこれと同じである。

上に述べたように，離れることの恐怖症群のAの曲線は，力の因子とは一致しないが，脱感作した距離が20ヤードから100マイルであるので，この症例は特別なものである。人間のヤードの差の知覚と，マイルの差の知覚とはまったく異なったものであろうことは明らかである。曲線のプロットは，0～1マイルと1～100マイルの曲線と別のものであり，二つの力学関係の曲線が得られることがわかった。最初の（0～1）は，n＝0.44の理論的曲線に類似し

ており，次の（1〜100）は $n=0.26$ の理論的曲線とまったく同一のものであった（ウォルピ，1963）。図8.7の曲線Cは，指数関係〔$(P=76.11)(1-0.85^n)$〕に力学関係よりもあてはまっている。しかし他のものは $n=0.3$ の力学曲線に近く，法則を破る例外を作るものではない。

これらの量的関係を知ることは，このクラスの症例の治療がどの段階においてもっとも遅いかを予見したり，また，治療が進み，基本的なデータを出したあと，より明確に，あとどのくらいの治療がその恐怖症を克服するために必要であるかなどを計算したりすることを可能にする。さらに，異なった因子を表している曲線は，治療者が，多元的不安階層表の中で，最初にどの因子を扱うのかを決めるのに役立つ。たとえば嘔吐しているのをみられる恐怖をもっている婦人には，恐怖は目撃者の数と，接近によって増大する。数の曲線が負の加速で，接近の曲線が正の加速であるという知識は，100ヤードの地点において数を増大させていくシーンの提示をすすめる。これは数の因子は，少しの努力で克服されるものであるからである。次にたくさんの目撃者を徐々に接近させることができる。もし逆の順に使われたら，その結果は，二つの曲線の谷間で仕事をしていることを意味することになろう。

落とし穴と難関

治療者は，時に，予備手続きを，確実に問題なく取り運ぶことができたのに，脱感作が予想通りに運ばれないことがわかってはがゆい思いをすることがある。患者は，シーンの反復提示に対して，不安が減少しなかったり，またはセッション間に関連をもった実際の情況への反応が改善しないことを報告する。人の変数は非常に複雑でかつ微妙なものであるので，非常に広範にわたる経験も，成功に対する絶対的な保証にはなりえない。治療者が何をするとこの事態を取り返しうるのか。このためには，治療者は，まず最初にこの失敗の考えられる原因を探し出すことである。通常の理由は3種類のものである。これを順番に論じていく。

1．筋弛緩の障害

2．間違った，または不適切な不安階層表
3．想像の不適切

筋弛緩の障害　筋弛緩が十分でないとき，メプロバメートやコデインを面接の1時間前に与えることで効果が高められることもある。どの薬を使うかは，本質的には試行錯誤で決められる。フリーフローティングな不安が筋弛緩を妨げているとき，ラ・ベルン（La Verne）による二酸化炭素と酸素の混合ガスの1回吸入方法（p.306参照）を使用することがもっとも効果があるものであり，患者によっては各々の脱感作セッションの前に使用される。吸入は，不安がそれ以上減少しなくなるレベルまで与えられる。――普通4回吸入による。弛緩ができないけれども不安ではない少数の患者において脱感作を試みると，時に，それにもかかわらず成功することがある。それはたぶん面接によってひき起こされる情緒反応（p.442参照）が，想像刺激によってひき起こされる不安を抑制するからであろう。この仮説は最近の実験で支持されてきている。

　時には弛緩が催眠によって促進されることがある。ウォルベルグ（Wolberg, 1948）によって述べられている空中浮揚の技術をよくつかう。1～2回脱感作の前におこなう面接の間に，予備検索的な意味で催眠することはあるが，しかし多くの場合，最初の催眠の試みは脱感作セッションの間におこなう。催眠がむつかしい人ではこの方法はやめる。しかし標準的な催眠の状況下での方がよく弛緩する患者がいる。治療者が患者がよく弛緩していると感じていても，実際にはそうではないことがあることもまた難関の一つである。患者は実際には中等度に緊張しているときも，時に弛緩していると感じているということがある。これにはいろいろの理由がある。まだ十分に緊張の内的なしるしに気づいていないかもしれないし，それを報告する価値があるとは思っていないかもしれない。または，本当の平静さの状態を経験するまでがとても長いために，緊張のちょっとした実質的な低下も患者にとっては弛緩したようにみえるかもしれない。量的自覚的不安尺度の使用は，このような間違った伝達を減少する（なくしてはしまわないけれども）。持続的な筋電図の単純なフィードバック（ブジンスキー，ストイヴァとアドラー 1970；リーフとガ

―ルダー Leaf & Gaarder, 1971）などの精神生理学的モニタリングで診断できることが多い。実際の事態を明らかにするために，患者に非常に注意深い質問をする；もちろん治療者は弛緩を進めることができる種々のことをしなければならない。

そのほかに，「自分を解き放してしまう」ことの恐怖の一部として弛緩することが困難な患者がいる。このような患者は弛緩しようと努力しある程度は成功する；しかし恐れを残している。不安反応の自律神経的要素は変わらないまま残っているし増加さえするかもしれない。この困難の解決は症例によっていろいろである。時には患者に「自分自身を解き放してしまう」ことを試みないで自分自身のやり方で平静さと気楽さを得るようにと話すだけで，脱感作のための基礎を得ることができるのである。他の場合には，前もって現実（in vivo）脱感作の方法で「自分自身を解き放す」恐怖の脱感作が行われてもよい（第9章）。同じ方法で他のすべての神経症の不安星座をアタックしていけるかもしれない。あるいは「不安―安心」法や嫌悪的でない感覚中断法などによる電気的な2～3の不安反対作用によることもある（第9章）。

間違った，または不適切な不安階層表　適切でよくできた不安階層表のように見えるときでも，治療者は，それ以上治療をすすめることができないことがある。そうなった可能性の一つに不安階層表がトラックからはみだしてしまったということがある。これは，しばしば，患者の恐怖がそれから全く離れているのに恐怖の原因の一部であったり，それから派生しているものであるような文脈でおこっている場合である。たとえばある患者は，閉所恐怖と広場恐怖に対して，20セッションの治療を受けたが，ほとんど進歩がなく，そのあと，そのどちらの恐怖も死の中心的な恐怖にもとをおいていることがわかった例がある。彼は動きの自由が制限されたり，休めるところから離れていたりするときに不安になった。なぜなら，そのような情況は，もし彼が虚脱状態になったようなときに助けを得るのがむずかしいことを意味するからであった。著者がこの症例で苦労していたとき，非常によく似た恐怖の領域をもっている他の男性患者は，古典的な方法で脱感作に反応していった。なぜなら，彼にとって空間に関連した刺激は，実際の不安の本質的なもので

あったからである。

　得られた不安階層表が脱感作に合わないことがあるが，その例は自己満足が低い，不幸な既婚女性の場合である（p. 386 参照）。結婚したときから始まった単一恐怖症は，緊張や嫌悪をおこすような結婚のある状況と関連した刺激状況に反応した恐怖であることがある。これはフライ（Fry, 1962）によって注目されてきた。これらの症例は，しばしば広場恐怖として表現されており，多分多くの広場恐怖症がこの中に含まれるだろう。

症例28

　この例は，広場恐怖ではない例である。34歳の女性は，ごく普通の，時間を尋ねるなどの日常的な会話をのぞいて，大人と話しているときは閉じこめられていると感じ，そして逃げだしたい強い衝動があると訴えていた。この症状は8年前の患者の結婚中に始まった。著者が最初に患者を診たとき，そうなった理由を何も明らかにすることができなかった。筋肉弛緩を練習して文字通り恐怖刺激を探していった。最初の不安階層表は，見つめられていることをテーマにしたもので，患者の不安反応は，見つめる人の接近によって増していった。彼女に提示される想像のシーンは，15フィートの距離になるまでは非常に少ない不安しか起こらなかった。それから強い反応が起こった。距離をおいたまま，人の数，見つめる人の年齢，見つめられる時間，照明の強さを含んでいる多くの他の因子について順々に提示を試みた。——どの場合も同じ結果であった。何か大切なものが足りないことは明らかであった。しかしこれが何であるか検証できなかった。著者は，患者が鎮静剤がほとんど効かなく，「私の悩みを消しうるものは何もないのでしょうか」と聞いたとき，絶望してほとんどこの症例を手放そうとしていた。著者は「特別にストレスが強いとき，少量のお酒を飲むのもよいでしょう」と答えた。長い沈黙のあと，彼女は言った。「夫が私にお酒を飲ませないのです。」これが著者が聞いた彼女が夫について批判らしいことをいった最初であった；しかし，これが，夫が彼女の一つ一つの行動についての絶対的支配をもっていることについて，長い間抑圧していた怒りや欲求不満をこじあけた氷山の一角であった。最初の妊娠は，神経症を結実させた。なぜなら，それは結婚を破ってい

く道をふさがれたように思えたからであった。——その結婚を彼女は，外部に，そしていくぶんかは自分自身にも非常に成功したものとして演じてきたのであった。

恐怖は，主としてみつめられたり，せんさくされたりする恐怖として現れてきた。この情況から逃げ出したいという衝動は結婚によって生じた閉所恐怖症的感情によって慢性に倍増されていった。このように，述べられていなかった生活状況が，恐怖の実際の理由であった。夫に対しての主張行動のすすめが，いまやもっとも重要な治療方法となった。

この症例に隠された情報があったことから，この症例には精神分析療法がもっともよい適応となっただろうと考えられるかもしれないので，この症例が，2年の間精神分析を受け何の利益も得なかったことを述べておかなければならないだろう。精神分析の経過の中では結婚状況についての真実はあきらかにされず治療の重点はエディプスコンプレックス的な面に向けられていた。精神分析の理論は，しばしばその症例の十分でしかも自由な検討を妨げる拘束服となりうる。

想像の不適切 多くの患者は，かなりの現実性と，相当量の不安をひき起こす方法で，想像された不安—惹起情況に彼ら自身を投げ出すことが可能である。著者は，南ア連邦とアメリカの患者90％についてこのことをみている。イギリスでは，著者の個人的印象と，最近のマイヤー（Meyer, 1963）による意見では，この百分率はかなり低い。これはたぶん，感情の表出を下におしやってしまうことをすすめてきた，想像に情緒を付随させる能力をそこなう，イギリスの伝統的な教育のためなのかもしれない。

ある患者では，治療者の要求にこたえる視覚的な，または触覚的な想像のどちらも——どの程度でも——よび起こすことができない。もっと普通なことは，想像ができているのに患者はどのような現実的な感覚ももたないという困難がある。たまたま治療者によってとられる方法が，このむずかしさを克服することがある；あらかじめ想像される情況を詳しくいってみたり，良い催眠対象には「深い」トランスを導入したり，また患者に想像していることをいわせてみたりなどである。ダーウィンとマックブレティ（Darwin and

McBrearty, 1969) は速度恐怖の対象に，脱感作の間，患者にシーンを単に想像するだけでなくいわせてみることで，あきらかに早い改善をみている。フィリップス (Phillips, 1971) は，想像の能力の訓練のための効果的なプログラムを提案している。このようなことも役に立たなければ，実際の刺激を用いたり物理的な代替物をつかうなどの治療の方法をもちいる必要があるだろう。

たまに，不安階層表のある点までは満足に想像していた患者が，それ以上の項目の想像ができなくなる。そして想像情況から離れて，それらを関係のない目撃者の立場からみている。症例61がその例である。彼は自分自身の尿で汚染されているという恐怖をもとにした極端な形の潔癖強迫症をもっていた。想像情況がその力を失ったとき，現実刺激が彼の弛緩状態に拮抗させられた。これをもとにして，彼の神経症は完全によくなった。

系統的脱感作法の効果

適当な症例に適用された脱感作の効果を検討すると，それは特異的な方法ではなく理論の応用であるということに思い至るはずである。

臨床研究

治療ファイルから無作為に抽出した39人のカルテを統計的研究（ウォルピ，1961a) の対象としてもちいた。これらの患者の多くはもっと適切な他の方法によって治療した他の神経症習慣ももっていた。

その研究の詳細は表8.2に示しており，治療の結果はプラス4から0に分けられた5点尺度で示されている。プラス4の評価は実際に遭遇する恐怖領域のすべての情況への恐怖反応からの，完全またほとんど完全な自由を意味している。プラス3の評価は，そのもともとの強さの少なくとも80％がよくなったと患者が判断した反応の改善を意味している。0の評価はあきらかな変化がないことを示している。このシリーズの患者にはプラス4，プラス3と0だけがあてはめられているということが注目されるだろう。

8 系統的脱感作法

表8.2 症例の基礎データ

	性別	年齢	治療回数		不安階層表のテーマ	効果	注
1	女	50	62	a	閉所恐怖	++++	
				b	疾傷および病院	++++	
				c	死およびそれに関するもの	++++	
				d	嵐	+++	
				e	口論	++++	
2	男	40	6	a	罪	++++	
				b	見くだされること	++++	
3	女	24	17	a	試験	++++	症例25参照。
				b	じろじろみられること	++++	
				c	見くだされること	++++	
				d	他人の間の不和	++++	
4	男	24	5		ヘビのような形をしたもの	++++	
5	男	21	24	a	注目されること	++++	
				b	他人の苦痛	++++	
				c	「しっと」反応	++++	
				d	みとめられないこと	++++	
6	男	28	5		人ごみ	+++	
7	女	21	5		批判	++++	
8	女	52	21	a	注意の中心になること	0	情景を想像することで障害されない。
				b	迷信	0	実際には,情景に自分自身をおいて想像していない。
9	女	25	9		他人の苦痛および死	+++	
10	男	22	17		他人の傷	++++	
11	男	37	13		直接的な,または暗示的な批判	++++	
12	女	31	15		仕事をしているのを観察されること	+++	
13	女	40	16	a	苦悩とおびえ	++++	この症例の詳細については,すでに報告している。(ウォルピ,1959)
				b	見くだされること	++++	
				c	期待を裏切ること	++++	
14	男	36	10	a	明るい光	++++	
				b	動悸	++++	
15	男	43	9		傷と死体	+++	
16	男	27	51	a	観察されること,とくに仕事中	+++	仕事中,観察されることでは不安ではなくなった。
				b	批判されること	++++	カードをしているときに不安。

239

性別年齢		治療回数		不安階層表のテーマ	効果	注
17	男 33	8		ゴルフをしているとき観察されること	＋＋＋	
18	男 33	8		聴衆の前で話をすること（吃音）	0	想像上の情景では障害されない。
19	男 40	7		権威的人物	＋＋＋＋	
20	男 23	4		閉所恐怖	＋＋＋＋	
21	女 23	6	a	広場恐怖	0	のちに，条件運動反応の方法により治療し，成功した。
			b	落下することの恐怖	0	
22	男 46	19	a	注目をあびること	＋＋＋	
			b	血と死	＋＋＋＋	
23	女 40	20		社会的な場面での当惑	＋＋＋＋	
24	女 28	9		広場恐怖	0	
25	女 48	7		拒絶	＋＋＋	
26	男 28	13	a	非難	＋＋＋	
			b	拒絶	＋＋＋＋	
27	男 11	6		権威的人物	＋＋＋＋	
28	男 26	217	a	閉所恐怖	＋＋＋＋	最終的には「フラディング」使用で完全に治癒した。
			b	批判（多面的）	＋＋＋	
			c	死に関すること	＋＋＋	
29	女 20	5		広場恐怖	＋＋＋＋	
30	男 68	23	a	広場恐怖	＋＋＋＋	
			b	自慰	＋＋＋＋	
31	女 36	5		注目をあびること	＋＋＋＋	
32	男 26	17	a	疾病と死	＋＋＋	
			b	症状（自分自身の）	＋＋＋	
33	女 44	9	a	観察されること	＋＋＋＋	
			b	エレベーター	＋＋＋＋	
34	女 47	17		膣内への(性器の)挿入	＋＋＋	
35	男 37	5	a	非難	＋＋＋＋	
			b	拒絶	＋＋＋＋	
36	女 32	25		性的刺激	＋＋＋＋	
37	男 36	21	a	広場恐怖	＋＋＋＋	
			b	非難	＋＋＋＋	
			c	観察されること	＋＋＋＋	
38	男 18	6	a	非難	＋＋＋	
			b	性的刺激	＋＋＋＋	性不能を克服する手段。
39	女 48	20	a	拒絶	＋＋＋＋	吃音が顕著に改善された。
			b	他人の無作法	＋＋＋＋	

8 系統的脱感作法

表8.3 データ（表8.2）の要約

患者数	39
脱感作治療に反応した患者数	35
不安項目数	68
克服された不安項目数	45 ⎫ 91%
著明に改善された不安項目数	17 ⎭
不変の不安項目数	6　9%
脱感作セッションの総数	762
１不安項目に費やした平均セッション数	11.2
改善された１不安項目に費やした平均セッション数	12.3
１患者あたりのセッション数の中間値	10.0

　表8.3は表8.2に示したデータの要約である。ここには39人の患者の68の不安反応習慣があり，39人のうちの19人の患者が多元的な不安階層表を持っていた。35人の患者で治療が有効であったと判断された。不安反応習慣の45はあきらかに消え（プラス４評価），17はあきらかな改善があり（プラス３評価），これらは，全体の90％になる。後者のグループの多くは，たぶん追加セッションでプラス４評価になるだろう。症例16と29ではセッションを中断した時改善はとまっていた。他の症例においてはそれはない。

　失敗例のうち，症例８と18は情景の中に自分自身を想像することができなかった；症例21では，述べられたシーンに想像をとどめることができず，繰り返し非常に困難な想像場面にさらされた。この患者はその後，その概略を次の章で述べている条件づけ運動反応によって，完全に治療に成功した。（p. 259）症例24は不定な反応を起こす対人恐怖症をもっていたが，自分で効果がないと判断し，他の治療に移った。

　一つの恐怖に関する平均セッション数は，11.2回である；患者にあたえられたセッションの中間値は10.0である。脱感作セッションは通常45分間しか行われないということは，注目されるべきである。他の神経症的問題をもっている症例の中には，脱感作を行わない他の面接もあったが，それはこの表には入っていない。

このデータについて注目すべき重要な点は，治療した68恐怖症のうち古典的な恐怖症に分類されるのはたった14例に過ぎないということである。この中には15章でみられるように，しばしば社会恐怖がもとになっている広場恐怖の5例が入っている。他は4例の閉所恐怖症と，ヘビ様の型，明るい光，人ごみ，あらし，他人の傷の恐怖症である。最後の症例を恐怖症として含めるのは多分問題がある。臨床研究で脱感作がもっとも適応的なのは，社会的な恐怖の治療においてであるにもかかわらず，通念的に適用できやすいとされているのは恐怖症に限られているのである。

治療効果に関する統制研究

　ポール(1966)は，重度の会話恐怖の学生に関する，脱感作と他の2方法による治療との計画されたすぐれた比較研究を行った。彼はフロイト学派からサリバン学派までの5人の治療者の協力を得た。9症例が各々の治療者に割り当てられ，各治療者は3人の被験者の各々に，異なった3方法を用いるよう要求された。用いられた方法は，(1)その治療者が以前から行っている洞察療法；(2)「アテンション―プラシボ療法」といわれる，暗示と支持を含む方法；(3)系統的脱感作法。ただし治療者はその方法を訓練された。以上の3方法である。各患者は5回の治療セッションを受けた。その結果，様々

表8.4　ストレス状態から，伝統的なカテゴリーで「改善された」症例のパーセンテージ内訳

治療群	N	改善なし	わずかに改善	改善	著しく改善
脱感作	15	—	—	14%	86%
洞察	15	7%	4%	27%	20%
アテンション―プラシボ	15	20%	33%	47%	—
統制群	29	55%	28%	17%	—

Paul, Gordon L. (1966)。Insight versus desensitization in psychotherapy. Stanford University Press より許可を得て引用。

表8.5 ヘビ恐怖の治療前後のテスト得点の変化
(平均のTテストによる)

群	回避テスト	恐怖得点	FSS No. 38	恐怖調査
2群の統制群対脱感作	2.57*	2.12*	2.19*	1.25
2群の統制群対(不安階層表項目)15以上脱感作	3.26+	3.44+	3.99‡	2.52*
2群の統制群対(不安階層表項目)15以下脱感作	0.14	0.41	1.85	0.41
(不安階層表項目)15以下対15以上	2.33*	3.28*	5.00‡	2.26*
疑似治療対治療なし	1.67	0.48	0.58	0.12

* $p<0.05$ + $p<0.01$ ‡ $p<0.001$
Lang P.J., Lazovik, A.D., and Reynolds, D. (1965), Desensitization, Suggestibility and Pseudotherapy. *J. Abnorm, Psychol.* (10, 395-402.)

な測定：認知的，生理的，運動遂行を行ったところ，有意差をもって他の方法に比べて系統的脱感作の効果が著しいことが示された。伝統的な臨床的変化という観点からみれば，脱感作による治療を受けたもののうち86パーセントがかなりの効果を示し，14パーセントのものが改善を示した。これを洞察療法と比べると，洞察療法を受けた患者の20パーセントがかなりの効果を示し，27パーセントが改善されたことになる。アテンション―プラシボ群では，かなりの効果を示したものは1人もなく，47パーセントのものに改善が見られたにすぎない(表8.4)。2年後の経過調査でこの差は維持されていた(ポール, 1968)。

この他に注目に値する統制された研究は，ラングとラゾヴィク (Lang and Lazovik, 1963)の研究および，ラング，ラゾヴィクとレイノルズ(Lang, Lazovik and Reynolds, 1965) の研究である。これらの研究の被験者は，重度のヘビ恐怖の反応を示す大学生であった。彼らの何人かを系統的脱感作によって治療し，その結果を2群の統制群と比較した。統制群の一つはまったく治療を受けなかった群で，他の一つは「プラシボ治療」(弛緩訓練のあと弛緩した状態で「人生」の問題についての面接を行った) 群である。治療の効果を，ヘビ回避テストおよびヘビに対する恐怖反応の自己評価でみると，脱感作群の学生は，他の2群の統制群に比べて有意に改善が見られた (表8.5)。その差は，

15以上の不安階層表項目が脱感作された場合には0.001レベルで有意であることが示されていた。

ムアー (Moore, 1965) は，十分に計画され実行された統制実験をクリニックのぜん息患者に行いその結果を報告した。彼女は均衡不完全ブロック計画（この実験デザインでは，患者は自らの統制に従う）を用いて，ぜん息の症例を次の3種の治療法によってその効果を比較した：(1)逆制止療法，(2)弛緩療法，(3)暗示を伴う弛緩。最初の4週間の治療で，呼吸の最大流量を測定したが，主観的にも客観的にも3群ともに改善が見られた。しかし他の2群に比べて，逆制止療法群の改善が顕著であった。さらにその後，逆制止群は引き続き改善が続いたが，他の2群は逆に症状が出てきた。治療を始めてから8週間で，最大呼吸流量についてみると，逆制止治療を受けた群の改善

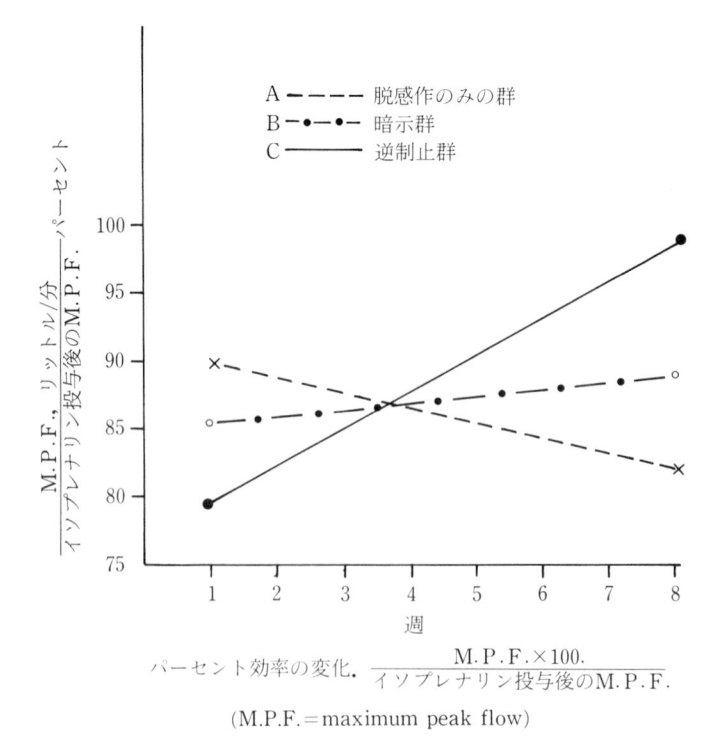

パーセント効率の変化. $\dfrac{\text{M.P.F.} \times 100.}{\text{イソプレナリン投与後のM.P.F.}}$

(M.P.F.＝maximum peak flow)

図8.9　ぜん息患者の最大呼吸流量より見た3治療群の効果の比較（ムアー, 1965）

の程度は0.001レベルで，他の2群より有意に明らかに改善していた（図8.9）。
　ポール (1969, p.63 以降) は75の系統的脱感作法の効果に関する研究の分析を行った。これらの研究は「ほぼ1000人の患者と90人以上の治療者」が関係している。55の非統制研究の報告のうち9報告を除いた残りは，系統的脱感作の効果があることを示している。統制された8研究は，治療者の特徴と治療技法の混同をさけた実験デザインによるが，すべて「系統的脱感作のたしかな有効性を示している」(p. 145)。ポールは，「初めて心理的治療の歴史の中で，特異的な治療パッケージが，不安が基本的に重要である広範囲の障害に対して，信頼し，測定しうる効果を生んだ。」と結論づけている (p. 159)。再発と代理症状はほとんどの報告者が検討しているにもかかわらず，みられていない。

系統的脱感作法に対する最近の評価と批判

　過去数年の間，系統的脱感作法の治療的な妥当性と機制に関して討論が行われてきた。この治療法は特別の効力をもっておらず，治療者の効果は「期待」によるものである，という反論がある。この立場にたつ強い反論はカズディンとウィルコックソン (Kazdin and Wilcoxon, 1976) によるものであり，彼らは「期待」を非特異的な治療効果の基礎であるとして考えている。しかしながら，彼らがあげている例はこころもとないものである。まずそのような期待が治療効果の可能性となりうるとする事実をあげずに，ローゼンタールとフランク (Rosenthal and Frank, 1958) が，行動の変化は，「治療者とその技術の効力に対する信念」によりうるとする主張を正しさの保証としているだけである。そしてまたローゼンタールとフランクもこの主張に見合う事実を示しているわけではない。一方，フォード (Ford, 1978) は患者の治療の効果に対する期待は，長続きする改善の有力な指標にならないことを見出している。系統的脱感作法に関するかぎり，カズディンやウィルコックソンが引用した多くの実験は，期待が特異的な要素であることを示してはいない。なんであれ，期待は変化の機制ではない。それは気持ちを述べたり，自己主

張したり，あるいは自己暗示したり，のような行動的できごとに過ぎないのである (p.80 も参照)。

　神経症のなかで，治療面接のときにおこる非特異的なできごとが，計画された技法によると同様に，効果をもつことは疑いのないことである。これらの非特異的なできごとは，行動療法以外の治療のほとんどの場合の基本になっているし，また行動療法の効果にも多分役に立っているだろう (p.442参照)。このことはポール (1964) のアテンション—プラシボ治療の結果によって示されている。さらに非特異的な効果を無視することは，系統的脱感作法において，弛緩が効果をもっていないことを示す意図のもとに行われたいくつかの研究にみられる混乱のもっとも大きな理由になっている。非特異的効果は不安と競える種々の個人的な感情によるもののようだ。楽観的な期待は，そのような感情の一つのもとになるだろう。それらが治療者の名声や治療状況の雰囲気への感情的な反応よりも重要であると信ずるにたる理由はない。

　他の，事実にもとづかない主張は，弛緩が系統的脱感作の効果に何ら影響を与えていないとするものがある。これを示している証拠だとされる多くの研究を，イエーツ (Yates, 1975) やカズディンとウィルコックソン (1976) が要約している。

　これらの研究 (クローデルとソーントン Crowder & Thornton, 1970；オドンネルとウォーレル O'Donnell & Worell, 1973；シュー Sue, 1972) の大部分がもつ特徴は，不確かであるということである。なぜなら「非臨床」対象のちょっとしたことで消去できるような軽い恐怖を対象に研究が行われており (バーンスタインとポール Bernstein & Paul, 1971)，そのいくつか (例えばベンジャミン，マークスとハドソン Benjamin, Marks & Hudson, 1972) はとても考えられないほど不適切な弛緩を行っている。後の研究で脱感作を受けた患者は，「弛緩」のもとにこの脱感作を行ったかどうかと関係なく効果があったとしている。「　」印をつけたのは弛緩群の人たちは，たった一度の弛緩訓練のセッションをたった1回の弛緩訓練を受けただけの精神科レジデントから受けただけである。

　臨床的には，ジェコブソンは必要な平静さを得るためには，かなりの量の弛緩の教示と実習を受ける必要があることを示している。ボルコベックとサ

イズ (Borkovec and Sides, 1979) によって調べられた研究はこのことを支持している。漸進的弛緩の生理学的な効果に関しての25研究のうち，弛緩した被験者がそうでない対象よりも自律神経反応を軽快させており，彼らは，平均4.57回の弛緩セッションを受けている。一方，平均2.30セッションを受けた被験者では，不安の軽快は，弛緩群と非弛緩群との間に差がないことをあきらかにしている。彼らは系統的脱感作法の理論と弛緩の役割は，たしかに，不安のプロセスが自律神経に基盤をもっていることにもとづいていると主張している。この理論を疑問視している多くの研究は，短いテープにふきこまれた弛緩訓練を正常の対象につかっていると結論している（研究のレヴューのために，ボルコベックとオブライエン Borkovec & O'Brien, 1976 を参照）。

　上に述べた多くの研究者たちは，弛緩は脱感作に欠くことのできないものであるとする説を表明している（それはまちがって著者がしたことになっている）。それは著者の見解ではない（ウォルピ, 1958, p.193 参照）。前に（p.72），あるいは第9章でさらに詳しくのべるように，多くの反応は不安と拮抗することができる。その中には患者が治療者に対して起こす反応も含まれる。

　現在のところ，治療者への患者の感情的反応は間接的にしか示すことができない。正式な治療の前に不安が消去する患者は，しばしば治療者によって，感情的に活性化されるようであるという臨床的な観察がそのなかに入る；また一部は，バリンスとレイ (Valins and Ray, 1967) の認知的な仮説へのゴープ，スターンとガルブレイス (Gaupp, Stern, and Galbraith, 1972) の反論のなかにあきらかにされている精神生理学的な事実である。実際にこの方法が，生理学的反応を軽減できる患者にのみ改善が生じることがわかっている。（われわれは最近行動療法部門で精神生理学的な研究を始めた。）

　他の反応は系統的脱感作法の効果が「治療教示」によるとするものである（リーテンバーグ他 Leitenberg et al., 1969；オリボー他 Oliveau et al., 1969）。これらの研究者によっておこなわれた実験では，治療法として脱感作を受けていると教えられたヘビ恐怖の被験者は，同じ方法を受け生理学的実験であると教えられていた被験者よりも改善した。また生理学的実験であると信じていた被験者は，比較群よりも改善した。この結果はマグリン，レイノルズとリンダー (McGlynn, Reynolds and Linder, 1971) の追試実験によって再現は

できなかった。その他の示唆（例えば，エフランとマーシャ Efran & Marcia, 1976；マグリンとウィリアムス McGlynn & Williams, 1970）や実際の生活へのエクスポージャー（被曝）（シャーマン Sherman, 1972）のような「枝葉」の要素の重要性も，また主張されている。これらの報告は，弱い恐怖を対象にしているので，かなりひかえ目に検討しなければならない。バーンスタインとポール(1971)は，実験の対象となる恐怖が，臨床の恐怖症の特徴となっている酷さをもっていなければ本当のアナログとはいえないことを指摘している。実際に弛緩を支持しているポール(1969)によって集められた研究の多くでも，同じことがいえる。

　ゲルダーと共同研究者 (Gelder and his associates, 1973) は脱感作とフラディングと「非特異的」要素に関してのよく計画された臨床比較研究の結論として次のようにのべている。「研究の結果は行動治療の基にある機制についての最近の理論は不適切で修正が必要であることを示している」と。「今の理論を修正する」前に効果の研究方法のどれも欠陥があるという事実に対して注意をはらわなければならない。群間の比較に堪えうるほどには症例の分析がないという事実がある。過去何年かの間，著者がくり返し主張してきたように（ウォルピ, 1977, 1979, 1981；ハーセン Hersen, 1981 参照），もし，不適応的な恐怖が比較できるものなら，それが同じ刺激先行物をもっていなければならないだけではなく，同じ刺激反応の文脈をもっていなければならない。まず第1に，第5章でのべたように，恐怖が古典的に条件づけられたのか，あるいは認知的方法によってのことかによって症例を区別する必要がある。認知的恐怖に系統的脱感作法を適用するのはウィルス性の肺炎にペニシリンを使うように一見して無益なことである。次に古典的に条件づけられた不適応的な恐怖の場合，真実の恐怖の手がかりは現在の訴えだけによって明らかにされるとはかぎらず，広場恐怖の多くの例に示されるように，手がかりとなる刺激は家からの分離ではなく他の心拍動のような，身体の症状のような何か他のものによってであるかもしれない(p. 385以降参照)。これらの症例による違いは，一般的に効果の比較研究では無視されているという事実は，これらの研究の多くが無意味であることを意味している。何故ならリンゴもオレンジもソーセージもすべて比較群のなかでわからない物として混ぜ合わさっ

ているからである。

　混同は，認知治療と条件づけ治療が「無選択」群をもとにして比較されているときにもっとも大きく，また，——ラックマンとデービソンの研究にみられるように——系統的脱感作の各要素が評価されるときにはもっとも少ない（p. 198 参照）。

注
1　これに反して，ウォルピとフラッド（Wolpe and Flood, 1970）の観察をはじめ多くの観察が，反応の低減は，より強い刺激が十分に与えられるときにおこることを示している。このことはフラディング（12章）のところでのべる。
2　この章の終わりに最近の研究に対する批判をのべる。
3　この調査表（ウォルピとラング，1969）は市販されている。（教育・産業テストサービス社，サン・ディエゴ）
4　これは短いエクスポージャーのときは正しい。しかしフラディングプログラム（12章）のような長いエクスポージャーでは正しくない。

9
系統的脱感作法の応用技法

　理論をもつことの利点は，論理的に臨床応用できる枠組みを手にすることである。もし，伝統的な系統的脱感作法が，ある特殊な症例や，ある種の症例に適さないとわかったならば，一時の少「量」の不安を逆制止する理論を，他のやり方でも実行する方法があると確信できる。伝統的な脱感作法が成功している場合でさえも，その理論を新しく詳細に実験することは，それがより効果的，あるいはより経済的である可能性があるために，価値がある。
　この章では，いくつかの技法上の変法を述べる。そのうちのいくつかは，伝統的な脱感作法が使えないか，成功しない場合に試みるべきものとされていた。また，ほかのいくつかは，実験で，少なくともある種の神経症的恐怖については，伝統的な脱感作法に優っていることを示す比較実験のテーマとされてきた。
　脱感作法の変法は，三つのカテゴリーに分けられる。(1)診察室内での標準的脱感作法の技法上の変法。(2)想像刺激を用いる不安拮抗反応の変法。(3)実際に不安を起こす刺激を用いる方法。

標準的な脱感作法の技法上の変法

　標準的な脱感作法の本質は，弛緩した患者に想像刺激を段階的に提示することである。治療者が患者に費やす時間を節約するには二つの方法がある。第1は，治療者が実際にそこにいなくてもすむように，いくつかの治療手続きを自動化することである。第2は，類似の神経症的恐怖をもつ患者たちを集団で治療するものである。

系統的脱感作法に機械を援用すること

　ラング (Lang, 1966) は，機械を用いて脱感作を成功させ得ることを最初に実証した。ヘビに対する恐怖を，1台は不安階層表の項目を，1台は筋弛緩の指示を録音した2台のテープレコーダーを用いて治療した。患者は，ボタンを操作して，弛緩し情景を想像し，それを反復したり中止したりした。ラングの観察にヒントを得て，ミグラーとウォルピ (Migler and Wolpe, 1967) は，1台の治療用に用意されたテープレコーダーを用いて，特に集団に話す時に，自分が認められず，あざけられていると感じてひどい混乱に陥っている患者を治療した。指導されながら，患者自身が不安階層表項目と筋弛緩の指示を録音した。彼は，テープレコーダーを家に持ち帰り，7セッションかけて自分で完全に脱感作した。2年後の追跡調査で，彼は最初の恐怖から全く自由であることがわかった。

　次に示す技法の内容は，ミグラーとウォルピ (1967) の方法に若干の修正を加え再生したものである。Wollensak T—1600 テープレコーダーか，Uher Universal 5000 か，あるいは，次の二つの特徴を備えた他のテープレコーダーを用いることができる。その特徴の第1は，テープの動きを直ちに止められる休止スイッチをもっていること。このスイッチは，患者が手にもっているマイクロスイッチに連結しており，テープの動きをいつでも，好きなだけ止めることができるようになっている。第2は，二つの金属のセンシングス

トリップが，レコーディングヘッドの両側にある。テープについている金属片が，右側の2個のセンシングストリップに接触すると内部のサーキットが閉じて，テープレコーダーは自動的に再生から巻き戻しに切り替わる。この二つのストリップは，テープとそれと平行に配線されている押しボタンによって迂回され，ボタンを押すと瞬間的に再生から巻き戻しに切り替わるようになっている。二つめの対のセンシングガイドは，レコーディングヘッドの左側についていて，もう一つの特に備え付けた金属片がこのガイドに達すると，巻き戻しを止め，再生に戻る。これは変更できない。押しボタンとマイクロスイッチは，接着テープで一緒にされ，患者が手に持てるような一つのリモートコントロールユニットとなっている。マイクロスイッチを押すと（以後は「休止スイッチ」と呼ぶ），押している間，再生が中止される。瞬間的に押しボタン（以後は「反復ボタン」と呼ぶ）を押すと，次のようになる。つまり，テープレコーダーが再生を中止して巻き戻しに切り替わり，金属片が，レコーディングヘッドの左側のセンシングガイドに触れるまで巻き戻し続ける。そして，巻き戻しが止まると再び再生が始まる。

　脱感作のテープを作るのに，ミグラーとウォルピは，次のような段階を踏んだ。（彼らは，一貫して，患者自身の声を使った。）

1．筋弛緩の指示が録音された。（テープのこの部分を使用するには，患者は，各々の解剖学的部位が指摘された後で休止スイッチを押し，筋肉の緊張を全く感じなくなるまで，その部位に注意を集中させ，それから休止スイッチを離してテープを続けるように教示された。）
2．金属片は，テープの筋弛緩指示の終わりの部分に貼りつけられている。それと同じ金属片がテープに録音された一つ一つの情景の後にそれぞれくることになる。その機能は下記に示される。
3．金属片の直後（最初の情景の前）には，二，三の簡潔な筋弛緩の指示がくる。「腕，脚，腹部，胸，首，そして顔のすべての筋肉を弛緩しなさい。弛緩したと感じるまで休みなさい。」（患者は，この時点で，弛緩したと感じるまで，休止スイッチを押しておくように指示された。）
4．この弛緩指示に引き続いて，テープには不安階層表の第1の情景を想

像する指示が入っていた。「さて，（最初の情景を）想像しなさい。」休止。（患者は，ここで，想像が鮮明になるまで休止スイッチを押すように，そのあとテープを続けるように指示された。）

5．休止の指示の後，10秒間の静寂が続き，ここでは，10秒間鮮明な想像をしてよい。この静寂は，「想像を止めなさい。そのシーンに邪魔されるようであれば，反復ボタンを押しなさい。」ということばによって終わる。もし，患者がその情景に何らかの負の情緒的反応を感じたならば，反復ボタンを押し，テープが金属片（上記のステップ2）まで巻き戻り，短い筋弛緩の指示，情景とその後の手続きがくり返されるようになっていた。もし，反復ボタンが押されなければ，テープレコーダーは次の金属片まで続き，それは，最初と同様に，弛緩指示と不安階層表の次の情景が入っている。

この詳細な取り決めによって，患者が7回のセッションで脱感作を達成しやすくなった。もっと簡単な装置も使用できるが，その場合は患者がより努力をせねばならない。その最初の改正は，カーンとベイカー(Kahn and Baker, 1968)が報告したもので，患者が，家でどんな不安階層表にでも使えるように蓄音機で録音してあった。それは，情景の提示の指示と，患者が治療者によってあらかじめ指示されたとおりに，想像上の不安階層表の情景に没頭するための静寂を含んでいた。弛緩指示は，それぞれの情景に先行しており，録音は，患者が，ある特殊な情景を必要な回数だけ反復できるようになっている。

テープレコーダーは，現在では家庭での脱感作に広く用いられている。非常に安価なもので十分である。それは，蓄音機よりはるかに柔軟性に富んでいる。デンホルツ（Denholtz, 1971）は，弛緩訓練と不安を喚起する情景提示の両方に，テープレコーダーを家で使う方法を記載した。それぞれの弛緩練習が，治療セッションの間，患者所有のテープに録音され，それを家に持ち帰り「次の診察までに毎日2回練習することになっていた。次の来院の際，教示が再び録音されるが，患者が筋弛緩に条件づけられていくためにその時間は徐々に短くなる。遂には，教示はふつう2～5分間の長さにまで短くな

る。」この方法は，治療者の前では不安が強すぎてうまくできないような，よくある型の患者に特に効果的である。こういった患者の何人かは，家でこの方法で弛緩を学習し，後に診察室でもできるようになる。

　家庭での脱感作を目的として，デンホルツは1回のセッションごとに，それぞれの不安階層表から一つずつの情景を選んで録音した。しかし，もしある特定の不安階層表の段階にいくつもの状況が存在する時は，その段階に三つまで情景を録音できるようにした。録音された情景は少量の不安，一般に sud のスケールで10から15以下の不安しか起こさないという点は，常に心に留めておかなければならない。弛緩の指示は，情景と情景の間でくり返される。患者は次回のセッションで，もうどの情景でも不安を感じなくなるまで毎日，テープの録音をくり返すように言われる。そこで，患者は不安階層表を1段階登る準備が整ったことになる。このようにホームワークを用いることは，治療者が患者に費やす時間を実質的に短縮するであろう。

　標準的な脱感作法の場合と同様，適切な弛緩訓練が必要である。モリスとサッカーマン（Morris and Suckerman, 1974）によるオーディオテープ法の比較研究の結果，弛緩訓練が20分のみのセッションでは，その効果は非弛緩の比較群と変わらなかった。しかし，別の不適切な弛緩群では，情景を提示するテープの声が明らかに暖かなものであった場合，結果は有意に優れていた。これは，「非特異的」な感情のもつ力を示す興味深い1例である。

集団脱感作法

　もし，数人の患者が同じ種類の恐怖症に罹っている場合，たとえ不安階層表の傾斜が同一でなくとも，弛緩訓練の後，次の情景に移る前に，各々の患者にその情景が確実に不安をひきおこさなくなるならば，彼らを，同時に脱感作できると期待してもよいだろう。明らかに，この方法は，治療者の時間の節約となる。例えば，ポールとシャノン（Paul and Shannon, 1966）は，人前で話すことが怖くてできない重症の「社会的評価に対する」不安をもつ大学生の治療を，平均して1人あたり2時間以下で行った。2年後の追跡調査で，ポール（1968）は，治療効果が維持あるいは促進されていることを確認し

た。

　ポールとシャノンの患者たちが非常に速やかに脱感作された理由の一つは，集団の他の成員から受ける外的刺激が脱条件づけを促したことにあるのかもしれない。この可能性は，著者が1966年の一連の行動療法セミナーの中で行った小実験からもある程度支持されるようである。著者は，30人のクラスに，人前で話すことの恐怖をもっていて，集団脱感作法を受ける意志のある学生を募集した。8人が応募した。治療セッションは2時間のセミナーの終わりに15分ずつ行われた。そのグループは，講義室の最前列に座り著者と向かい合った。最初のセッションは，弛緩訓練にあてられた。この弛緩訓練は，全員すでによく知っており，何人かは実際に経験していた。次のセッションでは，人前で話しているところを想像するように指示された。最初の情景は，3人の聴衆へ話をしているものであった。5回目の脱感作のセッションで，治療を続けていたのは5人だけであったが，この5人は全員，不安を感じずに，50人の集団に向かって話していると想像できるようになっていた。つづいて，2人の参加者が，実際の情況でも話せることが確認された。そのうちの1人は，75人の集団に，全く何の不安も感ずることなく講義ができたと報告した。この集団療法に費やした時間は全部で90分であったから，このコースを完了した対象者5人で割ると，1人の恐怖症に対する治療者の消費時間は平均して18分であった。この幾分日常的な実験からあまり多くは推論できないとしても，治療的改善が，想像上の集団に対する脱感作が行われている間，集団で座っているという対象者の自覚によって促進されたと思われる。現実刺激を使った脱感作が，想像刺激によるものよりも効果があることを示す確証がある。この対象者たちは両方を経験したのである。

　集団による治療は，いくつかの恐怖症，例えば，試験恐怖などで成功したと報告されている（ドナーとガーネイ Donner & Guerney, 1969；コーエンとディーン Cohen & Dean, 1968；イーリとガーリントン Ihli & Garlington, 1969）。ドナーとガーネイ（1969）は，集団に，自動化された技法を用い，追跡調査でドナー（1970）は効果が維持されていたと報告した。ロビンソンとスーイン（Robinson and Suinn, 1969）は，クモ恐怖症の治療に集団脱感作法のセッションを用いたと報告した。

集団脱感作法はまた，一般の集団行動療法プログラムの一部分としても使われる。患者はまず1人ずつ面接し，治療者が病歴をとり，行動分析を行い，治療の目標を決定する。集団療法は，個人的な相互関係で特殊な問題をもつある種の患者に勧められる。集団設定の一つの利点は，治療者が患者の行動を様々な他者への反応という点で観察できることにある。そこでは，以前にはみられなかった行動パターンが引き出されるかもしれない。主に用いられるのは，モデリング，行動リハーサル，そして脱感作法である。

想像刺激に対する不安拮抗反応の変法

治療者の引き起こす反応

　先にも記したように，心理療法的面接は，それ自体で多くの患者に情緒的反応を引き起こす。その感情は不安である場合もあるが，大概は，望みをかけた期待と，専門性への信頼と，医師とか診察室に条件づけられた陽性の感情とが入り混じったものであろう。まさにそれは，精神分析でいう「陽性転移」——治療者への父親像の投影という仮説は別としても——に相当するものらしい。このような情緒反応は，面接中に言語的に引き起こされる不安反応が，それほど強くない場合には不安を制止する力となる（ウォルピ，1958, p.193）。この面接が誘発する感情は，おそらく行動療法以外のすべての治療がもたらす非常に似通った効果の基礎であると思われる。（アイゼンク Eysenck, 1952, 1965）。もちろん，行動療法家もこの感情から益を得るが，それはおそらくポール（1966）の比較研究中の「アテンション—プラシボ」群に見られる改善に一致した程度にすぎないのである。
　この治療者が引き起こす感情は偶然のものであり，その効果も非系統的である。しかし，これらを系統的に使用することは可能である。弛緩の学習ができない対象者や，「自分を解き放せ」という言葉を恐れる対象者では，治療者の引き起こす感情が不安を制止するという希望のもとに，不安階層表の情

景を提示することはなお意味がある。これらの感情は，通常，弛緩を用いないで脱感作を成功させる基礎であるように見えるし，現実（in vivo）脱感作法の主要な役割を果たしていると思われる（下記参照）。

弛緩の代用

　筋弛緩によって得られるものと全く同じ自律神経の効果と自覚的な落ちつきを作り出す方法がいくつかある。すなわち，自律訓練，超越瞑想法，ヨガ，バイオフィードバックである。一般的には，もしある人がこの初めの三つの方法のどれかに精通している場合，その技法で，系統的脱感作を目的とした筋弛緩に置き換えることができる。

　自律訓練　この方法は，ヨーロッパで広く行われているが，シュルツとルース（Schultz and Luthe, 1959）によって開発された。重さと暖かさをくり返し暗示する方法を用いる。まずはじめに，治療者が5回，重感を暗示する。次に，対象者が自分自身に数回それをくり返す。暖かさの暗示は後で一緒に行われる。重感の暗示が筋弛緩を，そして暖かさの暗示が血管拡張をもたらすのは明らかである。
　筋弛緩と自律訓練の効果を比較した研究は多くはない。ニカシオとブーツィン（Nicassio and Bootzin, 1974）は，不眠症の治療で，この二つの方法が等しい効果をもち，比較群に優っていることを明らかにした。

　超越瞑想法　この方法の背景にある考えは，「注意を内界のごくわずかな考えに向け，その考えの源にまで達すること」（マーシュ・ヨギ Mahesh Yogi, 1969, p. 470）である。この技法によると，患者は，静かな部屋に目を閉じて座り，絶えず一つの言葉（例えば「ラマ」）に注意を向ける。もし，別な考えが邪魔をしたならば，彼はその考えをふり払い，その言葉に戻らなければならない。この訓練を規則的に実行することで，心の平静と弛緩を得るといわれている。
　ウォーレス（Wallace, 1970）は，超越瞑想法の間に，基礎代謝率の減少，電気皮膚抵抗の増加，心拍数の低下など——これらはすべて筋弛緩でももたら

されるものだが——の身体的変化が起こると報告した。ベンソン（Benson, 1975）は，この方法を，特に高血圧の症例に応用した。ブードロウ（Boudreau, 1972）は自分が無能になる感じの恐怖症の大学生の治療に用いて報告した。初めに，系統的脱感作法が試されたが，あまり効き目がなかった。次に，その患者は自分が超越瞑想法に熟達していると告げた。彼は，毎日30分間，恐ろしい情景を想像した後で瞑想を実行するように，また，実際に恐怖が起きた状況でも瞑想するよう教示された。著明に改善し，1カ月で彼の閉所や独居やエレベーターに関する回避行動は消失した。緊張感がなくなると，彼はもはや身体の異常感覚も覚えず，そのことで彼は身体と精神の状態に関して安心できるようになった。

ヨガ この方法は広い応用範囲をもつもので，超越瞑想法もその1例として挙げられる。その方法によって自律神経の反応をコントロールできる程度に応じて，不適応的な情緒習慣の克服に効力をもつことは明らかである。ブードロウ（1972）は，ひどい発汗異常に悩む40歳の教師の症例を記載した。その症状は，筋弛緩を熱心に実行してもほんの少ししか改善しなかった。彼女は，次に，ヨガ訓練の夏のコースを受けた。1日30分ヨガの練習を続け，他に緊張を感じた時にも実行した。この技法を3カ月行って，彼女のひどい発汗は消失し，軽い発汗も1日1時間以下に減った。

筋電バイオフィードバック この方法を用いた最初の仕事は，ブジンスキーとストイヴァ（Budzinski and Stoyva, 1969）によるものである。彼らは，これが，筋弛緩を促進し，深めるのに効果があることを観察した。この二つの方法を比較する研究が，矛盾した結果をもたらした。例えば，チェズニーとシェルトン（Chesney and Shelton, 1976）は，緊張性頭痛で，筋弛緩法の方が優れた臨床効果を生むことを認めたが，ラインキングとコール（Reinking and Kohl, 1975）によると，バイオフィードバックを用いた方が，弛緩訓練よりも緊張のレベルを低くすることができた。比較研究を概観して，クォールスとシーハン（Qualls and Sheehan, 1981）は，全体に，筋電バイオフィードバックが比較的優っていると結論した。

9 系統的脱感作法の応用技法

　そのデータはいくつかの理由，例えば，それぞれの研究で，弛緩訓練のスケジュールが異なっているなどの理由で，どちらか一方を一般論で評価するわけにはいかない。臨床的に重要なのは，筋電バイオフィードバックも臨床に応用可能で，根拠も確かで便利であるということである。必然的に，筋弛緩よりこの方法によく反応する患者が何人かはいるであろう。バイオフィードバックは，他に，ある種の心身症の治療に特に適している。

電気刺激で起こされる反応

　条件運動反応による不安の抑制に基づく脱感作法　この技法（ウォルピ，1954）は，マウラーとヴィーク（Mowrer and Viek, 1948）が報告したように，確固とした実験的な基礎にもとづいているのであるが，ほとんど使われなかった。彼らは次のことを観察した。動物に電気刺激を与えておき，動物がある特定の運動反応（例えば空中に跳躍する）を成し遂げたら直ちに電気刺激がとり除かれるようにしたら，その動物は，同時に起きる自律神経反応の条件制止も獲得したのであった。反対に，対実験で全く同じ時間の刺激を与えても，その刺激が，その動物の運動行動に無関係に終結した場合，情緒反応の制止は全く得られなかったのである。

　臨床場面では，不安階層表をもつ患者に，通常の方法である情景を想像し，そのイメージが鮮明になったら合図をするように指示する。治療者は，かなり穏やかなショックを前腕に通じ，これに対する反応として，患者はあらかじめ指示されたとおり腕を曲げる。著者が経験したうちで最も重症の広場恐怖の症例がこの方法で治療に成功し，その詳細は別に記載されている（ウォルピ, 1958, p.174）。一般的に，困難な場面に対する不安反応を0にもっていくためには，15から20回の腕の屈曲が必要である。

　その発表した症例では，腕の屈曲は，不安反応を減弱させるために絶対不可欠なものと思われた。だが，われわれは今となっては，弱い電気刺激が運動反応を伴わなくても，不安の習慣を同様に弱めることができることがわかっているので，記載された変化に，その運動反応が，実際にどの程度寄与しているかは疑問となるであろう。しかし，筋肉の活動が，不安に拮抗する因

子となり得ることを示唆する臨床データもいくつかある(ウォルピンとライネス Wolpin & Raines, 1966；ファーマーとライト Farmer & Wright, 1971)。

外制止 この現象(パヴロフ, 1927, p. 46)を臨床に応用できることは，1964年に著者が，ウィリアム・M・フィルポット (William M. Philpott) 博士が，軽い電気刺激を用いて，条件づけられた不安を消す精巧といってよい方法を実行するのを観察している間に明らかとなってきた。患者は，寝台に横たわり目を閉じて，前腕部には電極がとりつけられていた。彼は，ある情景を想像するように言われ，イメージが鮮明になったと合図をしたら，フィルポット博士は次のように言った。「腕の筋肉を，意識して，弛緩しなさい。」そのすぐ後に著者が，バージニア大学で行ったいくつかの比較実験で，言葉とは関係がなく弱い電気刺激で，フィルポットが示したすべての効果を作り出せることが示された。ある種の妨害，代表的な外制止が作用しているように思われた。

簡単にいうと，テクニックは次のようである。患者の前腕に，1.5インチ幅の2本の食塩水に浸したガーゼを，1本は手首のすぐ上に，もう1本はそれよりも約3インチ上に巻きつける。それぞれのガーゼは，ステンレススチールの鰐口クリップで固定され，そのクリップは，50,000オームの可変抵抗器によって出力がコントロールされている90ボルトの乾電池につながっている。(銀の電極をガーゼの代わりに用いてもよい。)治療者が約半秒間押しボタンを押すと，電撃波が送られる。患者にとって適当な電流のレベルは，嫌悪ではないが強く感じられるものである。ある症例では，非常に弱い電撃波で十分であるが，他の症例では，電気刺激が前腕筋の強いれん縮を生むほど強くないと治療効果が起こらない。(もし患者が浸透した不安をもっている場合，1分間に8〜10回の電撃波が徐々にその不安を減らし，20〜30分で，60 *suds* かそれ以上の不安が0にまで下がり得るということがしばしば観察される。)

いったん電気刺激の適正な水準が確立されると，脱感作の手順が始められることになる。まず最初に，不安階層表の中で最も弱い項目を単独で1〜2回想像させてみて，それがどれくらいの *suds* を引き起こすかを確かめる。次に，患者はその情景を再び想像し，それが鮮明になったら人さし指をあげ

て合図をするようにいわれる。ここで治療者は，あらかじめ決めた強さの短い刺激を1秒間隔で二度与える。約5秒後に，患者は前と同じように情景を想像し合図するようにいわれる。5から20回これをシリーズで繰り返した後，何もショックを与えずに，情景を提示することで，情景に対する患者の反応の状態がチェックされる。

この方法で治療した初期の症例は，多くの神経症をもつ婦人であった。その症状のほとんどは，通常の行動療法の方法によって克服されていた。残された重要な神経症的問題は，1人で運転することへの恐怖のみであった。もともと，彼女は不安感なしに自分で運転することが困難であった。伝統的な脱感作法で，何ら不快感を覚えずに，3/4マイルを運転できる程度にまでは，ゆっくりとではあるが確実に改善していた。しかし，家から1/2マイルのところで起こったある困った出来事のため，彼女は，その距離に逆戻りしてしまった。退屈となってしまっていた脱感作法をもう一度始めるよりも，外制止を試みることに決めた。弱い刺激は，全く効果のないことがわかったが，筋肉のれん縮をきたすのに十分な強い刺激が，彼女が，家から1/2マイルのその臨界点を想像している間，不安を減少させた。その情景を20回反復して不安は0にさがった。次に，3/4マイルの地点に対して同じ方法が繰り返された。後に，彼女がその地点まで実際に試してみたが，全く不安を感じずにすんだ。この方法を続けて，先に伝統的な脱感作法で得られた時よりも，ずっと速やかな改善が得られたのであった。

言葉によるイメージで引き起こす反応

この表題の部類に入るのは次の三つの方法である。すなわち，情動心像法，怒り誘発法，そして直接暗示法である。情動心像法では，不安に拮抗する情動状態が，不安を起こす刺激の導入される状況下で引き起こされる。後の二つの場合は，拮抗する情動が，故意の瞬間的な言語刺激に依存し，その状況が主な背景となっている。

情動心像法　これは，最初に，ラザラスとアブラモーヴィッツ(Lazarus and

Abramovitz, 1962)によって記載された方法の名称である。ここでは，他の因子が，不安に拮抗する反応を引き起こすような想像状況下で，患者に不安階層表の刺激が提示される。これらの反応は，したがって不安を抑制する源としての筋弛緩に代わるものとなる。

症例の一つは，暗やみを非常にこわがる12歳の男子であった。彼と兄が2人で使っている部屋では，ベッドの横の明かりが，いつも夜中ともされていた。彼は，特に浴室を恐れていて，家族の誰かと一緒でなければ使用できなかった。筋弛緩訓練は失敗した。その子どもは，「スーパーマン」と「キャプテン・シルバー」という二つのラジオ番組に夢中であった。彼は，スーパーマンとキャプテン・シルバーから，彼らの代理人として任命されたと想像するようにいわれた。その後の手順は次のとおりである。

> 治療者はこう言った。「さあ目を閉じて，お父さんとお母さんと一緒に食堂に座っていると思いなさい。今は夜です。突然，君は，スーパーマンからもらった腕時計型無線機に信号を受けとります。君の使命は秘密にしなければならないので，すぐに居間に走って行きます。広間には通路から小さな明かりがもれてくるだけです。さあ，君はたった1人で，広間でスーパーマンとキャプテン・シルバーがやって来るのを待っているのです。よく，はっきりと想像してみなさい。もし，この考えが恐ろしくなったら，右手をあげてください。」

少しでも不安があったら，すぐに情景は中止された。想像が不安を引き起こした時は，より挑戦的に断行的な方法をとるか，あるいは，より恐ろしくないように多少変更して反復した，3回めのセッションの終わりには，子どもは，すっかり明かりの消えた浴室で，1人でスーパーマンからの通信を待っていると思い描くことができた。実際の状況に完全に移すことができた。11ヵ月後の追跡調査で，改善は維持されていることがわかった。

このテクニックは，成人にも使われた。例えば，特に劇場やレストランに関連した閉所恐怖の患者が，劇場に座って（最初は後列の通路に）ストリップショーを観ていると想像するように指示された。性的興奮が弱い不安反応

を抑制し，解条件づけの始まりへの基礎となった。

怒り誘発法 この方法は，ゴールドスティン，サーバーとピアジェ（Goldstein, Serber, and Piaget, 1970）がその原著の中で，10症例中6症例に有効であると認めたものである。それは，患者に怒りを起こす心像法（適切な言語と運動行動によって増大される）を，恐怖を起こす想像情景（あるいは診察室内の現実の刺激）の提示と同時に行うことからなっている。後に，患者は，自然に恐怖が生まれる現実の生活状況で，怒りを起こすための想像を行う。実験では，この治療法によっては，患者の恐怖は怒りにとって代わることはなかった。彼らは，単に，以前は気がかりであった刺激に無関心となったにすぎない。このことは，本質的な治療プロセスは，特定の刺激に対する反応の抑制の条件づけであるという見解を支持するものである。

彼らの症例のうちの1例は，23歳のF氏であった。彼は，公共の交通機関に乗ること，特定の近所を歩くこと，そして，一見攻撃的な人たちと相対することへの恐れを訴えていた。多かれ少なかれ，その恐怖のために，彼は家の中に閉じ込もっていた。治療に来る時だけ，公の乗物や特定の道路を避けるために回り道をして，思いきって歩いてやってきた。

乗物恐怖に対する系統的脱感作法で，いくらか改善がみられたものの，対人場面に関しては全く効果がなかった。ごく弱い対人的情景の想像でさえ，F氏はパニックに近い状態に陥り，せっかく達した弛緩状態も逆戻りしてしまうような始末であった。そこで，彼は，路上で攻撃的な男から声をかけられると想像するように求められた（実際の過去の出来事の再構成である）。こわくなったら，その男をひっぱたくように想像することになっていた。このアタックのエピソードを想像することは，その試みが失敗に終わるという結果が連想されたために，F氏は，効果的に想像を行えないと判明した。しかし，ただ男に言い返すだけを想像することから始めて，F氏は，徐々に攻撃性を強め，ついにはうまくパンチを食らわし，けとばし，とうとう，なたで男をたたき切ることまで想像できるようになった。攻撃性が増すにつれ，恐れは減って怒りが強く感じられるようになった。ある時，彼はこう言った「叫んで，実際に何かを叩きたいような気がします」と。大きな枕を与えられ，

思ったようにするよう，そして感情のままに言葉に出すように励まされた。その後で，路上で話しかけられるというイメージに加えて，実際にわいせつな言葉を叫び，枕を投げつけ，攻撃に対抗することを想像した。適切な恐怖情景を1セッションごとに10回繰り返し与え，3セッションたった時F氏は，前は怖かったほとんどの状況で，全く恐れを感じなくなった，また，好きな場所にいつでも行けるようになったと報告した。彼は，まだ彼を攻撃しそうな観衆の大勢いる演劇や映画では，いくらか恐怖を感じていた。彼は，これらの場所に出席して，もし不安になったら，ステージの上にあがって機関銃で観衆をなぎ倒していると想像するように指示された。彼はそれを実行し，いろいろな形で想像上の攻撃性を発展させた。その結果，完全に恐れを感じずに劇場へ行くことができるようになった。しかし敵意が恐怖にとって代わることはなかった。結果的に完全に観衆に無関心となった。6カ月後の追跡の時点で，F氏は，自分が恐怖を感じないこと，結婚を予定しており，ある離れた町の大学院に入学するつもりであると報告した。

　彼らの症例のもう1例では，不安を惹起する刺激を，現実に怒りを表現することと拮抗させた。それは，34歳の女性で，重症で恒常的な不安とめまいや足元の不安定感をもっていた。彼女は，自宅で夫や親しい友人と座っている時だけ，比較的落ちついていた。もし，家から離れたら，バランスを失って帰ることもできなくなるという恐怖を抱いていた。行動分析の結果，その不安は，不安を惹起する状況を予期した時に最もひどくなっていることがわかった。標準的な脱感作法は，患者が想像上の情景によっては不安にならないために失敗した。現実脱感作法は，現実状況で引き起こされる恐怖があまりにも強すぎて，筋弛緩では抑制されないために失敗した。そこで，患者は，怒りの表現方法と，後に不安を生む刺激を密接に用いるように教えられた。彼女は，できる限りの声で，正当な憤慨を表現する方法を示された。「こわくはない！こわがりたくない！ばかげているし，不当だ。私はこわくはならない。」彼女は，目の前の枕をなぐりつけることで，この言語行動を勢いづけた。3回の訓練セッションがもたれ，患者は，家でも1日30分間，訓練を実行するように求められた。そして，彼女にとって困難な様々な状況に，例えば，鍵のかかった部屋で10分間1人でたたずむといった状況に身をさらし，

少しでも困難を感じた時にはすぐに，教わった怒りの反応を用いるように教示された。治療は計19セッションで終了した。6カ月後，彼女のすべての症状が消失していた。

症例29

　この方法の有用性は，重症の広場恐怖に悩む23歳の女性ヨランダの症例に印象的に示されている。3カ月前に，フィラデルフィアの下町で観劇をした後，彼女は道路に駐車してあった自分の車に戻った。後に止めてあった車が衝突した時，彼女はちょうど発車するところであった。少したって，その車の運転手が彼女に向かって，ののしり，訴えてやるとおどかした。全く潔白であったものの，彼女は「不安で頼りなく感じた。」彼女は「上品に」ふるまい，さからわなかった。その場から離れた時，自分が極度に神経質になっていることに気づき，またその後，運転時には必ずいくばくかの不安を感ずるようになった。2週間後，1人でよく慣れた道路を運転していて，彼女は突然ひどいパニックにおそわれた。そのパニックは数分でおさまったものの，その日1日中不快感が残った。その時以来，運転時と1人でいる時がしだいに怖くなっていった。1週間足らずのうちに，家にいる時でさえ1人でいると不安になってしまった。日中の恐怖の程度は今や50～70 suds になっていた。

　治療は，ヨランダにこの病気の性質を説明して，「気が狂う」ことへの恐怖に拮抗させることから始まり，次に主張訓練が導入された。この主張訓練は，明らかに基本的に重要であったが，現在の耐えられない恐怖の克服には多くを期待できないものであった。著者は，彼女に漸進的な弛緩を教え，これはかなり成功したが，脱感作法を実行できるほどには不安を弱めることはできなかった。二酸化炭素の使用は，ヨランダの継続的不安の4分の1程度が「フリーフローティング」となるだけであるとわかった。次に，著者はその不安をバリウムでコントロールしようと試みたが，有意な不安の減少を起こすためには，耐えがたい意識障害を起こすほどの薬用量が必要であるとわかった。つづく2カ月間に，ヨランダは，著しく主張的になった。現実脱感作の系統的プログラムによって，一般状態はある程度改善したが，その進歩は緩やか

で，彼女が快適に動けるのは，診療所の周囲の芝生のあたりだけであることが明らかとなった。次の3週間はフラディングのプログラムを行ったが，それは，非常な苦痛をもたらしただけで何も改善はしなかった。そのことは，逆説的注意（p.336）をもたらした。ヨランダは文字通り著者の指示に従った。しかし，彼女の不安は緩やかに消失する代わりに，2日間の1時間半の治療コースで，不安はしだいに高まり苦痛が強くなっていった。実際の効果は，彼女をそれほどまでの拷問にあわせたことに対する著者への極端な怒りの感情となって現れた。

　この怒りを利用することで，長く探し求めた治療の突破口が見つかった。著者はヨランダに診療所から徐々に離れたところへ散歩に行かせ，そのコースで，著者への怒りを，社会的に許される時は声に出して，許されない時には声に出さずに表現するようにさせた。これは嬉しいことに効果があった。不安はしだいに低下し，彼女は快適に出かけられる距離をどんどんのばした。同様の戦略が，単独での車の距離をしだいに延長するのにも成功した。3週間で，ヨランダは非常によくなって，自分の卒業式に気持ちよく参加できるようになった。彼女の残されたいくつかの問題は，後に様々な技法を組み合わせて治療され，完全に解決した。

　直接暗示法　ルビン（Rubin, 1972）は，様々な反応の惹起，その中には強い言語的暗示による弛緩が含まれるが，反応の惹起による系統的脱感作法の変法を記載した。暗示された不安拮抗反応が，この技法の鍵であるように思われる。

　ルビンは，患者が学習を通じてどのように不安を獲得したか，そして，不安を起こす刺激がある異なった反応と並べられると，その刺激はそちらの反応を引き起こし，不安を弱めるようになるということの詳細な説明から治療を始めた。彼は，患者にあらかじめ打ち合わせしていた信号が与えられるまでは，その示された情景を実際には想像しないように言った。情景は，一般に彼らの不安階層表の位置に無関係に提示された。しかし，もしその選ばれた情景で苦痛が強すぎるような時は，より弱い情景が用いられた。

　ルビンの技法は，彼の1症例に関連して描くのがよいだろう。それは36歳

9 系統的脱感作法の応用技法

の女性で，おびただしい状況，例えば，食卓に腰かけるとか，家事をするとか，仕事で座り込むとか，美容院に出かけるといった状況に条件づけられた不安反応を有していた。これらの反応は，すべて2年前，レストランでコーヒーをのんでいて，後頸部のけいれんに気づいたその瞬間に手が突然ふるえるという出来事があり，そこから次々と派生してきたのだった。背景に，5年前に彼女の母親が卒中をおこし，失語症になってしまったという重要な事実があった。頸部のけいれんが，卒中の前兆かもしれないという考えが彼女の頭をよぎった。次に示すのは，ルビンが，彼女に，一連の条件づけが最初の不安の体験からいかに生じてきたかを説明した後の，彼の口述である。

> さあ，私は今からあなたに一連の情景を述べます。私のいうことを注意して聴いてください。しかし三つ数えて私が合図するまでは，画像化しようとしてはいけません。心に見え始めたら人さし指を上げて，完全になったら，降ろしてください。
>
> 思い浮かべて欲しい最初のシーンは，あなたが，自宅の台所で食事のために座っているところです。あなたは美味しそうなフィレミニョンを料理して，とてもお腹が空いています。そこに腰かけフィレを食べ，とても快くリラックスしています。そして食べ物を楽しみ，くつろいでいる気分はとても素晴しいものです。あなたは，本当に何も心配や気がかりなことはありません。頭と頸の後に，ある種の痛みと不快な感じがあります。そこに座ってくつろぎ美味しい物を食べるのは，素晴しい気分です。私が三つ数えたら思い描き始め，左手の人さし指を上げて私に示してください。想像が完全になるまで指は上げたままにしておいてください。

患者が十分に画像化できている間は，描写は最初に与えられたのと似たコメントで強められた。別なシーンが与えられた。家事をする，仕事で腰かけている，知人の家を訪問して食事をする，レストランで食事をする，そしていつもは不安をかきたてる他の状況である。美容院に行くことに関した描写からの次の引用は意図した効果を増強するために，治療者が自分自身の経験を用いる様子を示している。

> あなたは美容師のところへ行きます。そこは行きつけの場所でとても快適でくつろいでいます。私は床屋に行くとリラックスして，よくうとうとしてしまうことがあります。時々，姿勢のせいで，頭と頸に痛みと不快感を覚えることがあります。しかしそれで私は困ることも怖くなることもありません。そしてこれが，あなたに感じとっていただきたいことなのです。さあ私が合図をしたら，美容院でとても快くくつろいでいる自分を思い描いていただきたい。あなたは頭と頸の後ろにいやな感じを味わうが，あなたは心配も困りもしない。それが何ら意味のないことを理解しているのです。決して，あなたが卒中をおこすなどということではないのです。では三つ数えたら，どうぞ落ちついてリラックスしてください。(p. 276)

患者は4回面接を受け，著しく改善し職場に復帰できた。9カ月後の追跡で，改善はすべて維持されているとわかった。

この技法は，催眠術士の伝統的なレパートリーを行動療法家に利用できるようにしたものである。催眠療法の古典的モデルは，症状や反応を「暗示する」ことと，主には催眠後の暗示による学習とから成るが，長続きする変化をもたらすには著しく信頼性に欠けていた。ルビンの技法は，直接暗示された反応を，不安反応と直接対抗させたのである。

症例30

著者は時々，準備なしにこの方法を使った。著者が初めて治療した症例は，1回きりのセッションで驚くほどよくなった。彼は45歳で，大量の飛行を課せられ，1年に5万ドルの収入を得る幹部であった。不運なことに，この10年間，身の毛のよだつような飛行体験に引き続いた重症の飛行機恐怖症であった。彼はボストンからやってきて，数日後にナッシュビルへ飛ぶことになっていたので，私は，直接暗示法による拮抗条件づけを試すことに決めた。著者は，飛行機の中にいて，自由な感じや操縦やキャプテンの声で安心させる音調などを楽しんでいる様子を彼から引き出した。次に目を閉じて，飛行機の装備のある操縦室に座り，これらの快適な刺激に強く応答するところを想像させた。彼が，求められた感じをある程度強くつかんだ時，著者は彼に，

その部屋は風に運ばれて，最初はゆっくりと地面近くを動き次に実際の飛行になったと想像させた。彼はこのイメージをおよそ3分間不安を感じずにもちこたえることができた。そこで著者は，彼に1日7回，そのイメージを実行するように指示し，飛行機に乗り込む時には，注意を楽しい事柄に集中させ，もっぱらそれに応答するように言った。予定の飛行の後で，彼はナッシュビルから電話で，最初だけかすかな不安を感じたが，全く何ともなくなったと言ってよこした。4カ月後，1回のセッションでの飛行恐怖の奇跡的治癒に関する他の問題で，彼は，著者が紹介したボストンのある行動療法家のところへ連絡をした。その時には，彼は自由に飛べるようになっていた。

身体的活動反応

この表題は，主に東洋の護身術に由来している。朗読による脱感作法(エバラード Everaerd, 1970；ストフェルマイル Stoffelmayr, 1970) は，同じカテゴリーに属するといってよいだろう。先に記したように(p. 198)，ファーマーとライト(1971)は，筋肉活動が，身体イメージの点数の高い対象者たちを脱感作するのに使えることを見出した。

標準的な脱感作法では十分に治療できなかった2症例で，ガーシュマンとステッドマン (Gershman and Stedman, 1971) は，東洋の護身術を不安の逆制止の源として用いた。その理論的仮説は，「もし，治療者がある患者に特異的な拮抗条件因子を同定できるならば，それは特別な治療的有効性がありそうである」ということである。そのうちの1症例は，身体のコンディションを維持する目的で，定期的に空手をやっている男性であった。彼の飛行への恐れは，彼に不安階層表の順に飛行状況を想像させ，それぞれの状況の提示ごとに激しい空手の練習をさせることで治療された。2回のセッションで，すべての項目に対する不安は sud のスケールで0にまで減少した。もう1例は，カンフーの練習が重症の閉所恐怖に急速に効いた症例であるが，部屋にとじ込められたらすぐにその練習を始めさせることで治療された。彼の拘束の時間は徐々に延びて，10分間から1時間になり，「カンフーをする」時間は，もし少しでも不安を感じたら，不安を追い払うためにいつでも練習を始

めてよかったのであるが，徐々に短くなった。6カ月の追跡でこの2人の患者は，治療対象となった不安からは全く自由となっていることが分かった。運動との競合がその変化の基礎となっているように見えるが，付随する情動の興奮の役割も度外視はできない。

ストフェルマイル(1970)の症例は30歳の女性で，義歯の装着への反応として「嘔気とむかつき」を訴えていた。これは，嘔気の反応に拮抗するために大きな声での朗読，後には他の活動を用いて治療に成功した。6カ月の追跡で，患者は，不快感を感じずに義歯をつけておくことができていた。エバラード(1970)は，不安が自分の心拍を意識することによって刺激され，標準的な脱感作法と外制止が無効であった症例について記載している。先の朗読法は，心拍動の脱感作に有効な方法であると分かった。つづいて，別の困難な状況を口述することも，不安拮抗因子として作用するように思われた。その患者は，治療終了後18カ月で何ら症状がなくなっていた。

苦痛からの解除によってもたらされる反応

この弛緩の代用は，現実の生活状況で不安と戦うために最初は用いられた不安—解除パラダイム（ウォルピ，1958, p. 180）に従っている。このパラダイムは，ポーランドのズブロジナ(Zbrozyna, 1953)が行った実験によって示唆された。聴覚刺激が，摂食中の動物に食餌を撤去する直前で何回も提示される。そのうちに，摂食の最中でも聴覚刺激が餌を食べるのを制止するようになる。くり返しある有害な刺激と連合された刺激は，不安拮抗の特性を獲得するかもしれないと期待するのは理にかなっている。そしてその期待は，電気刺激の中止時に定期的に示された刺激に接近反応が条件づけられたという観察（コポック Coppock, 1951 ; バーロー Barlow, 1956）によって支持された。

不安—解除 著者は，患者の前腕部に与えた中等度の不快な電気刺激の中止に，「落ちつきなさい」という言葉を対にすることで得られた「不安—解除」条件づけにおける治療的意義を報告した（ウォルピ，1958, p.181）。

患者は，刺激を止めてほしいと強く思った時，この言葉を口にするよう指

9 系統的脱感作法の応用技法

示された。刺激の終結は安心感を生み，それはくり返されて「落ちつきなさい」という言葉にしばしば条件づけられた。しかし，このことは，電気刺激でもたらされた不快な感覚の他に，ある程度の情動的な混乱を体験した人にのみ起こるようである。これらの人々では，ショックが止まった際の安心感は非常に著しいものであるだろう。例えばアンフェタミンのように交感神経の反応を増大させる薬物の投与によってその感情は増強し，条件づけは促進するかもしれない（アイゼンク, 1963）。もし，ひき続いて患者が，実生活の困難な状況で「落ちつきなさい」という言葉を口の中でつぶやけば，彼の不安水準は減少し，結果として条件づけられた不安習慣の制止が生ずるであろう。

　もともとは，この種の条件づけは，実際に不安を惹起する状況の中で単独に用いられた。しかしマイケンバウムとカメロン（Meichenbaum and Cameron, 1974）は，二つの研究を発表し，言葉をきっかけとする不安反応と一緒に，この方法を害のないヘビへの恐怖を減らす目的で用いたと報告した。自己教示の練習を行った群と，待機している対照群との比較で，不安除去群は有意によく改善していた。第2の研究では，不安除去群は，不安対処の自己陳述（例えば「リラックスしよう。ヘビにさわれるんだ，もう少しだ」）を単純なきっかけの言葉「落ちつきなさい」の代わりに発することで，ショックを終わらせた。もう一方の不安除去群では，回避の思考（例えば「醜いし，弱々しいから見たくない」）がショックの除去と対となって行われた。これらの二つの不安除去群は，対処する陳述と回避の陳述とにかかわらず，恐怖の減少には等しい効果があった。このことは，きっかけとなる陳述の内容はその方法の有用性に無関係であることを示すものである。しかし驚くべきことに，マイケンバウムとカメロンは，彼らの所見から「治療効果の条件づけの説明のもっともらしさは，非常に疑問である」と推論したのであった。彼らは，その患者たちは，「ショックというストレスを扱うのに自分で駆使できるワンセットの自己教示的対処の技術を発展させた」が故に改善し，また「それらの技術は，ひるがえってヘビへの恐怖を克服するように作用した」と信ずると述べている。

　嫌悪―解除　ソープら（Thorpe et al., 1964）が最初に用いたこの方法の基

本は，対象者が，持続的な不快な電気刺激を終結させるためにボタンを押すその瞬間に，彼に恐怖刺激を提示することである。ソリオムとミラー(Solyom and Miller, 1965)とソリオム(1969)は次に示すような変法を発展させて用いた。

　患者はひじかけ椅子に腰かけ，実験者とは一方向のスクリーンで隔てられている。過去に患者のかなりの不安を惹起した出来事があらかじめテープに録音されていて，この録音テープの項目がイアホーンを通じて彼に提示される。約30秒間の静寂の後，不快な電気刺激が彼の指に与えられる。ボタンを押すとその電気ショックは止まり，同時にテープから不安の項目が発せられる。例えば，猫恐怖の患者であれば，ボタンを押すと，ショックが止まると同時に「灰色の猫を見ている」という自分の声を聞くということになるだろう。ショックの大きさは，個別に，感知しうる程度からショックに耐えられる閾値までの間の中間点を選ぶように決定される。ソリオムとミラー(1965)は，8人の患者の治療成績をまとめた。そのうちの6人は，平均19.5回の治療セッションの後，恐怖を感じなくなり，追跡調査でも症状はなかった。

　呼吸—解除　呼吸—解除（オーウィン Orwin, 1971）は，独自に出現した方法である。患者は，自分でできるだけ長く息をとめ，耐えられなくなったら合図をするように言われる。その時，呼吸の回復に伴う解放感が不安に拮抗できるように，恐怖刺激が想像上で与えられる。オーウィンは，6人の患者が，長期間続いていた恐怖症を急速に克服したと報告した。4人のクモ恐怖の患者は，30分間のセッションを1～2回受けて，クモにさわれるようになった。そのうちの1人は，大きな家グモを手と腕にはわせて無関心でいられた。慢性の強迫状態の恐怖症的部分は，また同様に，「呼吸—解除で驚くほど容易に制御できた。」そしてすべての患者が著しい改善を示した。

　この方法の技法上の簡便さが研究意欲をそそるが，著者が用いた数少ない試みでは，あまり芳しいものではなかった。

　感覚対比　キャバナック（Cabanac, 1971）は，身体刺激が，適当な背景の下で用いられるならば——例えば暑さに対しての局限的な冷たさなど——快

感となりうることを示した。この観察は，苦痛からの解除に代わりうるストレスの少ない方法であるかもしれない。しかし，これを臨床的に利用してみたものは誰もいない。ここでは，誰かが試すだろうという希望に留める。

二酸化炭素の吸入による不安の薬理的拮抗

二酸化炭素は，漠然とした不安の減少に強力な効果があるので，特異的不安の克服にも同様に，非常に価値ある方法となりうるだろう。フィルポット (1967) は，患者が，数秒間中等度の過呼吸の状態を維持できるようにそのガスを吸入している間，不安階層表にそった刺激を提示することで，脱感作を成し遂げられたと報告している。

著者は，この二酸化炭素を用いた脱感作の方法を数回試みる機会があった。それぞれの症例で著しい効果が得られ，筋弛緩を用いた場合よりもはるかに高い不安階層表のシーンの提示が可能となった，教室恐怖症の子どもの例では，2セッションで目に見えて回復した。異性の身体の性的特徴に対する恐怖症という珍しい症例では，他のすべての方法に抵抗したのであるが，2〜3分のガスの吸入の間に現実に提示された刺激に対する不安反応の著しい減少が，8回のセッションで得られた。このガスは不安の特に強力な抑制因子であり，その適応については，さらに臨床的研究が必要である。

不安を起こす外部刺激に対する脱感作

想像刺激を用いて系統的脱感作を行うのは，明らかに非常に便利であるが，多くは，患者が具体的に想像できないといった理由で，いつも実行できるわけではない。その際には，外部刺激を使わなければならない。その刺激は，実際の恐怖対象か恐怖対象を表す写真である。前者は今まで非常に広く使われてきた。次に示されるような不安拮抗反応がある。この方法は主に二つに分けられる：(1)現実脱感作法，ここでは，外部刺激が伝統的な脱感作法の一般的ラインに添って段階的に患者に提示される。それと(2)モデリング，ここ

では，患者は，恐怖をもたない人が恐怖の対象と徐々に密接に近づくのを観察する。

現実脱感作法

　想像による脱感作と全く同じ現実の状況に身をさらしてみるように患者にすすめることは，日常の臨床でよく行うことである。例えば，運転恐怖をもつ人は，最終の脱感作の情景の地点まで実際に運転するようにいわれる。著者は，これを治療効果を堅固にする方法として，また，フィードバックを得る手段として見なしてきた。ガーフィールド，ダーウィン，シンガーとマックブレティ (Garfield, Darwin, Singer, and McBrearty, 1967) による比較研究は，このことが実際に脱感作を促進するという事実を示した。シャーマン (Sherman, 1972) は，同様の所見を報告したが，彼は，弱い恐怖を対象としたために，その所見の臨床的応用については確かとは言えない(バーンスタインとポール Bernstein & Paul, 1971)。しかしクーク (Cooke, 1966) は，ヘビ恐怖症で，想像刺激でも現実刺激でも脱感作の速度は同じであることを見つけている。

　病院内で，現実の生活を段階的刺激として用いて成功したのは，ターヒュン (Terhune, 1948) が最初である。彼は，そこにある学習理論に気づかずに，経験的にこれを行った。脱感作パラダイムに直接基づいて行った最初の現実脱感作法は，マイヤー (Meyer, 1957) によって治療された広場恐怖の2症例であろう。ついでフリーマンとケンドリック (Freeman and Kendrick) の1960年の報告がある。これは，猫恐怖の患者に猫の毛にだんだん似てくる材質の布を扱わせて，次に猫の写真をみせ，子猫のおもちゃを与え，生きた子猫，最後におとなの猫を扱わせて，恐怖症を克服したのであった。ミミズの恐怖症の1例がマーフィ (Murphy, 1964) によって，同様に治療された。そして，ゴールドバーグとドツリラ (Goldberg and D'Zurilla, 1968) は，注射の恐怖症を，注射に関した活動場面のスライド投射によって克服した。デングローブ (Dengrove, 1968) は，映画フィルムを橋の恐怖症の克服に用いた。

　上記の治療は，不安を抑制する情動反応を引き起こす対人的な，また他の

9　系統的脱感作法の応用技法

「自然な」出来事に依存しており，しばしばそれで十分である。治療者がガイドと不安抑制者の二つの役割をもっている間に，段階的に，患者を実際の恐怖惹起刺激にさらしていく方法がある。著者自身の症例では，不安レベルが「信頼できる」人からの距離に関係していた婦人が，早朝静かな公園で著者に会いに夫を連れてこられた。約10回の面接で，著者は徐々に彼女が夫と離れている距離を増すことができた。離れていることへの不安は，多分著者に対する彼女の情動反応によって抑制されたのであろう。

　現実脱感作法は，想像刺激が，実際の状況と同様な情緒的反応を起こさないために，脱感作には役に立たない15〜20％の患者たちに，第1選択として主に適応されるものである。現実の刺激条件が常に明らかであるとは限らない。特別の「劇的」なあるいは技法上の工夫が時には必要である。例えば，恥をかくのを恐れるために人前で話すことの恐怖をもっている患者の治療に，わざと簡単な算数の問題にまちがって答えさせたりする。最初に起こった不安は，反復することで消えていく。次に，彼が実際に正解できないようないくつかの難しい問題を与える。そして徐々に彼のまちがいをあざけるようにする。さらに失敗したことを観る人たちがつけ加えられる。

症例31

　技法上の工夫を要した症例は，1967年に診た若い女性であった。彼女は，もし心臓の鼓動が早すぎたら死ぬかもしれないという恐怖のために家に閉じこもっていた。彼女が入院し，伝統的な脱感作法が無効であるとわかった時，著者は，ジェームソン（John S. Jameson）と共同で次の一連の方法を考えた。(1)椅子の昇降の回数を増やすことで頻脈を起こす。(2)エピネフリン・ハイドロクロライド1：1000を1ccまで増量しながら，静脈注射によって頻脈を起こす。(3)エピネフリンの注射に，頻脈を増幅するオシロスコープからのフィードバックを与える。(4)アミルニトレイトの吸入（3ccカプセルをつぶしてハンカチーフに浸したもの），そして，(5)病院の地下の孤立した部屋に，徐々に時間をのばして2時間になるまで閉じこめる。このような方法で，患者は「治癒」しないまでも，大幅に改善した。彼女は規則的に仕事をし始め，7年間の追跡の間，彼女の自信を高めるために時折電話があったのみである。

終わりの2年間は3回しか電話がなく，その後は全く音沙汰がない。

症例32

　これは，現実脱感作が最初は意図しないうちに起きて，後に意図的に続けた症例である。患者は，11年間にわたって，社会的状況において監禁される恐怖をもっており，1966年にオランダのハイルーで著者が行った行動療法講座の20人のメンバーの前で示説症例として治療された。弛緩訓練を行い，不安階層表を綿密に準備した後，4回目の面接で，映画館の中で出口に向かうのがだんだん難しくなる状況を思い描くようにいわれた。しかしこれでは，不安はほとんど起きなかった。そこで著者は，実際の刺激を使ってやる必要があるだろうと彼に言った。彼はこう答えた。「すでに驚くことが起こっていますよ先生。最初のセッションでは，グループの中でとても心配でした。でも，毎日私の心配は少なくなってきて，今日は全く不安を感じません。」彼は知らず知らずに，20人の聴衆に対して脱感作（おそらくはフラディング）されてしまっていたのだ。これが起こった時，160人のサイコロジストが翌日講習に出席する予定であったので，著者は彼らをひきつづき治療に利用することを決めた。つづいて翌朝，広い講義室で，最初は20人のもともとの講座のメンバーが座席の前列に座っているところで，彼を著者と一緒に壇上に腰かけさせた。患者が不安を感じていないと報告したので，著者はあらかじめ決めておいた合図をして他の20人を部屋に入れさせた。彼らが入ってきた時，彼は不安を訴え，筋弛緩を指示された。しばらくして，彼は快適であると述べ，さらに20人が入室を許された。再び不安が現れ，弛緩によって消えた。同じ方法が，160人が着席するまでくり返された。患者は残りの午後の時間を，聴衆の前列に座り不安なく過ごした。ひきつづいて，さらに *in vivo* の操作が用意された——テニストーナメントの見物人の最前列でもみくちゃにするなど——。これらの方法によって，10日間で彼の神経症は著明に改善された。

　不安の「自然な」拮抗による段階的な暴露が常に成功するとは限らない。そのような時には「念入りな（意図的な）」拮抗方法が探索されねばならない。通常は筋弛緩のもたらす平静さが用いられ，時には不安—解除条件づけ

が用いられる。

モデリング

　バンドゥラ（Bandura, 1968）によって導入されたこの方法は，ある特定の恐怖症の治療に，実際的で有意義な進歩をもたらした。最初に報告された研究（バンドゥラ，グルセクとメンラヴ Bandura, Grusec, & Menlove, 1967）によると，犬を非常に恐れる小さな子どもたちが四つのグループに分けられ，それぞれが8回の短い治療セッションを受けた。一つのグループは，恐怖をもたない子どものモデルが犬とのふれあいを徐々に強めていくのを観察した。不安反応に拮抗するために，非常に楽しいパーティが計画され行われた。陽気なパーティが進行している時，犬を怖がらない4歳の少年のモデルが犬を連れて部屋に入ってきた。そしておよそ3分間，前もって決められた方法で犬との関係がもたれた。その後のセッションが進むにつれて，犬の拘束の程度を変えたり犬への近づき方や親密さを変えたり，モデルが犬とふれあう時間を変えたりして，恐怖惹起刺激としての内容をしだいに増強させた。第2のグループは，恐怖をもつ子どもたちは同じ段階的方法のモデリングを観察したが，パーティは行わなかった。第3のグループは，パーティで犬は観察したが，犬に接近することもモデルのお手本もなかった。治療が終わって1カ月後に，2匹の異なった犬に対する恐怖行動が個別に調べられた。怖がらずに犬と接触する子どものモデルを観察した二つのグループは，明らかに，犬を観察しただけのあるいは比較群の子どもたちよりも，実験に使われた犬にも見たことのない犬にもより近づくことができた。後者の2群は差がなかった。パーティの内容は，モデリングの結果にほんの少ししか影響しなかった。モデリングの治療を受けた子どもたちの2/3は，1人で犬と一緒に部屋にいることができるようになったが，後者の2群の子どもたちでは，ごくわずかしかこれはできなかった。

　バンドゥラ，ブランチャードとリッター（Bandura, Blanchard, and Ritter, 1968）は，ヘビ恐怖の成人でのモデリングの効果を研究した。そのグループは四つの条件に分けられた。第1のグループは小さい子ども，思春期の子ども，

おとなが，大きな王様ヘビとの恐怖惹起の関係を徐々に増していくのを写したフィルムを段階的に観察した。彼らはそれを見ている間ずっと不安抑制の筋弛緩をし続けているようにいわれた。モデリング刺激の提示は，スタートと戻しをリモートコントロールする装置のついたプロジェクターを用いて，患者によって調整された。患者は，ある場面が不安を引き起こしたらいつでも，フィルムをその嫌悪的場面の最初に戻し，深い筋弛緩をするように指示された。そして，不安階層表の次の項目に進む前に，その恐ろしいシーンをそれが完全に中性化されるまでくり返し反復した。第2のグループの患者は，治療者がくり返しヘビと親しく交わるのをモデルとして観察した後，デモンストレーションを通じて助けられながら，徐々にヘビに接近していくことを達成するといった方式の治療を受けた。第3のグループは，伝統的な脱感作法を受けた。他の群と同様に，治療は，患者の不安反応が全部消えてしまうか，最大6時間の治療の割り当て時間（弛緩訓練は含まれていない）が完了するまで続けられた。比較グループは，治療的介入は受けずに前後の評価だけを行われた。最終的評価によると，生きたモデリングと指導されながらの参加との組み合わせが最も効果的で，対象者の92％のヘビ恐怖を消褪させていた。脱感作法と象徴的モデリングのグループもまたかなりの変化をもたらしたが，比較グループは変化がなかった。1カ月後の追跡評価で，その改善は維持されており，現実の生活状況にも転移していることが明らかであった。リッター（1968）は，ヘビ恐怖の子どもたちの治療で，モデリングと指導されながらの参加の組み合わせが同様に優れていることを確認した。

　バンドゥラ（1968）は，指導されながらの参加のグループが「成功による可能性の感覚の陽性の強化」故に，より著しい変化を獲得したと解釈している。彼は後に（バンドゥラ，1977）このことを，自己有用性のもつ期待の作用である心理療法的変化という彼の一般理論に発展させた。われわれはこの理論を支持できないとわかったのであるが（p. 81，ウォルピ，1978 も参照のこと）。指導されながらの参加の結果の優位性は，古典的に条件づけられた恐怖の症例に現実脱感作を与えること，そして認知的に恐怖を獲得した症例に安心させる情報を提供することに依っているように思われる。

10
抑制された性反応の治療

　抑制されない性反応は強度の愉悦的な興奮となり，特に性交中におけるものと関連している。症例によっては慢性の性的抑制は身体発育不全または身体的病理によるけれども，大部分の症例においては，それは条件づけの結果である。通常不安反応は性反応に関連した刺激に条件づけられる。そして性反応とは両立し得ないので，それを抑制する。抑制効果はまた恥辱や嫌悪感のような別の感情からでも生じ得る。隣室の大声のような多くの併発的ストレスや干渉刺激でも，一時的な抑制は起こり得る。
　性反応を成立させる自律系反応の要素を，不安はまさに抑制する。それゆえ不安は性的興奮に著しく逆に作用する。オルガスム発生前の性的興奮は，本来は著しく副交感系のものであるが（ラングレーとアンダーソン Langley & Anderson, 1895；マスターズとジョンソン Masters & Johnson, 1966），一方不安は著明に交感系機能である。それゆえに，不安が強度に生ずれば，初期の性反応は一層抑制されてしまう（ウォルピ，1958）。相互作用的に，性反応は，それを抑制する不安習慣を克服するのに利用される。通常，このような利用は，性反応が不安反応を支配するに十分強力であるかどうかが問題である。それ故不安を抑制することで，不安反応習慣を減少せしめるのである。ナパルコフとカラス（Napalkov and Karas, 1957）は犬の実験神経症を用いて，神経症

的不安に対して性的興奮を逆作用としてあたえて，これを克服せしめた。臨床的神経症は同様な根拠に基づいて治療して成功をおさめる。これは後述する。もちろん不安の他の抑制因子も，性反応に悪影響を及ぼす不安の治療に用いられ得る。

　性的興奮が治療として用いられるのは，通常，性的刺激に関係のある不安と結びついていることが予想されよう。しかしその可能性は，このような性的なものに限られない。ナパルコフとカラスによって治療された犬の神経症的症状は，性的でない刺激で条件づけられていた。同様にして，人間の性的でない神経症を治すのに，性的情緒が道具的に用いられ得る。このような治療的効果は，生活上たまたま生じることはきわめて多い。1人の個人の生活が幸福な方向に転じて，新しくたかまった性関係が結べると治療的にもよい結果となることがある。その際みとめられる感情は純粋な性的興奮でないことが多い。しかし「愛」と呼べるような広い意味での興奮である。適切な例としては，きわめて教養の高いある若い女性で，教養のある人に対しては，そして特に社交的な集いのときには，彼女は非常に不安となって軽蔑されたように感じる症例があった。さて彼女はある男性と深い恋愛関係におちいって結婚した。常時恋愛感情にみちみちていると，常に交互作用で強化されて，社交的なつきあいでももはや，なんら不安を感じないことに彼女は気がついた。数年たって，ロマンスの時代が過ぎてしまって大分たってからでも，以前にあったような不安はなくなっていた。おそらく恋愛が盛んであった時期に，社会環境において逆制止によって不安の条件性制止が働いたのであろう。

　実際多くの他の不安でない感情が，治療者の介入もなく治療的変化を生じているものである。おそらく神経症になっている人々の大部分は軽症であって，そのほとんどは，人生にたまたま生じる感情のおかげによって治癒するのであろう（ウォルピ，1958, p. 198）。

男子性不適応の治療

　男性の性反応が抑制されると，インポテンスと呼ばれて，一般には陰茎勃

起の不適応または早漏，あるいはその両者を併せた状態である。その治療には，性愛興奮の不安抑制の効果を注意深く利用することが最も広く用いられている。ペニスの勃起は副交感性の機能による。不安を特徴づける交感神経系の機能は勃起を抑制し，また射精は交感神経系の影響を受けて早くなる（ラングレーとアンダーソン，1895）。それで性不能の問題の鍵は性的場面の不安を減少せしめるにある。しばしば不安は性的でない事柄，たとえば，人間の肉が傷つけられることについての恐怖のようなものでもある（ウォルピ，1958, p.152）。しかし症例の大部分では，その刺激は性的場面に見出されるようである。

　性的反応を不安制止として用いるには，経過のどのような時点で不安が生じるか，またどのような要素が不安を制御するかを確かめなければならない。おそらくは男性が寝室に入る時に不安を感じ始めるとか，あるいはベッドに裸になって妻と寝る時とかであろう。治療の基本的な考えは患者に説明される。――不安と拮抗する性反応は不安が比較的弱ければ，一貫して逆作用的に働くので，患者の習慣的不安を弱める。不安が生じるような時点で，常に性的接近を限定するならば患者はこれを操作できる。それには当然妻の協力を得なければならない。もしも十分に説明をしないで遂行しようとすれば，妻はきっと窮屈に思うであろう。彼女の役割の本質は夫をして緊張させたり，不安にすることを避けるようにするにある。彼女は夫をあざけったり，責めたてたり，また性行為をある点まで無理に遂げさせようとしたりしてはならない。これは彼女が大いに失望に耐えることを意味するけれども，結局は援助することへの報酬を得ることを期待できるのである。実際に，この期間中は指の刺激で生じたオルガスムで適度な慰安感を得ている女性も多い。夫がベッドで妻と共に寝ている際に，未だ不安を感じるならば，その環境で何も不安を感じなくなるまでは，積極的な行動をしてはならない。通常は2～3回で，「さあ，もう完全に気持ちがくつろいだ。性的に興奮してきた」といえるようになる。そこで次の段階に進むことになる。――おそらくは側にいる妻の方に向いて横になり，妻は背を向けている。その乳房を弄ぶ。これが不安なくできた時は，さらに前進する。――この時はおそらく妻の上に乗るが，まだ挿入は試みない。次の段階では，陰茎を陰核とか，膣の他の部分に近づ

けるが，なお挿入はしない。この後で少し挿入をしてみる。それからさらに大部分を入れる。次いで僅かに動かしてみる。それから大きく動かす。次の段階に進む時には，その際不安はすべて消失していることが必要な条件である。

当然のことではあるが，治療の細かい点は症例によって個別に決められなければならない。しばしば非常に価値を発揮する補助手段としては，セマンズ（Semans, 1956）によって提案されたものがある。妻はまさに射精しそうになるところまで，夫のペニスを手で弄って，そこで中止する。時間をおいてから彼女は同じことを行う。その過程は1セッションで数回繰り返す。数セッション行うと，射精の潜状期を増加する効果がある。——しばしば数秒から30分あるいはそれ以上にまで至る。これは時間がたっても性交時間を延長するのに役に立つということが容易に観察される。セマンズは彼の技法を述べているが，症例33で以下のように，その一部をしめす。

もしもパートナーのどちらかが疲れているならば，しばらくの間，彼または彼女は眠るべきである。その後で愛戯が始まり，ペニスおよびクリトリスの相互の刺激へと進んでゆく，彼らはお互いに経験した性的興奮の段階を知らせ合わなければならない。夫が彼としては射精の予感の感じを持った時は，それを妻に知らせて，その感じが消失するまでは彼女の手を除く。まもなく刺激を再開するが，予告の感じがまた戻ってきた時は，夫はそれを中止させる。上述のように続けることで射精は不定期間結局は延長される。もしも勃起が一時的でなく治まった時は，その努力を続けるのに適当な時間まで，しばらくの間眠るか，あるいはそれ以上の刺激は延期するように夫婦に忠告される。次いで両者はまず別々に，そして後では一緒に，ペニスは乾燥しているより濡れている時が射精はより早く生じることを説明される。それゆえ膣の湿った表面を刺激するために，温和なクリームまたは何か他の方法でペニスを潤滑にすることが必要である。[1]

マスターズとジョンソン（1970）は，この技法を促進する仕方を述べている。射精が避けられないと思われるようになった時，尿道と背部の間にある冠状溝でペニスを女性が優しく指で圧迫すると，それを抑制できることを彼らは見出した。

10 抑制された性反応の治療

症例33

　I氏は36歳，不動産業者である。彼は16歳の時に性生活を初体験した。当初から早漏に悩んでいた。射精は一般に挿入して15秒以内に生じた。彼は24歳で結婚した。妻は指による触技でオルガスムに達して，ある程度の満足を得ていたが，次第に不全感を意識するようになった。また過去2年ばかりは，他の男性に興味を示した。18カ月ほど前から，I氏は，ある精神科医から，精神力動的治療を受け，いろいろと調べられたのでいらいらしたが，この治療で，ある程度自信はついた。しかし，性行為自体は不変であった。彼はいつも，おっかけられているような感じがあり，いつもある程度妻に辛抱してもらっている感じを持っていた。

　I氏のウィロビー値は30であり，あがりやすい，恥をかきはしないかと気になる，気持ちが傷つけられやすいの項が高かった。親しい人との関係で自己主張することに欠けていたが，仕事の面ではそのようなことは全然なかった。断行訓練のプログラムは2次的ではあるが，治療として必要と思われた。

　I氏夫人には簡単な面接を行い，彼女は喜んで行動療法のプログラムに参加すると述べた。彼女は指でオルガスムに達するのは肉体的には満足するが，感情としては満足されないことを認め，挿入時間がわずかでも延長すれば，性交によるオルガスムを得ることができるだろうと感じていた。また他の面では，結婚について非常に満足していた。

　性的反応の使用に基づいた性不全の治療は，二つの指針をたてて，その両者を結びつけるように試みられた。

　(1)セマンズ法（前述）により陰茎を刺激すること，および(2)段階的に性交を進めてゆくことである。I氏は寝台に時計を備えて，できるだけ正確に時間を測り，実行したことを詳しく記録した。以下の数字は，妻によって陰茎を手で刺激し，射精寸前までいった刺激の時間を分単位で表したものである。

　第1回（土曜日）8，6，6，6および3分。
　第2回（土曜日）11，7，3，4および4分。
　第3回（日曜日）8，6，5および18分。

第4回（日曜日）17分。

第5回（月曜日）33分。この時彼は妻に騎乗位になって刺激させても大丈夫という自信を感じた。「射精しそうになる」時間は，2回試みて2分と3分であった。

第6回（月曜日）側面で顔を向かい合わせて，射精までの時間は10分になり，さらに20分以上も維持できたが，夫人が疲れてやめた。

この後，I氏は今までになかったほどの高い興奮水準に達し，それを維持した。それでこれはその後の基準となった。

第7回（月曜日）第6回と同様であったが，射精までの時間は14分になり，さらに全体では30分維持できた。

第8回（火曜日）第6回と同様であるが，射精までの時間は12分，また30分維持できた。

第9回（水曜日）騎乗位になって陰茎を刺激する。5，12分および9分以上。

第10回（水曜日）騎乗位になって陰茎を刺激する。12および11分。

第11回（木曜日）騎乗位になって陰茎を刺激する。12½，12および23分。この後I氏は陰茎の亀頭を膣に挿入，5分維持した。この時間の経過中，I夫人は興奮した。そこで陰茎を抜いて相互に指でオルガスムに達した。

第12回（金曜日）部分的挿入（亀頭）20分間で，その間I夫人だけが動かした。こうして陰茎を次第に深く入れていった。この間終わりにI氏は射精のたかまりを感じたので引き抜いた。

陰茎の一部を挿入するのに，以前よりはずっと不安が減少したとI氏は治療者に報告した。妻が刺激するのが，彼の興奮を増加せしめる最大の要素であることも見出していた。次の目的は，挿入の深度と時間を増加させることであった。そしてその後，わずかずつ運動を加えていった。一方，治療者との面接のたびに漸進的弛緩法の訓練を受けた。

10 抑制された性反応の治療

　第13回（治療者と面接の金曜日の夕方）部分的な性交は30分続いた——時間の80％は部分挿入で約20％は完全挿入，１回に約１分ぐらいであった。Ｉ氏は射精の危険をなんら感じることなく常に運動したが，Ｉ氏夫人が５回から10回ぐらい動かした時，射精の気分が著しくなった。
　第14回（土曜日）部分的性交は上述と同じで，23分，それから，位置を逆にしようとした時に射精した。
　第15回（土曜日）15分，ほとんど第13回の場合と同じ。
　第16回（日曜日）４分後に射精。
　第17回（月曜日）40分間，４分の１ないし半分陰茎を挿入する。射精の気分が高まったが，Ｉ氏はその都度リラックスしてそれを避けた。

　さて，治療者は，Ｉ氏にまず十分挿入する時間を長くするように，そして次には次第に運動を始めるように，しかしＩ氏夫人から刺激することは避けて極度の興奮は防ぐようにと指示した。また自分の能力範囲でいつも十分コントロールできるようにとも指示した。またその後２，３分経過したならば陰茎で陰核を圧えるように集中して，オルガスムに達してもよいと認めた。

　第18回（月曜日）完全挿入後，若干の運動をして15分後にオルガスム。
　第19回　若干の運動の後29分でオルガスム。Ｉ氏夫人はこの時彼女もオルガスムに達したといった。

　以上の数回の性行為で次第に腰の運動は増加してきた。そしてついに第13回の面接で大きな変化が生じた。Ｉ氏は勃起を維持し，Ｉ氏夫人は４回オルガスムを経験し，その最後に射精した。この時から，性行為の相互の満足は次第によくなっていった。全部で５週間を越えて14回の治療面接が行われて，Ｉ氏のウィロビー値は，最後の面接では13であった。

　症例33の治療で生じた経過は典型的なものである。患者によってはこのような進行をとらないこともある。それは実際の性的環境において，たとえその限界を定めておいても，成功するためには本質的である不安の低水準を維

持できていないからである。通常このような患者では，想像で実際の性交の究極に生じる「脅威」が現実を超えてしまうのである。その時には性的行動の段階に対する系統的脱感作法が指示されたり，あるいは精神安定剤の使用も考えられる。

　早漏の場合では，時折はもっとずっと簡単な仕方で回復が得られることもある。夫婦はできるだけ頻回に性交をするように忠告される。夫はできるだけ多く自分自身を楽しむように指示されて，好きなようにしていくら早く射精しても構わないようにする。妻はもしできるならば，そのような状況に耐えるようにいわれる。もちろんできない場合もある。そのような時には，性交ではない仕方で――手とか口の操作方法で――妻に代理のオルガスムを得るようにすすめると有用である。セマンズ (1962) は夫のももに，妻がクリトリスをリズミカルに押しつける方法が効果があると報告している。

　男性の性的失敗の最も多い原因は性行為遂行についての不安であるけれども，不安の非性的要因も同様の効果をもたらし得る。アイゼンク (1960) は，寝室の壁紙の絵が条件性不安となって，そのためにインポテンスとなった症例を述べている。外傷の恐怖の症例については前述した (p. 281)。非性的社会的不安が性的失敗の要因となる場合は次の症例でしめす。

症例34

　D氏は44歳，有力大会社の弁護士で（診断の箇所に症例15として前述している）あるが，勃起が得難く，かつ維持し難いという2年間の病歴で治療を求めてきた。これより前12年間は妻との性生活で高度に満足することを享受していた。問題は異常な疲労がたまたま生じて，性行為がうまくできなかったことから始まった。この病歴からして，著者は前述の性的再条件づけのプログラムを採用した。彼は最初は進歩するように思えたが，次いではほとんど実際の改善はないことが明らかになっていった。

　そこで著者は，彼と妻との関係をより詳細に検討した。元来妻は彼に対してあたかも付属物のように振る舞っていた。そこで約4年前に彼女はある治療者のカウンセリングを受けて，もっと独立するように励まされた。また自分自身の人格を表現することもいわれた。彼女は種々の仕方で反抗し始めた。

彼は「私の感じでは妻は私を捨てたと思いました。」といった。著者は，この拒絶の感じが性機能障害の基本となっていることを理解した。この原因の因果関係を彼に納得させて，彼に妻とその関係を議論し，各自の権利と義務が如何にあるべきかを，お互いに同意し合うように努めさせた。2～3週間後には夫婦間の交流が非常に改善した。妻は夫を捨てないし，また彼を愛していることも保証された。妻からは反抗の原因となっていた怒りが消失した。なお妻の独立しようとする行為の二，三については，彼を脱感作する必要があった。これらの仕方の結果一般の関係が大いに改善されて，彼の性的能力も回復した。

患者の中には上述の外来治療では反応しない場合もあるので，ミズーリ州セントルイス市の性生物学研究所（マスターズおよびジョンソン，1970）で，2週間コースの治療を受けることも良いと思われる。方針としては条件づけの知識は不十分ではあるが，この研究所では，性反応の再条件づけに高度に組織づけられた機会が得られる。ここのコースは性治療についての徹底した方法として広く知られている。しかしこれは一つの「セットされた療法」であって，それぞれの個人夫婦の要求についてはほとんど注意が払われていない，また行動分析がなされていないことは記憶されていなければならない。著者はこの治療を試みて効果が得られず，また費用を節約して，あらかじめ行動分析の利益を得るための努力をした数例を知っている。そのような患者では，問題は妻が性的なことばかりではなく，考えられることごとくの身体的なことでみつめられているという不安があった。マスターズとジョンソンのプログラムではそれを予見できなかった。レヴェイとケーグル（Levay and Kagle, 1977）は，自分たちで依頼してきた45組の夫婦のここのプログラムの結果をまとめている。これらは，マスターズとジョンソンによって報告されたのと比較した性的障害の分布を示している。2週間の治療期間の後，少なくとも夫婦は2週間目と2カ月目に面接を受けた。本来の45組のうち10組は改善されないか，悪化したと判断された。残りの35組は問題を完全に解決したか，ある程度改善したと証明された。しかし後者のうちの19組は性機能が悪化したか，または続いての治療の間には一層の改善がみられなかったのでまた治療

を受けることになった。マスターズとジョンソンのプログラムは，注意深く選択された症例にのみ勧められるべきである，また倹約した方法がうまくゆかなかった場合に限るべきである。

　一般に勃起不全または不十分を訴える患者は早漏の患者よりは治療は難しい。それは反応がより奥深く抑制されているからである。彼らの中には，明らかに生物学的要素が認められるのもある。その数は一般に推定されているよりおそらくずっと多いであろう。スパーク，ホワイトおよびコノリー (Spark, White, and Connolly, 1980) は，105例の一連のインポテンスの患者の1/3以上が内分泌障害を有していることを見出している。その大部分は適切な投薬で性機能を回復した。シューマッヘルとロイド (Schumacher and Lloyd, 1981) は，インポテンスを訴える83例の男性患者例に，驚くべき高率で種々の器質的疾患を認めた。男性の性機能障害の全例に，ルーチンに医学的検索が試みられるべきであるという結論は明白なものである。おそらくは，純粋に心理的な根拠のあるものは治療の最初から疑いもなく明白であって，それらは除外される。

　生物学的に根拠があるインポテンスの発症は潜行性であり，勃起力の低下は数カ月から時には数年にも及ぶ。その病歴は，しばしば性機能が生涯低水準にあることを示す。もしも不安の根拠あるいは性的抑制の他の反応要素がなければ，生物学的原因の確度は高い。さて診断は，尿中テストステロンを実験室的に評価すると決定され得る（クーパー他 Cooper et al., 1970）。直接的ではないが，より容易にできるのは尿中17—ケトステロイド排泄量の評価である。あきらかにテストステロン分析値が低ければホルモン療法が強く指示される。しかしかなり高い値が示される場合でも，テストステロン療法の効果の可能性を否定する必要はない。もっともほとんどの場合，治療にはよく反応しないであろう（クーパー他, 1970）。シューマッヘルおよびロイド (1981) によって提案された他の検査は，コルチゾール，プロゲステロン，黄体化ホルモン，卵胞刺激ホルモン，サイロキシン，トリヨオドサイロシン，サイロイド結合グロブリン，フリーサイロキシン，およびさらに必要ならばサイロトロピンのプラズマ水準の測定である。

　インポテンスの治療において，男性ホルモンの有効な利用を最初に報告し

10 抑制された性反応の治療

たのは，ミラー，フーバートおよびハミルトン(Miller, Hubert, and Hamilton, 1938)らであった。約30年間，著者は，きわめて低い性衝動を高めるのにテストステロンを毎日注射して性行動を成功せしめ，つづいてはホルモンをさらに使用しなくても，性行為がつづけられた2例を経験した。おそらくは，テストステロンが促進した性的反応が近接刺激に条件づけられたのであろう。この薬剤のさらに詳細な評論は，クーパー (1971)，ジャコボヴィッツ (Jakobovitz, 1970) およびミラー (1968) によってなされている。

何ら内分泌異常が見出されないが，器質的に根拠のある症例の従属群もある。著者自身の症例のうち3例はルビン (Rubin, 1970) の瞳孔記録計によって測定されたが，神経症でも精神病でもない（ルビン，1972）変形反応像が見出された。これは自律神経系の不均衡の今までに認められない形のものが，ある場合には性的不適応の原因となり得る可能性を提案する。

種々の併発するストレスが性反応の一時的抑制を生じることは，この章の最初に述べておいた。それ自体では，性的関係に何の影響もしない慢性のストレスが併発すると性的抑制の原因となる。小児期の治療不能の疾患のように，慢性のストレスは耐えなければならない現実の不幸となっている。最も多くは，非性的な種類の関係で非調和的なことに結びついている。そこで相互の再適応のプログラムが試みられるべきである。時には，2ないし3回の夫婦間の常識に基づいた話し合いが必要なすべてであることもある。他の場合では，スチュアート (Stuart, 1969) が述べているような「契約」，点数カードおよび代用貨幣療法（トークンエコノミィ）を含むより正式な調整が必要となる。症例35は，性的行動においての非性的不安が破壊的効果を及ぼす教育的症例といえる。

男性の性的不適応の最も少ない形は射精不全である。ある症例は，膣中にペニスがある思いを脱感作することで治療に成功した（ラザニ Razani, 1972)。マスターズとジョンソン(1970)は，女性配偶者がペニスに射精するように繰り返し刺激をして，一義的な治療をして，この問題の17例中14例に成功したと報告している。

女性の協力の問題

　セクシャルパートナーの協力は常に重要であり，上述した技法の大部分の成功に不可欠である。患者の多くは，直ちに利用できるパートナーがある。そうでない人は誰かその努力を喜んでしてくれて，治療に含まれる不愉快さに耐える人を見つけるのに数ヵ月もかかることがある。時には，患者は妻あるいは恋人があるけれども，彼女は要求されることができない。その理由としては，一つには彼女は相手の非能力さを軽蔑しているか，あるいはもっとしばしばには失望や欲求不満の歴史が長くて，彼女の愛情ある反応が冷えこんでしまっているのである。女性の方が行動療法において，予想される夫の動きを認めない時は，治療者は彼女に夫と話し合うことをすすめるべきである。もしも彼女がその第一歩を踏みだしたならば，そしてもしも初期のプログラムで励みが出てくれば，後は順調な進みをするものである。

　治療プログラムに必要な愛情行動を妻から引き出すための，あらゆる合理的な努力が失敗した時には，もっと彼に反応してくれる他の女性を求めるように夫を励ますことは通常適切である。道徳的な根拠が要求されるならば，他の女性との関係で彼の性能力が回復するならば，結婚生活も再建へと導かれ得るということがいえるであろう。そしてたとえそうならなくとも，強制された純潔さを無期限に受け入れるよりは，外面的な満足を得るほうが，生理的にも心理的にもよりよいことである。

　合理的な保証が得られるならば，治療的な婚外関係を，個人的に広い関心を持ってくれる人と結ぶことは最善のことである。しかしこれが不可能ならば，たまたまの「関係」は役に立たないから，有料で相手を求めた方がよい。おそらく将来には，性問題で男性にサービスを売る認定された女性の名簿ができるであろう。実際にこのような婦人はすでにロスアンジェルスでは存在する。大抵の所では，正規の売春婦を求める以外にはたよるところはない。——そして個人的に魅力もあり，治療プログラムに参加してくれる，同情心を持って興味を示してくれる人を見出すことは，通常容易なことではない。16年のインポテンスの病歴をもつある患者は，約10名の売春婦に試みた上で，

ようやく，暖かい心を持ち思いやりのある人と出会った。そのたすけで彼の性的不安は克服されて性能力は回復した。もっと容易に助けを得られるものではある。

抑制された男性性反応の行動療法の成績

1966年に振り返って調査した18例では，14例（78％）は完全に満足できる性行為をおこなう程度に治癒した。他の3例は配偶者からうけいれられる水準に達した。治療に要した平均期間は11.3週で，中央値は8週間であった。表10.1はこれらの症例の詳細をしめす。

女子性不適応の治療

女性の性不適応は通常不感症と呼ばれるが，これは情緒的な冷たさあるいは性反応の完全欠如を意味するので，望ましい術語とはいえない。しかし現在では，この言葉を用いないということは遅すぎた嫌いがある。性的な種類の如何にかかわらず反応しないことから，きわめて高い性的興奮にもかかわらず性交時のオルガスムに達し得ないというまでの，女性の性的反応のあらゆる種類の抑制があることを認めることが重要である。

2種の場合が区別されなければならない。反応欠如が一般に男性と関連している場合と，もう一つは多くの場合患者の夫ではあるが，特定の男性に関連している場合とである。その解決は全然異なってくるのである。

興奮の一般的抑制

この題目は，きわめて望ましいパートナーにさえ性的興奮が抑制されることを示している。抑制は絶対か相対のいずれかである。ある症例では器質的根拠がある。たまたま，性反応系が若干発展しないでいるように思われる女性に出会うこともある。彼女は知られているような性的興奮を体験した記

表10.1　18症例のインポテンスの行動療法の成績

患者症例番号	年齢	治療期間	結果および注意事項
1	31	1週間	治癒
2	40	8週間	治癒
3	46	10週間	治癒
4	46	20週間	治癒
5	40	4週間	治癒
6	41	12週間（断続的かつ不十分）	著しく改善
7	50	6週間	治癒。しかし妻との交渉はない。
8	49	2週間	治癒（妻が避妊薬を飲むことの不安を除くことが主な問題）
9	20	6週間	治癒（精神分析的な書籍を読んで筋肉質であることに恐怖感を抱く。それを解決することが主な問題であった）
10	49	10週間	ほとんど完全な勃起不全から機能的に十分な勃起に改善し、結婚が可能となり妻を満足させ、また妊娠させた。
11	35	6週間	治療者が離国した時点で著しく改善、妻に対する適切な断行的態度が主要な問題点。
12	36	5週間	治癒（症例33）
13	44	16週間（面接回数少なし）	改善せず。明白な性的不安が認められず、亀頭の過敏性あり。
14	40	9週間	治癒（ウォルピ、1958、症例5参照）
15	35	8週間（その前の12週間は対人恐怖の治療を行う）	勃起不全から強い勃起に改善、治療者が離国の時に性交改善しつつあり。
16	18	66週間（最初は面接がきわめて不規則）	治癒
17	53	3週間	新しい配偶者によって治癒。前の配偶者は非協力で12週間改善せず。
18	39	12週間	治癒。最初はテストステロン注射後のみ勃起す。

憶がなく，しかし条件性制止をもたらすような性的経験を悩んだ病歴もない。彼女の欠陥は体質的なものと思われ，またこのような問題を解決できる方法はないようである。

　他の器質的に根拠のある症例では，女性は色情的には興奮するが，痛みや不愉快さのために，すなわち組織の傷跡や炎症の傷害のような，腟の痛みを伴う病的状態が原因となっていて，性交ができなかったり妨げられたりする。著者はかつて，結婚してから全4年間は，不感症ということで精神分析をうけた婦人を診察した。彼女を産婦人科医に紹介したところ，潰瘍の痛みで腟痙攣が生じていることが判明した。不感症の症例は，すべて産婦人科的検査を受けた方がよい。その際に身体的病歴の可能性がわずかではあるがあるものである。

　きわめて多くの症例において，興奮の一般的抑制は条件性制止であり，それは性的刺激に対し否定的，一般には不安を伴う感じが初期の経験から始まっている。原因となる経験は宗教的な偏向，あるいは母親自身が不幸なまたは恐ろしい性的経験をしていて，それから教えられたなどであって，情報として得られるものである。もしも少女が性は不潔で獣じみていると思っているならば，このような形容詞から生じる否定的な感情は，後に成人して性的状況に接すると，性的興奮が抑えられる。他の場合では，子どもの時に自瀆や性的な遊びをして罰せられたり，脅かされたりとか，古典的条件づけの直接の結果として，性興奮の制止ともなる。次には古典的条件づけは，強姦をされかけたり，他の性的外傷からも生じる。あるいは一つのまたは他のやり方で，性的興奮が繰り返して欲求不満になったことからも生じる。しばしば高度に性的に興奮して，しかも滅多にあるいは全然満足できるような性交のオルガスムに達しない女性では，繰り返した欲求不満が，性行動に対して次第に反動的になってゆくこともある。きわめて暖かい関係の深さからの結果として，否定的な経験が生じて，症例35のように不感症になることもある。

　一般に不感症の治療は，症例の刺激反応分析が示すところによる。誤った先入観がある時には，性および性行為に関する誤解を除く必要がある。これを行っても，ほとんどの場合，性的刺激の種々の側面に条件づけられた不安と結びついた否定的感情が，なお残っていることが多い。そこで通常は治療

として系統的脱感作を行う。その時の細部は，不安と一致する先行刺激によって決められる。しかし他の場合には，不感症は配偶者の「失敗」に対する長く続いたじりじりした怒りの副産物であることもある。時には問題は，もしも女性が自分の望みを知らせただけでも解決することがある。この時には治療には断行訓練が用いられる。

　以下に述べる4例では，いずれも不感症は脱感作の何らかの形で治療された。症例36および37では典型的な性的刺激が不安系列の内容となった。症例35では腟内の物体の大きさを増加させた。また症例38では脱感作はオルガスム時に見られることであった。

症例35

　Y夫人は，35歳の女性，夫との関係は数年間はあらゆる面で羨まれるものであったが，性交時には痛みをおぼえる腟炎になった。しかし彼女は夫に対して愛情が強かったので，性交を行わせた。その不快感のため，彼女は著しい腟痙攣を伴う不感症になってしまった。腟炎がちゃんと治療されて，性交が痛くなくなった後でも，腟痙攣は極度に存在して，夫は挿入することができなかった。著者が最初に彼女を診察した時には，このみじめな状態は3年も続いていたのであった。

　腟痙攣は，腟に何か物体が侵入することへの不安反応の一部であることが，行動分析によって明らかにされた。治療は標準的脱感作と生体脱感作の組み合わせで行われた。著者は，患者にリラックスして，最初は非常に細い棒（直径1/8インチ）が彼女の腟に1/2インチの深さだけ入ることを想像させた。これは軽度の不安を生じた。私は，不安が消失するまでその情景の想像を繰り返した。棒の挿入の程度の想像を4インチまで次第に増加した。それからだんだんと順次太い棒の挿入の想像を繰り返した。想像の棒の太さが1/2インチに達した時，1/8インチから1/2インチに至る1組の種々の直径の蠟の棒（ブジー）をこしらえた。そしてリラックスしながら，1/8インチのブジーを彼女の腟にゆっくりと1インチごとに挿入することから始めることを教示した。そのあと，実際よりは想像の直径はいくらか太めにすることを規則とした。そして想像の直径が3/4インチに達した時に，性交時に生じるような運動を導

入した。これは脱感作のために多くの情景提示を必要とする不安の新しい源となった。それからブジーを入れたり出したりの運動を始めた。次第に運動が早くなっても心地よく耐えられるようになった。この時点で，著者は実際の性交を注意して実験することを薦めた。それは間もなく腟痙攣を伴わずにまた何らの不安もなく可能となった。

症例36

この症例はより普通の種類のものである。彼女が15歳の頃叔父が誘惑しようとした。そのために，32歳の女性H夫人は性に対して常に嫌悪感を覚えていた。それにもかかわらず彼女は結婚した。妊娠は性交を妨げるので，6年間に4人の子どもを生んだ。H夫人は，伝統的心理療法，薬物，電気ショック療法によって治療されたが，効果はなかった。彼女の精神科医は，行動療法家ではなかったが，その時に読書で知りえた系統的脱感作を試みようとした。その試みはうまくゆかなかった。不安系列の最も弱い項目は，裸の女性の胸の光景であった。精神科医が，この情景を患者に提示した時に烈しい不安反応を引き起こして，治療を続けることができなかった。そこでH夫人を著者の所に依頼してきた。治療では寝室からずっと離れた数項目を不安系列の弱い端に付け加えた。最初の情景は水泳のプールであった。そこには1人の男性がいて50ヤード離れており，裸で胸を出していた。この男性はだんだんと近づけられた。次には，公園の全く裸の男性像が最初は50ヤード離れており，次にだんだんと近づける情景を用いた。系列の次の項目は，ぬかるみの水溜まりでふざけている4人の裸の男の子を見ることであった。数段階を経て遂には彼女は，犬が交尾しているところ，裸の男性の絵，四つの卑猥な言葉，そして最後には個人的な性交の動作まで脱感作に成功した。H夫人は夫との性行動に満足しまた楽しむことができるようになった。

症例37

若干同じような症例として，1群の精神科研修医の1週ごとの患者であった症例がある。患者はD夫人，27歳の女性で，不感症に加えて他の数種の対人的神経症不安があった。このことから，彼女に断行行動をすることを教え

ることが必要であった。彼女は非常に早くその考えを把握し，それをすぐに習得し始めた。第5セッションのあと治療の主たる目標は不感症となった。彼女は女優として働いていたけれども，非常につんとしていた。彼女は性の罪悪については，母親からしばしば暗い警告を受けていた。このような警告は思春期の頃に，ずっと年上の男性から性的に襲われたことからきていた。彼女は結婚してからも，性は不愉快と思い，できるだけそれを避けようとした。彼女の問題の中心は男性の性器を極端に嫌うことであった。脱感作でこれを治療するのに，著者は，公園の男性の裸体像を30フィートから見ることを想像させることから始めた。像をだんだんと「近づけ」て，遂には平静に石のペニスを扱うことが想像できた。情景の次の系列は，彼女の寝室の一方の端に彼女が裸体でおり，夫のペニスから15フィート離れているところから見ているところを想像させた。そこから脱感作が始まって進むと，夫はだんだんと近づいた。次には彼女は素早くペニスに触ることを想像した。繰り返してこれもだんだん不安でなくなった。接触の期間が次第に増加した。想像と後れて生活上の割り当てがなされた。約20番目の治療セッションで，D夫人は性的関係を楽しみだしたし，また50％の機会には性交上オルガスムを感じるようになった。

症例38

他の場合の訴えと同様に不感症の治療でも，治療の決定的要因は行動分析である。これはL夫人，39歳，3人の子どもの母親の場合によく当てはまる。彼女は多年幸福な結婚生活をして，徹底して満足した性生活を享受していた。L夫人が治療を申し出た約7年前に夫はだんだんと酒を飲むようになり，遂には結局ほとんど何時もある程度は酒気を帯びているようになった。L夫人はこの変化を非常に嘆いた。しかし夫は，妻の嘆きに何らの注意も払わなかったので，彼女は夫を嫌うようになった。そして，夫の要求に従うたびに，性的接触が次第に嫌になった。2〜3カ月後には彼女は家から出て，離婚を決意した。離婚前にもまたその後でもL夫人は何回か性交渉を持ったが，彼女は性的オルガスムを全く感じなくなったことを知って驚き，また狼狽した。彼女は，今まで以前の誰よりも深く愛情を感じた男性との関係でも性的不能

を見出して，治療を求めてきた。性的状態における彼女の反応の詳細を注意深く調査して，問題の本質は，オルガスムにおいて無我夢中になる状態を「見られる」ことの恐怖であることが分かった。反対に彼女は自分だけの自瀆行為でオルガスムに容易に達することができた。これらの事実から，彼女は愛人からの身体的距離を減らしながら，自瀆をしてオルガスムになるスケジュールをあたえられた。最初は彼女はバスルームのドアを閉じて，彼から離れて暗闇で行った。それから次はドアを開けた。それから明かりを次第に増加した。次いで彼はだんだんと近づいてきて，遂には全部見える所で，自瀆してオルガスムに達することができるようになった。予想されたように，これは性交中に彼女がオルガスムになる必要な前提条件であることがわかった。

　ブラディ（Brady, 1966）は，不感症を基本とする神経症的不安を脱感作するには，弛緩の補助としてブレビタールを静注することが役に立つことを見出している。彼によれば，弛緩のみを用いるよりはブレビタールを併用すると，症例はより早く改善するという印象を持っている。これはなお研究を要する。この関連性は不感症の範囲を越えた問題でもある（p. 306以降参照）。

　相当程度そしてしばしば非常に性的興奮をするが，しかもオルガスムを十分に経験したことのない女性たちもいる。これらの女性の多くは，陰核を摩擦してのオルガスムには容易に達する。彼女たちの中には，陰核刺激を続ける特別の努力をするならば，性交中でもそうなる。たとえそうであっても，全体のオルガスムに特徴づけられる広範囲の興奮と比較して，この種のオルガスムは限定された，部分的感覚の傾向を示すので，その経験はしばしば不満足である。

　この問題の効果的な解決は，暗示によって「臨床的なオルガスム」を引き起こすにある（ルビン，1972；マクヴォ，MacVaugh, 1972, 1979）。ルビンのスケジュールは全く単純でまた直截なものである。マクヴォのは非常に念入りなものであるが，もっと徹底して研究されており，また著者によってより十分に述べられている。マクヴォの手続きの要約を以下に示す。

　最初に患者は，適切な手掛りを与えると感情に影響することが可能だということ——次いでそれを変えて憎しみ，嫉妬および愛情を消したりすること

まで——を示される。オルガスムは，感情を引き起こす一種のきっかけの力を持っていることを彼女に指摘する。そこで性に関することを次のように述べる。すなわち性は，不潔であるとか罪深いという考えとは戦うべきであり，女性がそれを行うことを恥ずかしいと思ってはならない。むしろ成熟した望ましい行動であることを教える。次の段階では女性性器の解剖学的要素——知覚領域と支配している筋肉——に注意を向けさせる。患者は，これらの筋肉を緊張させたり弛緩させる訓練を教えられる。それからオルガスムが生じる時の典型的な感覚が述べられて，男性と女性の興奮の曲線の比較が示される。この後，患者は男性と女性性器および性交上の口語の言葉の表が与えられる。そしてこれらの言葉を読んで声に出すことを何度も繰り返す。そうしても気持ち良くなれるようになるまで行う。そこでそのような表現がどれほどできる感じになったかを示される。

　マクヴォは次いでは一連のスライド映写を行う。それは日本人の男女が愛の営みをしている場面であって，車から出て家に入り，一緒に入浴して，マットレスに共に横たわるところである。そこで一貫して強調されるのは，すべての場面で女性が先に始めて，リードすることである。女性が男性の靴を脱がせ，入浴中でも男性を洗ってやる。これはヨーロッパの愛情行動で伝統的に女性が受身であるのとは異なるので，重要なこととなる。またこれは性的に抑制されている女性には特に著しい。マクヴォ（1972）はこの日本人の仕方を紹介するようになってから，治療の成功率が25％から90％になったと述べている。

　暗示に対する反応の証拠を得てから後，マクヴォは催眠の手続きを用いて，あらかじめ選んでおいた興奮を刺激するようなパートナーと想像上の愛の営みをする場面を段階的に暗示することを行った。彼は骨盤の感覚に大きく注意を払い，次いで適切な時に腰を動かすことをさせた。これによって，終わりには全体的なオルガスムを生じることができた。著者が聞いた録音テープは全く説得力のあるものであった。クライマックスを生じる手続きは約3時間を要した。一度臨床的にオルガスムが生じると，オルガスム行動は彼女のレパートリーとなって，実際の性生活でも生じることができるようになる。このスケジュール全体は何時も必要とは限らない。あらかじめ行動分析をし

て，何の部分は省略してもよいかを示すべきである。

　それほどきちんとしていないが，あらゆる種類の身体的刺激によって，今までオルガスムを経験したことのない女性のために特につくられたプログラムが，ロビッツおよびロピッコロ（Lobitz and LoPiccolo, 1972）によって述べられている。

第1段階：患者は自分の裸体を調べて，その美しさを評価して，自分自身についての気づきを増加するように命ぜられる。彼女は手続きを用いて性器を調べて，ハスティングの著書『結婚における性的表現』（Sexual Expression in Marriage, 1966）の図表の助けをかりて種々の部分を確認する。彼女はケーゲル（Kegel, 1952）による骨盤筋肉の緊張および血流を増加させる運動を始める。

第2段階：彼女は自分の性器を触ったり見たりして調べることを教えられる。実行の際の不安を避けるために，この時点では興奮することを期待するようにはさせられない。

第3段階：刺激を与えると楽しい感じを生じる知覚領域に限定して触ったり，見たりすることを集中させる。

第4段階：彼女は快楽領域に一致して手で刺激することを集中するように言われる。この時点で女性の治療者は，潤滑剤の使用をも含めて，自瀆の技法を論議する。

第5段階：もしも第4段階でオルガスムが生じなければ，患者は自瀆の強さおよび期間を増加するように言われる。彼女は「何事かが生じる」までか，疲れたり，いらいらするまで自瀆をするように言われる。

第6段階：第5段階でもオルガスムに達しないならば，患者は，顔や身体のマッサージ用に薬局で売られている型のバイブレーターを買うように言われる。特に難治の症例では，ロビッツおよびロピッコロは，毎日45分のバイブレーターセッションをオルガスムを生じるために3週間も必要であることを見出している。

第7段階：一度自瀆によるオルガスムが得られたならば，夫はその手続きを眺めることが認められる。これは夫の眼前で興奮およびオルガス

ムを見せることを脱感作し，また夫にとっても経験としての学習の働きをする。
第8段階：夫は第7段階で妻が示したやり方で彼女を扱う。
第9段階：第8段階でオルガスムが生じた時に，夫婦は，夫が妻の性器を手か，あるいはバイブレーターで刺激してから性交に従事することを教えられる

　ロビッツとロピッコロは，上述のプログラムの補助として同性愛の性愛図や文献をも使用している。自瀆のプログラムで3人の女性が，性交情景のフィルムを見た直後に自瀆をしてから，最初のオルガスムを報告した。
　良い効果を得るまたグループで使用できる別の方法もある。それは，性的行為を行っているところを描写した情景のビデオテープの長巻を見た後で，弛緩訓練をすることからなっている（ネメッツ，クレーグとリース，Nemetz, Craig, & Reith, 1978)。

場面性不感症

　不感症を訴える女性には，一般に性的刺激に否定的に条件づけられてはいないが，彼女の配偶者である特定の男性にのみ反応しないということが，行動分析でしばしば明らかにされる。その際は彼女が反応しない理由が問題になる。多くの場合，彼女は夫を人間として認めなくなっていることが判明する。おそらく，以前には認めていたのであろうが，もはやそうできないようになっている。ある患者は彼女の夫と，その知性と学識とで愛に陥った。しかし結婚してから彼女は誤っていることに気がついた。彼のイメージが落ちても，彼女は性愛上反応することができた。しかし，しばしば欠点は明瞭にできがたいこともある。配偶者の一般的魅力の欠如がある時には，著者はそれをいかにしてよいのか分からない。しかし数年の経過を経ると，楽しい円満な関係によって，愛情，恋愛感情が打ち立てられることもある。
　たしかに人は，常に抑制されている根拠を確かめる，またどれを変えることができるか判断する努力をすべきである。夫の行動が変わる可能性もある。

10 抑制された性反応の治療

おそらく彼は前以て妻に話したり，電話をしたりはせずに不規則な時間に家に帰ってくる。あるいは彼はテレビの映画を見ることに，またはトランプ遊びに我を忘れてそのために妻との交わりが最小限になってしまう。このような行動はもしも頑固に続くのならば，非常に妨害的であって，女性の態度を愛情から嫌悪に，また彼女の性の型も愛情から不感症へと変えてしまう。このような事情が生じたある患者では，夫は，米国中にその仕事の支店を建設するのに忙しい「帝国建設者」であった。彼は何時も町から出掛けていた。帰宅しても妻にはろくに注意を向けないで，ゴルフに急いで出掛けてゆくとか，在宅しても，テレビの野球やサッカーばかりを見ていた。彼は妻を愛している（全く魅力的な婦人である）と弁解し，彼の行動を変えようとした努力はすべて失敗した。夫は妻に対しては家長としての態度をとり，妻の希望は子どもっぽいと見なしていた——イプセンの『人形の家』の例が現実にあるようであった。夫は，妻の望みに合うようにすることは全く拒否した。妻は実利的理由から彼と別れることはできなかった。しかし別に恋人を見つけたとしても，それほど驚くことではないことである。

　幸いにもこの例のように動かし難い夫は少ない。全くしばしば，もしも妻がよく調節された断行行動をすることを学ぶと，夫の行動は良い方向に変わる。場面性不感症の１例では，夫は国際的関係に没頭していて，妻を本質的に召使または宴会世話係として取り扱った。彼は，多くの客をしばしば前触れなしに自宅に招いて，果てしもなく晩餐や歓待を準備することを要求した。彼女の行動は非常に受動的で服従的であった。断行訓練のうちで，著者は次の主義による構造的行動を始めさせた。「もしも貴方が私のために何かをしてくれるならば，私も貴方のためにしましょう。」これはほとんど直ちに彼の態度を彼女にとってより楽しいものにさせた。次の段階は彼女のため，夫婦の人生についての立場を作ることであった。「この種の生活の仕方は私に向いていない。私はここで毎晩人々を迎えることはできない。私は私的生活が必要である。そして私はそのことで貴方が何かしてくれることを望みます。」彼はこれを受け入れて，もっと緊密な関係に進歩的に発展した。そして両者が満足するような性生活が行われる結果となった。

　この結婚生活再調整のための一方的なやり方は，必ずしも適切でないこと

もある。不一致はしばしば螺旋状に両方に生じる怒りということにもなる。一方のパートナーの感情が傷つく，そうすると彼の愛情は減退したり，配偶者に対し，他の方法で仕返しをしたりする。そしてそれが彼女の否定的態度をさらに生ぜしめる。もしもそのようなことで長い期間が過ぎたとしても，悪循環は断ち切る必要がある。パートナー同士で，相互の強化のために何らかの契約制度を決めるのが最善である。スチュアート (1969, 1975) は，結婚契約をふくむ詳細なプログラムを工夫した。それは，それぞれが相手の望むことを行うという書面の約束であり，また得点表をつける。要するにパートナーは，それぞれ同じやり方で補償となる相手の正の強化を学ぶ機会が与えられることになる。手続きの要点は，一般的な不満を特殊な場合に置き換えることである（例：「貴方はいつも私を傷つけようとする」よりは「貴方は貴方の友人の前で私の料理の批判をする」)。しかし，相互の強化過程はしばしば実行することが全く難しく，相当な論議を招くこともある。(ジェコブソンとマーチン Jacobson & Martin, 1976；ジェコブソンとワイス Jacobson & Weiss, 1978；ナッドソン，ガーマンとナイスカーン Kundson, Gurman, & Kniskern, 1980)。

最後に，性的障害の多くの症例についての，非常に有益な自助的な著書として，デボラ・フィリップスの『性の秘密』(Sexual Confidence, 1980) のあることを付け加えなければならない。

注

1 J. H. Semans (1956), Premature ejaculation : A New approach. *Southern Medical Journals*, 5, 49 : 354. 本出版に限り，著者の特別の許可を得て掲載。原著者の許可なくこれ以外の出版・リプリント不可。

11
不安の解条件づけにおける化学物質の使用

常套的な薬物投与

　人が持続的にしろ一時的にしろ，高度の不安やその他の感情性障害に悩まされる時，ある種の薬物あるいはその組み合わせにより，改善をはかるのは望ましいことが多い。多くの人は自ら鎮静剤の助けを借りるが，もっともよく使われるのは，もちろんアルコールである。これを通常の量で使用すると不安が著しく減少するが，完全にはなくならないことが多い。長期にわたる使用は嗜癖をもたらす危険があるが，薬物による症状の軽減に厳しい反対はないように思われる。そのような症状の軽減により，最終的な治癒が危険にさらされるようなことはない。

　経験のある臨床家なら誰もが知るように，個々の症例において，どの薬物が効果的かの判断は試行錯誤によっている。5〜20mgのジアゼパム（バリウム）または10〜20mgのクロルジアゼポキサイド（リブリウム）を1日3〜4回使用することは，不安低減効果としてよく確立された方法である。これで成功しなかったり，ひどい眠気などの耐えがたい副作用が生じた時は，フェ

ノチアジン誘導体(例，トリフルオペラジン〔ステラジン〕，チオリダジン〔メレリル〕)，メプロバメート，ハイドロキシジン・ハイドロクロライド（アタラックス）などの数多くの薬物が試みられる。サーガントとダリー（Sargant and Dally, 1962）が多くの不安の症例で，抗うつ剤の不安低減効果を報告して以来，トラニールシプロミン（パルネート）やフェネルジン（ナルジール）などの様々な抗うつ剤が使用されるようになった。彼らのある症例では，リブリウムとの併用がより効果的であった。著者の経験では，イミプラミンのような三環系抗うつ剤がこの方法で有効であり，時に，少量で急速に効果があった。さらに最近，抗不安効果を持つ薬剤に加えられたのは，βブロッカーであるプロプラノロール（グランビル・グロスマンとターナー Granville-Grossman & Turner, 1966；ジェファーソン Jefferson, 1964）で，その作用は完全に末梢性である。

　薬物による症状コントロールには，いつも1日用量を必要とはしない。もし不安が予想されるある特定の状況でのみ起こるならば，薬物は予想される状況の1時間ほど前に服用すべきで，その時のみである。たとえば面接恐怖の患者は，面接の1時間前に準備していた安定剤を服用し，飛行恐怖の患者は飛行の前に同じことを行う。多くの患者が予見できる不安の源から，このような方法で自分を守ることが可能なことが分かる。

　不安から2次的に生じる障害に対する，安定剤による症状コントロールもしばしば報告されている。イミプラミンは遺尿症（デストーニス Destounis, 1963）と遺糞症（アブラハム Abraham, 1963）をコントロールした。再条件づけの試みが実際的でなく不成功に終わる時，この薬物の系統的な使用により，ドルービー（Drooby, 1964b）がいった症状の「信頼できる消失」に達することができる。ドルービーは，イミプラミン（25mg）を年齢に応じて1日に2〜3回投与された45人の子どもは，数日のうちに完全にあるいはほぼ完全に遺尿症がなくなることを見出した。この治療は根治的ではなかった。つまり薬を止めると再発した。1年間使用して薬を中止した際，患者の30％が再発しなかった。これは未治療の対照群と同じ割合であった。このことは，薬物は遺尿症のみじめさから子どもとその両親を解放し，時間経過により治癒にいたるいかなる過程の妨げにもならないことを物語っている。このような薬

11 不安の解条件づけにおける化学物質の使用

物使用は，解条件づけ手続きを用いることができない環境の時に有用である。

ドルービー (1964a) は，また早漏の症例に，イミプラミンとメレリル，バリウム，ノルジールなどの他の薬物（いずれも時にエルゴタミンと併用）を使用して，不安を抑制し射精を遅らせることに成功した。同様の結果が他にも報告されている（シン Singh, 1963）。これらの薬物の力を借りて，繰り返しうまく性行為ができるようになると，後には薬物なしでも十分性行為ができるようになることがしばしばある。

ある患者では，乳酸イオンの静脈内注射により不安発作が生じ，またその不安症状は，塩化カルシウムの形でカルシウムイオンを少量加えることによりほとんど抑制できたというピッツとマックリュアー (Pitts and McClure, 1967) の観察から，新しい対症療法の可能性が出てくるように思えた。しかしながら一連の研究の再評価と，とりわけグロースとファーマー (Grosz & Farmer, 1972) の仕事から，アカーマンとサッチャー (Ackerman & Sacher, 1974) は，乳酸の注射で不安発作が誘発されるのは，ピッツとマックリュアーの考えた機序によるものではないと結論づけた。データに合う仮説は，ある不安神経症者は，不安の身体症状のうちのいずれかに対して不安反応を条件づけているという仮説である。

ある女性患者においては，別の症状コントロールが可能である。情動反応はホルモン因子によってしばしば影響を受ける（原因ではないにしろ）。多くの女性では，月経前1週間のあいだに症状の悪化がみられ，月経期間中持続する。女性ホルモンの投与により症状は著しく改善される。ほとんどの症例で，避妊を目的とした薬物と，その用量で十分である。例，オブレン，アノブラー，エノビッド，オルト-ノビューム（ガットマチャー Guttmacher, 1961）。症状の改善が月経周期の後期相のみならず，周期を通して全体にみられることにはしばしば驚かされる。「避妊ピル」が特に有効でない症例では，経口合成プロゲステロンでは不十分とするドルトン (Dalton, 1964) に従い，筋肉内注射または肛門内座薬による多量のプロゲステロンでよく反応することがある。

二酸化炭素—酸素混合ガスによる
漠然とした不安の低減

　不安が漠然（「フリーフローティング」）としている時，すなわち，明らかに空間，時間，身体感覚などの広範な刺激に条件づけられている時(ウォルピ，1958)，きわめて効果的な方法は，患者に一度に1回から5回，二酸化炭素と酸素の混合ガスを最大限に吸入させることである。はじめメドゥナ(Meduna, 1947)が，30％の二酸化炭素と70％の酸素の混合ガスを，意識がなくなるまで患者に吸入させる方法を記載したが，これはかなりの危険をともなう，受け入れ難い思いきった方法だった。ラ・ベルン（LaVerne, 1953）は，より強い混合ガスを一度に一息で吸引するというアイディアを紹介した。われわれが標準としている内容は，65％の二酸化炭素と35％の酸素の混合である。実際問題として，われわれのユニットでは酸素と二酸化炭素を別々のシリンダーを使って，必要な時にこれを混合するのがもっとも良いことが分かった。これにより，通常の濃度では刺激的であったり効果が強すぎたりする患者には考慮することができ，また難治例に対しては非常に濃度の高いガスを与えることができる。

　以下に方法の詳細をのべる。治療者はまず患者の不安レベルを主観的(sud)尺度で確認する。そして患者にこれから行うことと，予想される効果を伝える。典型的な説明は以下のような内容である。

　　あなたはいつも不安が高いので，努めてリラックスしようとしても十分不安を下げることができません。二酸化炭素と酸素を吸入してリラックスできることがあります。二酸化炭素は，いつもあなたのからだの中や息の中にあります。それは重要な生理学的性質を持っています。それは呼吸を刺激し，しばしば麻酔下から覚醒させる時に使用されます。さて，このシリンダーに酸素と二酸化炭素が入っています。肺に通常あるのより濃い二酸化炭素をあなたに与えます。バッグをふたつのガスで充たした後，このマスクを通して

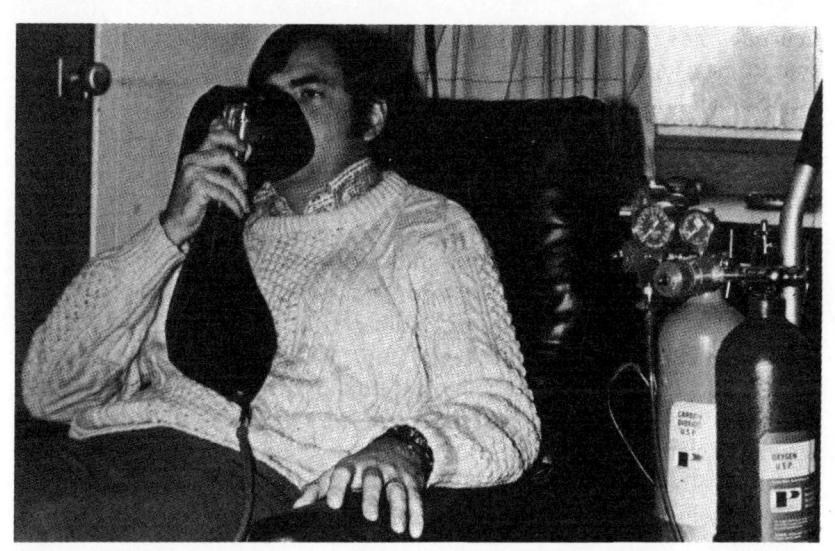

11 不安の解条件づけにおける化学物質の使用

図11.1 二酸化炭素―酸素混合ガスを受けている患者。吸入の終わりには，患者は混合ガスで充たされていたバッグを空にする。

　一息で混合ガスを吸入してください。数秒後あなたは，普通ではないけれども不快ではない徴候に気づくでしょう。呼吸が早くなり，心拍が早まり，顔が紅潮し，四肢がひりひりするかもしれません。むしろめまいがして，他の感覚が生じることもあります。これらの反応は5秒ほどでピークとなりその後おさまります。
　さてこれからが，あなたにしてほしいことです。マスクを手に取ってください。バッグを混合ガスで充たしますから見ていてください。(バッグがガスで一杯になるまで待つ。) 数秒たったら次のことをしてください。まず肺を空にしてください。できるかぎり息を吐いてください。それから鼻と顎の上にマスクをしっかりあててください。そしてマスクの上のボタンを押してください。これでガスが出ます。それから，主に口で肺の半分がガスで一杯になるくらいまで吸ってください。そしてマスクを顔から離してください。

　肺の半分を混合ガスで充たすだけで，実質的な呼吸反応が誘発されること

もあれば，ほとんどあるいは全く効果がない時もある。この時は続けて肺に一杯になるまで吸入していく。もし必要なら，二酸化炭素濃度を高めてから行う。通常は最初から完全に肺を充たさないほうが良い。特に，ガスによってもたらされる通常にはない感覚に，患者が困惑するかもしれないと少しでも思われる時にはそうである。患者が，窒息や麻酔に対する恐怖を持っていないかを前もって調べておくことが，きわめて重要である。このような症例では，この治療法に対する非常にゆっくりと，しかも注意深いアプローチをすべきである。何回か続けて，各セッションで数分間の導入的な「慣れのためのプログラム」を組み入れる。最初は，マスクを手に持つことのみ指示される。次にバルブを開いて，出てくる混合ガスを1〜2インチ鼻先でかぐ。それからバッグにたまったガスをひと嗅ぎする。そして最終的には十分量を吸入するまで，途中に間をおきながら深呼吸を繰り返していく。どんなに注意をはらっても，何人かの患者は吸入によって生じる感覚におびえてしまい，二酸化炭素を適切に用いることができない。

　混合ガスでなんらかの呼吸反応が生じないかぎり，不安レベルの明らかな減少は起こらない。混合ガスを最大限に吸入しても過呼吸が誘発できない時は，以下のいくつかの方法で効果を増強することができる。すなわち，吸入後できるだけ長時間息を止めておく，連続して2回以上吸入する，二酸化炭素濃度を100％まで上げていくなどである。

　各吸入後治療者は，患者に不安の sud レベルを聞き，それを以下のような簡便な表記法を用いて記録する。

「二酸化炭素―酸素（×5）60→45→35→25→20→20」

　この記録は4回の吸入で，自覚的不安が60から20まで低下し，5回目は効果がなかったことを示している。sud の点数が下がらないのが，ガス使用を止めた理由である。20というレベルは理想的ではないにしても，患者のリラックスをする努力によって不安を0にするには，もともとの 60 sud からよりも容易であることは自明のことである。

　神経症患者の4/5で，漠然とした不安は二酸化炭素吸入に反応する（ウォル

11 不安の解条件づけにおける化学物質の使用

ピ, 1958, p. 169)。一方, 分裂病者の不安は決して減少しないようで, 時にはむしろ悪化する。このためこの吸入は, 診断テストとしての価値をもっている。瞳孔測定よりもはるかに信頼性は乏しいが簡単である（ルビン, 1970)。

二酸化炭素―酸素混合ガスの不安低減効果の機制は分かっていない。ガスに対する直接反応, 吸入後の反応性のリラックス, あるいはその両者による逆制止によると考えられている（ウォルピ, 1958)。たしかなことは, 体内の二酸化炭素の存在による直接的な薬理学的効果ではないだろうということである。なぜなら, 体内の過量のガスは数分間のうちに消失してしまうが（ゲルホルン Gellhorn, 1967)，1～2回の吸入で, 漠然とした不安が時には数週間あるいは数カ月間, 通常少なくともかなりの時間除去されるからである（ウォルピ, 1958)。吸入で除去された漠然とした不安が再発する時は常に, 不安を喚起するある特別な刺激状況にさらされることが先立つようである。そして患者がその状況にさらされることを避けることができるかぎり, 不安から自由でいられる。条件づけ仮説のみがこれらの事実と矛盾しない。ロイケルとクイントン (Leukel and Quinton, 1969) の観察は適切である。彼らは, ラットでの回避条件づけの獲得が二酸化炭素の吸入で障害されることを観察した。条件づけの後からガスを与える時間が短いほど, この負の効果は強かった。

二酸化炭素は学習過程に効果を及ぼすわけであるが, どのようにそれが働くかを正確に知ることは, 興味深くかつ実際的に重要なことである。技法のどの要素が関与しているかを決める最初の研究は, スレーターとリーヴィ (Slater and Leavy, 1966) による統制された研究であった。彼らは, 混合ガスを吸入するかわりに麻酔装置から空気を吸入したり, 二酸化炭素が誘発する深い呼吸運動をまねても, 漠然とした不安は低減しないことを発見した。強力な刺激の効果による可能性はまだ検討されていない。しかしワインレブ (Weinreb, 1966) の実験では, アンモニアの臭いをかぐことによる強い鼻の刺激では, 漠然とした不安を低減することができなかった。したがって二酸化炭素の効果が非常に強い感覚を体験することにより引き起こされる, という説はありそうもない。一方マック (Mack, 1970) は, 亜硝酸アミルの吸入も, 二酸化炭素とほとんど同じように効果があることを発見した。亜硝酸アミルは強力な自律神経系の反応を起こすので, これが不安に拮抗するのかも

しれない。亜硝酸アミルのような血管拡張剤が持つと知られていた，片頭痛を抑える効果を二酸化炭素の混合ガスが持つことをデクスター（Dexter, 1982）が報告したのは興味あることである。

　もっと多くの実験的な仕事が必要である。現時点では，二酸化炭素が強力な不安抑制系の興奮を引き起こすことにより，漠然とした不安を消失させると思われる。先に述べたように(p.273)，ガスの興奮性効果は，特殊な不安習慣の解条件づけにも使用可能である。精神生理学的なパイロットスタディ（シュマボニアンとウォルピ Shmavonian & Wolpe, 1972）は，吸入後に脈が遅くなり皮膚電気抵抗が低下することを示した。ルイとウォーカー（Ley and Walker, 1973)のより総合的な研究は，このことをさらに観察した。彼らは10人の成人神経症患者に，65％の二酸化炭素と35％の酸素の混合ガスを一度に最大限に吸入させ，さらに10人の患者には圧縮空気を吸入させた。吸入の直前および2分後に自覚的障害単位（*sud*）を記録し，心拍数，収縮期および拡張期血圧を測定した。二酸化炭素―酸素グループは拡張期血圧が低下し，圧縮空気グループよりも自覚的不安が顕著に低下した。

　ハスラム(Haslam, 1974)が，二酸化炭素は乳酸の注射で不安になる患者(ピッツとマックリュアー, 1967)の不安だけを低下させることを観察したのは興味あることである。彼は，乳酸の注射は二酸化炭素が効果のある患者のスクリーニングテストになるだろうと言っている。

　特殊な恐怖に対する二酸化炭素の使用は p.273 を参照。

特殊な解条件づけのための薬物使用

　ソ連（例，パヴロフ, 1941）およびアメリカ（ドワーキン, レジンスキーとボーン Dworkin, Raginsky, & Bourne, 1937；マサーマンとヤム Masserman & Yum, 1946）における過去半世紀に出版された報告によれば，神経症の動物において，ブロマイドやバルビツレートやアルコールなどの鎮静剤を長期投与し続けることにより，回復や改善を得続けられることは明らかである。報告の中でいつも特に述べられているわけではないが，薬物投与中に動物は，その神

11 不安の解条件づけにおける化学物質の使用

経症性反応を条件づけられた刺激にさらされていたと思われる。しかしこれらのどれも，薬物の使用中に生じる刺激にさらされることについて，計画的かつ系統的に計画されたものはなかった。

これはミラー，マーフィーとミルスキー（Miller, Murphy & Mirsky, 1957）の実験研究で初めて行われた。無条件刺激として電気ショックを使用して，4グループのラットに，ブザー提示によって回避反応を行うように条件づけをした。異なった条件下での回避反応の消去の研究を目的として，2グループには生理食塩水，他の2グループにはクロルプロマジンを連続して4日間注射した。生理食塩水注射グループ（グループ1）のうちの1グループと，クロルプロマジン注射グループ（グループ2）のうちの1グループは，4日間毎日，強化を受けないブザー提示を15回受けた。そして他の2グループは注射の後そのまま飼育カゴに戻された。この4日間の，グループ2のラットの回避反応（試行の5％未満）は，グループ1のそれ（70％以上）より少なかった。5日目以降，すべてのグループは，さらに注射はせずに強化を受けない試行をした。グループ2は他のグループのどれよりも低い率の回避反応を示した。他のグループは平均60％の回避反応を示したが，グループ2は約20％しか示さなかった。そしてそのグループの15匹のうちの11匹が，薬物投与を受けていた4日間以上の回避レベルを示さなかった。この持続する治療効果がクロルプロマジンの運動反応の抑制のためでなく，自律神経系の抑制効果のためであることが，クロルプロマジンの運動遅延効果と等価とされた量のフェノバルビタールを用いて，同じ実験を繰り返すことにより明らかになった。フェノバルビタールを与えた動物では，その薬物を中止してもなんら回避反応レベルの低下は見られなかった。クロルプロマジンは，その投与期間中に再学習の機会が与えられないかぎり，持続する効果は持たないということは重要である。クロルプロマジンの注射を受けた動物は，その時ブザーを与えられなければ，薬物投与を中止しても回避反応の減少は示さなかった。

逆制止が，観察された再学習のメカニズムによると考えるのは当然である。初めの条件づけの際に動物は，ブザーを聞いた環境の他の刺激にも反応することが可能であった。しかし，クロルプロマジンの「保護」がなければ，ブ

ザーに対する回避反応は圧倒的に強かったであろう。クロルプロマジンを投与された動物では，残ったどの回避反応（と付随する不安）も，その時他の環境刺激により喚起された反応によって逆制止された。明らかにこの説明は系統的な研究を必要としている。しかしそれをいくらか支持する観察として，弱い不安―回避反応が条件づけられた動物においては，単に，もともと条件づけられた状況と類似した状況にまずさらし，次にもともとの状況にさらすことによってこの反応を克服できるというバーカン（Berkun, 1957）の観察がある。

ミラー，マーフィーとミルスキーの実験パラダイムが，人の臨床で見られる神経症に拡大できるならば，明らかに多大な治療的節約が可能である。決定的な治療的出来事である。治療者の主な役割は，どの薬物のどれくらいの投与量が安定させるのに効果的かを決めることである。その後，治療者は系統的なエクスポージャープログラムを計画し，時にチェックするのみでよい。しかし驚くべきことに，彼らの1957年の研究以来1/4世紀の間になんら系統的な研究はない。

ウィンケルマン（Winkelman, 1955）による偶然の観察のように，個々の症例での実験的治療から勇気づけられる結果が出てきた。ウィンケルマンは患者に，顕著な神経症症状の減少が得られるだけのクロルプロマジンを6カ月かそれ以上投与し，その後漸減した。患者の35％で，薬物を除去した後も少なくとも6カ月間は改善が維持することを見出した。残念なことに，プラセボを与えられた患者はどうなるのかを示す統制研究がなかった。

1956年以来，著者は先に示したミラーらの実験と同様に，いろいろな薬物を使用して現実脱感作を繰り返し行ってきた。患者はいつも，困難な状況にさらされるのに先だち薬を服用した。後に薬なしでさらされても予想していた困難をいだかずにすんだ。この結果を得るには，関連する状況にさらされても特に不安が生じないだけの薬が服用されなければならない。初期の研究例を示そう。1人の大学生が経験したひどい教室不安が，メプロバメートによって著しく改善することを知り，著者は彼に適当量の薬物を，授業のある日は毎日6週間服用させた。それから薬物なしのテスト日を設けたところ，彼の不安は，もともとのレベルよりも40％減少していることが分かった。さ

11 不安の解条件づけにおける化学物質の使用

らに6週間後の第2回目のテストではさらに30％の不安減少がみられ，全部で70％の改善をみた。完全な回復をみた他の例では，コデインを使用した醜形恐怖，メプロバメートとアルコールを使用した理髪店の椅子恐怖（アーウィン Erwin, 1963 参照），各1時間3回の飛行にアルコールを使用して克服した飛行機恐怖などがある。

1960年代には，そのような方法で治療に成功したとする報告が他にもある。早漏が，不安を抑制する薬物でコントロールされればその効果は時には持続する，という持続効果に関する報告がすでになされている（ドルービー，1964a）。マックスウェルとパターソン（Maxwell and Paterson, 1958）によってメプロバメートで治療された吃音の症例の中に，結局，薬なしですませることができ，改善が維持している25歳の肉屋がいる。

後に，リブリウム，バリウム，セラックスなどのジアゼピン系の薬物が，この種の治療に特に価値があることが明らかになった。なぜなら，メプロバメートと違ってこれらは大量でないかぎり嫌な眠気などなく，投与量に応じて安定化させる効果が増すからである。このグループの薬物の効力に関する著者の興味は，はじめ，ミラー(1967)によって引き起こされた。彼は，4人の恐怖症者にリブリウムを使用したことを報告した。最初の2症例は，公衆での食事恐怖の女性と広場恐怖の男性であるが，それぞれ50mgと75mgが必要であった。「薬は脱感作の目的のみに用い，ルーチンには用いなかった。恐怖にさらされることを「計画」した患者は，薬を飲み，その効果がでてくるまで待ち，それから恐怖状況（想像ではない，現実の）に自らをさらした。治療は1例が4週間で，もう1例が6週間であった。」とミラーは述べている。治療6カ月後のフォローアップでは服薬なしで2症例とも完全に恐怖はなかった。

著者がリブリウムをこの方法で系統的に使用した最初の症例は，1年前に，ホテルで寝ようとしている時にハンマーで叩くひどい音に悩まされて，音に対する著しい情動反応が条件づけられた内科医だった。感受性は他の音にも般化し，そのうちでももっとも嫌なのが車の警笛だった。これはおそらく頻度が多いからであろう。彼は，リラクセーションとホワイトノイズでの遮蔽手続きで中等度改善した。次に，音に対する情動反応を完全に抑えることが

できるリブリウムの量を見つけるよう指示した。そして車の警笛にさらされることが予想されるようないかなる環境でも，その量（30mgだった）を服用するように指示した。このスケジュールで4カ月の間に薬なしで反応が顕著に減少するまでにいたった。

症例39

近年著者は，現実脱感作時の投薬には主にジアゼパムを用いている。S氏でのその効果は印象的だった。彼は52歳で，16年間にわたり広場恐怖でひどく悩まされていた。その病歴は p.50 にある。この状態に陥らせる鍵となった出来事は，窒息していると思った女性を家に連れて行こうとしている時に，自分自身が息苦しくなり，ひどく不安になったことであった。その時から彼は，自分のアパートから出て行くのが恐ろしくなった。またしばしば，数分から数時間持続するかなりひどい突発性の不安発作があった。彼は，アパートから1ブロック離れたところにあるオフィスに移り，症状に対して現実的に適応していた。にもかかわらず，「私はいつも不安に悩み，冬でさえもシャツが濡れるほど汗をかきます。」と言っていた。

広場恐怖が始まってすぐS氏は，精神分析家に相談し，そこに10年間通ったが症状は改善しなかった。それから彼は，行動療法家といわれている治療者のもとに2年間行った。その治療者は，S氏が想像の場面では不安は生じないと何度も言ったにもかかわらず，何カ月間か標準的な脱感作を続けた。そしてその後には，非常にストレスの多い遠出をひとりきりでするよう「自らを強制する」ようにさせた。これは何も効果をもたらさなかった。S氏は次に別の精神分析家のもとに1年間通ったが，症状は悪化した。通うのを止めるといくらか良くなった。彼が著者のもとに来た時，彼は約1年間治療を受けていなかった。彼はひとりで車を運転するのが怖いので，著者のオフィスにも母親に連れられてきた。

この症例の分析で，離れるにつれて増強する，「本拠地」から離れることに対する古典的に条件づけられた恐怖があることが明らかになった。S氏は現実感をもって想像することができないので，現実場面で治療しなければならなかった。しかし彼のベースラインの不安レベルはいつも 20〜30 $suds$ あり，

11 不安の解条件づけにおける化学物質の使用

通常の現実エクスポージャー（被曝）を基礎にして行うことができなかった。なぜなら20〜30 *suds* の不安レベルは，いかなる治療プログラムを始める前にもコントロールしておかなくてはならないからである。この方針にそって，まず彼に過呼吸のコントロールのしかたを教示した(p. 384)。以前の治療者の処方した5〜10mgのジアゼパムでいくぶん落ち着いていたので，不安をコントロールするのにジアゼパムを使用するのが良いことを話した。25mgのバリウムにより，ベースラインの不安が5 *suds* へ減少することが分かった。そこで25mgのジアゼパムの保護のもとに，自宅から決めた方向に1ブロック行くことを指示した。これにより彼の不安レベルは20まで上昇した。しかし7回繰り返すと，ベースライン以上の不安にならずにその距離を歩けるようになった。少しずつ距離を伸ばしていくようにした。5ブロックを快適に歩けるようになった時，彼は1人で車を運転するようになった。3週間のうちに母親に運転手になってもらわずにすむようになった。自分の反応をモニターしながら，どんどん長い時間運転するようにした。こうしていくうちに彼は，ジアゼパムの量を減量してもよいことが分かった。ついには20マイルの旅行で必要としたのはたった5 mgだった。

著者は，S氏を18カ月間にわたり全部で26セッション診た。3週間は毎週，6カ月間は2週間に1回，その後は毎月である。彼は結局5 mgのジアゼパムを「お守り」としてポケットに入れて，時に軽い不安を感じながらも，どれだけの距離でも出かけることができるようになった。3年間のフォローアップでも回復は完全に維持されていた。

安定剤を用いた現実・系統的脱感作のプログラムに関して，2点が強調されねばならない。第1は，このプログラムの有効性は，高い不安が決して生じないようにすることが基本となっている。もしそれが生じると，その分の不安が再条件づけられ，しっかりとした土台が失われることが予想される。第2に薬物治療の期間が制限されていれば，嗜癖の危険は少ない。神経症性反応が解条件づけされれば症状を抑えるのに必要な薬用用量は減少し，治療終結前に投薬なしですませることが可能となることが多い。

不安抑制物質の静脈内投与を併用した想像性系統的脱感作

　メサヘキシンナトリウム，これはブリエタールやブレビタールの名で商品化されているが，脱感作を目的とした安定化の方法として時々使われている。これを1次性の不安抑制物質として使用している者もいる（フリードマン Friedman, 1966；フリードマンとシルバーストン Friedman & Silverstone, 1967）。リード（Reed, 1966）やブラディ（Brady, 1966）などの他の者は，基本的にはリラクセーションの補助剤とみなし，それを使用する時にはいつもリラクセーションの教示を与える。モーソン（Mawson, 1970）の統制された研究では，メトヘキシタールはそれ自身が不安抑制物質であるばかりでなく，リラクセーションよりも顕著に効果があることを示した。

　ブラディ（1966）は，不感症の症例にメトヘキシタールを独自に使用し，詳細にその使用法を記述している。導入の説明の後，患者をリクライニングチェアで快適にリラックスさせ，1%溶剤の注射を始める。

　　薬物が最大の効果を示すのに要する2～4分の間に，催眠誘導の際のように，穏やかにリラックスすることを勧める。深くリラックスした状態が得られると，患者は不安階層表の最初か最も弱いシーンを想像するように指示される。たとえば「さて，次の場面をできるかぎり鮮明に想像してください。あなたと御主人が居間で腰掛けています。彼が情熱的にあなたのくちびるにキスしてきます。あなたがそこにいると想像して，あなたが聞くこと見ることを想像してください。穏やかにリラックスしてください。」患者は，この光景を約2分間視覚化した後想像を中止して，単にリラックスするよう指示される。1分間の休止の後，その光景を再度3分間想像することを指示される。再度の休止の後，不安が生じていないことを確認した後，不安階層表の次の光景が指示される。以後は同様である。ブレビタールは急速に体内から消失するので，弛緩と鎮静効果は4～5分後には消失する。したがって通常この時間が経過すると追加が必要となる。典型的なセッションでは全部で50～70

mgが使用される。指示された最後のシーンが終了した後，約10分間はそのまま休ませる（p.73）。

ブラディの五つの症例の四つが平均11.5セッションでおおいに改善した。フォローアップでも再発や新しい症状はなかった。

かなり古い薬物，チオペンタールナトリウム（ペントール）も，もしハッサン（Hussain, 1971）の所見が確かめられれば，精神科では失っているその有用性を再び獲得することができるかもしれない。第2次大戦中に精神療法に関係していた人なら誰もが，催眠分析の流行と基本的精神療法の近道として，チオペンタールナトリウム（ペントール）にかけられた大きな期待を思い出すことができる。ペントールの静脈内注射により得られる催眠は，戦争神経症の兵士に，その神経症が始まった出来事の詳細を語らせることを容易にした。それは，急速に抑うつ状態に陥らせるような「無意識の心」の奥底に捕えられた材料に達する，手近な道を提供するように思えた。つまり簡易精神分析への利益を約束した。その約束は結果としては実を結ばず，その方法も好まれなくなった。ハッサン（1971）は，広場恐怖と他の重症の恐怖症40例の治療を報告した。20例が脱感作，20例がフラディングだった。それぞれのグループの半分が，まず最初の5セッションをペントール下で治療を受け，次の5セッションをそれなしで受けた。そしてあとの半分はこの逆に治療した。ペントールは脱感作にはほとんど差をつくらなかったが，フラディングの効果を著しく高めた。ペントール下でのフラディングは，他の三つの治療計画のどれよりも大きい変化をもたらした。しかしハッサンの患者は，ペントールなしでフラディングされた時，実質的にはなんら変化を示さなかったことには注意しなければならない。この所見は同じ方法で行った他の人の所見とは著しく異なっている（第12章参照）。

ヤン（Yeung, 1968）は，地下鉄恐怖とヘビ恐怖に，一度にジアゼパムを大量に静脈内注射することによって治療に成功したことを報告している。ペックノルド，レイバーンとポーザー（Pecknold, Raevurn and Poser, 1972）は，不安が強すぎて，筋肉弛緩によっては弛緩できない2人の患者にジアゼパムの静脈内注射をした。それぞれの患者で，薬物によって得られた弛緩は脱感

作に使用された。しかし数セッションの後，筋肉弛緩だけでの弛緩により脱感作が続けられるようになった。

12
強い不安喚起を用いる手法

　脱感作が弱い不安反応を用いていたのとは対照的に，強い不安反応を伴う治療法がある。これらの方法のうち，古い時代から用いられていたものが除反応である。除反応では，神経症的な不安を条件づけている苦痛な体験を思い起こすことによって，強い情動的な反応を生起させる。これに対し，最近の方法は，心理的安静を乱す現実場面に身をさらすか，あるいは，そのような場面をイメージするかのどちらかによって喚起された強い情動反応を用いており，この方法を「フラディング」法という。

　フラディング法は，心理的に混乱した行動を直接生起させることによって，そのような行動の変容を図ろうとするもので，まさに行動療法の一つといえる。フラディング法は，やろうと思うときに始めることができ，また，フラディング法を構成している要素は量的に変化させることができる。一方，除反応は厳密には行動療法の技法とはいえない。というのは，治療者ができることは，除反応を引き起こすような条件をつくることがすべてだからである。また，除反応が起こるときにも，その内容，結果のどちらも予想できるものではない。しかしながら，除反応とフラディングは，同じプロセスを経て働くということが十分解明されている。これについては，著者自身も例証しており（ウォルピ，1958, p.197），その中にこの二つが示されている。

除反応

　除反応とは，恐ろしい過去の体験を強い情動反応を伴って再生することである，と操作的に定義できよう。除反応の中には，患者に治療的変容をもたらすものもあるが，そうでないものもあり，以前の状態よりも悪化させるものさえあるかもしれない。もし，どんな人が除反応によって好ましい反応をするのかが予想できたり，治療者の思い通りに除反応を誘発させたりすることができるならば，多くのケースで治療を早めることができるのだろうが，現状では，除反応を誘発できるかどうかは十分信頼できず，また，その効果も予言できるものではない。しかしながら，神経症患者の中には，不安を引き起こす刺激場面でもなく，どうにか対処できるような刺激場面でもない複雑な刺激の集合体に，不適応な情動反応が条件づけられているという場合もあるように思われ，そのようなときには，除反応を行ってみるのがよいだろう（ウォルピ，1958, p. 198）。少なくとも，治療的努力をする中で，偶発的な場面をイメージさせることは非常に望ましいことかもしれない。

　一般的に信じられていることとは逆に，また，戦争神経症に関するグリンカーとシュピーゲル（Grinker and Spiegel, 1945）の経験からも示されているように，除反応の治療効果は，対象となる経験が再生されやすいかどうかにはほとんど関係がない。明らかに重要なことの一つは，そのような経験を再生するのに有益な機会において，すなわち心理治療的関係のような保護された枠組みの中で，除反応が起こるということである（グリンカーとシュピーゲル，1945）。この観察に基づいて，除反応を行って得られる有益な治療効果は，一般的な治療効果のうちの一つの場合にすぎない，ということがウォルピ（1958, p. 196）によって示唆されている（p. 442 参照）。言いかえれば，治療場面で患者に生起した情動反応によって不安が制止されれば，除反応は成功するのである。これに対して，フラディングはいくつかのプロセスを経て働くことが，この章の後半で示唆されている。

　除反応はさまざまな事態で生起する。時には，問題歴など事例史をとって

いたり，系統的脱感作を行っている最中に，自発的に起こることもある。

症例40：脱感作実施中に起こった除反応

あるトラック運転手は，事故を起こしてから，運転することに対して強い恐怖をもつようになった（そのほかにも，かなり広範な不安があった）。弛緩訓練を行い，運転をテーマとした不安階層表を作成した後，脱感作を実施した。最初の脱感作セッションにおいて，駐車中でエンジンも止まっている自動車のタイヤのところに座っている，という場面をイメージするよう求めたところ，彼は突然，事故のときの状況を詳しくしゃべり始め，汗を流して苦悶し，興奮しだした。1分ほどして，この反応がおさまってから，目をあけさせたとき，彼は疲れてはいるものの，ほっとしたように見え，もうトラックを運転するのは怖くないと言った。そして，このことが本当であることは，実際の運転でも確認された。

症例41：事例史をとっているときに起こった除反応

予定外の除反応が起こった別の症例としては，ある50歳の弁護士の場合がある。彼は長期にわたって漠然とした緊張感に悩んでいたが，治療のため来談したのは，主として不眠がひどくなったためであった。主張行動の教示を行っているときに，彼は自分の子どもの頃のことを話し始めた。彼は，自分の家は貧しかったが，他人からものを取ったことは一度もないと言い，学校時代のある一つの小さな事件のことを詳しく話した。というのは，彼は運動が得意だったので，競走に参加することになったが，参加者の中で自分だけスパイクシューズを持っていなかった。学校からは，スパイクシューズを提供してあげようと言われたが，彼は受け取ることをきっぱりと断った，ということだった。こう話しているうちに，彼はたいへん興奮し，涙を流した。その次の面接は1週間後だったが，そのとき彼は，自分自身，快方に向かっていると思われること，および1晩の睡眠時間が4時間から6時間と長くなったことを報告した。その回の面接では，自分が陸軍にいたときの友人について話しているときに除反応を起こした。彼はその友人に対して攻撃的な感情をもっていたが，1カ月もたたないうちに軍事的事件があり，その友人は

戦死してしまった。この話については，引き続いて催眠下で慎重に除反応を実施した。このときの除反応は，最初のときの除反応ほど強くはなかったが，彼に改善をもたらした。これに主張訓練，および賞賛と好意を受けることに対する脱感作を加え，15セッションで完全に治癒した。

　治療者が患者に除反応を起こさせようとする場合，いくつかのやり方がある。非常に患者の心理的安静を乱すとわかっている過去の場面を患者に再経験させるため，治療者は催眠を用いることもあれば，用いないこともある。また，催眠状態に誘導した患者に，過去の不快あるいは恐怖を伴う出来事を空想させ未知の資料を手に入れようとすることもある。リーとマーチン（Leahy and Martin, 1967）は，20年間戦争神経症に悩んでいた患者に対して，催眠を用いた除反応を適用し成功した印象深い症例を報告している。患者に過去のことを空想させるのに，最初は比較的現在に近い段階から始め，次第に過去にさかのぼっていくというやり方の「年齢退行」法も時には試みてみる価値がある。著者はこの方法を頻繁に用いているが，他の研究者がこの方法を適用して，劇的な効果がみられたという報告はまだ見たことがない。バーバー（Barber, 1969）が示しているように，この方法は，刺激を再び提示するのであって，再び生活し直させるわけではないのである。

　除反応を得る最も実用的な方法に薬物の使用がある。この目的で広く関心がもたれた最初の薬物はペントバルビタール（ペントタール）で，ホースリー（Horsley, 1936）によって，除反応を得る方法として導入され，第2次世界大戦中には広く用いられるようになった。その時から数年にわたって，著者も効果の高い除反応を得ることを期待して，時々これを用いたところ，除反応はよく生起し，時にはその除反応が非常に生き生きとしたものであったり，活気にあふれたものであったりした。しかしながら，著しい効果がみられたり，効果が永続的であったりした症例は一つもなかった。おそらく，興奮を高める薬物は治療的除反応を導きやすいと思われ，最もその可能性が高いのはジエチルエーテル（特に興奮期）である。アンフェタミン（特にメセドリン）も除反応を生起させることができるが，文献では，それが永続性のある有益な事後の効果をもたらすかどうか，まだ明らかにされていないし，時に

12 強い不安喚起を用いる手法

は（著者の限られた経験の中でもみられたことであるが），使用後，感受性が強くなる増感現象がみられることもある。これらの薬物は，自律神経系の中でも特に交感神経系が支配する反応を促すため，有効な除反応の基礎と推定される治療的逆条件づけにとっては不利益であるかもしれない，ということがいわれている。

　エーテルによって興奮性除反応を得る方法については，パーマー (Palmer, 1944) およびショーボンとサーガント (Shorvon and Sargant, 1947) によって詳しく述べられている。患者は長椅子の上で仰向けになり，治療者は，患者が除反応を起こすと期待される事件に先行する出来事について，気軽に話しかける。エーテルをしみ込ませたマスクを，患者の顔まで数インチというところで手に持ち，それをすばやく顔に近づける。およそ数分のうちに，患者は興奮する。うまくいった場合には，自分が神経症になるに至った出来事を詳しく話し始めてしまった，という患者もいる。治療者は患者に「泣きなさい。大声で叫びなさい。もがきなさい。」と励ます。このとき，助手が近くにいて，患者が過度に激しく動くときには，おさえるようにする。疾患が長期間にわたっている患者よりも，発症してからそれほど時間がたっていない外傷性の神経症の患者の方が，情動の解放が起こりやすいという点においては，ショーボン (Shorvon) とスレイター (Slater) は意見が一致している。しかしながら，発症が新しい場合でも，失敗も多いということを彼らは指摘している。最近，リトルとジェームス (Little and James, 1964) は，18年も前の戦闘によって始まった神経症が，エーテルを用いた除反応を5セッション実施したところ，徐々に治癒していったという症例を報告している。この症例で，5回の治療セッションの間に，患者は，18年前の戦闘の際，3人の若いドイツ軍兵士が大砲の砲弾からの避難場所である塹壕に隠れているところをねらい，そのうちの2人を銃で撃ち殺したという事件から始まる一連の出来事——これは彼が神経症になるに至った出来事なのであるが——を，でたらめの順序で，つなぎあわせるように話した。

　リセルグ酸ジエチルアミド（ＬＳＤ25）は，その効果をコントロールすることができるならば，除反応を引き起こすことが期待できる薬物である。この薬物が精神医学に導入されたのは，患者に生き生きとしたイメージを想起

させたり，強い情動反応を起こさせたりすることができるからである。この薬物による有効な除反応が，しばしば報告されてきているが（たとえばサンディソン Sandison, 1954），すべてこれだけに頼るということはできない。

フラディング

「フラディング」によって治療が成功した最初の症例報告は[1]，"Recent Experiments in Psychology"（クラフツら Crafts et al., 1938, p. 322）に記載されている。（もっとも，その症例は本の題名に反して医師によって治療されており，また，現在生存している2名の著者も，自分は行動療法家であるとしてはいないのであるが。）その症例の患者は若い女性で，よく慣れ親しんでいる道路以外では恐怖のため自動車に乗ることができず，また，特に橋とトンネルに対して強い恐怖をもっていた。ある日，医師は患者に，家からニューヨークの診療所まで自動車を運転して来るように命じた。患者の家から診療所までは，約50マイル（約80km）離れており，途中にはいくつもの高い橋梁やオランダトンネルという長いトンネルがあった。診療所に行く当日の朝，患者は激しい吐き気におそわれたり，気絶したりという具合に，まさにパニック状態であった。患者の恐怖は，自動車に乗っている間はほとんど持続していたが，安全な場所である診療所が近づくにつれて，その恐怖は減少していった。診療所からの帰路は，情動的な混乱はほんのわずかで，ほとんど起こらないといってもいい程度だった。そして，それから後，同じ道を自動車を運転して通ることは，患者にとってさらに簡単なことになった。

最近のフラディング療法の研究はマレソン（Malleson, 1959）やスタンプフル（Stampfl, 1964）らによって始められた。マレソンは，患者に強い不安を喚起させることによって，不安習慣を消去することができるだろうという仮定のもとで，数人の患者を治療した。その中の1人に，試験を非常に怖がっていたインド人学生がいた。彼は自分の失敗——インドの学生仲間からの嘲笑，家族の失望，経済的な損失——に引き続いて起こるだろうと思われる恐ろしい結果について話すよう求められた。次に，彼は起こると思われるそれらの

こと——自分に向けられた軽蔑の指さし，泣いている自分の妻や母親——をイメージするように言われた。最初のうち，彼は教示に従ってイメージするにつれて，すすり泣きを始め，それが徐々に激しくなっていった。しかし，まもなく，彼の恐怖のおののきはやんだ。生き生きとした鮮明なイメージを保持できるために必要な努力をふやすにつれて，逆に，喚起される激しい情動反応は徐々におさまっていった。そして，30分たたないうちに，彼は平静を取り戻した。彼はマレソンから，イメージによる恐怖体験の練習を繰り返して行うように言われ，ほんのわずかでも，自然に不安・恐怖を感じることがあったら，それを抑えてしまおうとしないで，より十分に，よりはっきりと体験しようと試みた。不安・恐怖が自然と感じられないときには，たとえそれが難しそうで，ばかばかしいことと思われても，20〜30分ごとに恐怖を体験しようと特別な努力を試みた。面接は，試験までの2日間，1日に2回実施された。彼は知的で賢く，熱心な患者だったので，方法通り練習し，試験までにはほぼ完全に恐怖を感じることができなくなってしまった，とマレソンは述べている。いわば，その問題場面における感情を使い果たしてしまったのである。そして，彼は難なく試験に合格することができた。

　スタンプフルの方法は，インプローシブ・セラピーと呼ばれているが，これもまた患者のイメージに頼るところが大きいやり方である。ロンドン(London, 1964)はスタンプフルの初期の論文を引用しているが，その論文の中でスタンプフルは，もし，患者を条件刺激となっている不安誘発刺激事態に徹底的にさらすならば，または，(無条件刺激によって)不安が強化されないならば，不安は消失していくであろう，という見解を述べている。その見解にしたがって，患者が逃れることのできない状況の中で不安刺激を提示しよう，という方法が考えられた。この刺激に継続して身をさらすことが，不安を引き起こすすべての力を失わせることにつながると期待される。スタンプフルは，患者を座らせ，その間にできるだけたくさん，できるだけ長く，患者に不安を与えられるようなあらゆる手段を用いることを提唱した。具体的には，できるだけはっきりとした恐怖場面を詳しく言語で提示し，患者はその恐怖場面の中に実際に自分自身がいる様子をイメージする，というものである。

　インプローシブ・セラピーを用いる治療者たちは，その後の説明でも，原

則として最大限の刺激を与えることを強調し続けているものの（たとえば，スタンプフルとレヴィス Stampfl & Levis, 1967；レヴィス, 1980），実際には，第1段階として，まず弱い刺激から与えていくことを提唱している。彼らは，「回避系列手がかり段階」というものを考え，その段階の中で低い水準に位置するだろうと仮定される手がかり（すなわち，低い不安負荷をもつ手がかり）が最初に提示される。この段階的アプローチの設定は，スタンプフルのもともとの主張と矛盾しているようにみえる。スタンプフルとレヴィス（1967）は，どのようにして刺激を強めていくかについて，次のように述べている。

> いったんインプローシブ・セラピーが始まると，治療者は患者に対して，患者が演じている部分の中で，「自分自身を喪失するように」，そして，純粋な情緒・感情をもってその場面を「生きる」ように激励することにあらゆる努力を払わなければならない。……まず最初に，治療者は仮説的手がかりを含む場面を言語的に提示する。場面を提示するときに，治療者がより関与したり，あるいはより劇的になったりすればするほど，場面はより現実的に提示され，患者はより参加しやすくなる。各場面の危機の段階のところで，治療者は患者から最高水準の不安喚起が得られるように試みる。高い水準の不安が得られたら，患者は，不安を得るための手がかりがもつ不安誘導価が，自発的に減弱してきたことを表す何らかの徴候が現れる（消去）まで，この水準を保持する。このプロセスが繰り返され，再び，不安の自発的減弱の最初の徴候が現れたら，強い不安反応を引き出すために，その次の新しい場面を導入する。この手続きは，明らかに不安がなくなるまで続けられる。……セッション間では，治療セッションで提示された場面を，イメージの中で再び演じるよう患者に教示する（p. 498）。

上述のように，各セッション間でも，患者に練習させることは注目すべきことである。しかしながら，患者の治癒がだんだん速くなっているときに，これが効果があるかどうかは証明されていない。

先に述べたインプローシブ・セラピーの研究者たちの一つの特色として，自分たちの方法はマウラー（Mowrer）学派の学習理論に基礎を置いているとしながらも，精神分析の理論づけを妥当であるとしており，さらには，自分

たちが用いている場面材料を精神分析の理論から引き出している，ということがあげられる。スタンプフルとレヴィス（1968）は，「去勢の脅威やエディプス期における葛藤は，インプローシブ・セラピーのアプローチのしかたと全く異質のものではない。インプローシブ・セラピーにおいては，それらの脅威や葛藤は1次的あるいは2次的な嫌悪条件づけによる産物であると仮定される。」と述べている。精神分析的仮定に基づく場面のいくつかも，結果的には不安の消失を導いているが，このことについて，彼らは，そのような場面の材料を用いたことが特別に治療に役立ったのは明白である，としている。しかしながら，それは正しい推論ではない。というのは，本質的には同じ構成要素をもついろいろな刺激材料であるからこそ，同じように不安を喚起する結果が期待できるからである。このように，イメージの効果について，フロイト学派および非フロイト学派それぞれの考え方を比較することは有益なことであろう。

　本書の初版では，著者は，フラディングは幅広く何にでも成功すると主張するインプローシブ・セラピスト（たとえば，レヴィスとカーリラ Levis & Carrera, 1967)の楽観主義について，保留の態度を表していた。そして，またこの方法が危険を伴わないわけではないことも感じていた。現在，著者は，この方法が広範な効能をもっていることを確信しており，危険が少ないことに満足しているものの，それでもなお，慎重な態度をとっている。というのも，この方法の何が治療を成功させる要素なのかが，実際にはほとんどわかっておらず，また，患者を長時間実物の刺激にさらしておくことは，ある種の神経症を悪化させることもあるからである（症例45参照）。しかし，この点については，近年のおびただしい数のフラディングの成果に関する研究（レヴィス, 1980, p. 98）をみても，なおはっきりとしない。

　さらに，フラディングについて慎重な態度を必要とする実験的根拠がある。動物を最大限の不安の条件刺激に長時間（数時間あるいは数日）さらすことで，実験神経症を簡単に治せたことは，いまだかつて一度もないことである。（たとえば，マサーマン Masserman, 1943；ウォルピ, 1958；アペル Appel, 1963参照）。ゴールドスティン（Goldstein, 1972）は，この問題について，試験的な研究を行い，次のような結果を得た。神経症のネコに，聴覚による条件刺激

を絶え間なく頻繁に提示すると，その条件刺激に対するネコの不安反応は少なくならなかった（ときには増加したこともあった）。しかし，般化刺激を徐々に変化させながら提示し，それに引き続いて条件刺激を提示すると，条件刺激に対するネコの不安反応は少なくなっていった。

フラディングが成功するには，患者を不安喚起刺激に長い時間さらすことが必要であることは，きわめて明白なことであるが，その際，適度な強さの不安誘発刺激を，相対的に長い時間患者に提示するのは，賢明なやり方である。刺激を提示しているのに，不安が明らかに減少していくようになるまで，刺激は継続して提示すべきである。なぜならば，これはフラディングが不安反応の制止をもたらす指標となっているからである。もし，刺激の提示を早いうちにやめてしまうならば，制止のプロセスを進めるのに十分とはいえない。また，刺激の提示をやめることが，かえって不安を強化してしまうこともあり，これが，動物でも人間でも，神経症的な習慣がなかなか消去しない大きな理由になっていると思われる。

以下に掲げる実験的な現実場面でのフラディングの症例は，刺激強度を適度に調節しながら与えることが，フラディングを成功させる上で欠くことができないということを，明らかにしているといえよう。

症例42：多面的な実験的フラディング

この実験の被験者は20歳台の女性で，長年の間，死んだ鳥やコウモリに対して強い恐怖をもっていた。彼女はフラディングのことを耳にして，それが，早く自分の恐怖症を克服できる方法であると信じた。最初，言語的に刺激を提示し，それをイメージするという試みがなされたが，その方法では情動喚起が全く起こらなかった。そこで，彼女の同意を得て，死んだ鳥を実際に提示することになった。（治療によって，血液中のコルチゾールがどう変化するかを測定できるように，彼女は実験中に繰り返し採血することにも承諾した。）

あらかじめ約束してあった日に，彼女は安楽椅子に腰かけ，左腕を動かないように板に固定され，静脈に管を挿入された。2時間のベースライン中の血液サンプルがジョージ・カーチス（George Curtis）博士によって採血され

12　強い不安喚起を用いる手法

た。そして，2匹の死んだ鳥——1匹はクロウタドリ，もう1匹はキジ——が準備された。その死んだ鳥は，彼女自身が，自分にとって何が最大のストレスか——それは，羽毛をほとんどむしり取られた鳥の頸部を眼前にさらすことなのだったが——を陳述し，それに従って準備されたものであった。次に，彼女に対して，やがて目の前にクロウタドリが持ち込まれるだろうということが告げられ，クロウタドリの死体の様子について詳しく，真に迫った話がなされた。このことは，明らかに彼女を心配させたらしく，彼女は，それほどひどくはないが，不安を覚えた，ということを口にした。それから，彼女は目を閉じるように言われ，そこへ鳥が持ち込まれた。鳥は足を固定してつり下げられ，頭をぶらぶらさせ，彼女からおよそ7フィートのところに置かれた。彼女は目をあけて鳥を見るように指示されたが，できずに拒否した。2分後，彼女はほんのわずかの間，目をあけ，鳥を見て，大きな悲鳴をあげ，体をよじらせたり，ねじらせたりした。そして，もう二度と目をあけて見ないと言った。しかし，治療者が穏やかながらも断固たる調子で説得したところ，彼女は再びほんの短い間だけ目をあけ，鳥をちらりと見て，再び恐怖の金切り声をあげ，ばたばたと動いた。彼女があまりに鳥をみるのを嫌がるので，鳥の位置を7フィートから10フィートまで離した。すると，彼女はほっとしたように見え，およそ30秒後くらいには目をあけ，約3秒間，鳥を見た。そして，再び悲鳴をあげ，体をよじらせた。その後，徐々に長い時間，目をあけて鳥を見られるようになり，15回目には，目をそらさずに凝視し続けることができるようになった。しかし，その後，特に心理的に不安定であると見えないときでも，時折り，大きな声を出して叫ぶことに逆戻りすることがあった。そのことについて尋ねたところ，彼女は，そのときになると，あたかも鳥が「自分の皮膚の下」に入ってくるような気がする，ということを話した。これは，刺激の衝撃を生体内に入れたり出したりする知覚の生体プロセスを示唆しているといえる。

　結局，最終的には，このような「自発的な」感情の爆発はなくなっていった。そして，そのとき，おもしろいことが注目された。それは，いつでも鳥は動かされて提示の角度が変えられていたが，それ以上に不安による混乱があった。5分後，*suds* の評定が20だったにもかかわらず，10フィート離れた

ところでは，鳥がどう動かされようと興奮することはなかった。すなわち，10フィート離れてしまうと，あたかも，鳥の提示の際のいかなる角度や動きも，条件づけによる不安との結合が切り離されてしまったかのようであった。鳥は，三つの段階を経て約3フィートのところにまで置けるようになり，今では，さらに接近している。再び，接近していくそれぞれの地点において，鳥を違った角度で，あるいは違った動きをさせて提示するということが必要とされたが，反応は以前より小さく，また，すぐに克服できる程度のものだった。この時点で，鳥の羽をなでてみたらどうかということが治療者から提案された。彼女はこれに抵抗したが，説得されて指を徐々に羽に接近させ，最終的には，羽にさわることができた。それ以来，鳥にずっとさわっていることができるようになり，不安も減少した。次の段階では，鳥を抱くように求められ，最終的にはそれもできるようになった。しかも，ベースラインである20 *suds* よりも不安水準を増加させることはなかった。2回目のセッションでは，20分で不安は0になった。

次に述べる症例は，フラディングで用いられる方法がいかに多様であるか，また，不安の先行刺激はいかに多種多様なものがあるか，を説明している。脱感作の症例でも同じようなことがいえたが，フラディングは古典的な恐怖症だけに限らず幅広く適用されている。不安喚起刺激に根気強くさらすことは，フラディングの特徴なのであるが，その効果的なさらす時間の長さは，症例44ではほんの短時間でしかない，ということをみてほしい。これとは対照的に，最初のフラディング・セッションにおいて，約45分間刺激にさらして，初めて不安の減少がみられた（たとえば，排尿しているのを見られているのではないかと不安になった患者を，現実場面で治療した症例で，90 *suds* から80にまで下ったとき）という成功例もある。

症例43：イメージによるフラディングの成功例

イメージ刺激は，歯科医のE博士に用いられた。彼は特別に激しく，広範囲にわたる神経症にかかっていた。そして，主張訓練や系統的脱感作といった普通の行動療法の技法を変化させて適用したり，時には適用する時間を延

ばしてみたりしたところ，多くの点で正常な反応を示すようになった。しかし，それらの治療法ではどうにもならない二つの神経症的問題が残った。——一つは，椅子に座っている患者が，死んでしまうのではないかということを恐れて注射ができないことで，もう一つは，自分があざけり笑われているのではないかというとっぴな恐怖をもっていることであった。E博士に対して，これらの恐怖に対する脱感作を試みたが，我慢できないくらい進歩が遅かったので，フラディングを試してみることに決めた。まず，軽度の催眠状態に誘導し，歯科治療の患者の下あごに麻酔をしている場面，注射器を引っ込めている場面，患者の後方に立ち，患者が前かがみに倒れて死ぬのを見ている場面をイメージするよう求めた。E博士はたいへん混乱した状態になり，汗を流し，涙を流し，悲痛のあまり自分の手をもみ絞った。1分ぐらいして，私は，それらの反応が弱まるのを見て，彼にその場面をイメージするのをやめさせ，リラックスするように言った。2，3分後，同じ場面を再びイメージさせたところ，同じような反応が現れたが，前回ほど強くはなかった。それから，引き続いて3回以上同じことを実施し，最終回でも，それ以上の反応はみられなかった。E博士は，手をもみ絞ることでへとへとに疲れてしまったが，気分は楽になったような感じがすると言った。その次のセッションでは，あざけり笑われているのではないかという恐怖が導入された。E博士は，自分がきらきらと輝く舞踏室のまん中を歩いており，その両側から人々が自分を指さしてあざけるように笑っている，という場面を思い浮かべた。5回目のフラディング・セッションでは，治療すべきことは，何も残っていないことが明らかとなった。4年後のE博士との面接で，経過は良好で，完全に治っていることが証明された。さらに23年後，同様のことが確認された。

症例44：現実場面でのフラディングの成功例

　現実場面でのフラディングは，C夫人の症例が例としてあげられる。彼女は，街中では自動車で2区画先へも不安で行けないほど，激しい広場恐怖であった。まず，系統的脱感作を試みたがうまくいかなかった。——これは明らかに，彼女が実際の場面をはっきりとイメージすることができなかったた

めである。その他の手段もあまり効果がないと思われたので，実際の問題場面に自分自身をさらすフラディングを行うために，彼女を説得することに決めた。というのは，彼女のイメージが不十分だったため，現実場面でなくてはならなかったからである。彼女は数週間いやだと抵抗したが，思い切ってやってみることに同意した。計画は，まず，彼女の夫が彼女をひとりで商業用飛行機に乗せ，1時間飛行した後，治療者の待つ飛行場に戻ってくるというものであった。彼女は決められたコースを飛行して，飛行機から降りてきたとき，にっこり笑いながら治療者の方へ歩いてきた。飛びたった最初の15分間は不安が増大したが，飛行の後半では完全に気分が楽な状態になったということだった。次の日は，難なく1人で飛行機に乗り，戻ってくることができた。この1人での体験が，家庭以外にも，心理的に楽な場面の範囲を広げるという結果になった。そして今では，不安なく家から3〜4マイル離れたところへ，1人で車を運転して行ったり，だれの付き添いもなく，1人で飛行機での旅行に行ったりできるようになった。より以上の治療によって，より一層改善させようとする計画は，距離の問題，および実施にあたっての実際的な問題からできなくなった。

症例45：現実場面でのフラディングの失敗例

　次の症例は，フラディングを試みたことによって，かえって症状が悪化した患者の1例である。K博士は，精神病患者と彼らの異常行動に対して，激しい恐怖をもっている医師である。彼は兵役中であり，治療者のところへ相談に訪れるようになってからほどなくして，自分を精神病院に移してほしいと申し出た。治療者は，フラディングによって，その恐怖症を克服できるかもしれないと考え，彼を励ました。治療者の助言通り，彼は継続して精神分裂病患者の前に自分の身を置いた。ときには，一気に数時間もぶっ通しで患者の前にいたこともあった。しかし，これらの精神病患者に対する不安反応は少しも減少しないで，かえって徐々に悪くなっていった。それに加えて，不安水準もどんどん高くなっていった。第2日目の終わりころには，軍隊の任務が遂行できないので，配置転換されなければならないほど，不安の状態がひどくなった。彼は，「狂気という刺激」に対しては，以前と比べてはるか

に過敏になってしまったのである。そして現在では，治療者と初めて会ったころよりも非常に難しくて手に負えなくなり，脱感作によって彼の神経症を克服するためには，相当の努力を必要とするようになった。

フラディング療法のメカニズム

　フラディングをできるだけ適用するために，われわれは，フラディングがどのようなプロセスを経て作用するのかを理解しておかなければならないだろう。たとえ，フラディングはもともとはマレソンやスタンプフルによって，実験的消去のパラダイムで行われたものであっても（前述参照），フラディングが，消去というマレソンらの考えと同じ基礎のもとで，変容を導くとはほとんど考えられない。消去とは，反応が強化の随伴なしで繰り返し生起するとき，その反応が徐々に弱められること，と定義される。その反応が運動性の習慣である場合，反応がより強く喚起されればされるほど，反応はより急速に消失する（ハル Hull, 1943, p. 279）。条件づけられた不安をその反応とする場合には，喚起された反応の強さと反応習慣の減弱との間には，実験的な観察によると，ちょうど反対の関係が存在する。すなわち，一般的に嫌悪条件づけにおいては，不安が比較的弱いときには，比較的簡単に消失させることができ，不安喚起が強いときには，反応は減少しない。また，閾値が最高の刺激に長い時間さらしておくことによって作られた実験神経症には，一定の不安の消失しにくさのようなものがある。このことは，症例45およびそれと類似の症例――その中には，繰り返し飛行機に乗せて飛行させても改善されなかったたくさんの航空恐怖があった――に示されるように，フラディングの臨床的な特徴といえる。これに関連することとして，次のようなこともある。ウォルピンとライネス（Wolpin and Raines, 1966）は，ヘビ恐怖患者に対して，5～10分間のフラディングを行い，よい結果が得られたが，ラックマン（Rachman, 1966）は，クモ恐怖患者に2分間のフラディングを100回（10セッション以上）実施したが，全くの失敗に終わってしまった。もし，治療をしているときに，消去が起こっていたならば，ラックマンはもっとよい結果を得ていたであろうと思われる。

われわれの経験，およびスタンプフルが臨床的に引き出した漸進的ということは，フラディングが成功するためには，恐怖は支配的でなくてはならない，ということを示している。もし，そうだとしたら，不安習慣の減少はどのようなプロセスを経て起こるのだろうか。フラディングが不安反応を減少させるとき，ちょうど風の中の1本のストローのように，たいていの場合，治療者は治療場面に直接包まれている。患者の治療者に対する反応によって不安が制止されるということは，起こりうることであり，それはまた，これと特定できない治療的変容（p.443参照）あるいは除反応（p.320参照）の治療機制であるように思われる。もう一つの可能性は，次のように考えられる。すなわち，もし患者が全くおとなしくしていたり，「スイッチを切った」ように何もしないほど刺激が強くないならば，連続した強い刺激は，いろいろな時間の後に，反応の周辺転移制止（パヴロフ，1927；グレイ Gray, 1964）を引き起こし（p.77の論議参照），それによって不安反応が制止される，ということである。このメカニズムが適当であるかという問題，およびどうすればこのメカニズムの操作が可能かという問題は，完全に探求されずに残されたままである。しかしながら，本書の初版に書かれていた，エピネフリンの反動と関連があるかもしれないという示唆は，今では明らかに正しいとは言えない。もし，その示唆が本当のメカニズムであるならば，症例42でみられたように，刺激を変化させたときに，不安も変化したりはしなかっただろう。

　近年，フラディングの「説明」の中で目立つものとして，刺激に「さらした」結果であるという考えがある（マークス Marks, 1975, 1976）。これは，むしろ，実際的にはあまり意味のない主張である。なぜならば，条件づけによって習得されない場合はすべて，条件刺激にさらしているということになるからである。重要なことは，刺激にさらした結果，不安習慣を増大させてしまうような状況のもとで，あるいは，逆に減少させてしまう状況のもとで，そのメカニズムまたは要因の組み合わせを決定することである。

フラディング療法の評価

　フラディングが重要な技法で，行動療法家の技法のレパートリーに加えるべきであることは疑う余地がない。しかしながら，脱感作に比べると，フラディングは全面的に好ましい手続きとはいえず，それゆえ，明らかに脱感作よりも効果があるということを示すことが可能な場合を除いて，一番最初に適用されるべき技法ではないことを頭に入れておくべきである。小動物に対して恐怖をもっている同じような被験者を使って実施された実験室での研究（ウィリスとエドワーズ Willis & Edwards, 1969；ドムーア DeMoor, 1970；ミーリアとナーワス Mealiea & Nawas, 1971）もまた，フラディングは脱感作よりも効果がみられず，脱感作とは対照的に，症状が逆戻りしがちである，という結果を示している。重度の恐怖症に対する両技法の効果についての比較検討では，フラディングの方が脱感作よりもよい成績であったことが，最初のうちは報告されていた（ボロゴーリス，マークスとマーセット　Boulougouris, Marks & Marset, 1971；マーセット, 1971；ガスとゲルダー Gath & Gelder, 1971）。経験を積んでいない治療者はフラディングを適用し，脱感作に対して偏見を持った。しかし，脱感作に対する異論の中で，広場恐怖にはフラディングの方が脱感作よりも効果的であるが，その他の恐怖症にはあまり効果がないとするガスとゲルダーの研究は少し異なっていた。それより後に，ある研究グループによって行われたより厳密に統制された研究（マシューズら Mathews et al., 1974）では，フラディングと脱感作の二つの技法の効能については差がみられなかった。しかしながら，第15章で述べられるが，広場恐怖については，行動分析の結果，個別化された治療プログラムの必要性が指摘される。

　フラディングが治療技法として選択されるようになったケースとして，「不潔」に対する恐怖と回避を特徴とする強迫神経症者に対する適用がある。これについては，第15章でさらに十分に考慮してみることとする。

逆説的志向

　この方法は，フラディング同様，高いレベルの不安をひき起こす。逆説的志向はフランクル (Victor Frankl, 1960) によって，実存的精神医学の立場から開発されてきたもので，実存的精神医学の中にあっては，中心的な役割を演じてきた（フランクル，1975；ゲルツ Gerz, 1966)。逆説的志向の適用は次のように説明できる。すなわち，「もし，患者が意図的にこのような症状を引き起こそうとしないならば，実際に症状が起こったときに，その困難さがわからないばかりでなく，自分の神経症に対する態度を変えることができないだろう」という説明である。逆説的志向では，急速な治癒が起こることもあるが，その一方では，実にたくさんの症例で，何カ月にもわたって繰り返し治療を必要としている。ゲルツ (1966) の症例の患者の1人は，29歳の女性で，主訴は高所恐怖，孤独恐怖，嘔吐するかもしれないというレストランでの食事恐怖，そしてスーパーマーケット，地下鉄，車の中に入ることに対する恐怖であった。彼女は，自分が恐怖を感じる状況に自分の身をさらすよう努めなさい，という教示を受けた。そこで，彼女は夫や友人と外食をしているとき，できる限り大きな騒ぎになるように嘔吐しようと試みたり，車を運転してスーパーマーケット，美容院，銀行に行き，「できる限りパニック状態を作り出そうとした。」すると6週間のうちに，家庭場面では恐怖がなくなり，それからまもなく，家から5マイル離れたゲルツの診療所まで，すべて自分自身で運転して行くようになった。4カ月後には，ジョージ・ワシントン橋を渡り，リンカーン・トンネルをくぐり，100マイル離れたニューヨークまで夫と2人でドライブし，大洋航海の大型定期船の甲板で行われたある歓送会に出席した。2年後，彼女は恐怖の症状から解放された，とゲルツは述べている。

　アッシャー (Ascher, 1978) は，逆説的志向の行動論的な構成要素を分析し，逆説的志向は行動分析をして，その枠組みの中で用いるべきであると提唱した。そのようにして用いるならば，逆説的志向は，普通の行動療法の技

法ではうまくいかないときに頼りになるという価値があると考えられる。しかし，それでもその効果はおよそ試行錯誤のレベルである（症例29参照）。行動療法家が逆説的志向を最も一般的に適用してきたのは，不眠症の治療のときである（アッシャーとエフラン Ascher & Efran, 1978）。統制研究の結果，アッシャーとターナー（Ascher and Turner, 1979）は，逆説的志向は漸進的筋弛緩法や「刺激統制法」と同じように不眠症に対して効果があり，睡眠を妨げようとする刺激から受ける衝撃も消失していった。おそらく，逆説的志向はどの手続きでも失敗したような症例には有効であると想像される。ソリオム，ガルザペレツ，レッドウィッジとソリオム（Solyom, Garza-Perez, Ledwidge, and Solyom, 1972）は，強迫思考の改善におよぼす逆説的志向の変法の効果を検証する予備的研究を行った。多様な強迫を主訴とする10人の患者に，各々の強迫の中から「目標」思考と「コントロール」思考が一つずつ割り当てられた。患者は「目標」思考には逆説的志向（大げさに注意を払わせた）を適用し，コントロール思考はそのままにしておいた。10人のうち5人が，「目標」とした強迫思考が減少または除去し，コントロール思考の方は強迫が減らずにそのままだった。

注
1 本書の初版では，誤ってこの症例をガスリー（E. R. Gurthrie）によるものとしてしまった。また，この症例の詳細についても誤った記載がされていた。

13
オペラント条件づけ法

　第1章で述べたように，学習プロセスはただ一つである。レスポンデント条件づけとオペラント条件づけの区別は，条件づけの性格からなされているのではない。両者の区別は，前者では不随意，特に自律系の行動がもっぱら関与しており，それに対して後者では行動が主として運動に関与しているという事実からなされているのみである。ある種の認知反応ですら，外的な賞で強化を受け得る（コーテラ Cautela, 1970）。最近におけるオペラント条件づけに関する広範な報告に関しては，マッキントッシュ（Mackintosh, 1974）やラックリン（Rachlin, 1976）を参照せよ。
　自律系諸反応の条件づけに比較すると，運動反応の条件づけの方が強化事態との関係がより明確であり，また「結果（賞の有無）による制御」をより明白に受けている。しかし，両者の相違は強化様式の問題にある（p. 30 以降参照）。事実，ある種の自律系諸反応は強化随伴性の統制のもとにおくことができるのである（キンメル Kimmel, 1967；ミラーとディカラ Miller & DiCara, 1968；ラング Lang, 1968）。しかし，神経症的不安反応の消去抵抗は，明らかに，負の強化，つまり条件刺激から有機体を遠ざけることから生じる不安減弱に依っている（ウォルピ, 1952）。
　臨床実践で用いられるオペラント手続きは，一般的にはスキナー（B. F.

Skinner) とその協同研究者たちが確立したパラダイムに依る。神経症の治療で，これらのパラダイムの明確な適用があまり出てこないとすれば，その理由は神経症が1次的に自律性の習慣であるからである。それにもかかわらず，著者たちは主張訓練の一部としての運動反応のオペラント条件づけを主張してきた。また，神経症者の不適応習慣には，オペラント手続きを中心とした治療が他にも多数ある。例えば，人間関係における諸習慣もその例である。さらに，条件性の不安に通常は特に関係のない，例えば，咬爪症，毛髪抜去症，遺尿症，遺糞症，慢性動作緩慢，および割り当てられた仕事の延伸，などの広範な不適応習慣がある。しかし，オペラント条件づけ法は，神経症の治療では2次的役割を持つにとどまるから，本章では簡単に述べるだけにする。臨床的解説を求める読者には，エイロンとアズリン (Ayllon and Azrin, 1968)，シェーファーとマーチン (Schaefer and Martin, 1969)，およびカリシュ (Kalish, 1981) を参照されたい。症例をとり入れたもっと簡潔な入門書としては，ウールマンとクラスナー (Ullman and Krasner, 1965)，フランクス (Franks, 1965)，およびウーリッヒ，スタクニック，そしてマブリー (Ulrich, Stachnik, and Mabry, 1966) などのものがある。

　オペラント条件づけには6通りの手続き，すなわち正強化，消去，分化強化，反応形成，処罰，および負の強化，が著明である。処罰については，次章の嫌悪療法との関係で考えることにする。分化強化は正強化と消去の選択的結合である。反応形成は本質的には正強化の特殊なケースである。したがって，本章では正強化，負強化，それに消去のみに考察を限定する。

正強化法

　反応に続いて，その率の増加に役立つ事態はすべて強化子といえる。「賞」がそのような事態であれば，賞は正強化子だといえる。食べ物，水，性，お金，支配，賞賛あるいは好意などは，それらが空腹，渇きなど適度の条件下で作用して，特定の刺激情況で反応率（あるいは強度）を増やすならば，それらはすべて操作的な強化子となる。ホム (Homme, 1965) はプレマック

(Premack, 1965) の観察に依って，強化子の範囲を拡大して高確率（で選択された）行動をも含めた。プレマックの観察とは，どんなに低確率の行動であろうと，それに続く高確率の行動がこれを強化するというものである。苦痛，不快あるいは緊張等の嫌悪の除去によって反応率が増加する場合には，著者らはそれを「負の強化」と考えている。

　正強化が習慣を形成する力の例は，ハトにおけるついばみ習慣から，人間の最も複雑な儀式にまで数多く存在する。セラピー的な行動変容の領域では，主張に含まれる運動行動は，例えば（困難だった）人間関係を「克服」できたり，あるいは，後にセラピストの与える賞賛，などの結果によって強化される，ということを著者らはすでに述べた。簡単なセラピー例は子どもの行動問題において容易にみることができる。例えば，ある子どもは自分の欲しい物を得るために金切り声を出すことを習慣にしているとしよう。なぜならば，彼は金切り声を出して，欲しい物を得る習慣を維持しているからである。さて，子どもに「金切り声を出したらそれ（例えばオモチャ）はもらえないよ。欲しかったら静かに『それを取ってもいいですか』と言いなさい」とつげたとしよう。新しい行動にすみやかに賞が与えられると，その後，この新しいやり方で子どもがふるまう可能性をただちに増大させる。新しい行動に一貫して賞を与えると，それが古い行動にとってかわる。その際，もちろん，古い行動に再び賞を与えないことを仮定してのことであるが。

　正強化の持つセラピー的な可能性が，近年目立って示されるようになった。初期の研究はその多くが，慢性の精神分裂病者に対して行われた。もっとも，精神病に「治癒」ということは得られないし，それを主張もしていない。ただ，特定行動を変化させるのみであることを指摘しておかなければならない。そのことについては，種々の証拠があることからおどろくにはあたらない。例えば，遺伝学的（カールマン Kallman, 1953），生理学的（ルビン Rubin, 1970），および生化学的（ゴットリーブとフローマン Gottlieb & Frohman, 1972）に，精神分裂病は基本的には器質性の病気であることが示唆される（ウォルピ，1970）。器質性の異常はある種の精神病的行動の直接の原因になっているように思われるが，同時に学習によって，しばしば異常である不適応習慣の獲得に患者を向かわしめているようにも思われる。

リンズレィ (Lindsley, 1956) は精神病患者に，オペラント条件づけスケジュールが可能であることを調べた最初の人である。彼の研究は，後のエイロンとアズリン (1964, 1965) によって著しく拡張された。エイロン (1963) が考案した気のきいた処置スケジュールの一つに関しては，ここで詳細に述べるだけの価値がある。患者は47歳の精神分裂病の婦人で，州立病院に9年間にわたり入院していた。彼女には奇妙な習慣が幾つかあり，中でもいつも衣服を極端に着込みすぎる習慣があった（その重さは約25ポンド）。それを処置するために，エイロンは食堂の入口にはかりを備えた。患者が入口を通過する（食事強化を受ける）ためには，あらかじめ決められている重量制限をみたす必要があった。

　　はじめ，彼女の最近の体重よりも23ポンド重たい重量制限がとられた。それはいつもの彼女が衣服を着ている時の体重から2ポンド減じた重量であった。患者が衣服を着すぎている時には，看護婦から「残念ですが，重すぎですね。もっと軽くしなさい。」と事務的に言われ，制限重量に合わないとその時の食事を患者は逸した。時には，患者は要求された制限重量に努めて合わせ，制限以上の衣服を脱いだこともあった。そのような場合には，制限量は次の重量測定時に，先行の測定の際に患者がセットした制限量に合わせて調整された。
　　患者は実験開始当時，要求された重量にあわせることができず，食事を少なくしたことがあったが，以後，余分な衣服を脱いでいった。まず，包み，カップ，さらにハンドバッグなど，余計な携帯品物を置いてくるようになり，凝った帽子，袖なしの外套，または肩にかけていた「ケープ」ないしショールを脱いだ。一度にストッキングを18足もはいていたが，これさえついには脱ぐようになった。

　実験終了時に，患者が身につける衣服の重量は，正常の3ポンドになり，この水準で安定した。衣服の重さが正常になった結果の一つとして，病院内の小社会的行事に参加するようになり，また，もう一つの結果は両親が9年にしてはじめて彼女を院外へつれ出したことであった。
　神経性食欲不振症は，正強化法を主たる方法とした場合に時々成功する数

少ない神経症の一つである。著者は数年前，正強化法を用いて2例の治療を経験したことがある。1例は，バクラック，エルヴィンおよびモール（Bachrach, Erwin and Mohr, 1965）によって詳細に報告されている。その例は37歳の婦人であった。諸種の医学的処置にもかかわらず，彼女の体重は47ポンドに減少していた。オペラント条件づけを計画するために，彼女が好んでいる病室から，ベッド，ナイトスタンド，および椅子以外になにもない病室へ彼女を移した。3名の著者のうち，誰か1人が1日に1食，彼女と食事を共にした。強化スケジュールは食事に関連する運動に言語強化を関与させるものであった。

患者がフォークを手にして食べ物の一切れを刺そうとしたとき，セラピストは，彼女が興味を持ちそうな話をした。この会話をひき出すために必要な患者の反応は，つづけて食べ物を上手に口へ運ぶ，かむ等であった。同様のスケジュールが，後に食事量にも適用された。はじめ，食べた食事の量を食後の強化（ラジオ，テレビ，あるいは写真を，実験者の合図によって看護婦がもってきた）の基準とした。彼女が目前の食べ物にふれなかったら，次の食事時まで強化物が与えられなかった。彼女が強化を受けるためには，食事量を徐々にふやし，最後に皿の中の物を全部食べるようにならねばならなかった。2カ月後，体重が14ポンド増加してからは通院治療が許されて，家族の努力のもとに，正強化法による治療が自宅で続けられた。18カ月後に彼女の体重は88ポンドに達した。

その症例に対する16年の追跡調査をエルヴィン（1977）が報告している。他にも多くの症例がオペラント法でうまく処置されている（例えば，ホールステン Hallsten, 1965；ブリンダー，フリーマンとスタンカード Blinder, Freeman, & Stunkard, 1970；スクリグナー Scrignar, 1971）。残念ながら，また往々にして生じることではあるが，それらの症例では，適切な行動分析がなされず，不十分な結果が予測される状態でのオペラントスケジュールが，簡単な形で用いられている。なかには，ある精神分析家の痛烈なコメントの根拠になっているものがある（ブルック Bruch, 1973）。その精神分析家は，それに関するデータから，行動療法は「危険」なものであるという烙印を押している。著者が反証の中で指摘したように（ウォルピ, 1975），それは結果を説明する行動原

理の誤用にある。精神分析家が他派の失敗に対してひとりよがりになることは良くないことだ。しかし，大切なことは，行動療法が効果的であるためには，条件づけの複雑さと，各々の問題における刺激—反応構成を理解することの重要性とをセラピストが分かっていなければならないということである。

オペラント手続きは，不適応的な恐怖の治療において，一般には広範囲の役割をはたしてこなかったが，身体回避が主役をなしているような恐怖に対しては，その手続きが特に関連し得る。エイロン，スミスおよびロジャース (Ayllon, Smith, and Rogers, 1970) の8歳児の登校拒否症の治療が，そのことを明らかにしている。そこでは，登校拒否は学校への出席がゼロないし低い確率であると再定義されている。その確率を高めるための技法の実施には，母親を通して家にいることの賞を撤去せしめることが関与していた。そして，家族を基盤とした動機づけ体系が学校出席を強化するために用いられ，学校への出席拒否には罰がもたらされた。学校への出席はすみやかに生じ，1カ月後にその手続きがとり除かれた後にも，なお登校は維持されていた。追跡調査の9カ月以内では，「症状置換」は母親側あるいは学校職員側のいずれからも報告されなかった。

最近，オペラント計画は子どもの問題行動に特に広く適用されるようになった。その多くは教室における問題行動に向けられてきている(例えば，ビジューとルイーズ Bijou & Ruiz, 1981；ホム他，1971；オリアリーとオリアリー O'Leary & O'Leary, 1977；パターソンとガリオン Patterson & Gullion, 1968)。精神医学的症候群にも多大な注目が払われるようになった(多数例については，ダニエルズ Daniels, 1974 を参照のこと)。特に興味があるのは，夜尿症の治療のためにキンメルとキンメル(1970)が述べた方法である。症児に，水や他の液体を制限なく飲むことを許して，尿をより長い時間「我慢する」につれてクッキーや他の望ましい物を賞として与えられる。初めに，症児から最初に尿意が報告されてから，さらに5分間放尿を症児が制止したとき賞が与えられる。そして，その我慢する時間を漸次長くしている。この正強化によって，放尿の制止習慣が明らかに確立されている。その方法が用いられた3症例で，夜尿の完全な停止が約1週間で達成された。ニール(Neale, 1963)は，トイレでの排便にキャンデーの賞を与えることによって，遺糞症を数例治療した。

同様の症例がマドゼン（Madsen, 1965）やトムリンソン（Tomlinson, 1970）によって報告されている。エーデルマン（Edelman, 1971）は，同様の目的のために，負強化と正強化を合わせて用いている。

　手淫によるオルガスムのもつ賞的な特性は，男性の性的興味をゆがんだ対象から婦人へ移行させる強力な作用因になるようである（マーキス，Marquis, 1970）。どんな空想でもよいから，性的にもっとも覚醒する空想を用いて，オルガスムが避けがたくなった時点で手淫をするように患者に教示する。そこで，適切であるとあらかじめ患者に同意されていた女性の空想に患者の空想を切りかえさせる。当初は幾分困難さを経験するであろうが，その時点で性的覚醒がなくなることはないであろうと患者に忠告がなされる。患者が4～5回適切な刺激へうまく移行させたら，適切な空想の導入を，手淫開始へ向けて時間的にバックワードさせ始めるように教示がなされる。治療のはじめから，マスターベーション中であれはっきりした性的行動中であれ，オルガスム中に，決して不適切な空想をえがき続けないよう，患者から言質を得る試みがなされる。空想の切り換えによって性的覚醒が低下することは，患者が空想をあまりに早く切り換えたことの証拠とみなされる。したがって，患者には，はじめの空想に再びもどって，性的覚醒がもっと高じたところで空想を切り換えるよう教示される。マーキスは，15名の症例中，5例が治癒し，7例が著しく改善したと報告している。しかし，その技法についてはいまだ系統的に研究されてはおらず，また，その効果に関する臨床報告では，支持するものもあれば（例えば，ロピッコロ，スチュアートとワトキンズ LoPiccolo, Stewart, & Watkins, 1972；バン・デ・ベンターとローズ Van De Venter & Laws, 1978），否定的なものもある（例えば，コンラッドとウィンチェ Conrad & Wincze, 1976；マーシャル Marshall, 1974）。

　非行行動にオペラント条件づけ技法を試験的に適用して，効果の見込める結果が得られている（シュビッツゲーベルとコルブ Schwitzgebel & Kolb, 1964；バーチャードとタイラー Burchard & Tyler, 1965）。シュビッツゲーベルとコルブは，40名の青年非行を強化手続きで処置した。その40名中の20名に対する3年の追跡研究で，その群が，統制群に比べて，犯罪頻度とそのひどさにおいて有意に減弱していたことを示した。バーチャードとタイラーは，13歳の

非行少年に対して，彼が反社会的にふるまった時には系統的に分離し，また社会的に受容される行動には賞を与えることによって，「破壊的分裂的行動」を著しく減少させている。

トーマス (Thomas, 1968) は正強化法が有効であるためのルールを幾つかあげている。

1. 強化すべき反応をまず誘発しなければならない。でなければ強化は不可能である。
2. 強化を遅延させてはならない。強化は一般に，即座に与えるほど適切である。
3. 出現した望ましい反応をすべて強化することが，行動の確立のためにはもっとも効果的である。
4. 反応確立時において，望ましい反応をその生起のたびに強化しないということは，すみやかに高率の反応を達成させるという点では効果が稀薄であるが，強化終了後にも持続するような反応を生起させる点では，かなりの効果がある。
5. ある個人の行動強化に適した刺激が，他の人の行動強化においても最適であるとはいえない。プロフィールの中の何を強化条件にすべきかということへの重要な手がかりは，自由時間中に従事している活動を簡単に順位づけることによって得られることが，最近の研究から示唆されている（プレマック, 1965；ホム, 1965 を参照）。

内潜正強化法

コーテラ (1970, 1972, 1977；コーテラとウォール Cautela & Wall, 1980) は，彼のいうところの「内潜強化法」という手続きを開発した。この場合，強化を受ける反応および強化子の双方がイメージの形で提示される。コーテラは恐怖症，強迫観念，同性愛，および肥満症に内潜強化法をうまく用いた。その第1ステップは強化子として適切な機能をはたす刺激を検証することである。その検証は，強化調査スケジュール(コーテラとカステンバウム Cautela &

Kastenbaum, 1967)に対する患者の反応にもとづいて行えば都合がよい。患者が高度の快を示す項目は，すべて視覚的鮮明さと患者がそのイメージを浮かばせることの容易さ，について調べられる。項目を強化子として有効たらしめるためには，その項目のイメージを，患者がおよそ5秒以内に生起できるのでなければならない。

　ウィソッキ(Wisocki, 1970)のケース報告で，その方法がみごとに例示されている。患者には，清潔に対する強迫的な行為があった。なかんずく，衣服を何度もたたみ，そのつど，より完璧にしわを伸ばす，といった習慣があった。内潜強化手続きの適用に際して，セラピストは患者に2通りの行動タイプに関連する種々の情況の中に患者自身がいることを想像するよう教示した。その2通りの行動タイプとは，(1)強迫行為の繰り返しをつつしむこと，および(2)その行為と対立する反応をすることであった。患者が適切な反応をイメージしていると合図した時，セラピストは即座に「強化」と言った。その強化は，例えば，森の中を歩いている，バレーを練習している，あるいはイタリアンサンドイッチを食べている，などあらかじめ決めてあった強化項目を想像するための手がかりになるのであった。かくして，「しわがあっても気になりません。大したことではありません」と思っているとか，あるいは，洗濯物をすみやかにおりたたんで，少ししわがあってもそれを積み終わった洗濯物の一番上に置いているイメージを浮かべているというような合図を患者がしたら，セラピストは強化イメージを教示する。この患者の強迫行為は8回の2時間セッションで除去された。12カ月目の追跡調査で，強迫行為の再発は認められなかった。

　内潜強化手続きはよく成功をおさめるが（また，確かに創意に向けての機会をセラピストに与えるところも大であるが），前述のケースの場合に，不安を脱条件づけるために用いられるなら，そのメカニズムは逆制止なのであって，正強化ではないと思われる。ネズミ恐怖の大学生になされた同様の研究で，ラドウセウル(Ladouceur, 1974)は，強化が接近反応に先行する群が，標準の手順でなされた群と（統制群と比較して）同じでないことを見出した。バッテルスミットとガーシュマン(Bajtelsmit & Gershman, 1976)は，テスト不安を示す大学生に対し，コーテラの手続きをもっと正確に追試して，同

様の観察を得ている。

負強化法

　負強化とは，苦痛ないし緊張をもたらす源の除去に随伴して，反応率や反応強化が増加することを意味する。このストラテジーをセラピー的に使用するにあたって，セラピストは，まず苦痛源を導入しなければならず，それが治療に逆行する結果になる可能性があるということから，複雑になることがある。

　負強化法を操作したみごとな例が，p.341 で述べた患者の別の習慣，つまりタオル貯蔵に対するエイロン（1963）の処置によって示されている。患者は，タオルを沢山集めてため込んだ。看護スタッフが，1週に2回，彼女の部屋からタオルを取り除かねばならなかった。エイロンはスタッフに日課になっていたタオルを取り除くことをやめるように教示し，また，とやかく言わずに患者にタオルを1枚，毎日断続的に手渡すよう教示した。患者はその新しい方針を喜んだ。そして増えていくタオルをきちんと重ねて並べた。最初は，化粧台や椅子の上に，後には床やベッドの上に積み重ねて並べた。数百枚になって，タオルの山が増えて手におえなくなると，彼女は部屋のまわりに無秩序に置き始めた。患者は今度はタオルを持って来ないようスタッフに頼み始めた。しかし聞き入れられなかった。600枚に達した時点で，それ以後のタオルには嫌悪感を持つようになったようである。ある日，部屋の中のタオルが625枚になった時，患者は次に届けられたタオルをつかみ，部屋の外に投げ出した。おそらく，多すぎるタオルからの圧迫を幾分かでも減弱させるためだったのだろう。そのタオルが返されなくなってから，タオルを捨てる行為に負の強化がなされた。その後，患者は漸次タオルをなくしていったし，もはや彼女にタオルが与えられることもなかった。以後，12ヵ月の間に，彼女の部屋の中に見られたタオルの平均数は1.5枚であった。

　コーテラ（1970a）は，内潜強化法の考えを拡張して，内潜負強化をも含めるに至った。快イメージよりは不快イメージの方を誘発しやすい被験者に，

内潜負強化法の適用が特に可能であると彼は説明している。もし，患者が耳ざわりなトーンで話しかけられるのが不快であることに気づいたなら，そのことを視覚化させる。そして，そのイメージが鮮明であると患者が合図した時に，それを増加させるべき反応のイメージに切り換えさせる。請求があった時に，ただちに嫌悪刺激を引っ込めて，増やすべき反応のイメージに切り換えることができることを確かめるには細心の注意を払わなければならぬ。もし，多くの試行経過後になおオーバーラップがあれば，新しい嫌悪刺激が選ばれる。この技法はまだ広く用いられていない。しかし，コーテラ（1970）は彼の症例の90％に成功を収めたと報告している。

消去

　消去とは，強化子を伴わないで反応を繰り返し生起させた時に，その反応頻度が漸次弱化ないし消失することである。その機制については p.33 で考察した。

　エイロンとマイクル（Ayllon & Michael, 1959）の症例は，その後使用が増えている消去型のプログラムを最初に臨床に使用した例であろう。患者は，2年間にわたって，1日平均16回看護室に入っていた婦人であった。看護婦たちは彼女を力で病室へ押し帰すような努力は過去に失敗していることでもあり，また患者が精神薄弱と診断されていたこともあって，「理解できない」という理由から，患者の行為をとっくにあきらめていた。この特殊な問題行動を消去するために，看護婦たちに患者が看護婦室に入って来ても強化（注意）を一切与えないよう教示した。その結果，看護婦室への入室が漸次かつ持続的に減少した。消去を始めて7週目までの間に，入室の平均頻度は2回にまで低下した。その時点で消去計画は終了した。

　消去過程におかれた行動は，種々の速さで消失する。トーマス（Thomas, 1968）が指摘しているように，臨床症例では，消去抵抗が強いことがしばしばある。なぜならば，長期にわたる間欠強化によって反応が保持されてきているからである。そのような理由から，強化の停止を緊急かつ完全に行うこと

が重要である。

　消去プログラムを集中的に実践するやり方がダンラップ（Dunlap, 1932）によって紹介された。彼はそれを「負の練習」と言った。彼は，失敗，チック，および吃音などの望ましくない行為を被験者自身に何度も反復させて，それらの習慣を克服したと述べている。負の練習はその後，専らチックの治療に適用されてきた（すなわち，イエーツ Yates, 1958；ジョーンズ Jones, 1960；ラフィ Rafi, 1962；ウォルトン Walton, 1964）。負の練習を用いる際には，望ましくない反応を疲労するまで誘発させて，高い水準で反応制止が生じることが絶対に必要である。さもないとチックは実際には強化を受ける。特に，チックはそもそも漸衰しなければそうなってしまう。いずれにしても，負の練習は冗長な，時間のかかる方法である。コンダス（Kondas, 1965）は，負の練習を「不安安堵」条件づけと結びつければ，もっと急速な変容を得ることができると報告している。患者がチックを反復する間に不快電流を持続的に適用し，チック系列の中止と同時にその電流を切るということは，チックをしないことの負の強化ということを備えている。

　近年，アズリンは「習慣リハーサル」の概念に基づいて，望ましくない習慣を除去するための計画を多数著した。これらの計画の先駆となったものの一つは，テーラー（Taylor, 1963）による強迫性の眉毛抜去行為の治療例であった。もう一つは，ウォルピ（1958, p. 188）の強迫性の擬態痙攣の治療であった。今までに，処置の対象となった習慣は，夜尿症（アズリンとフォックス Azrin & Fox, 1974），チック症（アズリンとナン Azrin & Nunn, 1973），吃音（アズリンとナン, 1974），毛髪抜去症（アズリン，ナンとフランツ Azrin, Nunn, & Frantz, 1980），および自己破壊性の口唇的習慣（アズリン，ナンとフランツ・レンショー Azrin, Nunn, & Frantz-Renshaw, 1980）などである。習慣リハーサル法の中核は，望ましくない行動遂行の衝動が生じた時には必ず，それに対立する反応を引き出すことにある。例えば，毛髪抜去症例では，患者は毛を引っぱりそうになったりあるいは引っぱった後，必ず3分間手を把握したり，にぎり締めるという人目につかない対立反応を学ぶ。習慣リハーサル計画は広く採用されるようになったし，また高い成功率を収めているようだ。

　習慣リハーサルは運動反応に適用されると逆制止過程の例証になる（ウォ

ルピ，1958, pp. 186—188, 1976, pp. 13—16，実験例としては p. 259 を参照されたい）。もっとも，アズリンとその共同研究者たちはそのことを明確に認めてはいないが。

14
嫌悪療法

　嫌悪療法の本質は，望ましくない情緒反応を制止し，結果としてその反応の習慣強度を減弱させるために，望ましくない情緒反応生起と同時に嫌悪(不快)刺激をほどこすところにある。例えば，性的覚醒を減弱させるため，拝物愛によって生じる性的覚醒の制止をはかる目的で苦痛刺激が用いられる。したがって，嫌悪刺激は逆制止によって効力が生じる。主な嫌悪作用物（動因）としては，皮膚損傷を与えない強度の電気刺激，嘔吐剤，吐き気ないし嫌悪感を誘発する心像などがある。嫌悪療法は罰とは明確に区別しておくべきである。嫌悪療法では，嫌悪刺激は当該反応生起と同時にではなく反応生起後に与えられる。罰は反応を妨げる──すなわち，嫌悪事態が生じるという理由で反応を起こりにくくさせることを意図しているが，嫌悪療法は，ターゲットになる反応を嫌悪作用因と対立させて前者を制止し，その反応の習慣強度を減弱させることを意図している。通常，罰は運動性の反応習慣を弱めるために採用され，嫌悪療法は自律性の反応習慣を弱めるために採用される。

　望ましくない反応に通ずる刺激が存在するときに，例えば手への強い電気刺激のごとき，強い嫌悪刺激をほどこした時に，何が生起するかを調べなければならない。その電気ショックは，回避反応を誘発するだけでなく，望ま

しくない情緒反応をも制止するであろう。いつでもそうであれば，望ましくない反応に対する一定量の条件制止——反応習慣すなわち反応とそれを生起させる刺激との結合の減弱——が確立されるであろう。同時に，望ましくない反応と結合していた刺激は，ショックが誘発する反応布置にもある程度条件づけられる可能性がある。しかしその種の条件づけの量は，一般にわずかであり，一時的なものである。(レイモンド Raymond, 1964 ; オキーフ O'Keefe, 1965)。ピアス (Pearce, 1963) は，アポモルフィンで治療を受けた衣装倒錯者が，その後衣装倒錯的空想に嘔吐感をもよおすより，むしろそれに興味をなくしたことを明らかにしている。同じく，ラックマンとティーズデール (Rachman and Teasdale, 1969) は，嫌悪刺激としてショックを用いた研究で，条件性の恐怖が発展するということを証明できなかったことに言及している。

　図14.1は嫌悪療法手続きすべての基礎になる実験計画を例示している。床に電気格子を備えたケージに動物を入れる。動物が容易に到達できる所にある餌箱に餌が入れられて，動物がその餌を食べる。その手続きを反復すると，動物は餌箱に落ちる餌の音を聞くと，餌箱へ接近する習慣を獲得する。その

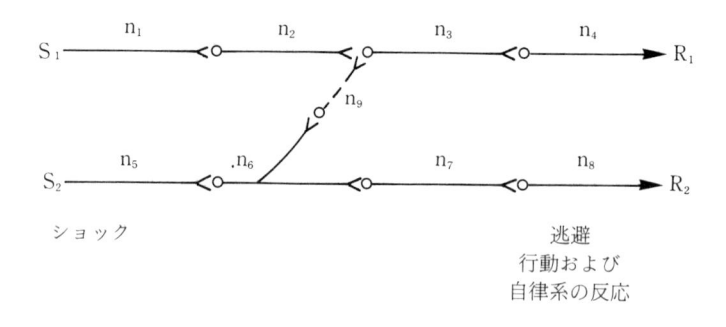

図14.1　S_1 は不適切反応（R_1）を生起せしめる刺激である。S_2 は回避反応を生起させる刺激である。S_1 と S_2 が同時に示されると，S_2 の方が相対的に強ければ R_2 の方が誘発されて，R_1 は制止ニューロン（n_9）からのインパルスによって制止されるであろう。それと同時に S_1 は R_2 に条件づけられるであろう（その伝導路は図中に示されていない）。

接近行動には，唾液分泌，胃活動の増大等，関連する自律神経系諸反応が随伴する。さて，食餌—接近習慣を除去するために嫌悪（療法）を用いることにしたとしよう。ある日，動物が音を聞いて餌に接近している時，ケージの床上のグリッドを通して，動物の足に強いショックを送る。ショックは動物の条件性接近行動を制止し，「苦痛」，不安，および運動性の撤退を生じる。それが起こるたびに，食餌接近習慣の減弱がある程度生じ，同時にある程度の回避条件づけが生起する。その操作を何度か反復すると，餌が餌箱へ落ちる音が以前の食餌接近反応に代わって，もっぱら不安—回避反応を誘発するようになる。しかしながら，食餌行動は制止されてもなお不安や回避がまだ十分に確立していない「中間段階」があるという可能性に留意しなければならない。この「中間段階」が，おそらくほとんどの嫌悪療法の到達点になるであろう。

　嫌悪療法の形式をとった最初の治療としては，カントロヴィッチ（Kantorovich, 1924）によるアルコール中毒症者に対するものがあげられよう。彼は，苦痛を与える電気ショックをアルコールの外見，におい，および味と関係づけて与えて治療を行っている。1935年，マックス（L. W. Max）は，性倒錯物を提示している間に非常に強い電気ショックを患者に与えて，同性愛的拝物行為を克服したと報告している。不幸なことに，その前途有望で歴史的意義ある症例の詳しい説明は公にされなかった。しかしながら，マックスの報告は，彼の手続きを人々がくり返してみるよう勇気づけた。事実，南アフリカでの著者の最初の試みもそれに刺激されて，彼のやり方で1人の患者の治療がなされたのである（ウォルピ，1954）。以下はその症例の要約である。

症例46：病的食欲に対する嫌悪療法

　患者は32歳の婦人であった。他にも幾つかの神経症的な問題があったが，なかんずく，一両日すらがまんできない「暴食」にふける衝動を抑えるのに患者は心をうばわれていた。彼女の食べ物に対する渇望は「禁じられている」ドーナツやそれと同様の甘い食べ物と塩からい食べもの2種類に対してであった。前者は太る（彼女は特に肥満症であった）ためであったし，後者はリューマチ性の心臓病のため，過去何度も心機能不全になったことがあり，そ

のため食塩を制限した食事療法が指示されていたためである。彼女自身，種種の方策をたてて，それらの食べ物をとらないよう努力した。例えば，アパートにそれらの食べ物を保存しないとか，アフリカ人の使用人が夜彼女のアパートを去るとき，アパートの鍵をかけさせたりした。しかし，衝動が高じると，外出して禁じられた食べ物を買って食べた。満腹になるにつれ嫌悪および失望感が高じ，ついに神経衰弱の状態になるのであった。

　著者は，彼女の強迫観念の中で描かれる食べ物すべての表をつくらせた。そして，そのリストから一つの項目を選んだ。それから，彼女の前腕に電極をつけ，閉眼させ，選んだ食べ物の心像がはっきりと形成されるたびに手で合図するようにさせた。合図があるたびに，彼女の前腕に強い誘導（感応）電流を送った。1セッションに10回のショックが与えられた。2セッション以後，彼女はそれらの食べ物の心像が，必ずショック装置のイメージと結びつくことに気づいた。それは不安を生起させた。処置をさらに進めるとともに，食べ物への思いが漸次減少した。5セッション以後，16歳以来の重荷から解放されたような感じになった。彼女は人との交際を楽しむようになり，また衣装の買い物をはじめた。それらのことは，ここ数年間したことがなかったのである。

　嫌悪療法は，今日までかなりの数の行動問題，例えば，拝物倒錯(レイモンド, 1956)，同性愛（フロイント Freund, 1960；ジェームス James, 1962；フェルドマンとマッカロック Feldman & MacCulloch, 1965），衣装倒錯（グリーンとハーパー Glynn & Harper, 1961；ブラックモア Blakemore, 1965），さらにアルコール中毒，薬物常習，それに喫煙（マックガイアとバランス McGuire & Vallance, 1964；ゲッツェ Getze, 1968）などに適用されるようになった。ラックマンとティーズデール（1968）は多数の臨床報告を論評的に概観している。

　上述の問題行動は，不適切な対象に対して快経験を引き起こすことや，また接近行動がそれによって動機づけられるということに留意することが重要である。嫌悪刺激は快情動を制止すると同時に，その習慣の除去へ導く。ラックマンとティーズデール（1968, p. xii）は嫌悪療法を「メィジャーパズル」と称したが，このパズルに解答を与えたのがこれである。患者が退院後も脱逸行為を全く抑制したからである。脱逸させた対象物がもはや全く快を覚醒さ

せなくなれば，その対象へ接近する衝動は全くなくなってしまう。

　行動の治療として最初から嫌悪療法が選ばれることはほとんどない。大抵は嫌悪療法が考慮され得る同性愛あるいは他の不適切行動には，常に最初に処置すべき神経症的不安にその原因があることがわかるであろう。不安が除去されれば，不安から2次的に発生していた行動は，特別の注意を要せずして止むことが期待される。他方，その種の症例に最初の治療法として，嫌悪療法が誤って実施されたら，「脱逸」行動が通常ほとんど変化することなく持続し，脱逸行動が止んだ症例の場合でも根底となっている不安が変らないままであると，それが再発や「症状置換」の根拠になる。例えば，著者は数年前次のような婦人について相談を受けたことがある。彼女は嫌悪療法によって強迫性食欲を克服できたが，その後極度の抑うつ状態になってしまったのである。まもなくして彼女の中心問題が神経的不安習慣にあったことや，そしてその抑うつ状態が，彼女にとっては不安軽減活動であった食べる行為が除去されてしまったために生じたということが，著者に明らかになったのである。

技法解説

電気刺激

　電気刺激には，一般にかんばしくないイメージがあるため，最近でも非常に慎重に用いられてきた。しかしながら，変容すべき行動との関連で，電気刺激は量化が容易でありかつ正確に時間を計れるなどのため役立っている。症例の情況に依って，関連物ないし現実場面の中，あるいは誘発される心像ないし絵による情況再現中に，電気刺激を与えることができる。感応電流ないし交流が用いられる。なぜならば，それらは必要に応じて長期間一定の水準に保つことができるからである。電極は通常，患者の前腕に装着する。電流の基本水準は，漸次強くさせていき，患者が明らかに不快であることを報

告した時点をもって決定する。治療を始める時点では，それより約25%強い水準で与えられる。最も都合のよい電極は同心電極(タスキー他 Tursky et al., 1965)である。それは皮膚がやけどする危険性を最小限にとどめることができる。食塩水にガーゼをひたしたぬれた電極も非常によい。普通には心電図用の銀電極を必要に応じて用いてもよい。電気刺激を嫌悪刺激として使用する際には，詳細な点では種々の違いがある。しかし，先に述べた強迫性の食欲症の例が，一般的なやり方である。

　衣装倒錯の治療（ブラックモアら，1963）では，実際の刺激が絵で描かれた。また，強迫性のギャンブル症（バーカーとミラー Barker & Miller, 1968）の場合も同じであった。後者のうちのある患者は，この12年「自動賭博機械」で間断なくギャンブルをしていた。バーカーらは旅館から自動賭博機械を借りて，それを病院に備えた。約70ボルトのショックが患者の前腕部に与えられた。患者は3時間にわたって（いつもそのくらい行っていた）ギャンブルにふけっている間にディスクを入れる段階から「支払い」の段階までのすべてのギャンブル手続きの段階で，第3者から最小150回のショックをランダムに与えられることに耐えた。彼は12時間の「ギャンブル治療」において耐えられるが不快と感じる強度のショックを合計672回受けた。もっとも彼は6時間後には，ギャンブルをしたいという気持ちを全くなくしていた。彼は18カ月間にわたって再びギャンブルを始めることはなかったが，その後ストレス期に入って，再発した。そのため，以前と同じ技法が6時間補助的に実施された。それによってさらに少なくとも6カ月ギャンブル行為を防止できた。

　フェルドマンとマッカロック（1965, p. 238）は同性愛の治療プログラムで絵画提示を頻繁に用いている。ラックマン（1961）は婦人臀部やブルマー服に性的に覚醒する男性の治療に写真と心像を用いている。5種の嫌悪条件づけセッションには，ブルマーをはいた婦人の写真，ブルマーおよび魅力的な臀部をした婦人の心像シーンが取り入れられた。電気刺激はセッションごとに各刺激に10〜15回指に与えられた。最終セッション後，患者は，臀部に対してもはや魅力を感じなくなったと述べ，さらに収集していたポルノ写真を処分してしまった。

　アベル，レヴィス，およびクランシー（Abel, Levis, and Clancy, 1970）は

手のこんだ「逆転目標勾配」技法を報告した。その技法には，テープに記録された行動の説明が性的脱逸行動の治療に用いられている。露出症3例，衣装倒錯2例，マゾヒズム1例に対して，各症例の脱逸行動を三つの連続したセグメント（部分）にわけて説明したテープが用いられた。6例中の5例は，まずはじめのセッションでテープの最後のセグメントで，次のセッションではテープの2番目のセグメントで，そして最後のセッションではテープの最初のセグメントで，それぞれショックをともなうというスケジュールで治療を受けた。各セッションとも，ショックを受けるテープの進行は，患者が脱逸した行動セグメントではなく，正常な性的行動を言語化したらショックを回避できるという形で進められた。残り1名の患者には，コントロールとしてテープ内容とは無関係にショックが与えられた。その治療効果は，性的に脱逸した内容のテープおよび脱逸しない内容のテープに対するペニス反応の測定，臨床的インタビュー，それに行動に関する報告によって評定された。実験群の被験者には，脱逸した内容のテープに対する勃起反応が減弱し，脱逸していない内容のテープに対する勃起反応が確証された。脱逸した反応は弱くなり，その反応頻度も減少した。そして，その改善は18カ月後の追跡調査時にも維持されていた。

　外的環境および心像により誘発される認知に，無条件および条件性の嫌悪反応を近接させることによって嫌悪感を作用させる技法を，フェンゴルド（Feingold, 1966）が紹介した。患者は11歳の少女であった。彼女は，いつも口を開けているため，歯医者が必要な治療を行うことができなかった。少女と両親に対して，少女が口を開けていたら，その都度記録してセラピストの所に持参するよう告げた。そして，少女は訪れたとき，記録にある口を開けた回数と同じ数の不快ショックを脚に受けた。ショックの回数は12セッションの経過の中で48回から0回に減少し，その後普通に口をとじていた。歯医者は喜んで歯の治療を続けることができた。次の症例は上記と同様の技法で，著者自身が唯一経験した症例である。

症例47

　ロンは高校生で，知能は高かったが，夜勉強のために椅子にすわることが

できなかったため，学校の成績は悪かった。しかし，彼自らは 7 〜11時の間に勉強しなければならないと思った。そこで，毎夜勉強の有無を記録させ，1 週間の間に勉強しなかったら 7 〜11時の各30分ごとに 1 回の不快刺激が与えられると告げた。第 1 週の週末に，彼はショックを 4 回受けた。第 2 週の週末には， 3 回のショックを受けた。しかし第 3 週後には，もはやショックは必要でなくなった。彼の勉強の習慣が改善されたという報告は，C から A のマイナスに成績が向上したという彼の母親の報告によって支持された。その技法が勉強しないという観念に条件づけられた不安に対して，効力を発揮したことによると仮定される。

小型の携帯用のショック装置によって，患者の生活の中で嫌悪事態を計画することが可能になった。目標行動を面接室の中で誘発できない時には携帯用のショック装置に代わるものはない。例えば，情況をイメージ化しても呼び出せないような儀式習慣を特殊な事態が生起させたりする。また，患者は自己刺激によって適宜，儀式的習慣を制止できる。著者は病的盗癖の治療で，その種の自己刺激が効果のある暫定処置になった 1 症例を経験している。

麻薬耽溺と嫌悪療法

モルヒネ，デメロール，そしてメサドンのような麻薬物使用に対する強い衝動が反復して生じる事態は，自律神経系における学習性の反応に依っている（ヒンメルスバック Himmelsbach, 1941）。薬物使用の習慣には，しばしば社会的に動機づけられた成分を持った運動性の行為が含まれることを常としている。しかし，自律系事態に注意を払うことなく，運動性行為のみに焦点をあてた処置だと問題の本質を見誤る。麻薬使用の習慣がいったん確立されると，禁断症状（または病的欲求）の基礎となる自律系諸反応の喚起は，ある先行刺激に対応しているに違いない。病的欲求に先行する刺激は外的環境（外来性）であるか，特殊な内的状態（内生的）であるか，あるいは，その両者のいずれかにあるのであろう（例えば，ウィクラー Wikler, 1968）。病的欲求反応を，その喚起のたびに，電気刺激などを与えて反復制止することによって，

14 嫌悪療法

先行刺激との分離を考えることは道理にかなっている。

著者には、5年間デメロールに耽溺しているある医師の治療で、その分離という考えを予備的に調べる機会があった。彼には、デメロールに対する明らかな内因性の病的欲求があった。その欲求は1週間に約1回生じ、それを静めるために1000～1500mgのデメロールが必要であった。携帯用のショック装置を用いて、彼は数日にわかれて3回続いた病的欲求を克服できた。その後、12週間にわたって禁断したのである。その後、同様の処置で、もっと効果が持続した治療例が、レッサー (Lesser, 1967)、リバーマン (Liberman, 1968)、あるいはオブライエン、レイネス、およびパッチ (O'Brien, Raynes, & Patch, 1972) らによって報告された。それらの報告では、薬物耽溺への病的欲求を制止する処置がなされている。

「耽溺拮抗物質」の出現によって、実験的吟味をすることが可能になった（ウォルピ、グローヴス、フィッシャー Wolpe, Groves, & Fischer, 1980）。メサドン維持被験者にナロクソンを静脈注射することによって、病的欲求が30～45分間持続して誘発された。その病的欲求を減少させるやり方で電流を持続的に「滴定」し、それを反復したところ病的欲求の除去をみることができた。それは、ナロクソンの適量増加との関連で、たまたま生じたものである。図14.2でみられるように、数名の被験者は、ナロクソン0.65（最初の投与量の4倍以上）ミリグラムの静脈内投与量で、最終的にほぼ症状からの解放を示した。しかし、ナロクソンをさらに増加しても禁断反応を全面的に誘発しなくなる点まで達するということは、いずれのケースにおいてもできなかった。しかし著者たちは、ナロクソン手続きの方がメサドン手続きによる禁断効果より強力な禁断効果があることをジャシンスキ (Jasinski, 1976) から知ったので、メサドン禁断を試みることに決めた。3名中2名の被験者はメサドンからの「苦痛を伴わない」禁断を経験した。それらの2名は禁断が十分認められて処置が続けられた被験者であった。処置は大して不快ではなく、被験者には相当の報酬が払われた。耽溺者にとっては、耽溺（嗜癖）は実に捨てがたいものであり、彼らは耽溺を克服するための治療に熱心でもない。麻薬耽溺問題の要諦は治療に参加すべく動機づけるところにある。

薬物による嫌悪療法

　薬物の嘔吐効果をもとにした嫌悪療法によるアルコール中毒の治療は，ずっと以前，ボーグトリンとレメア（Voegtlin and Lemere, 1942）によって紹介され，その後の多くの研究の主題となってきた（例えば，レメアとボーグトリン，1950）。それは例えば，吐酒石，エメテン，アポモルフィン，あるいは塩化金などの吐き気を起こさせる薬物を患者に与え，その後好きなアルコールを飲ませることから成る。アルコールに吐剤を混ぜたのを1週間から10日間毎日与える。その後患者に薬物が入っていないアルコールを与えて，その手続きの効果を調べる。条件づけが十分であれば，アルコールを見ただけで吐き気を生じるであろう。治療後の1年間，効能を促進する処置が2～3回与えられる。レメアとボーグトリン(1950)は，治療コース終了後，4096名の患者の38％が5年以上にわたって，そして23％が10年以上にわたってアルコールを断っていることを明らかにした。しかし彼らの方法は，時間が極端にかかり，冗長でさらに繁雑であり，しかも患者との長期にわたる接触を必要とする。著者は1949年に約12名の患者にプライベートに彼らの方法を試みたが，それが非常に困難で報われることがなかったため，数カ月であきらめてしまった。

　行動問題に対して，薬物で誘発する嫌悪療法が，レイモンド(1956)によって最初に報告された。患者は33歳の男性であった。彼は乳母車やハンドバッグに対して破壊的拝物を行動に表したため逮捕されていた。拝物行為を通して，彼は快適な性感覚を得ていた。治療のために「ハンドバッグ，乳母車と色つき挿絵を収集し，患者にアポモルヒンを注射して，まさに嘔気が生じる直前にそれら収集したものを提示した」処置は日中と夜それぞれ2時間なされた。第1週の終わりに処置を一時中断し，帰宅して自分の仕事に従事することが患者に許された。8日後処置を続けるため病院にもどった時，彼は以前の空想を用いずに，はじめて妻と関係をもつことができたと喜んで報告した。妻は，自分に対する夫の態度に説明できないが，変化が生じてきたと語った。アポモルヒンの嘔吐効果が，その鎮静効果より著しくなった時にはい

つでも塩酸エメチンを用いることにした以外は，同じ手続きで治療が再開された。さらに数日間の治療後，患者は前述の物を見るとむかつくと述べた。6カ月後，補助コースによる治療が示唆され，患者自身は必要だと思わなかったがそれを了承した。セラピー開始後19カ月で，患者は性交を可能にするのに以前の空想を用いる必要がなくなったし，それらの空想でマスターベーションをすることもなくなったと語った。患者の妻は夫について悩むこともなくなり，性的関係が非常に改善されたと語った。

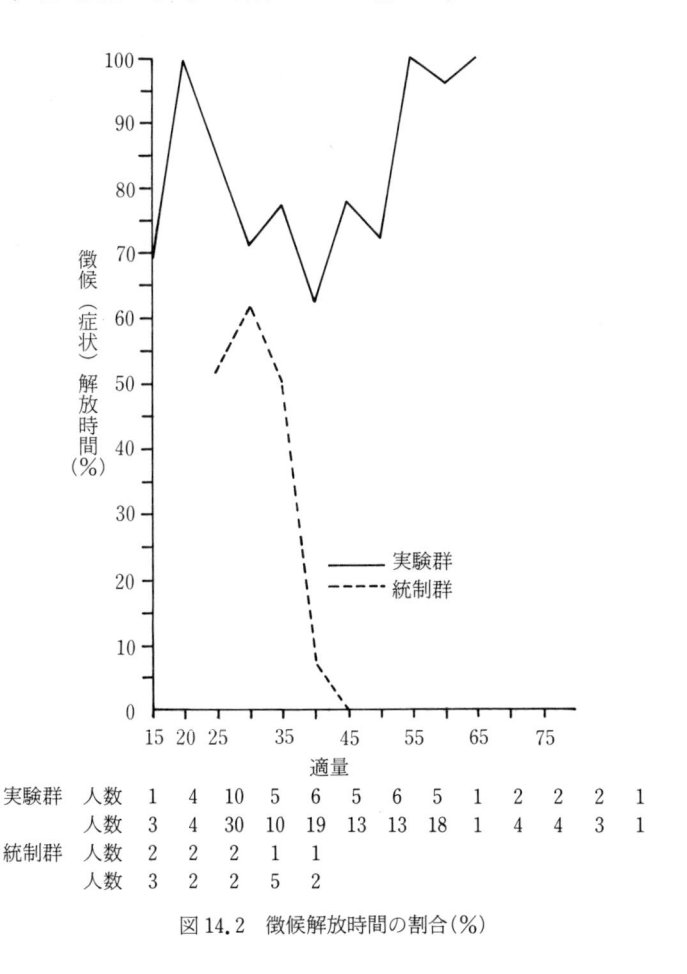

		15	20	25	30	35	40	45	50	55	60	65	70	75
実験群	人数	1	4	10	5	6	5	6	5	1	2	2	2	1
	人数	3	4	30	10	19	13	13	18	1	4	4	3	1
統制群	人数	2	2	2	1	1								
	人数	3	2	2	5	2								

図14.2 徴候解放時間の割合(%)

レイモンドは，食べ物や休息奪取のもとで上記の治療を行った。しかし，レイモンド自身もあとで認めているように(レイモンドとオキーフ，1965)，そのような条件はほとんど必要ない。それを省略してもセラピストの努力が台なしになることはない。実際，グリーンとハーパー(1961)，ラビンら(Lavin et al., 1961)，それにモルガンステルン，ピアスおよびリース (Morganstern, Pearce, & Rees, 1965) らは，アポモルヒンで衣装倒錯症のケースをうまく治療しているし，モルガンステルンらは，13例中7例について十分な成功をおさめている。

　生理学的に嫌悪作用を及ぼす物としては，他にクラーレ様薬物，例えば，サクシニルコリン(スコリン)がある(サンダーソン，キャンベルとラヴァティ Sanderson, Campbell, & Laverty, 1963)。これらの薬物は，十分な量を投与すると，一時的な呼吸麻痺が生じる。加えて，患者は話したりあるいは動いたりすることができなくなる。それらは「最も恐ろしい経験」である。高度の恐怖を示しているときに，アルコールを患者に提示すると，恐怖の条件反応と薬物への嫌悪が確立するであろう。この思いきった治療の効果ははじめのうちは良かったが，持続はしなかった(ラヴァティ，1960)。ファーラー，ポウエル，そしてマーチン (Farrar, Powell, and Martin, 1968) によってその種の治療をうけた12症例のうち，1年後の追跡調査時にアルコールを断っていた者は2例にすぎなかった。

　アルコール中毒症に対する嫌悪療法全体についていえる一般的なコメントがある。とどのつまり，嫌悪療法はアルコールをもはや1滴も飲まない状態にまで患者の「回復」をもたらす。しかしそれは正常への回復と同じということにはならない。治癒した患者とは，おそらく，他人と同じ程度に飲酒できるということであろう。その種の効果は正の強化が関与する別個プログラムによって達成することが可能になるのであろう(例えば，ソベルとソベル Sobell & Sobell, 1973；ブラディとポマーロー Brady & Pomerleau, 1975)。

内潜増感作法

　「内潜増感作法」とは，コーテラ (1966, 1967) が，言葉で暗示した嫌悪反

応をイメージ刺激に結びつけた技法に適用した名称である。それは極端な肥満症，同性愛，アルコール中毒症など，種々の症状で成功をおさめている。アルコール中毒症において，最近，アシェムとドナー(Ashem & Donner, 1968)は，内潜増感作法による治療を受けた15名のアルコール中毒症者中6名が治療後，治療を受けなかった統制群では皆無であったのに対し，6カ月間飲酒しなかったことに言及している。それはアナント（Anant, 1967）による，26名の患者全員が完全に成功して，15カ月後の追跡調査で1名も再発がなかったという狂言的な報告を限定つきではあるが支持している。

コーテラ (1967) は肥満症患者との関係で彼が行った教示を以下のごとく叙述している。彼はその患者がアップルパイを食べることを制止しようとしたのである。患者はリラックスして閉眼する。

> 食事が終わってデザートのアップルパイを食べようとしている場面を想像しなさい。それはアップルパイです。フォークをとりあげようとすると，みぞおちのあたりが妙な感じになります。あなたは気持ちが悪く，吐き気をおぼえ，身体中の気分が悪くなります。フォークにさわると，のどのあたりで胃の中の食物が動くようです。今にも吐きそうになります。フォークでパイを刺すと，食べ物がのどまでこみあげてきます。あなたは食べ物をあたり一面に吐きはしないかと，口をかたく閉じようとします。パイを1切れ口へもっていきます。あなたは口を開けようとしたら吐いてしまいます。手，フォーク，パイの上に……さらにテーブル一面に，他の人の食べ物の上に……あなたは涙を浮かべ，鼻水や粘液質のものが口や鼻に出てきます。手はべとべとになり，すごいにおいがします。それを見て再びあなたは，水溶液の物が出てくるまで吐き出さざるを得なくなります。周りの人はショックを受けたようにあなたを見つめています。あなたは食べ物から離れます。すると，たちまち気分が良くなってきます。部屋から走り出ます。走り出るとだんだん気持ちがよくなります。きれいに洗い落とします。清々しい気持ちがします。

嫌悪感を誘発する心像を系統的に用いることを最初に報告したのはゴールドとニューフェルド（Gold and Neufeld, 1965）であろう。彼らは，公衆便所に男性を誘いこむという16歳の少年の習慣を克服するために，嫌悪感をもよ

おす男性イメージを用いた。デービソン (Davison, 1967) は，サディスティックな空想を除去するためのプログラムの一部として内潜増感作法を用いた。コルヴィン (Kolvin, 1967) は，拝物愛および常習癖的なガソリンかぎ行動を治療するために内潜増感作法を用いている。

その他の嫌悪剤

不快なものはすべて嫌悪条件づけのよりどころにすることができる。フィルポット (Philpott, 1967) は，強迫的思考が出現するたびに，可能な限り呼吸を停止させる方法を採用し，それを克服できたと主張している。ルブリン (Lublin, 1968) は，喫煙習慣に対し，2種の嫌悪吸入法をあげている。一つは自分のタバコを喫煙中の患者の顔に，機械を用いて，むっとしたタバコの煙をふきかける方法である。もう一つは，メトロノームの音に合わせて，規則的にタバコをふかさせる方法である。すなわち，最初のタバコを6秒間隔で呼い込ませ，2本目のタバコを3秒間隔で吸い込まないでふかす方法である（この方法には，なじみのある共感を覚える。いく世代にもわたり親たちが，子どもの喫煙をやめさせるためこれと似たやり方をやってきた）。いずれの方法も嫌悪的な側面が非常に強く，これまでに，1本のタバコを完全に吸い終えた者はいないとされている。1回30分のセッションを平均6回経験した36名の患者中，16名が喫煙を完全に中止，その全員が禁煙中であり，なかにはこの禁煙が1年におよぶ者が存在したという。しかし，多数の喫煙治療報告中で，本当に満足できるものは今のところ皆無である。わかりやすい論評および文献としては，オーリーンズら (Orleans et al., 1981) のものが参考になる。

1956年に，著者は，患者自身が好む食べ物にふれたり，そのにおいをかいだり，味をみたりしている時に，彼の鼻先へ悪臭を出すアギ液を近づける方法をとって，肥満症2例を治療してみた。（患者たちはその処置と平行して逆制止療法による，対人不安の治療をうけていた。）一方の症例では，暴食統制が一時的に達成され，もう一方の症例では，その制御が持続し，今日まですんなりしている。ケネディとフォーリエット (Kennedy and Foreyt, 1968) は，

酢酸ガスを噴出する装置を工夫して，上記とよく似た手続きを述べている。

　嫌悪条件づけのために用いられてきた物理刺激としては，他に強力なイルミネーションや白色雑音（ホワイトノイズ）などがある。ウィリアム・フィルポットは，1964年に著者が彼に依頼した症例で，珍しくまた興味あるやり方で白色雑音をうまく用いている。患者は30歳の女性で，15年間にわたって，例えば，ベル，鍵のジャラジャラする音，金属をたたくハンマーの音，などの鋭い音に対して極度の過敏症を示していた。その種の反応以外には，行動分析からは不適応反応は見られなかった。フィルポットが実施したことは，彼女の目の前で鍵たばをならす一方で，イヤホーンを通して彼女の耳へ強い雑音を与えるものであった。かくして，彼女は動いている鍵を見ている間，鍵の音は雑音で完全に遮蔽された。彼女の聴覚過敏症はその処置で完全に克服された。1967年の追跡調査で，彼女は良好な状態にあり，その苦痛の再発を経験していなかった。

　サーバー（Serber, 1970）は，衣装倒錯，観淫症，ペドフィリー，露出症等の症例に嫌悪作用因として羞恥心を使用している。目撃者を前にして，患者は脱逸した行為を遂行することに当惑するようにさせられた。患者は増加する観察者の前で，その脱逸行為を15～35分間にわたり行わなければならなかった。例えば，観淫症者は一方視鏡の観察側にいて，鏡の向こうで裸でいる人間を見つめなければならなかった。一方となりの部屋にいる観察者たちは裸の人を見ている患者を公然と観察した。サーバーが処置した7名の患者のうち5名は，6カ月時の追跡調査では脱逸行動がみられなかった。しかし，その後ほとんどの者に再発がみられた。

　回避行動の理論的，実験的側面をさらに詳細に知りたい読者にとっては，チャーチ（Church, 1964），ソロモン（Solomon, 1964），アズリンとホルツ（Azrin and Holtz, 1966），ラックマンとティーズデール（1963），さらにキャンベルとチャーチ（1963）などの研究が参考になるであろう。しかしながら，それらの著者がすべて処罰パラダイムとの関連で，考察を行っていることに読者は留意しておかなければならない。ところがすでに注意したように，嫌悪療法は，嫌悪作用物によるターゲット反応の逆制止に依存しているのである。

　情緒に基づいた習慣への嫌悪療法に関する以下の実践的なガイドラインは，

処罰を通して運動性の習慣除去を行うという目的のためにアズリンとホルツ（1966）が規定したガイドラインをもとに，それを改作したものである。

1．刺激は快反応を全面的にブロックするのに必要な強さにすべきである。
2．嫌悪刺激は反応と同時的に与えるべきである。
3．嫌悪刺激は漸強させてはならない。あらかじめ決定されている強い強度で用いるべきである。
4．刺激提示はできるだけ多くすべきである。理想的には，除去しようとする反応の出現のたびに与えるべきである。
5．処罰されないで，かつ除去すべき反応と同等ないしそれ以上の大きな強化を生起させる別の情緒反応をターゲットにすることが有効である。例えば，拝物愛者ないし露出狂者には，正常な性的関係を成し遂げさせることが必要である。
6．不適応行動の根底に不安が存在しているか否かを調べて，もし不安が存在していたらその不安を処置した後に，嫌悪療法を施行しなければならない。そのようにすれば，患者側に苦痛を与えなくしてすませることが多い。例えば，症例55（15章参照）と症例59（16章参照）の場合では，嫌悪療法になりそうだったがそれを必要としなかった。

15
二，三の注目すべき症候群

　本章では神経症的反応として一般的に見られる症状の代表的なものをとり上げ，それらの症状に刺激―反応構造がどのように見られるかを考えてみたい。さらに症状によっては特殊な接近やユニークな方法が有効であることも示したいと思う。

神経症的抑うつ[1]

　抑うつとは次のような行動特徴が見られる場合に用いられる用語である。たとえば，動作やことばの遅滞，泣く，悲哀，楽しそうな反応をしなくなる，興味・関心を失う，自分をだめな人間だと評価する，不眠，食欲不振（ベックBeck, 1967）などである。ブロイラー（Bleuler, 1911）はこれらを「メランコリーの3要素」としてまとめている。3要素というのは抑うつ感情，行為の抑制および思考の抑制である。

　本書の第2版（ウォルピ，1971参照）で著者は，学習性絶望感（セリグマンSeligman, 1968）が外的に引き起こされた臨床的な抑うつの実験モデルとなるという広く支持された信念に賛成であると述べた。つまり，学習性絶望感は

実験神経症の一つの延長点なのではないかという考えである。実験神経症の場合，回避不可能でかつ予測不可能な電撃が5回から20回与えられるが，学習性絶望感の実験ではそうした電撃が動物に64回も加えられている場合と考えるのである。したがって学習性絶望感の実験では，同一の刺激がより進んだ効果をもたらすだろうと考えるのは全く「自然な」のである。けれどもこの2，3年来，著者は二つの現象は次にあげるような理由で無関係であると考えるに至った。

　バックワルド，コインおよびコール（Buchwald, Coyne, and Cole, 1978, p. 183）の言うように，セリグマンは抑うつを「上機嫌から絶望に至る直線上の連続として把えている」ようで，このような見解は権威ある臨床家の中にも見られる（例えばクライン Kline, 1974, p. 30）。しかし，症状の強さが連続的であるというのは，抑うつに関しては熱病や振顫の場合以上に一般的な見解ではなくなっている。抑うつには多くの原因があり（その点では熱病や振顫でも同様であるが），その上，多かれ少なかれそれらの原因間には何の関連もない。臨床的に抑うつを分類する通常の方法としては，これを生物学的（あるいは内因性）のものと神経症的なものとに2分するやり方がある（デピューとモンロー Depue & Monroe, 1978）が，最近，これに状況的（「正常な」）抑うつを第3のカテゴリーとして加える必要があるという見方がでている。

　状況的抑うつというのは特定の環境におかれれば誰でも経験しうるものであって，いわば抑うつ的になるのが「正常」とすらいえる状況における反応である。例えば事業や受験に失敗したとき，大切な人あるいは大事な物を失ったとき，あるいはやむを得ず1人でいなければならないように隔離されたときに抑うつ的になるのは普通である。時として非常に些細なことが原因で抑うつ的になる場合がある。好きなスカーフとか古いポケットナイフなどの高価な物を紛失したとか，自分の言ったことが不必要に相手を傷つけてしまったことを知ったというような社会的状況が原因となることもある。単純な原因で起こされた抑うつは，数時間，数日あるいは数週間もすると抑うつを引き起こす状況から遠ざかったり新しい物や人に，より強い関心が移ることによって次第に消えていくのが普通である。ところが配偶者や子どもの病気が長びくとか経済的不安が持続するような場合には長期的な抑うつ状態とな

る。したがって長期的で重度の抑うつと見える場合でも（その患者のおかれている）現実が当然うつ状態を引き起こすようなものだとするならば（「正常な」抑うつといえる場合がある）。このことはしかし臨床家はよく見過ごしてしまいがちなのである。たとえば，南アフリカから英国へ移住したある医師の妻がこのような誤診を受けた例がある。移住する以前から彼女はイギリス文学にあこがれ，彼の地に住むことを大変喜んでいた。ところが英国に来て3年目で彼女の夫は仕事のため余儀なくアメリカに移らなければならなくなり，このことが原因で抑うつ状態となった。これは明らかに状況的な抑うつであるにもかかわらず，彼女は精神病としての治療処置を受けていたのである。

　生物学的抑うつにはさまざまな原因がある。長期にわたる症例はそううつ病と関連がある。これには単極型と双極型がある（レオナード Leonhard, 1959；ペリス Perris, 1966）。原因となる生物学的過程は「突然」であることも，ストレス体験が引き金になることもある（トムソンとヘンドリー Thomson & Hendrie, 1972）。この他にも抑うつの生物学的要因となるものは多いが，概して一時的なものである。例えば生理の不順とか，ジギタリスのような通常の薬物（グリーンブラットとシェーダー Greenblatt & Shader, 1972），クロールプロマジン，レセルピンや他のトランキライザー（ホッホ Hoch, 1959），あるいはインフルエンザの結果（エヴァルト Ewald, 1928）などである。生物学的に引き起こされた抑うつは，要因となる生物学的過程が消失すれば消えてなくなるものであり，生物学的処置によって促進しうる。

　神経症的抑うつはよく反応性抑うつとも呼ばれるが，反応性という呼び方はやめた方がよいと思う。すでに述べたように，状況的抑うつは環境に対する反応であるし，内因性うつ病ですらストレスによって引き起こされることが多いのだから。いずれわかると思うが，神経症的抑うつというのは不安のはたらきによるものであり，不安にいろいろのやり方でつながっているのである。神経症的抑うつは引き起こされた不安の強さによってその振幅が違ってくる。この関係は内因性うつ病の場合のストレスによる落ちこみとは全く違っている（トムソンとヘンドリー, 1972）。ただメカニズムそのものは対応している。

内因性うつ病と神経症的抑うつとは上に述べたような抑うつの定義の範囲ではよいのであるが，これら二つの間にはいくつかの点で違いがある。内因性うつ病は早朝覚醒，遅滞，罪障感，自己との関連づけをしやすい(例えばフォレスト Forrest, 1964)。一貫した違いを示すのが鎮静の閾値である。これは，言語刺激に対して無反応になる一定レベルに達するのにバルビツール酸塩を静脈注射する量のことである。閾値は内因性うつ病の方が低く，神経症的抑うつの場合には高い (シャガス Shagass, 1956；シャガスとジョーンズ Shagass & Jones, 1958；シャガス，ミハリクとジョーンズ，Shagass, Mihalik, & Jones, 1957；シャガス，ミュラーとアコスタ Shagass, Muller, & Acosta, 1959)。同様に，神経症者の誘発電位は，抑うつも不安も同じであるが，内因性うつ病の場合には全く異なる (シャガスら, 1978)。シャガスはこれ以外にも客観的な分化のモードについて概観している (1981)。残念ながら，これらの研究は臨床家によっても研究者によっても長い間無視されてきた。こういう事実を認識し，それらを利用すれば，精神医学における風土病ともいえるこの領域における混乱を減少させられるのではないかと思う。その時までは，注意深い行動分析が特定個人の抑うつの性質を明確に診断するのに役立つであろう。

なぜ学習性絶望感（仮説）は神経症的抑うつの説明として適切でないか

　著者は，実験神経症の進行した段階が学習性絶望感であると信ずるには，これら二つの現象が反応の変化という点において同一の連続体上にあるという仮定が要ると思う。(ところが)実際には，全く異なった反応クラスがこれら二つの実験には見られるのである。つまり実験神経症は条件性自律反応によって構成されているのに対し，学習性絶望感は不快刺激に対する運動反応の不能から成り立っている，すなわちそれは無条件反応の失効なのである。
　学習性絶望感実験のパラダイムは次のようなものである。先ず，ハンモックの穴に四肢を入れゆるやかに固定された犬が，64回の不定期的で避けられない電気ショックを片側の足に受ける。電気ショックの強さは6.0 ma で各5秒間である。犬はいろいろともがいてみるが，次第に電気ショックに対して

無反応となり，ついには全く反応しなくなってしまう。そして，それ以後は電気ショックを目に見えて受動的に受けているようになる（ただし，受動的に見えるのはあくまでも運動反応の面だけであるから注意を要する。なぜならこの実験では自律系の反応は全く調べられていないようだから）。さて，翌日，この動物がシャトル箱に移される。そして犬が立っているグリッドに50秒間強い脈動電流が与えられる。そのとき犬は目の前にある肩の高さぐらいのバリヤーを跳び越せば反対側にある安全な部屋に避難できるようになっている（このようなシャトル箱に，学習性絶望感の実験を前以ってやっていない犬を入れれば，彼らはほとんど常に跳び越える）。ところが実験動物の2/3は避難するためにバリヤーを跳び越すことをしないで，ショックが終わるまであわれな声を出しながらおとなしく「座っているか横たわっている」（セリグマン，1974）。これが回避不可能な電気ショックにさらされてから24時間後の犬に見られる行動である。「しかし48時間たった後には，反応は正常にもどる」。このシャトル箱での絶望感はハンモックの実験手続きをくり返すことによって1週間以上引き延ばすことができた。

　もし時間とともに消褪するとしたら，学習性絶望感は神経症的抑うつとは違うのではないだろうか。セリグマン(1975)はこの消褪を臨床的抑うつの経過とパラレルなものだと述べているが，そしてそれが彼のモデルにとっては好都合だと思うが，実際には，そのような消褪が状況的あるいは内因性うつ病には特徴的であるとしても，神経症的抑うつの病像とは全く異なるのである。神経症的抑うつ状態では症状は永続するし，不安習慣が根本的に脱条件づけされない限りくり返し起こってくる。ミラーとワイス(Miller and Weise, 1969)は，この48時間の「絶望感」は予測不可能なハンモックでのショックによる生理学的な残像が作り出したといえると述べているが，これは説得力のある立論といえる。学習した行動パターンが時間経過によってのみ消去するとは信じられない。学習性絶望感が1週間以上継続させ得たとして——例えばハンモック・セッションを反復することにより（セリグマンとグローヴス Seligman & Groves, 1970）——そのとき仮定されなければならないのは，パターンの学習が起こったということである。それは多分，反応制止(ハル Hull, 1943)を基礎にした条件性制止が生じてきた特殊な場合ではないだろうか。唯

1回のハンモック・セッションで回避反応の条件制止があるというのはまずないといえる。

　学習性絶望感を神経症的抑うつへとつなげようとする企みがさらにもっと困難な問題にぶつかるのは，適切な回避反応をしようとする失敗が，単に電気刺激状態でのみ起こるという事実である。シャトル箱で動かずに電気ショックを受けていた犬も，電気ショックセッションが終われば「回避するために（バリヤーを）跳び越すようになる」（メイヤーとセリグマン Maier & Seligman, 1976）。人間の反応性抑うつでは，不快刺激が存在するときにだけ現れる症状というのはない。人間の抑うつでも，障害の原因が執拗で単一なものが一つだけある。それは，肉親との離別によって引き起こされる抑うつである。それは動物における学習性絶望感に特徴的な継続期間の短さと全く対照的である（クレイトンとダービッシュ Clayton & Darvish, 1978）。

　学習性絶望感現象にはたしかに目を見張るものがある。けれどもここで指摘しておきたいのは，やはり神経症的抑うつとは関係ないということである。セリグマンは，学習性絶望感モデルをさまざまに拡張しているが（そしてそれらの多くは電気的刺激を含まないものであるが），神経症的抑うつとこれをつなぐ橋はどこにも見あたらない。他の動物における絶望感の実験はさておき，セリグマンは回避不可能な電気ショックの長期的効果に注意を向けている。たとえばネコにおける回避反応の中断（セワードとハンフリー Seward & Humphrey, 1967）とか，魚における同様のことがら（ベーレンドとビターマン Behrend & Bitterman, 1963；パディラ，パディラ，ケッテラーとギアケイロン Padilla, Padilla, Ketterer, & Giacalone, 1970；ピンクニー Pinckney, 1967）あるいは大人の摂食が，回避不可能なショックによるネズミの鳴声によって中断される行動（ブルックシャイヤー，リットマンとスチュアート Brookshire, Littman, & Stewart, 1961）などである。回避不可能なショックの永続的な効果は，どのようなものであれ条件性情動反応の存在に依存しているようである。たとえばブルックシャイヤー，リットマンおよびスチュアート（1962）は，絶望感の発達は回避不可能なショックに加えてプロマジンを投与することにより妨害された事実を報告している。

　それにもかかわらず，学習性絶望感は状況的抑うつ症状と明らかに親和的

である。しかもある種の慢性的なものと関連があるのかもしれない。たとえば「洗脳」のような状況である。これについてはパトリシア・ハースト(Patricia Hearst)などがよい例であろう。

実験神経症における抑うつ

実験神経症については pp. 61—64 で述べたが,この実験神経症における抑うつには運動遅滞に代表される応答に対する抑うつがよく見出される。神経症の動物は,たとえ24時間から48時間絶食させた後でエサを与えても,カゴの中のエサをすぐに食べようとはしない。エサは手をつけられず数時間(または,いつまでも)そのままである(マサーマン Masserman, 1943, p. 68 を参照)。空腹であるはずの動物がエサを食べようとしないということは想像しがたいことであるが,運動遅滞の代表的な例である。動物によっては,この他に運動の制止が生じる。カゴの中でいつも隅にうずくまって身動きしない場合などは,まさにその例である。ここで特に注目しておくべきことは,制止行動が学習性絶望感仮説の場合と同じように条件づけられた不安と関連したものであり,電気ショックの有無とは無関係であるということである。不安を喚起する刺激の高まりに応じて体系的にエサを与えるといった拮抗条件づけプログラムにより,うまく不安を消去することができれば,それにしたがって抑うつ的行動は減少し,やがては消失してしまう (pp. 69—71)。

神経症的抑うつとその治療法

もし実験神経症と同じように,人間の神経症的抑うつが不安の関数であるとすれば,それを支持する臨床上の事実がなければならない。そして確かにその事実は存在する。クランシーら (Clancy et al., 1978) は不安神経症の場合,抑うつの罹病率が高いと報告している。また,反応性抑うつに不安が偏在しているということは精神物理学的測定で直接示すことができる(マッカロン McCarron, 1973)。スアレズ,クロー,アダムス(Suarez, Crowe, and Adams,

1978)は，反応性抑うつが不安へと転じるストレスに対して皮膚電気的反射を高めることを見出した。不安が存在するかどうかは，鎮静域が（内因性うつ病とは対照的に）反応性抑うつと不安状態とでほぼ同様であるという事実から間接的に明らかにすることができる（シャガス，1957；シャガスとジョーンズ，1958）。

神経症的抑うつの根底に不安があるのかどうか実際の治療からその示唆を得るために，著者は今まで扱ってきた25の症例を調べてみた。症例は以下に示す方法で集められたものである。神経症を逆制止により治療した88例のうち（1958），診断の要約の中で「抑うつ」という語を用いたものが6例あった。その6例を症例1～6としておこう。残り19例は最初から抑うつとして治療したものであり，助手が著者のファイルから無作為に選び出したものである。以上25例の年齢は21歳から60歳に及び，性別は男性4名，女性21名である。

症例（表15．1）を調べてみると，すべての症例で不安の消去に基づく治療を行っていることが判明した。以上の症例より，神経症的抑うつは四つの「タイプ」に分類することができ，不安と抑うつとが関係しあっていることが明らかである。症例によっては二つ以上のタイプが重複している場合もあるのだが，便宜上，その中で最も優勢なタイプが何であるかにより，25の症例を以下のように分類した。

タイプⅠ．直接条件づけられた不安が重度で，長期に及んだためと考えられる場合（11例）
タイプⅡ．自分が無価値な人間ではないのかという不安が原因であると考えられる場合（6例）
タイプⅢ．人間関係をうまくやっていく能力が自分にはないのではないかという不安が原因であると考えられる場合（8例）
タイプⅣ．死別に対して，心の切り替えがいつまでもできず混乱が著しい場合(症例なし)。症例17が，死別が抑うつの1要因であると考えられる唯一の症例である。

15 二，三の注目すべき症候群

その他のタイプについては以下で考察することにしよう。

タイプ I：重度の，直接条件づけられた不安が原因であると考えられる神経症的抑うつ

　不安が連続的であるか断続的であるかとは無関係に，重度の不安状態にある神経症患者には抑うつが存在すること，この抑うつは主に不安の強さに応じて変動することがしばしば報告されている。ある症例においては，抑うつは不安が形を代えたものにすぎないのではないかと思われることもある。また，(「浮游性」)不安が強くなると抑うつに取って代わることがある。不安が抑うつに代わるのは，たぶん自律経路が制止され，興奮が別の経路に向かったためではないかと考えられている（こういった制止は，パヴロフ 1941, p.176 が保護的〔境界貫通型〕制止という文脈の中で述べたものとほぼ同様のことかもしれない）。このタイプの症例の中には，活動が制止し，「絶望状態」と名づけたくなるような例がいくつかあるが，それは実験神経症の猫の場合と同様に，条件づけられた不安に対して 2 次的に派生したものである。25の症例のうち11の症例がこのタイプであった。

　このタイプの反応性抑うつは，系統的脱感作や他の適当な方法を用いることで不安を消去することが比較的容易である。不安の減少に伴って抑うつの症状・期間が軽減するようになり，不安が完全に消去される頃には抑うつの諸症状が消失してしまうこともしばしばある。

　例として，以前治療した症例をあげておこう。詳細を知りたい読者はウォルピ (1964) を参照していただきたい。症例は Z 夫人のもの（表15.1では症例3）で，年齢36歳，長い間，不安，抑うつ，社会的不適応に悩まされていた。彼女は著者が治療する前に 9 年間精神分析を受けていたが，精神分析では自分が援助されているのだと感じる以外には何の効果もなかったようである。行動分析により，彼女は自分が何か要求したり，他者に反対することで非難されるのではないかという恐れを抱いていることが明らかとなった。こういった不適切な非難，嘲笑の恐れに対して，断行訓練や系統的脱感作を用いた治療を行った。31セッションの治療で彼女は落ち着きを取りもどし，人がい

375

表15.1 反応性抑うつ25例

症例No.	性	年齢	タイプ	治療	セッション回数	フォローアップ期間	結果
1.	M	32	III	主張反応法	21	5年	＋
2.	F	35	I	主張反応法，リラクセーション法	22	22カ月	＋
3.	F	36	I	系統的脱感作法	31	9カ月	＋
4.	M	40	I	系統的脱感作法	17	0	＋
5.	F	29	III	主張反応法，系統的脱感作法	13	0	－
6.	F	41	III	主張反応法，リラクセーション法，一時的改善—孤独放置法	17	2カ月	＋
7.	F	35	II	認知矯正法	16	9年	＋
8.	F	44	III	主張反応法，系統的脱感作法	18	3カ月	＋
9.	F	40	III	認知矯正法（批評法と関連して）；主張反応法	74	8年	＋
10.	F	41	I	主張反応法，系統的脱感作法	57	8年	＋
11.	F	34	III	主張反応法，系統的脱感作法	25	2年	＋

15 二，三の注目すべき症候群

12.	M	31	II	精神病恐怖の認知矯正法；系統的脱感作法	36	21年	+
13.	F	46	II	認知矯正法（精神病，心臓病と関連して）；系統的脱感作法	45	6カ月	±
14.	F	29	III	主張反応法，性的場面への現実系統的脱感作法	41	7年	+
15.	F	50	I	系統的脱感作法	22	3年	+
16.	F	29	III	主張反応法	11	2カ月	+
17.	F	60	I	安定剤，汚染強迫へのフラディング法	29	1年	+
18.	F	48	I	系統的脱感作法	17	2年	+
19.	F	30	II	精神病恐怖の認知矯正法，主張反応法若干	7	6カ月	−
20.	M	21	II	権利の解説，主張反応法，怒り表現のモデリング法	12	0	+
21.	F	42	I	認知矯正法，主張反応法および現実系統的脱感作法	31	2年	+
22.	F	39	I	自己解放への現実系統的脱感作法	14	3年	+
23.	F	55	I	系統的脱感作法	135	4年	+
24.	F	31	I	系統的脱感作法	9	2年	+
25.	F	35	I	系統的脱感作法，現実脱感作法	34	6カ月	+

ても状況を制御できるようになり,「非難」されるのではないかといった不安により混乱することはなくなった。9カ月間フォローアップしたが,彼女は自分の落ち着きを維持することができた。

タイプⅡ:自分が無価値な人間ではないのかという不安が原因であると考えられる神経症的抑うつ

このタイプの反応性抑うつもタイプⅠと本質的には同じものであり,違いは不安の根本に自分を無価値な人間であると見なす誤った考え方があるかどうかにすぎない。25の症例のうち六つの症例がこのタイプである(ベック,1976は,抑うつのすべての症例がこの誤った考えのためであるとしているが,われわれの分析はこれを支持しない。他の症例のほとんどで,認知を修正するプログラムを組んでも症状は回復しなかった)。ある症例では治療する前に患者は自分の不安反応が不適切なものであるということにすでに気がついていたし,その他の症例でも患者は認知を修正する治療で不安反応が不適切なものであるということを学習した。これらの症例では不安を消去してやることで症状は回復した。

治療 治療には当然,認知的修正が利用される。ここでは,表15.1に示す症例7を紹介しておこう。症例7は,10年来,ひどくいらいらし重度の抑うつで悩んでいる35歳の女性である。3回目のセッションで彼女は自分の状態を認知できるようになったが,そのとき情動的安心感を覚え,それ以来反応性抑うつに襲われることがなくなった。次に数カ月の間,彼女は性生活を正常にしようと努力した。9年間追跡調査したが,彼女は抑うつに襲われていない。さらに詳細を知りたい人は症例18(p.130)を参照していただきたい。

タイプⅢ:人間関係をうまくやっていくのに失敗したのが原因であると考えられる神経症的抑うつ

絶望状態に特有のものとして従属的役割の受容があるが,これが抑うつの

原因となることがある。従属は他者とうまくやっていくことができないのではないかという条件づけられた不安反応から起こる。不安は自己主張しようとしたり何か他者に示唆を与えようとしたとき生じるが、それはそういった自己主張や示唆が他者の感情を傷つけるのではないか、でしゃばりと思われるのではないかと考えてしまうからである。このような不安は適切に自己表現する能力を奪ってしまう。これが対人関係に及び、うまく自己表現できなくなると、その人は慢性的な抑うつに陥ってしまう。対人関係の失敗が主な原因であると思われるこのタイプは25例中8例である。

　このタイプの抑うつの治療には主に断行訓練が利用されている。症例59 (p. 430) は抑うつだけでなく他の病状もあるのだが、断行訓練を用いた症例である。何かに異常な恐怖を抱いている場合には、断行訓練に先立って系統的脱感作を行った方がよいかもしれない。例えば、患者が自己主張したのち罪を感じたり、他者から言い返されるのではないかと異常に心配しているときには脱感作を用いた方がよいであろう。断行訓練が進むにしたがって、主張したことへの不安、誰かに敵意を抱かれるのではないかという不安は消去されていく。

タイプIV：喪失による著しい混乱が原因であると考えられる反応性抑うつ

　すでに状況的抑うつのところで説明したように、人は愛している者の死や別離により抑うつになることがある。抑うつがあまりにも重度で長期に及ぶ場合には、なかなか病状は改善されない。それはこの種の抑うつに、悲惨な事態の発生だけでなく、患者自身が生理学的に病気にかかりやすいかどうかが関与しているためである（アイゼンク Eysenck, 1970）。これはストレスが内因性うつ病を促進してしまうこともありうるということを意味している。クレイトンとダヴィシュ（Clayton and Darvish, 1978）は、人口統計学上の知見より、伴侶を失った者の16%が伴侶の死後13カ月以内に抑うつになっていること、そして彼らのほとんどはそれ以前から心理学上の疾病があったことを見出した。この他に死別に対して著しく混乱が生じる原因として、悲惨な事

表15.2　データの要約＊

抑うつの 主要タイプ	症例数	抑うつ症状初発時 よりの期間平均	治療セッション 回数	治癒・軽快 例数
I	11	9.6年	35.2	11
II	6	7.3年	24.5	5
III	8	4.9年	27.5	6
IV	—	—	—	—
計	25	7.4年	30.2	22

＊6カ月以上のフォローアップ症例数：19例
　平均フォローアップ期間：5.2年，再発なし。

態が生じる前の患者の状態を考慮しておく必要がある。例えば何か喪失していれば，その人は悲惨な事態に過敏になっていると考えることができよう。25の症例の中に純粋なタイプIVの症例はないが，表15.1の症例17は以上の要因が関与していると思われる唯一の例である。

　症例を調査し，内因的な要素が関与していると思われる場合には生物学的治療を行う必要がある。自分が無価値な人間ではないかと考えはじめた原因が，愛している者の死や別離であった場合には，認知的修正を行うべきである。死別，別離などに過剰反応してしまう要因として，もともと患者に喪失に対する不安があったならば系統的脱感作も有効であろう。ラムゼー (Ramsay, 1977)は，最愛の人を失い悲嘆に暮れている患者の治療として，患者にその最愛の人の記憶を喚起させ痛烈な情動を体験させるフラディング法を用い，興味深い結果を得ている (ライバーマンLieberman, 1978も参照のこと)。フィリプス (Phillips, 1978)，ワンダラーとカボット (Wanderer and Cabot, 1978) は喪失により生じた固着した情動状態を改善する行動プログラムを提示している。

　表15.1に示す神経症的抑うつ25症例はすべて不安の消去による治療を行っているが，その結果を要約したのが表15.2である。25症例のうち22の症例で，

抑うつが治癒した。しかし症例 6 と21では改善が見られず，症例14では症状が悪化しているわけではないのだが何度か抑うつが再発した。この 3 症例は程度の差はあるにしても不安の消去に関して失敗した症例である。回復した22症例のうち，少なくとも 6 カ月以上フォローアップした19症例で抑うつの再発はなかった（表15.2の注を参照）。

　ここで注意しておかなければならないのは，それぞれの症例におけるセッションの数は抑うつだけでなく様々な局面の治療に要した数であるということである。したがって，不安が解決される以前に，抑うつ的症状はほとんどの症例でなくなっている。例えば症例 7 は16回のセッションを要しているが，この症例では 3 回のセッションで抑うつは改善されている。

　以上の症例の結果は条件を統制したものではないが，他の神経症と同じように神経症的抑うつも不安がその原因であるという可能性を示唆するものである。ほとんどの症例で患者は長年にわたって抑うつで悩んでおり，他の心理治療を以前から受けていたのだが，他の心理治療ではほとんど効果は認められなかったようである。

　神経症的抑うつが不安を消去することで改善されるということは，神経症的抑うつのモデルとして学習性絶望感仮説が適用可能であるということを示すものである。絶望状態を研究する際，不安に注目した数少ない研究の一つにミラー，セリグマン，クランダー (Miller, Seligman, and Kurlander, 1975) の研究があるが，彼らは観察により「うつ状態でも不安状態でもない人は神経症的抑うつにはならない」ということを見出している。

抑うつに関する従来の研究：単なる無用の随筆

　抑うつの領域において患者をすべて等質と考えるのは馬鹿げたことである。もしある神経症的抑うつの原因が認知上の問題であるのに対して，ある場合には患者自身の気の弱さが原因であるとするならば，それぞれに認知的修正と断行訓練を行い両治療法を比較してもそれは無意味であろう。しかし，研究者は著者が本文で言及した三つのカテゴリーを区分することすらせず，患者の発病原因を分類しないまま様々な治療を施しているのである。

アズリンとベサレル (Azrin and Besalel, 1980) による「オペラント強化」の研究は，まさにこの例である。彼らは研究の中で，ある状況的抑うつには「オペラント強化」が有効であるが，ある状況的抑うつには情動の消去が有効であると思われる症例に対して，その行動分析を何ら記録していない (p. 326)。レヴィンゾーン (Lewinsohn, 1974) の研究は症例の診断基準が明確でないのではっきりしないが，彼が強化プログラムの中で報告している神経症的抑うつと考えられる症例の治療でも，患者の発病原因が分類されないまま治療が施されていたと思われる。
　しばしば引用される論文に認知療法と薬物療法を比較したラッシュら (Rush et al., 1977) の論文があるが，この論文では生物学的抑うつと神経症的抑うつ，さらに神経症的抑うつにおいても，それが認知に問題があるのか，それとも古典的条件づけに原因があるのかを分類していない（もちろんベックによれば，すべての抑うつは認知に問題があるのだが，これでは薬物療法でなぜうまくいくのか説明してくれないし，今まで著者が述べてきた資料についても何の説明も与えてくれない）。治療効果は認知的な療法を用いた群に認められたが，それはこの群が専ら精神療法上の面接を行った結果，様々な情動の消去にそれが有利であったためであると考えることができる。こう考えると，患者の分類をしていないラッシュらの研究は不十分であることが明らかであろう。さらにこの研究では，フォローアップの情報が少ないことが，一層この研究を不十分なものにしている。
　残念なのは，最近 NIMH[2] が行った研究にも同じような批判を付さなければならないということである。この研究では薬物療法，認知療法，そして「対人精神療法」を比較しているのだが，偽薬を投与する群を加えているものの抑うつに下位群を設立していないので有効な示唆を得ることは期待できないであろう。

症状出現への不安

　身体的な興奮が引き金となって不安反応を誘発することがあるが，治療者

にとってこの問題はしばしば頭の痛い問題である。内因性刺激は外因性刺激と同様,不安が条件づけられやすい。一般に鼓動が早くなったり,頭痛を感じたり,手が汗でびっしょりになったり,めまい,失神,呼吸困難といった換気亢進上の症状が現れると,それが刺激となって不安が誘発される。したがって,たとえ「普通」の不安であっても不安を喚起する症状が生起すると,それが刺激となって不安が誘発されるといった悪循環を生み出してしまうのである。

　ここで最も重要な問題は,ある特定の徴候が不安を自動的に喚起するのは,それが古典的に条件づけられているからなのか,それともある特定の徴候には不安が内包されているからなのかどうかである。患者は,ある特定の徴候が意識の喪失,精神衰弱,心不全や死の前兆であると信じているようである。この治療に必要なのは,まず患者の誤解を修正してやることである。そのためには,特定の徴候に不安が備わっているのは普通のことであり,恐ろしいことは決して起こらないと説明してあげる必要がある。

　めまい,感覚異常,頭痛,悪心などの徴候のうちのいくつかは,少なくとも換気亢進がその原因であるが,これを患者に理解させるためには,患者に換気亢進が生じる理由を慎重に説明し,換気亢進により頭痛,悪心などの徴候が現れることを実際に示すことが重要である。そのためには患者に深呼吸を素早く行わせ(約1秒間に1回の割合),深呼吸の最中に新たな感覚が生じたら深呼吸を一時中断して,その感覚を逐次報告するように告げておく。普通,2〜3分で特有の感覚が出現する。過換気がその原因であることは患者にも理解されているので,患者がこれを精神障害や他の障害の前兆であると考えることはない。さらに,患者に口をしっかり閉じることで換気亢進が制御することのできるものであることを示しておく必要がある(レウィス,Lewis, 1954)。これは換気亢進による初期の徴候がそれ以上進展することを防ぎ,しばしば患者を回復させるのに役立つ。コムパーノール,ホジン,ジョエル(Compernolle, Hogduin, and Joele, 1979)は,毎日自発的に換気亢進のプログラムと取り組むことで,めまい,感覚異常などの徴候が減少する傾向にあることを報告している。

　ある特定の徴候には不安が備わっているのが普通であるということを再認

しながらも，患者にその特定の徴候が引き金となって不安が生じるのではないかという恐怖があるときには，酸素―二酸化炭素吸入法が不安の消去に有効である(p.273)。この治療は不安によって生じる反応と二酸化炭素の吸入による自律反応が非常に共通性をもつことを利用したものである。例えば，二酸化炭素を少し与えると必然的に心拍は少し高くなる。しかし二酸化炭素の投与をやめ患者をリラックスさせることで，不安を制止することができる。

　ラティマー(Latimer, 1977)はこの方法を用いてある婦人の恐怖症を治療した。この症例は，心拍の上昇，手の震え，換気亢進などの身体的徴候が起こると，それが引き金となって恐怖を抱く婦人の症例である。この婦人の症例は以下の点で特殊であった。すなわち，この婦人の場合，恐怖を喚起するためには上述した諸徴候が生じる以外に，他人が近くにいて自分がパニック状態であると感じる必要があったのである。治療場面で患者は椅子に座り，CO_2 と O_2 の混合気体を送り込むマスクを手にする。このマスクは顔に近づけたり離すことにより，どの程度のガスを吸い込むか調節することのできるものである。それぞれのセッションでは，まず軽度から中度の身体的徴候が現れるように CO_2—O_2 を吸い込み，近くに他人がいる場面を想像し，同時に自分がパニックに襲われている状態を考えるように患者に指示しておく。もし患者が CO_2—O_2 による身体的徴候以外に不安を感じるようだったら，そこで治療を終了させる。近くに他人がいてパニックに襲われる場面を想像しても，1分間不安を抱かなくなるまでこの治療を繰り返す。次に中度から重度の身体的徴候が現れるように CO_2—O_2 を吸い込ませ，同じ治療を何度も行う。CO_2 によって身体的に変化が生じても，そういった場面を1分間不安を抱くことなく想像することができるようになったとき，CO_2—O_2 の吸入量を増加させていく。この症例ではパニックに対する恐怖は8回のセッションで消去され，その後の6カ月のフォローアップでも症状は再発しなかった。

　不安とは無関係なはずの身体的徴候も，恐怖反応に対する引き金となることがある。生理学上の原因で生じた動悸，速い心拍，胸の痛みなどに対して異常なほど恐怖を抱いている人をよく見かけることがある。このような場合，まず必要なことは，医者にこれが心臓病でないということを証明させることである。人によっては医者のこの言葉だけで恐怖が消えてしまうこともある。

時には，痛みの本当の原因が何か知らせることで自分は心臓病ではないという認識を強化できることもある。一般に肋間の構造，胃や腸のガスによる膨張にその原因があるのが普通である。胃や腸が原因の場合，茶さじ1杯の重炭酸ナトリウムを加えたオレンジジュースを患者に与えれば，それを実際に示すことができよう。場合によっては，痛みが自己暗示のためであるということを示すことも可能である。しかし，たとえ身体的徴候が心臓病と無関係であるということが確信されても，患者によっては不安を抱き続ける場合があろう。なぜならば，ほとんどの場合，痛みは直接不安反応に条件づけられているからである。そのときは系統的脱感作が有効である。普通この場合，痛む部位を下腹部からはじめて，最後に胸の中央部へと移行するようにする必要がある。もし動悸が不安に対する刺激であったならば，鼓動の数がその指標として適切であろう。

　悩んでいる徴候を想像することが患者にうまくできないようであったならば，現実場面でその徴候を生み出させる必要がある。痛みは鋭角なものや熱いものに触れさせたり，過換気によって頻拍や動悸を生ぜしめたり，二酸化炭素を吸入させることで喚起することができよう。場合によっては，アドレナリンを静脈注射する必要がある場合もあろう。しかし，一般に誘発させる刺激量を制御することが非常に困難であるため，脱感作よりもフラディング法が利用されることも少なくない。

広場恐怖症

広場恐怖症の種類

　広場恐怖症に共通して見られるのは，患者が安全な場所から物理的に距離を置いたり，「信頼した」人に近づくことができなくなると——場合によっては，その両方が起こると——不安を抱くということである。しかし，刺激—反応構造が症例によって異なっているので，個々の症例に見合った治療を行

う必要がある。したがって，最近すべての症例に同一の「治療」を実施しようとする取り組みがあるが，これはまことに遺憾なことである（バーロー Barlow, 1979)。

　広場恐怖症において，その症状が分離不安だけである症例はごく少数である。その他に行動分析の結果，患者が本当に恐れているのは自分に何か災難が降り注ぐのではないかという恐怖であることが明らかにされる場合がある。例えば，胸にある種の痛みを感じたとき心臓発作ではないか，さらにそのとき自分は何の援助も受けられないのではないかと心配するといった具合である。したがって，広場恐怖症は「心気症」的神経症に起こりやすい（p. 391以降を参照）。普通，ある徴候に対する不安反応の克服とは広場恐怖症の治癒を意味している。症例によっては外界で出会う可能性のあるもの——例えば，異常な人間や暴行現場など——に恐怖を抱いたり，特異な場合には抑うつの人間を恐れていることもある。この症例の変形に学校恐怖があるが，これは家を離れることに恐怖を抱くのとは違って，学校の中にあるものが恐ろしいというものである。

　もう一つ別に考慮しておくべき症例が自尊心をほとんど持ち合わせていない既婚女性の症例である。こういった症例の場合，症状は普通，結婚後数年で現れる。適度に自尊心がある女性ならば，夫に飽き足らないとき，夫の態度を変えようとするであろう。これがうまくいかないとき，離婚か別居を考えるのが普通である。しかし自尊心がほとんどない女性には，そういったことはできない。なぜなら，夫と一緒にいる理由が驚くべき理由によっているからである。確かに，こういった女性も夫に飽き足らなくなると夫と別れたいという強い欲求を抱くようになるのだが，別れた後に予測される結果があまりにも恐ろしいものなので，それを実行に移すことができないのである。女性によっては物理的に1人の状態にされることをひどく怖がるが，それは望み通り夫と別れると1人ぼっちになってしまうのではないかという恐怖が一般化された結果である。また，夫と別れる空想をするのが習慣となっている女性もいる。この場合，空想をすることで満足は得られるのだが，それに伴って（別れた結果，1人になるという）恐怖が増大し，それがある空間に1人でいることに対して恐怖を抱かせるまでに一般化されてしまうのである。

15 二，三の注目すべき症候群

　以上の症例においては，そのいずれの症例においても結婚に対する嫌悪と夫と別れた結果予測されるものに対する嫌悪という回避・回避葛藤により，毎日かなりの量の不安が蓄積されていたと思われる。こういった不安を抱いているとき，例えばめまい，動悸といった不安を喚起させる徴候が生じれば，この不安はパニックを引き起こし，それが起こった状況と不安とが条件づけられてしまうことにもなる。もし，その人がそのとき高速道路で車を運転していたならば，運転することへの恐怖が条件づけられやすくなることだろう。

　不安には様々な原因があるが，家から出ているとき広場恐怖症を条件づけるきっかけがあると，不安症状が特に重度になることがある。パニックに匹敵する不安には，ほとんどの症例でその根底に生物学的原因——例えば，発作性聴覚心拍急速症，機能的低血糖症，僧帽弁脱出症，血管迷走神経系の発作（一般には，めまい），急性熱病，稀に（大脳）辺縁系の発作など——がある。治療者は，上述した生物学上の事態が起こりやすい患者であるのかどうか認識しておく必要がある。それは，このような患者は以上の生物学的要因により不安が条件づけられやすいうえに，不安に対して傷つきやすくなっているためである。しかし症例によっては，患者の不安が条件づけられた不安によるものでない場合もある。すなわち，自分では制御することも予測することもできない生理学的発作がいつ起こるのか，その発作の発生時期に対して恐怖を抱いている患者のような場合である。

　そのような人に心理治療を受けさせるのは誤りである。著者はそういった人に心理治療を何年にもわたって行っていた症例を数例見たことがある。最近，著者が見た症例は，11年間にわたって多数の治療者に広場恐怖症と診断され続けた48歳の男性の症例である。しかしこの患者の場合，発作は家から出るとか他の環境要因とは何ら関係のないものであった。

　しかし患者の不安が条件づけられた不安である場合，不安の条件づけの程度に差が現れる。もし生理学的発作が再発していないのならば，不安の条件づけは相当進んでいるかもしれない。その場合，この条件づけられた不安が重要な問題となろう。症例48では不安の条件づけは比較的軽度であり，むしろ治療の鍵は医療診断を行うことであった。したがって，その後の広場恐怖症の消去は副次的で，比較的簡単な事柄であった。

同様に，広場恐怖症の原因が結婚上の葛藤や広場恐怖症以外の恐怖である場合，結婚上の葛藤や広場恐怖症以外の恐怖を治療することが広場恐怖症を治癒する基本的解決法である。したがって，このような場合広場恐怖症を直接治療しなくても，上述の治療により広場恐怖症は改善されていく。症例49と50がこの例である。

症例48：疾患が原因である広場恐怖症

B夫人は31歳の既婚女性である。この夫人は広場恐怖症治療のためコネチカット州の精神科医のもとで1年間，「力動的精神」療法を受けていた。しかし，この治療が不成功に終わったため，精神科医が著者のもとにまわしてきたものである。夫人はこの1年があまりにも長く感じられ，精神科医に他に何か別の治療法がないか尋ねたようである。

著者がこの夫人を診たとき，彼女は広場恐怖症のほかに対人関係上の不安を訴えていた。そしてその訴えは確かに66というウィロビー得点に反映されていた。彼女は自分の広場恐怖症の特徴が，息切れ，めまいであること，こういった発作が現れはじめたのは7年前で症状は悪化していること，また発作が時々他の状況でも生じること，しかし時には食事をすることで発作が治まることを私に告げた。さらにB夫人は自分が今までに受けていた精神療法で唯一よかったのは，自分の恐怖を認識し，その認識した恐怖を人に告げることができたことだけであると述べている。この夫人の状態を考慮し，著者は彼女を入院患者として治療することに決めた。それは，そうすることで毎日，1回以上の面接を行うことができるからである。まず治療の準備として行動分析，弛緩訓練，階層構築を行った後，家から離れるというテーマで系統的脱感作のプログラムをはじめた。そのときそれと同時に，例えば怒りを表に出している他者のような社会的恐怖に対して脱条件づけを行った。夫人には著しい改善がみられ，研究室までの長い廊下を歩いているとき歌を歌っている自分に気づき，それがとても愉快であったと14回目のセッションの後で述べるまでになった。その後も夫人は順調に回復し，快適に20区画（約1km）の距離を歩くことができるまでになった。

ところが夫人がある日著者の研究室を訪れ，気分が良く何も心配事がない

にもかかわらず、その日の朝病棟で重度の広場恐怖症の「発作」に襲われたと報告した。著者はこの発作が生理学的原因で起こったにちがいないと判断し、精神検査のため内科医学科に彼女を送った。そこでは何の異常も見つからなかったので、次に神経学者のもとに彼女を送り、そこでメニエール病と診断された。彼女は適切な薬物治療をうけ、2カ月後には広場恐怖症は完全になくなっていた。社会的不安に対する治療は彼女の郷里で続けられた。

症例49：結婚上の葛藤が原因である広場恐怖症

このような種類の広場恐怖症の場合、まず治療者は、患者に結婚生活を営んでいく見込みがあるのならば満足のできる結婚生活を送ることができるよう働きかけ、それが不可能であるならば結婚生活を終わらせる必要がある。結婚生活に何が起ころうとも、患者が1人になることに恐怖を抱かなくなるまで治療は続けていく必要がある。こういった恐怖症を治療する場合、断行訓練と系統的脱感作を組み合わせた治療を用いるのが普通である。一般に夫から離れることができるかどうかが治療の成功を判断する測度となろう。

R夫人は26歳、8年間広場恐怖症で苦しんでいる主婦である。14歳のとき、ある男と結婚したが、その男は彼女をさげすみ冷淡であった。彼女もその男を嫌悪し、その男と別れたいと思っていたのだが、それができなかった。それは彼女が自尊心をほとんど持ち合わせていない（バーンリューター自尊心得点で13点である）のに加えて、カトリック教信者で6人の子どもがいたからである。彼女は、たとえ数百メートルであろうと1人で外出することをひどく恐ろしがった。この他にもいくつかの恐怖を抱いているのだが、治療場面で彼女の脳裏をかすめたのが、この外出に対する恐怖を何とか治療することができないかという訴えであった。結婚が広場恐怖症と関連があることは明らかである。約3年前、R夫人はある男と恋愛関係に陥り、別の町で1カ月間その男と暮らしたことがあった。その間は、何の不快感を抱くこともなく外出することができた。ところが夫のもとに戻ったとき、広場恐怖症の症状がさらに悪化して再発したのである。

治療は最初、結婚生活を改善できるかどうかに向けられたが、改善できる見込みがないことが明らかになってからは、彼女が夫と別れることができる

ようにする治療に方向転換された。治療は広場恐怖症以外の不適応不安を脱感作する一方で，自己主張訓練が離婚のために用いられた。約2週間に1回の割合で彼女を治療し，夫から一時的にでも離れるようにという著者の指示を実行できそうだと感じられるようになったのは約8カ月後であった。彼女は2週間，友だちの家に泊った。最初の1週間で広場恐怖症は消失し，2週間目からは広場恐怖症を感じることは全くなかった。そこで，夫と永久に別れるのに必要な法律上の準備をするため家に帰る必要があった。彼女は家に戻っても広場恐怖症が再発することはなかった。それは自分が今，夫の影響力から離れ自由であると感じるとともに，1人になっても脅威を抱くことがなくなったためである。彼女は離婚の打ち合わせが終了するまでの数カ月間，じっと我慢し続け離婚した。それから3年が経過したが，広場恐怖症は再発していない。

症例50：自分が精神障害ではないのかという恐怖が主な原因である広場恐怖症

注目しておく必要のある症例として，自分が精神障害ではないのかという恐怖が，古典的に条件づけられた分離恐怖により2次的に生み出される場合がある。こういった症例では，もとの恐怖が消去されない限り広場恐怖症を克服していくことは難しい。Gさんは23歳，6年前から自分が精神障害ではないのかという恐怖で苦しんでいる未婚女性である。この恐怖を抱きはじめたのは，自分が太り過ぎており誰とも結婚することができないのではないかという不安に襲われてからである。自分では抑えつけることができないほど体が震え，頭が麻痺し，この世の中が現実のものであると感じられなくなったため，彼女は自分が気が狂っているにちがいないと思い込むようになった。自分は気が狂っているにちがいないという考えは，特に1人でいるとき体が震えたり他の症状が現れることで一層強くなっていった。

トランキライザーを投薬することで落ち着かせることができるのだが，数種類の精神療法を行ってもほとんど効果がなかった。行動療法家であると称する人物が脱感作を行い，彼女に「歩行課題」を課したが，何の効果もなかった。著者には生理学的徴候の原因が換気亢進であると思われたので，彼女

に頻繁に呼吸（過換気）するよう命じた。そうすると1分もしないうちに同様の症状が現れた。したがって著者は彼女の懸念している徴候が，例えばため息などの過換気によって生じているにちがいないと思うようになった。こうして自分は気が狂っているのではないかという彼女の不安は克服することができた。その後，条体づけられた分離恐怖を治療するため比較的長期に及ぶ旅行を計画することができるようになった。

広場恐怖症に関する従来の研究

　広場恐怖症に関する従来の研究は，分離恐怖の治療にその関心が向けられてきた。しかし，すでに述べたように分離恐怖を治療しても必ずしも十分な効果が期待されるとは限らないし，場合によっては広場恐怖症の原因となっている恐怖をまず治療しなければ，広場恐怖症を改善することはできない。ここで治療者を悩ませてきたのが，脱感作とフラディング法のどちらが治療場面で有効かということである。マシューズ，ゲルダー，ジョンストン (Mathews, Gelder, and Johnston, 1981) が学究批評の中で述べているように，「どちらが適当かは驚くほど紆余曲折に満ちていて，はっきりしない」(p. 97)。マークス，ボロゴーリス，マーセット (Marks, Boulougouris, and Marset, 1971) はフラディング法が脱感作よりも適当であるという結論を下したが，条件をうまく統制したゲルダーら (1973) およびマシューズ (1974) の研究によれば両治療法に有意な差はなく，マークスらの結論は確認されなかった。また，ある場面を想像体験させるよりも，現実的体験をさせた方が一般に治療上の効果が高いことも明らかにされてきている（例えば，エンメルカンプとウェゼルス Emmelkamp & Wessels, 1975)。しかし，これらの研究で平均的な患者が，治療後に広場恐怖症から解放されたかといえば，回復からはほど遠い状態であるということに注目しておく必要があろう。このことは広場恐怖症という病名にこだわるのではなく，もう一度患者の症状分析を行う必要があるということを示唆していると思われる。

　大部分の広場恐怖症患者は，不安の強さの程度が広場恐怖症における不安と恐怖場面で体験される不安とで異なり，恐怖場面で体験される不安の場合，

時としてパニックに相当する強さにまで及ぶことがあると報告している。クレイン (Klein, 1964) は広場恐怖症の中心的特徴がパニックであり，イミプラミンがこの変化を引き起こす主な原因ではないかとしている（例えば，ジトリン，クレイン，ウォエナー Zitrin, Klein, & Woerner, 1978, 1980）。しかし，このクレインらの研究はあまりに複雑で，マシューズ，ゲルダー，ジョンソン (1981) はこの研究の方法論および結論を強く批判している。

アッシャー (Ascher, 1981) は広場恐怖症の出現する距離を延長するのに，逆説的志向が効果的であることを示す興味深い実験を行った。まず被験者に，不安が頂点に達しそれ以上進むことができないところまで歩くように命じておく。次に被験者に，このとき起こる最も顕著な生理学的徴候に注意を向けさせる。そして心の中によぎっているはずの悲惨な結果が起こるように，さらにこの生理学的徴候を頻発させるよう努力する旨の指示を与えておく。その結果，この方法では10人の被験者全員が基準に達することができた。被験者10人のうち5人は，この実験の前にあらかじめ8週間，距離を徐々に延長していく訓練を受けたが，この訓練ではほとんど効果はなかった。

広場恐怖症には，他の神経症以上に様々な行動療法上の技法が必要である。その良い例が症例29 (p. 265) である。この若い女性患者の場合，系統的脱感作，精神安定剤，想像および現実的体験によるフラディング法，さらに逆説的志向による治療はほとんど効果がなかった。彼女が回復に向かいはじめたのは治療場面で怒りを活用することができたときからである。この怒りはフラディング法および逆説的志向によって生じる苦痛がもたらしたものであった。

最後に弛緩訓練のことについて述べておくのは有益であろう。広場恐怖症のほとんどの症例において，患者は長期にわたる症状別弛緩訓練を行っても，それに応じていた。したがって，これは患者が弛緩の方法，すなわち，ある時点で使用されていない筋肉をかなり効率的に弛緩することができる能力を獲得したということを意味するものである。この方法は特にたとえ症状が重度で長期に及んでいる場合でも，「典型的」な広場恐怖症の症例 (p. 386) に適用可能な方法である。

吃音

　大部分の吃音には，その根底に社会的不安がある。これは，ほとんどいつも口ごもってしまう人でも1人のときや安心のできる人といるときは流暢に話すことができるという事実から明らかであろう。不安が喚起されるような社会的場面であればあるほど，吃音はひどくなる。行動分析により社会的場面で不安を喚起させる刺激が何かを探り出すことが可能である。治療の方法は不安を喚起させる刺激の種類によって変化する。大部分の場合，断行訓練か系統的脱感作，またはその両方が利用される。症例51と52はそれぞれ，この断行訓練と系統的脱感作を用いて治療した症例である。

症例51

　M氏（ウォルピ, 1958, p.158）は重度の吃音に悩んでいる患者である。吃音がはじまったのは5歳からであった。ほとんどすべての話し言葉は吃音で何度も途切れ，その際すごい形相で顔をゆがめていた。不安が喚起されるのは対人関係の場面であり，そういった場面では吃音はさらに悪化した。（行動分析により）不安が喚起されるのは，配慮を要する人物と接しているときであることが明らかとなった。吃音が生じるのではないかという不安のため，彼は長い間他者から攻撃されても反論しないで，じっとそれに耐えていた。しかし時には，抑え込んだ情動が病的な怒りとなって爆発することもあったようである。著者は彼に職務だけでなく権利もあるのだということを告げた。そして，攻撃に対して反論しても無駄であるという誤った絶望感（ヘルプレスネス）は，怒りを示す時期が遅いために生じたものであること，状況が許せばできるだけ早く反論する必要があることを強調した。3日後に彼は仕事のことで助手を叱り，とりかかっている仕事を終わらせるように命じたと報告した。次に彼は初めて，オフィスから家に持って帰ってきた仕事を妻に手伝って欲しいとたのんだ。自分の感情を適切な状況で外に表すことができるようになるにしたがって，彼は精神的自由が感じられるようになり，さらに

上司との接触場面や異常な状況でないかぎり流暢に話すことができるようになった。顔をゆがめることも完全になくなった。2年後に彼を見たとき，彼はかつて吃音で悩んでいたとは信じ難いほど流暢に話していた。

症例52

B氏はかなり重度の吃音で悩んでいる25歳の男性である。吃音がはじまったのは5歳からであった。彼は相手が初対面であると吃音がひどくなると私に告げている。ところでここで注目しておかねばならないのは，ウィロビー神経症尺度における彼の得点は13点で，正常の範囲内であるということである。このことから彼は，ほとんど対人関係場面で神経症的不安を抱いていないということが示唆される。

治療の準備として，まずB氏に弛緩の方法を教え，次にB氏がほとんど恥ずかしさを感じないと思われる場面から，かなり恥ずかしさを覚えると思われる場面までの段階リストを作成した。治療は次のようにして行われた。まずB氏に若干脅威を抱かせるような場面を提示し，その場面に対する脱感作を行った後で，B氏の父親が登場する場面を提示する。場面の一つに父親とレストランで座っているとき塩をひっくり返す場面があるが，これなどはB氏がほとんど恥ずかしさを感じず混乱をきたさない場面であろう。より混乱をきたすと思われる場面には，例えば，テーブルから塩を落としたり，水をひっくり返したり，間違ったことを言ってしまうなどの場面が含まれている。4カ月間に9回の脱感作のセッションを行った結果，こういった「恥ずかしい」場面に対して恐怖を抱くことがほとんどなくなり，話し言葉のうち90〜95％が改善された。治療による改善の効果は，約1年後も，著者とB氏の妻によって維持されていることが確認されている（この症例に対する詳細は，ウォルピ，1969, p.23を参照のこと）。

不安を脱条件づけすることにより，ほとんどの吃音はほぼ完全に，かつ恒久的に克服することができる。しかし，症例によっては不安が取り去られても吃音がある程度残る場合がある。この原因は運動オペラントのためである。このような場合，それぞれの運動オペラントを個々に消去していく必要があ

る。口ごもりを罰により矯正することが可能であるという示唆が得られて以来(フラナガン，ゴールダイヤモンド，アズリン Flanagan, Goldiamond, & Azrin, 1958；ゴールダイヤモンド, 1965；シーゲルとマーチン Siegel & Martin, 1967)，オペラント原理を利用した様々な治療が試みられている。例えば，リーチ (Leach, 1969) は流暢な話し言葉に対して現金を，シェイムズ (Shames, 1967) は言語的強化を利用した治療を行っている。ミグラー (Migler, 1967) の方法は示唆に富んだものであり，試験的に行った若干の症例も好結果を収めている。この方法は，ある言葉を話す時に患者が口ごもってしまったら，それ以上その言葉を話すことを禁じてしまうものである。したがって流暢な話し言葉だけが，全部話をすることができたということで，またその社会的効果により強化されることになる。

　話し言葉にリズムをもたせると流暢性障害が減少するという今まで軽視されてきた観察を，行動主義的視点から治療に利用できないか検討したのが，マイヤーとメイヤー (Meyer and Mair, 1963) およびアンドリュースら (Andrews et al., 1964) である。マイヤーとメイヤーはメトロノームを利用し，アンドリュースらは詩と似たものを走り読みさせる方法を用いた。その結果，かなりの症例で吃音に改善がみられ，症例によっては完治したものもあった。ブラディ (Brady, 1971) は以上の知見に基づいて実験を重ね，実用的な吃音の治療法を完成させた。彼の治療法は，患者の耳の後ろに補聴器と似た小型の電気メトロノームをつけさせるというものである。[3] 治療の第1段階は患者が最もなめらかに話すことができるメトロノームの速さを見つけ出してやるということである。メトロノームの速さが適当であれば，患者は机の上に置かれているメトロノームの助けを借りることで，なめらかに話すことができるようになる。患者の吃音が重度で慢性的である場合，大きなメトロノーム音を患者の言葉の各音節ごとに毎分40回ぐらいの速さで割り当てなければならないこともある。重要なことは，患者が容易に，リラックスして，なめらかに話すことができる条件を見出してやることである。

　たとえ全発話に占めるなめらかな発話の割合が低くても，いったんなめらかな発話が出現しはじめたら小型のメトロノームを利用した治療に，徐々にしかも体系的に切り換えていく。この第2段階の治療の目的は，正常な話し

言葉のスピードとリズムに患者の話し言葉を近づけること，および不安・緊張が条件づけられている他の場面でもこのなめらかな話し方ができるようにすることである。一連のスモール・ステップは，ほとんど口ごもらずに話すことができると予測される場面から，かなり口ごもると予測される発話場面までの段階リストに対応したものである。例えば「妻と話す」場面はほとんど口ごもらずに話す場面のリストに，「即興でテーブルスピーチする場面」はかなり口ごもると予測されるリストに加えられる。

　場合によっては治療中，患者がある場面に対して混乱してしまうことがある。もし患者にこのような混乱が起こった場合，できるだけ早く第1段階で用いたのと同様の方法，すなわち話しことばのスピードをもとに戻してゆっくりにし，必要ならば（1回のメトロノーム音に対して1音節または1語といった）規則正しいペースセッティングを行うことによって，再び患者がなめらかに話すことができるようにすることが重要である。患者がなめらかな話し方を回復し，話し言葉を「制御」しているという感覚を取り戻したならば，次第に話し言葉のスピードは早くなり，ペースセッティングに頼る必要はなくなるであろう。以上のように患者が混乱したときは，もとにもどすということが重要な原則である。しかし，これには治療者の適切な指示が必要である。また患者に外での発話場面を擬似体験させる際，この方法を治療者の部屋でリハーサルしておくことは患者にとって有効であろう。

　治療により患者の話し言葉が改善されてきたら，次にメトロノームの使用を徐々に停止していく。このときメトロノームの使用の停止は，患者がほとんど口ごもらないような発話場面からはじめるとよかろう。その際患者にメトロノームを想像させ，この「想像上」のメトロノームで話し言葉はペースセッティングすることができると告げておくのは有益な示唆である。もし患者がある場面で口ごもっている自分に気がついたならば，たとえメトロノームがなくても一定の速さで話すことができるかどうか直ちに確かめさせる必要がある。場合によっては，一定の速さで話すことができるようになるのに若干の文が必要になることがあるかもしれない。それでもまだ口ごもるようであったならば，実際のメトロノームに戻す必要があろう。

　ブラディの治療プログラムを受けた23名の患者のうち21名（90%以上）は

言葉だけでなく全体に著しい改善がみられた。これらの効果は6カ月から3年に及ぶ追跡期間中も維持されていた。最近バーンズとブラディ（Burns and Brady, 1980）はエアー・フロー（空気流）またはイージー・オンセット（楽な出だし）と呼ばれている補助的技法を発表している。この技法は軽く息をはき出し終わる間際に発話をはじめるというものである。したがって発話の第1音節と呼気とがわずかではあるが重なることにより，第1音節が若干長く発声されることはあるが発話をスムーズに行うことができるようになる。この方法は話し出すことがなかなかできないと感じている患者にとって有効な技法である。しかし，著しい効果がしばしば短期間に得られる反面，これを正常な話し言葉に変えていくには普通数カ月が必要である。アズリンとナン（Azrin and Nunn, 1974）はこのエアー・フローの技法を改善し，バーンズとブラディよりも少ないセッションで治療効果が期待できる技法を報告している。

心身症[4]

　心身症とは，外的状況または内因性刺激に対する自律的応答が原因または要因となって生じた身体上の疾患である。一般に，外的または内因性の刺激が不安を喚起し生理学的影響力を持った場合，心身症になることがある。その他の罹病のメカニズムについてはぜん息の項を参照していただきたい。不安はある個人に特徴的な不快刺激に対する自律的応答の型として客観的に定義（p.42）することができる。ある個人の不安─応答の型の中で，不安に対する自律的応答がある特定の器官へ異常な圧力をかけることであれば，その結果この器官は活動過多となり，逆に生理学的機能に影響を与えるようになる。この悪循環の結果，器官に障害が起こる。ウォルフとウォルフ（Wolf and Wolff, 1947）の古い言い方を借りれば，「胃に障害を起こす者がいるかと思えば，鼻，脈拍，血管に障害を起こす者がいる」のはこのためである。もし不安が身体的疾患の要因であったならば，不安─応答という習慣を断ち切ることで疾患を治癒することができよう。

一般に情動障害と関連のある疾患として，ぜん息，消化器系の潰瘍，過敏性結腸，高血圧症，神経性皮膚炎などがある。しかし，「心身症」という名称が与えられている症例に必ず心理学的要因が関与しているというわけではない。例えば中脳の損傷によって生じた胃の自律的活動が高塩酸性をもたらし，その結果消化器系の潰瘍となることがある（カシング Cushing, 1932）。したがって，個々の症例で心理学的治療を行う前に，心理学的要因と身体的疾患の間に明確な関係があるのかどうか確かめておくことが大切である。

ぜん息

　ぜん息はアレルギー性，伝染性，情動性，自動性を含む様々な病因によって生じる。したがって，症例によっては病因が一つしかないこともあれば様々な病因が組み合わされて生じていることもある（リーズ Rees, 1956, 1964）。そのため，様々な医療基準によって，ぜん息の中でもぜん息にかかりやすい身体上の要因を有している患者であるのかどうか補助分類する必要があるという提案がなされている。この補助分類によれば，身体上の要因がほとんどない患者に対しては心理的要因が重要な役割を果たしていることになる（ブロックら Block et al., 1964；パーセル Purcell, 1963）。レス（Resh, 1970）は，心身症によるぜん息は，生理機能上の疾患によって生じたぜん息とは明確に区別することができるということを見出している。

　最近，ぜん息を行動療法で治療し成功した症例がいくつか報告されている。その中でノラ・ムアー（Norah Moore, 1965）の研究は条件が統制され示唆に富む研究である。彼女は，不完備型乱塊法を用いて以下に示す三つの治療法の効果を比較した。この三つの治療法とは，(1)逆制止療法，すなわち系統的脱感作，(2)弛緩療法，(3)暗示と弛緩を併用した治療法，である。脱感作に対しては三つの段階リストを準備した。三つの段階リストのうち1番目はぜん息の発作の場面，2番目はアレルギー性または伝染性の反応を生じさせるのに適当な場面，3番目は心理学的ストレスを生じさせる場面である。従属変数には，1日のぜん息の発作の回数と吸い込まれた空気の最大流出量が用いられた。治療をはじめて4週の間は，三つの治療法とも最大流出量に関して

改善が見られたが，その中で最も治療効果があったのは逆制止療法であった。しかしその後，逆制止療法群は引き続き治療効果がみられたのに対して，他の治療法による2群には治療効果がみられなくなり逆に悪化した。治療がはじまって8週間後，逆制止療法群の最大流出量に関する治療効果は0.1％水準で有意になった。以上の結果は，系統的脱感作だけが，ぜん息の原因となっている不安―応答習慣を体系的に弱めることができるということを示すものである。

なぜ不安が気管支の収縮といった副交感神経系の反応を引き起こすのかは興味深い問題である。ハン（Hahn, 1966）およびメイズとクナップ（Mathe and Knapp, 1971）による研究は，ぜん息患者のストレスに対する自律的応答が異常なものであることを示唆している。すなわち心拍や血圧の場合とは違って，ぜん息患者の気道の伝導性と呼吸速度は統制群の気道の伝導性，呼吸速度とは正反対であったのである。

ぜん息の発作は不安が原因で起こるだけではない。症例によっては，以前中立であったはずの刺激に気管支の収縮が直接条件づけられる場合もある。このことを実験で明らかにしたのがデッカー，ペルサー，グローエン（Dekker, Pelser, Groen, 1957）である。彼らは，まず2人の患者にアレルギーを誘発させる煙霧剤を管から吸い込ませ，その煙霧剤により発作を生じさせた。すると患者は，この管を見るだけでぜん息の発作を起こすようになったのである。カーン，スターク，ボンク（Khan, Staerk, & Bonk, 1973）は，条件を統制した20名の小児ぜん息患者を使って，気管支を膨張させる反対条件づけにより，条件づけられた反応を克服することができるということを明らかにした。彼らはデッカーらが用いたのと全く同じ方法で気管支の収縮を条件づけ，バイオフィードバックによる強化を通じて気管支を膨張させる訓練を行った。その際，電子肺機能分析装置により気管支が弛緩しているのを確認したときには，明るい赤い光を点灯させ子どもをほめた。この方法により治療した実験群は統制群よりも，ぜん息発作の回数，必要になった投薬の量という点で有意に改善された。この治療効果は12カ月間の追跡調査でも確認された。同様の研究はシロタとマホニー（Sirota and Mahoney, 1974）によっても報告されている。

ぜん息を行動療法で治療するときには，まず不安がその原因であるかどうか確認しなければならない。もし不安が原因であるならば，行動分析に従って治療を進めていく必要がある。もし違っていれば，バイオフィードバックに基づいて気管支の膨張を条件づける治療を行ってみるとよかろう。

本態性高血圧

　本態性高血圧の病因は，まだ十分に明らかにされているわけではないが，環境刺激に対して心臓血管反応が条件づけられているとき本態性高血圧が生じるのは確かである。本態性高血圧で悩んでいる患者のかなりの部分が，この心臓血管反応によっていると思われる。そして，本態性高血圧の中で行動療法により治療できる見込みがあるのが，この心臓血管反応による本態性高血圧である。ジェコブソン（Jacobson, 1939）はかつて，骨格筋の漸進的弛緩によって最大・最小両血圧を著しく減少させることができたということを示している。最近の研究（1980）でも彼は，90人の患者の2/3以上で血圧を有意に低下させることができた。ベンソンら（Benson et al., 1971）は高血圧患者を超越瞑想法により治療したところ，最大血圧を16～34ミリメートル低下させることができたと報告している。ジェコブ，クラマー，アグラス（Jacob, Kraemer, and Agras, 1977），ブランチャードとミラー（Blanchard and Miller, 1977）は，相当数に及ぶこの種の研究をまとめている。この中にはバイオフィードバックと弛緩訓練を併用した研究，弛緩訓練のかわりにバイオフィードバックを用いた研究も含まれている。ただし，その効果については必ずしも大きいものばかりではない。ジョージェンセン，ハウストン，ズラフスキー（Jorgensen, Houston, and Zurawski, 1981）はスーインの不安管理訓練法（スーインとリチャードソン Suinn & Richardson, 1971; スーイン, 1977）が有効な治療法であると報告している。この治療法は，患者を弛緩させながら今までのストレス場面を思い浮かべさせるというものである。
　弛緩訓練を行っていないときでも血圧は低下したままなのかどうかは疑問である。治療の効果が治療場面だけでなく患者の日常生活にまで及んでいるかどうか確かめるためには，毎日毎時間ごとの血圧の測定を行う必要がある。

グラハム，ベイマン，シミネロ (Graham, Beiman, and Ciminero 1977, 1978) は毎日患者の家で血圧の測定をした。その結果，弛緩訓練をうけている患者は家での血圧が155／95から130／80へ下がっていることが明らかになった。また，この効果は40週間後も続いていた。

　一般に，弛緩訓練によって血圧をいつも下げておくことができるのは以下に示す二つの条件を満たしているときだけである。一方の条件は，患者は使っていない筋肉をすべて弛緩することができなければならないというものである。ジェコブソンはこれを「分化的弛緩法」と呼んでその重要性を擁護している。もう一方の条件は不安―反応習慣を同定し，それを脱条件づけることができなければならないというものである。残念ながら現在までのところ，不安神経症の脱条件づけが高血圧にどのような効果を及ぼすかについての体系的研究は行われていない。入手できるのは個々の症例報告のみである。著者自身の症例でいえば，過去数年の間に約10人の高血圧患者を回復または改善させることに成功している。そのうちの一つについてはウォルピ (1976, p. 233 以降) で詳細に述べているので参考にしていただきたい。

片頭痛と緊張性頭痛

　情動に緊張が生じると，一般に片頭痛やその他の様々な頭痛に襲われやすくなる。私はこの数年間，情動を脱条件づけるプログラムにより，これらの頭痛を改善または消失させることに何度も成功している。

　ミッチェル (Mitchell, 1969) は片頭痛患者を脱感作および断行訓練で治療した群と何の治療もしなかった群に分け両群を比較したところ，脱感作および断行訓練で治療した群は発作が66.8％減少したのに対して，何の治療もしなかった群では変化がなかったと報告している。ミッチェル夫妻 (1971) はさらに，行動療法はこの治療に有効であるが，弛緩訓練のみの場合は何の治療もしなかった群と差がなかったということを見出している。したがって片頭痛の治療には，患者が自分の身の回りで起こった出来事に対して情動的反応を示した際，その情動的反応を克服することができるような治療を行う必要があると考えられる。

最近，緊張性頭痛や片頭痛の治療にしばしばバイオフィードバックが用いられている。ブジンスキー，ストイヴァ，アドラー (Budzynski, Stoyva, and Adler, 1970) は緊張性頭痛患者をこの方法で治療した。彼らが用いた方法は顔，時には首の筋肉を弛緩させる際，それぞれの筋肉に電極を置きEMG (筋電図) によって弛緩の程度を患者にフィードバックするというものであった。治療効果には目をみはるものがあった。しかし，この場合患者に自宅で弛緩の訓練を行うよう指示していることから，回復の根底には情動の脱条件づけがあったと考えられる。同様のコメントはチェズニーとシェルトン (Chesney and Shelton, 1976) の研究にも当てはめることができよう。彼らは緊張性頭痛の治療に，弛緩による治療，バイオフィードバックによる治療および弛緩とバイオフィードバックを併用した治療のいずれが効果的かを比較した。その結果，弛緩のみおよびバイオフィードバックと併用した治療の方がバイオフィードバックのみによる治療よりも効果的であったのである。

胃腸反応

　胃や腸の管は自律神経系が刺激を与えているので，食道から直腸までの管の障害と情動障害との間に関連があっても別に驚くほどのことではない。
　情動と胃の管，胃液の分泌反応との間の関係を，最初に系統立てて研究したのはウォルフとウォルフ (1942) であった。彼らは，不安が胃の分泌液および可動性を抑制するのに対して敵意は逆にこれらを増加させること，分泌液がうっ積しているときは胃の粘膜がもろく傷つきやすくなることを見出した。ところがウォルフらの有望な研究が発端となっているにもかかわらず，フェイファーら (Pfeiffer et al., 1979) による最近の疫学的調査によれば，消化性潰瘍の原因すらまだつかめていない状態である。それにもかかわらず，症例によっては不安が症状の悪化に関与していることが明らかな場合がある。また不安反応習慣を脱条件づけることにより，消化性潰瘍が回復することも知られている（例えば，ウォルピ，1958, p.148以降を参照）。
　直腸およびそれに隣接した部分を行動療法により治療したという報告が最近増加している。例えば，ヘドバーグ (Hedberg, 1973) は，慢性的な下痢で

22年間苦しんでいる女性の症例を報告している。この患者に対して系統的脱感作を12セッション行い、症状を改善することができた。2年間の追跡調査でも症状は再発していない。また、ファーマン (Furman, 1973) は非器質的な下痢で悩んでいる5人の患者の症例を報告している。彼はこれらの患者に対して言語的強化を含むバイオフィードバックによる治療を行い、著しい効果を収めることができた。患者の1人に対してはバイオフィードバックだけでなく系統的脱感作による治療も加え、治療効果を上げるのに成功した。これについてファーマンは、この脱感作の中に含まれている弛緩訓練が有効であったためではないかと分析している。

過敏性結腸症候群で悩んでいる患者の情動的側面の重要性を指摘しているのはラティマーら (1981) である。彼らは結腸症候群で悩んでいる患者の胃腸反応と神経症患者のそれとの間には差がないこと、神経症患者は不安と抑うつという点に関しては結腸症候群で悩んでいる患者と類似しているということを見出した (ラティマー、1981も参照)。したがって過敏性結腸症候群の治療とは (神経症と同じように)、その根底にある不安反応習慣の治療を意味している。

強迫観念と強迫行為

強迫観念とは、何度もしつっこく入り込んでくる思考または衝動である。強迫行為という語は、それが主に運動によって明示されている場合に用いられる。強迫的行動には不安を低下させる効果のあるものもあれば高める効果のあるものもある (ウォルピ, 1958, pp. 90〜91)。不安は普通、強迫観念および強迫行為の引き金となる。症例としては稀であるが、先行不安の脱条件づけを行った後でも強迫的行動が自動的に継続している場合がある。それは、この強迫的行動が他の刺激に条件づけられたためである。

強迫神経症を治療するときの第1の標的は、他の神経症の場合と同じように先行不安が何であるかを同定し、それを脱条件づけすることである。普通、先行不安の脱条件づけには系統的脱感作を用いる。時にはこの方法により強

迫神経症が比較的容易に改善されることもあるのだが，ほとんどの場合は症例61にその例が示されているように，相当の努力が必要となってくることを覚悟しておかなければならない。何ものに対しても，きちんと整理整頓をしておかないと気がすまないという数学教授の例をとりあげてみよう。彼は整理整頓をしないと結婚生活がだいなしになってしまうのではないかという強迫観念に駆られていた。著者は彼に対して，居間の隅に1インチ（約2.5cm）角の大きさの紙が1枚置かれている場面からはじめて，その後少しずつ居間の散らかる程度が増加していく場面を想像するように命じた。彼の場合5回の脱感作のセッションで，どんなに散らかっている場面でも混乱せずに想像できるようになった。その結果，彼の生活状況が変わり，妻を安心させた。この変化は夫と妻の両者にとって満足のいくものであった。

　しかし，強迫神経症が起こる場面の段階リストをつくり，それぞれの場面を脱感作するには普通相当の時間が必要になる。したがって，もっと短時間で治療効果を上げる方法が必要となっていた。マイヤー(1966)が開発した方法は，この第1号である。彼の方法は，強迫的行動が生じ，とても耐えられず逃げ出したくなるような場所（例えば，汚染された場所）に長い間強迫神経症患者をとどめておくというものであった。そのとき患者が習慣的洗浄や儀式的行為を起こさないように注意し，患者をとどめておく時間を延長していく。彼は2人の強迫神経症患者をこの方法で治療し，永続性のある著しい治療効果をあげることができた。その後このマイヤーの方法は，例えばマークス(1972)，レイニー(Rainey, 1972)，ホジソンら(Hodgson et al., 1972)などの研究者によって受け継がれた。ホジソンらは統制された条件のもとで脱感作，フラディング法，モデリングとフラディング法を併用した治療法の3治療法を比較する試験的研究を行った。その結果，モデリングとフラディング法を併用した治療法は他の二つの治療法よりも著しく効果的であったということを見出している。

　以上の結果を踏まえると，強迫神経症を行動療法で治療する際はフラディング法が最も適当であるということになろう。症例53と54は直ちにこのフラディング法で治療された症例である。症例53は将来に対して強迫的恐怖を抱いている患者を想像フラディング法で，症例54は「汚染されたもの」に対し

て恐怖を抱いている患者を段階的現実的フラディング法で治療している。

症例53：即時的効果があった想像フラディング法

　患者は，ある地位を切望している歴史学の教授である。彼は数カ月後に，その地位を得ることができるかどうか委員会の委員と会い返事をもらうことになっていたが，否定的な返事がくるのではないかという強迫的恐怖のために，何をすることもできなくなってしまった。この患者の治療に想像を利用したフラディング法が用いられた。治療者は患者に委員会の委員と会い，否定的な返事を得た場面を治療中絶えず想像するように命じた。治療が開始されて15分後，患者の不安は 100 *suds* まで上昇したが，治療が終了した1時間後には徐々に 60 *suds* にまで低下していった。1週間後，同じ場面を想像させ2回目のフラディング法による治療が行われた。2回目の治療では患者の不安は 40 *suds* の手前までしか上昇せず，数分後には 0 になった。患者は自分の考え方が変わったと述べることができるようになった。すなわち，否定的返事をもらっても，それがこの世の終わりを意味するものではないと考えられるようになったのである。患者は著しい回復を示し，実際に委員から否定的な返事が返ってきてもそれに耐えることができた。

症例54：段階的現実フラディング法

　この症例についてはウォルピとアッシャー（1976）にその詳細を記述しているので参照していただきたい。セリアは20歳の未婚の女子大生である。彼女は自分の通っている大学が自分の知的能力に見合った大学ではないと考えていた。したがって彼女は，この2年間大学と関連した人や物に「汚染」されないよう懸命になっていた。彼女の強迫観念がはじまったのは，あるぞっとするような体験をしてからだった。ある晩，彼女が自分の部屋に戻ってみると，ルームメイトが別の女子学生と歓談をしていた。その女子学生はセリアのベッドに横たわり，酔って性体験をもった話をしていた。そのとき突然，セリアはその女子学生の髪にシラミがついていることに気がついた。この不快な光景はセリアにとって学校に対する否定的感情を高めるのに十分であった。彼女は学生と接触することや，学生が触ったかもしれない物に触れるこ

とを回避しはじめた。彼女はルームメイトを部屋から追い出し，来訪者を排除しようとした。もし誰かが入ったら，彼女は来訪者が使った小物をすべて部屋から放り出し，来訪者が触れた恐れのある床，家具，服などはすべて洗い清めた。

　セリアは様々な伝統的治療をうけたが成功しなかった。その中には，かなり長期の入院を要するものも含まれていた。行動療法による治療として，行動分析の後，系統的脱感作と想像フラディング法が試みられたが，それもうまくいかなかった。そこでわれわれはモデリングとフラディング法を併用した治療を行うことに決め，セリアの両親から彼女が大学で使っていた品物および衣服を手に入れた。

　セリアが次に訪れたとき，われわれは彼女を今まで入れなかった部屋に案内した。その部屋には机があり，机の上には彼女の両親から送ってもらった小物や衣服が並べられていた。治療者は彼女にそれらの品物の一覧表を作るように命じた。それは，彼女にそれらの品物が他人によって触れられた品物であるという不快感を募らせるためである。次に治療者はセリアに対して鉛筆を拾い上げる動作を示しながら，失敗しても構わないから同じ動作をするように指示した。もちろんこの鉛筆はセリアが作ったリストに入っている品物である。鉛筆を拾い上げる動作は次のようにして行われた。まず治療者は手を鉛筆から少し離れた机の上に置き，指先が鉛筆に触れるまで少しずつ鉛筆に近づけていく。次に鉛筆を握り，慎重にそれを机の上から持ち上げる。最後にその鉛筆で書く。この一連の動作が終了した段階で，治療者はセリアに今行った動作を模倣するように求めた。最初の2セッションは彼女にとって一連の動作があまりにも恐ろしいものであったらしく，治療者の指示に従うことができなかった。しかし，3回目のセッションで鉛筆に触れ握りしめることができるようになった。ただし，鉛筆に触れることによって汚染されるのではないかという不安が消え去ったわけではなかった。鉛筆に触れたという体験を維持するため，彼女には2時間の間，手を洗わないように指示した。この2時間の間に彼女の苦痛は急速に減少した。その後数セッションで，セリアは机の上に置かれている小物に触れ，その小物を使うことができるようになった。さらに時間が経過するにしたがって彼女は衣服に袖を通すこと

ができるようになり，ついには他人に触れられたものを洗い清めなくても過ごすことができるようになった。

治療が進むにしたがって，鉛筆にとどまらず様々な品物が治療に利用された。その結果，彼女は人，壁，ドアの取手，本などに触れることができるようになった。数週間後，彼女は両親の住む自宅に戻り，秋には有名大学に入学することができた。3年間追跡調査をしたが，彼女は強迫観念の痕跡すらないと報告している。

強迫神経症の原因は，不安や症例54のように「汚染されたもの」からの回避が一般的である。最近の強迫神経症の研究は主にこの一般的なタイプにその関心が向けられている。これらの研究によって明らかとなった最も重要な結果は，フラディング法に基づくプログラムや手洗いの禁止による治療を1週間に数回，数週間行うことで，ほとんど大部分の強迫神経症患者を改善することができ，かつその治療効果に持続性があるという点である。(例えば，ラックマン，ホジソン，マークス Rachman, Hodgson, & Marks, 1971；マイヤー，レビー，スクヌラー Meyer, Levy, & Schnurer, 1974；マークス，ホジソン，ラックマン, 1975；ラバヴィラス，ボロゴーリス，ステファニス Rabavilas, Boulougouris, & Stefanis, 1976；ラックマンら, 1979；フォア，ステケティー，ミルビー Foa, Steketee, & Milby, 1980；フォアとティルマンズ Foa & Tillmanns, 1980)。

先行刺激には不安が伴っていないのに，その先行刺激によってもたらされる反応に不安が伴っている強迫観念の場合（例えば，死のことで頭がいっぱいになっている場合），この思考習慣を直接うち壊していく必要がある。このような場合，思考中断と呼ばれる技法がしばしば用いられる（ウォルピ，1958）。山上 (1971, p. 112) はこの思考中断を利用して，色の命名のことで強迫観念にかられている5歳児を完全に回復させることに成功している。

潜在的脱感作（コーテラ Cautela, 1966）や潜在的強化（コーテラ, 1970）も最近，強迫観念の治療にしばしば用いられるようになってきている。ウィソッキ (Wisocki, 1970) が報告した症例はこの方法を用いて治療した代表的症例である。本書では p. 346 にその要約があるので参照していただきたい。

性的脱逸

　嫌悪療法には著しい治療効果が期待されるが，性的脱逸を行動療法で治療したと報告している症例のうち，この嫌悪療法で治療した症例は最近減少している。嫌悪療法が重要な治療法であるということは確かだが，最初からこの方法に訴えるべきではない。それぞれの症例で最初に行わなければならないことは不安反応を調査することである。そして，もし不安反応が何か判明したら，その不安反応の治療からはじめる必要がある。

　男性の同性愛は，そのための治療が必要なほど性的脱逸の中で一般的なものである。今までの行動療法による知見により，男性同性愛の原因は以下に示す三つの要因のうちの一つ，またはそれ以上のものが学習された結果であると結論することができる。

1. 女性との情動的接近，身体的接触の結果，不安反応が条件づけられた場合。
2. 断行訓練が必要になるほど対人恐怖が条件づけられている場合。このとき対人恐怖の対象が女性であったならば，この条件づけは最も強力なものになる。
3. 男性に性的欲求をかきたてられるように条件づけられている場合。

　嫌悪療法が治療法として適当であるのは3番目の要因によっている場合のみである。もし不安による条件づけが原因ならば，まずその不安に対する治療からはじめるべきである。この治療が成功したら性的興味は「自然」に成人女性の方に向けられることになるので，嫌悪療法は不要のものとなろう(16章の症例59, 60を参照のこと)。

　電気ショックによる嫌悪療法は一般によく知られている治療法であるが，潜在的脱感作も有効な治療法である (例えば，コーテラ, 1967；バーローら Barlow et al., 1972)。フェルドマンとマッカロック (Feldman and MacCulloch, 1967,

15 二，三の注目すべき症候群

1970, 1971) による電気的嫌悪療法は特に有効な治療法である。彼らの治療は，男性への積極的な感情の脱条件づけとともに，女性へ接近しようとする態度を条件づけることを目指したものである。まず，治療者は患者に多数の男性のスライドを示す。そのスライドの男性は服を着ているものもあれば裸のままのものも含まれている。次に治療者は患者に各スライドを最も魅力的なものから，ほとんど魅力的でないものまで段階別に分類していくように指示する。この分類されたスライドは治療の際，ほとんど魅力的でないものから魅力的なものへという順番で，順次患者に提示される。治療者は女性のスライドに対しても男性のスライドと同様の分類をするように患者に指示する。ただし女性のスライドの場合，分類されたスライドは治療の際，非常に魅力的なものからほとんど魅力的でないものへという順番で患者に提示される。電気ショックは患者がかなり不快感を示す水準に設定された。

　治療は次のようにして行われた。まず患者に，これから男性のスライド写真を見せるが，数秒後に電気ショックを与えることになるかもしれないと告げておく。その際，スイッチを押せば写真が消えること，そのスイッチはいつでも押したいときに押せること，スライドがスクリーンから消えた瞬間，電気ショックは与えられなくなることを併せて伝えておく。また，スクリーンに何も写っていないときは絶対に電気ショックは与えられないこと，スクリーンの上に写っているスライドが性的興奮を引き起こし魅力的であり続ける限りボタンを押さないようにすることを注意しておく。この一連の指示の後，1枚目のスライドが提示される。患者が8秒以内にスイッチを押せば，電気ショックは与えないようにした。これは一般に回避反応と呼ばれている行動である。患者が8秒たってもスイッチを押さない場合には電気ショックを連続して与え続ける。もし電気ショックの強さが患者が直ちにスイッチを押さなくても耐えられる程度のものであったならば，患者がスイッチを押すまで電気ショックの電圧を強める。患者がスイッチを押した瞬間，スライドをスクリーンから消し，電気ショックを停止させる。これは一般に「逃避反応」と呼ばれている行動である。さらに患者がスライドが消えてもらいたいと思うようになったら直ちに，「嫌」と言うように指導した。これは「嫌」という言語化によって回避行動が形成・強化されることを期待してのものだっ

た。普通の患者の場合，逃避反応が形成されるようになるのに数セッションが必要である。その後さらにセッションを続けることにより，逃避反応だけでなく回避反応も出現し，ついには各試行で不快刺激を回避することができるようになる。患者がその写真に対して前のように魅力を感じないとか嫌になったと訴え，さらに1〜2秒以内にスイッチを押すことができるようになったら，その患者にとってより魅力的なスライドを写し出し，同様の治療を続ける。

　フェルドマンとマッカロックは，男性刺激に対する嫌悪条件づけを行うとともに，男性のスライドが消えた瞬間女性のスライドを写し出すことによって，女性に対する積極的態度および接近行動を誘発させようとした。したがって，不安の除去と女性のイメージの導入は一体のものである。患者は女性のスライドがスクリーンから消えた後でも，そのスライドを再び見たいと要求することができる。女性のスライドが消えるということは，電気ショックと結びついた男性スライドが現れるかもしれないということを意味しているので，患者にとって女性のスライドが見たいという要求は，電気ショックの回避につながるものである。したがって，患者の女性のスライドを見たいという要求は，しだいに動機づけられていくことになる。ただし，この要求はある場合には認められある場合には認められなかったので，患者は要求の結果が満たされるかどうかについての予測をすることはできない。この方法は，男性を回避し女性へ接近できるようにすることを促すために計画された，この治療法にとって有効な援助になると思われる。

　治療に際して不安習慣の治療を最優先にするという規則は，同性愛だけでなく他の性的脱逸症状にも適用すべきである。スティブンソンとウォルピ (Stevenson and Wolpe, 1966) は断行訓練により同性愛を2症例，小児性愛を1症例治療し成功している。症例60は同性愛的小児性愛の治療に断行訓練を利用した記録である。露出症を脱感作により治療したと最初に報告しているのはボンドとハッチンソン (Bond and Hutchinson, 1960) である。彼らの治療は主に断行訓練と系統的脱感作により社会的不安を脱条件づけしようとするものであったが，現在の行動療法における治療はこの方法が規範となっている。

15 二，三の注目すべき症候群

性的脱逸およびその治療法についてさらに知りたい読者は，ブラウネルとバーロー（Brownell and Barlow, 1980）を参照していただきたい。

性格神経症

一般に性格神経症とは，乱交，病的虚言，病的盗癖のような非社会的，反社会的行動が特徴となっている神経症と定義されている。この定義の中には明らかに窃視症，フロッタージュ（他の人や物とこすりあわせて性的快感を得る行動）症，露出症などの性的脱逸も含まれている。この場合，これらの症状の先行刺激は不安であり，その脱条件づけこそが治療の鍵であると考えられている。このことは以下に示す症例によって明らかとなろう。

症例55：病的盗癖を脱感作で治療した症例

U夫人は資産家の夫を持つ36歳の女性である。万引きで逮捕され，保護観察官によって著者のもとに回されてきた。著者が最初に彼女をみたとき，彼女は留置されるのではないかと恐ろしがっていた。19歳のとき自分の買い物袋にスーツを詰め込んで以来，彼女は何千という食品や服などの品物を盗んでいた。彼女は金を払わずに品物を得たとき満足感を覚えると著者に告げている。

行動分析により，金を使ったり，金を払わずに何か得る機会を逸したとき彼女の精神的緊張が高まることが判明した。それに応じて，二つの段階リストが準備された。二つの段階リストのうち1番目のリストは，喫茶店で彼女が3人の子どもと夕食を食べている場面である。6ドルを超える金額の請求書がきたとき，彼女は著しく大きな不安を体験することが予測される。2番目のリストは簡単に品物を手に入れることができたにもかかわらず，それを店から持ち出すことができず，そのために不安が募る場面である。また彼女は筋肉弛緩訓練を受けたが，その際かなり聡明であることが明らかとなった。

1番目のリストに対する脱感作は，彼女に喫茶店での請求書が7ドルに達している場面を想像させることから始まった。この場面に対して彼女の不安

は 20 *suds* まで上昇したが，同じ場面を 3 回体験することで 0 に低下した。彼女の治療効果には目をみはるものがあり，2 回目のセッションで13ドル支払う場面を不安を抱かずに想像することができるようになった。この時点で彼女に，レストランで子どもと座り「メニューにのっているものなら何を食べてもいいわよ」と子どもに言う場面を想像させた。この場面は脱感作をはじめる前は 30 *suds* まで不安を上昇させたのに，この時点では不安は生起しなかった。

　2 番目のリストに対する脱感作は次のようにして行われた。まず彼女に，スーパーマーケットの片隅で，45セントのまぐろの缶詰を手に入れることができたにもかかわらず店から外に持ち出すことができず，店の外でそのことを思い出している自分を想像するように指示した。この場面に対して彼女の不安は 30 *suds* まで上昇したが，同じ場面を 3 回体験することで 0 に低下した。3 回目のセッションで，彼女は簡単に手に入れることのできた60ドルの服を店に置いてくる場面を不安を抱かずに想像することができるようになった。

　治療による効果も日々の生活の中に目立って現れるようになってきた。彼女は自由な気分で店を歩くことができ，何かを取ろうという感情が湧き出てこないと述べるまでになった。それから 2 カ月の間治療を休止したが，その間に結婚生活上の問題で彼女が著者のもとを訪れることはあったが，盗みたいという衝動にかられることはなかったようである。この時点で脱感作の対象が変えられた。彼女は衣服に対してまとまった金を使うことができなかったが，これを脱感作により改善することが新たな目標にされた。さらに治療を続けたかったのだが，この目標は 3 回のセッションでほとんど達成することができた。彼女は全くまたはほとんど困難を覚えることなく，欲しいものはほとんど何でも買うことができるようになった。彼女に対する 7 年の追跡調査期間中，盗みたいとする衝動はうまく制御され，万引きは再発していない。

症例56：社会病質的行動の治療における制止訓練と系統的脱感作

　1967年に著者は22歳の男性を診療した。そのときの彼の行動は「社会病質

的」と名づけることのできるものであった。彼は将来財産の相続人となることが予定されているとともに，かなり高額の月収を得ていた。彼は他人を驚かせるような方法で，金を湯水のごとく使っていた。また（現在はそんなにひどくないが），しばしば泥酔を繰り返した。それは泥酔することで自分が「スーパーマン」であるかのような錯覚に陥ることができたからである。さらに彼はよく壮大な空想にふけっていた。著者のもとに来る数カ月前に，彼はモーテルに行き部屋をチェック・インした後，支配人に銃をつきつけ，「手を上げろ」と叫んでいた。このとき支配人は素早く彼を殴り倒し，銃を取り上げ，警察官を呼んで事無きを得た。その結果，彼は最近まで保護観察のもとに置かれていた。

最初の面接のとき，著者は彼の会話での受け答えのタイミングが「早過ぎる」ことに気づいた。実際，ほとんど彼がしゃべり続けていた。また彼のウィロビー得点はたった24点であったが（ただし不快感に対する得点は4で，批判に対する感受性も3であった），明らかに他人の意見に過敏であった。モーズレー人格目録で，彼の外向性得点は89パーセンタイル，神経症的傾向得点は74パーセンタイルで，典型的な精神病質的な性格特性（プロフィール）を示していた（アイゼンク，1957）。

彼の治療には二つの方法が用いられた。一方の治療は彼に受け答えのタイミングを遅らせる方法を示すことにより，彼の会話での応答の仕方を変えさせることを目的としたものであった。最初，この治療は簡単な数字の問題を解答する場面で行われた。その際，受け答えのタイミングを遅らせるまたは抑える方法を彼に示した。著者は家でも同じことをするよう彼の妻の協力を取り付けた。もう一方の治療は，不快であると彼が感じている場面の段階リストを作成し，これを系統的に脱感作するというものであった。彼の場合，この両治療法による効果は著しかった。7回目のセッションの後，彼は自分を制御できるようになり，もはやそれほど神経過敏でないといえるまでに回復した。彼は中古車のセールスマンになり（この仕事に彼は精通していた），うまくやっていけるようになった。それは，たとえ誰かが彼をいらいらさせても，昔のように「急にかっとする」ことがなくなったためである。追跡調査のため6カ月後に面接を行ったが，そのとき彼は車を売りながら妻とうま

くやっていると述べている。飲酒のことでも問題はなくなり，毎晩1〜2杯，稀にパーティでもう少し飲む程度である。1年後に彼は中西部のある町から電話をかけてきたが，その電話の内容は元気でやっており，問題は何もないというものだった。

肥満

　症例によっては生物学上の原因で肥満になることもあるが，多分ほとんどの症例は過食が習慣化されたためであると考えられる。スチュアート（1967）はこのことに注目し，食事内容を操作するのではなく，習慣を変化させるプログラムを考案した第1号である。彼は12の症例でこのプログラムを実施し，すべての症例で肥満の治療に成功した。さらに1年間の追跡調査でも体重の減少は維持されていた。

　治療は次のようにして行われた。まず患者に，1日最低1回，起きたときから寝る前に自分の体重を測るように命じる。次にダイエットする必要はないが，テーブルに座っているとき以外には食事をしないように告げておく。その場合，可能ならば他の人々と一緒に食べることが望ましいが，もし1人で食べるときは他には何もしないで食べること，すなわち食事に集中し，テレビを見たり音楽を聴いたり読書をしたりといった別の活動をしながら食事をしないように注意する。そして食事中一度か二度はナイフとフォークを置き，2分間は食べないで食べ物のことに集中するように指示する。この2分間は，その後1週間に1分ずつ最大5分まで延長される。ナイフとフォークを置かせ食べ物のことに集中させる理由は，食べ物を見ることによって生じる食べるという自動的反応を条件抑制するためである。さらにこれには，ほとんどの患者をそれほどに空腹にさせない効果があるようである。症例によっては，潜在的脱感作により間食を制止する必要のあるものもあった。

　現在，肥満の治療に対して，行動療法によるアプローチの有効性を支持する証拠が蓄積されてきてはいるが（例えば，レビツとスタンカード　Levitz ＆ Stunkard, 1974；スタンカード, 1975；ウォラーシェイム　Wollersheim, 1970），ス

チュアートが暗示したような楽観的見通しはまだ立っていない。ジェフェリー，ウィング，スタンカード (Jeffery, Wing, and Stunkard, 1978) は肥満を行動療法によるプログラムで治療したと報告している症例でどの程度治療効果があったか調べ，平均11ポンド（約5 kg）体重が減少していることを見出した。しかし11ポンドというのは，彼らも指摘しているように肥満で悩んでいる人々の体重のことを考えると，ほんのわずかな体重でしかない。ブラウネルら (Brownell et al., 1978) は，配偶者を訓練し，その訓練した配偶者の力を借りることによってかなり治療効果が上がることを示唆している。

　症例によっては嫌悪療法によるプログラムを考慮する価値のある場合もあろうが，肥満にはしばしば中毒に似た習慣性があり，かなり未解決の問題が残されているということは否めない。

注
1　以下の文章は最近の論文（ウォルピ, 1980）に加筆修正したものである。
2　国立精神衛生研究所臨床研究部抑うつ心理療法共同研究プログラム, 1980。
3　このペースマスターという名称のメトロノームは　Associated Hearing Instruments, Inc., 6796 Market St., Upper Darby, Pa. (19082) で購入可能。周波数, 音量は調整可能。
4　本節は拙論文「心身症の行動療法」，心身医学誌21巻5号, 1980 より一部抜すい。

16
二，三の複雑な症例

　神経症は，例えば次のような場合に複雑になる。

1．多種多様の刺激が神経症反応に条件づけられている場合。
2．反応が社会的行動の重要な領域における不適応を含む場合。
3．神経症の結果が身体症状になっている場合（例．ぜん息，神経性皮膚炎）。
4．神経症が強迫行為を含む場合。
5．特殊な刺激に関連して，漠然とした不安が付け加わっている場合。

　行動療法家が，複雑な症例をいかにして治療するか，この章で症例について詳述することにする。治療者はつねに，刺激－反応関係を考慮して治療方針を決定する。したがって，何か新しく判明したことがあると方針も変わってくる。

症状恐怖

症例57：頻尿，吐き気，下痢を伴う不安および妻の婚前の処女性喪失に関する強迫観念

　B氏は31歳，広告業セールスマンで，4年前から交際や仕事の場面において，不安から脱け出せないという気分が増加してくるのに気がついた。この2，3カ月は，顧客の事務所にいて5分もすると尿意を強く催し，それに伴ってかなりの不安が生じるようにもなった。外に出て急場を逃れても，また5分もすると同じような衝動が起こってきたりした。B氏の神経症の発症と関連している事情というのは，今度町の新居へと引越したことがあったことの不安定さ，および彼が理想的なつきあいと考えていた親友の結婚が，予想もしない破綻を来したことを気にしているといったことぐらいであった。彼は以前に短期間神経症症状を呈したことがあったが，それは16歳の時，学校を新しく変わった際に生じたのであったのである。このことはおそらく「新しい場所」に対する不安の条件づけとなりうる。恐怖調査表は，次のような刺激項目に高度の不安を示していた。はじめての場所・失敗・見知らない人・こうもり・旅行・特に汽車でゆく旅行・批判される・外科手術・排斥・飛行機・反対される・理性を失う・馬鹿に見える・気を失う。

　B氏の成育史はきわめてありふれたものであった。興味の特徴は強い宗教的な教育の影響があって，善悪を極度に強調したものであった。小児期および思春期は，教会にお詣りすることが目立っていた。15～16歳の頃，それに反発を感じたが，しかし決して表だった反抗はしなかった。学校では真面目に勉強し，また級友とも先生ともうまくいっていた。彼は新聞広告業の訓練を受けたが，現在は広告セールスマンとして働いており，その方が好きでもあった。

　性生活史については，10歳のときにエロ写真で興奮したことがある。13歳から自瀆を始め，別に恐怖感も罪悪感もなかった。14歳の時からデートおよ

びペッティングを始め，18歳で現在の妻と出会い，彼女の知性，美貌，また彼の冗談によく反応するのに魅力を感じた。しかし，それより2年前に恋愛をしていたことが分かって，B氏の愛情は醒めてしまった。熟慮の上，その恋愛を大目にみることにして，20歳で彼女と結婚した。夫婦関係は非常にうまくゆき，性的にも両者とも十分満足した。しかし，B氏は，「汚いカードを掴ませられた」という嫌な考えからは到底脱け出せなかった。

　2回目の面接で，B氏は神経症的不安およびそれと関連した頻尿は非常に厄介なことで，働きを妨げていることを述べた。不安は，親しくない人の前および便所の便が悪いと増大した。また他の要素としては，ことがらが重要であるとか相手が重要な人であると症状が増悪する。一般に，人に面会すること自体より面会する前の方が一層強かった。[1]脱感作法を行う必要は明らかであったから，この面接では弛緩訓練を始めた。

　次の面接は5日後に行い，B氏は弛緩練習をしたこと，およびそれによって，かなり強い尿意があったにもかかわらず，6時間半も家にいる間排尿を抑えることができたと報告した。弛緩訓練が進捗すると，脱感作の方針のおおよそが決められた。顧客との面会時間の長さが，B氏の不安の強さを決める重要な因子であることは明らかであった。それゆえ「面会」系列は定量的に取り扱いやすい時間の単位を使用して，治療をすることになった。それで重要な会社の支配人に非常に短い時間（2分間）面会することを想像することから始めた。この時にはまだ弛緩訓練は一部の筋肉のみであったが，すでにかなり心の落ち着きが得られていたので，脱感作法を始めることにした。最初の情景は次のように提示した。「貴方は今ある支配人の事務所に入ったところです。この人は事務所での面会客の時間を2分間に限っています。その情景を想像してみなさい。」この情景を3度提示すると，もう不安は生じなくなった。それから4分，6分の面会時間を続いて提示した。

　つづいての面接で，この面会時間を次第に延ばしてゆき，第9回目には，60分間，ある重役と一緒にいることを不安なしに想像できた。そして実際の面会や，付き合いにずっと調子よくなっていることにも気がついた。親戚を訪問して，5時間にわずか3回だけ排尿した。しかし彼の予期不安は以前とほとんど変わらず悪かった。面会の数時間前くらいが限度であったが，30分

から1時間前には非常に具合が悪くなり，それからは急激に不安は増加した。9回目の面接で，予期不安の脱感作を始めた。次のような情景を2ないし3回も提示すると不安は0に減少した。

1．自分の事務所にいて，顧客を訪問する60分前。
2．自分の事務所にいて，顧客を訪問する30分前，でかける準備をする。
3．顧客を訪問する20分前，車に乗るが時間は十分ある。
4．顧客との約束の時間の10分前，自動車に乗っている。
5．自動車からおりて顧客の事務所の建物にやってきた。まだ8分ある。
6．顧客の事務所の待合室に入る。約束の時間の6分前。
7．顧客の秘書に約束の時間の5分前に来訪を告げる。

　10回目の面接で，B氏は，仕事上の面会の予期不安がかなり減ったと報告した。数カ月ぶりに初めて妻を下町の料理店に連れていった。以前であったら，その料理店まで自動車で25分間かかる。途中で便所に行かなければならないので今までは行ったことがなかった。面会の予期不安の脱感作はなお続けられて，顧客の待合室で，自分が呼ばれる2分前でも平静に想像することができた。この系列はその次の面接で終わった。さて今や，B氏はあらゆる面でずっと自信を感じるようになったと報告した。彼は新しい仕事をとろうとしており，初めは若干緊張を感じたが，だんだんと気持ちが楽になっていった。新しい重要な顧客の会社の，風采の立派な支配人に初めて会って，1時間半もいっしょにいて予期不安も面接中の不安もほとんど感じなかった。もう便所がどこにあるのか知っておくことも問題ではなくなったので，はじめての場所にゆくことも苦にならなくなった。同様の理由から，飛行機・汽車・バス等の交通機関を利用することも恐れがなくなった。
　次にB氏が，初めて会う人に自己主張が十分できない悩みに注意が向けられ，主張行動が教えられた。またそれを進めるために次のような場面の脱感作をした。
　料理店で給仕に「この料理はまずい。」ということ。これは二度目の提示で不安が消失した。2週間後の第14回の面接で，B氏はずっと気楽に必要なこ

とがいえるようになったと報告した。たとえば，ドラッグストアーで，順番をこえて先に買物をしようとする他のお客に，すぐにまたうまくやめさせた。仕事上の訪問もだんだん気楽になり，たとえば，ある特別な重役と2時間たらずも面会した。3カ月前であれば，そんな長い時間には20回も小用に立たなければならなかったろうと彼は言った。しかしなお以前には避けていたようなことを強行するように努力した。

　これから後は，治療の焦点は妻の結婚前の情事に関することに向けられた。まずキンゼイ(Kinsey)等の報告によって，B氏の反応態度は合理的なものではないことは相互に認めあった。それからアーセン（Ahsen, 1965）によって提案された「直観像心理療法」というやり方でイメージを作ってみる試みがなされた。しかしこれはきわめて空想的でまた概念的体系に準拠したものである。実際には主として，患者に，過去に実際あった感情的にはいやなことを別の態度で振る舞うように想像させるのである。この症例では，B氏に妻の情事の当時を回想させて，妻がホテルで愛人と情事を楽しんでいる時，隣室にいるように想像させた。室に通じる扉を押しあけて，その愛人をぶんなぐるのである。こうすると，怒りの感情がこの情事で普通ならば生じる不安を抑制すると想定された。B氏はこの想像を1日に50回ないし100回やってみるようにいわれた。約2週間の間に，気分は改良されて強迫観念は20％ほど減少し，感情的な強さは40％減少したと述べた。しかし，さらに4週間続けてやってみたが，それ以上の効果はなかった。第2週目から，結婚前のB氏夫人の情事で，彼女をやっつけることを想像するようにも言われたが，これは一般に彼女への憎しみを感じさせる効果しかなかった。

　それで系統的脱感作法で問題に取り組むことにした。このB氏の長い過去の状態を脱感作するために，隠しカメラで妻の居間から結婚前の情事を撮影したという虚構のフィルムを想像させることにした。リラックスして眼を閉じて，B氏に次の情景を想像させるようにした。妻は長椅子に恋人と座っており，恋人は妻にキスをし，それから妻の服の上から乳房を手でおさえるのを正確に5秒間ということにする。これでB氏は何も不安を感じなかった。次に接触の時間を8秒にした時はかなりの不安を感じた。しかしこの情景の三度目の提示で不安が消失した。10秒間乳房に手をやるのは2回の提示で，

さらに20秒間は5回の提示が不安を除くのに必要であった。

6週間後の面接では、B氏は20秒の手の接触に再び不安を感じたが、3回目の提示で消失した。2週間後、B氏は妻に対して超然とできるようになり、以前よりは考えなくなったと報告した。一般に彼の考えは、過去のことから離れて現在および未来に向けられるようになった。恋人の手が妻の衣服の上から乳房に触れる時間はさらに25秒、30秒、1分、1分30秒、2分、3分と続けて増加していった。また妻が恋人にすりよる情景も提示された。これらの情景はどれも混乱を生じなかった。眼をあけてB氏は、「もうもやもやは乗り越えました。」といった。彼は妻が過去にしたことを問題にしなくなった。強迫観念からの治癒状態は（他の問題も含めて）その後最後に3年目に接触したときまで続いていた。

脱感作の著しい効果と、「直観像」治療法の限定的な効果との差異は、貴重な客観的教訓を与えてくれたように思われる。脱感作においては、B氏夫人の恋人の行動を漸進的に強めてゆく情景で生じた不安を弛緩によって系統的に打ち勝つことができた。B氏は妻を勝手に振る舞わせる考えを脱感作した。そしてそれがまさに治療目標であったのである。「直観像」療法では、誘惑する恋人が刺激となって生じる不安を、脱条件づけするのに、恋人に対する怒りを生ぜしめる想像を用いて、ある程度効果があがった。しかし、「誤れる」B氏夫人に対する怒りの想像を練習すると、単に彼女への敵意を燃やすだけになった。直観像情景は治療の主要目的からはずれたし、また完全治癒の助けともなり得なかったのである。

自動車恐怖症

症例58：多元的自動車恐怖の脱感作

C夫人は39歳の女性で、交通状況に対しての恐怖症状を訴え、著者は最初1960年4月6日に面接した。彼女の話は以下の通りである。

1958年2月3日に夫に連れられ自動車で仕事に出かけた時、青の信号で交

差点に入った。突然彼女は赤信号を無視して左側から迫ってくるトラックに気がついた。衝突の瞬間を彼女は覚えており，車から投げ出されて空中に飛び，それから意識を失った。次に思い出すのは，病院へゆく途中の救急車の中で気がついたことである。膝と首に怪我をしており，そのために1週間入院した。

　車で家に帰る途中，彼女は何ともいえない恐怖を感じた。2週間は家で全く幸福に過ごし正常な活動を取り戻したが，自動車にのると広い道路では割合にくつろいでいられるが，どちらかの側から車が近づいてくるのを見ると必ず不安になった。しかし正面からくる車には全然不安を感じなかった。街の通りを車でゆくときは不安が続き，半ブロックもない距離から車が側方からくると，彼女は恐慌状態になった。しかし，交差点に近付く前に眼を閉じて恐慌状態を避けることができた。他の場合においても，車が側方から近づくときは具合が悪くなった。ハイウェイで車が近づいてくる時，左回りをすると非常に強い不安反応を生じた。車で左回りをする時は，瞬間的に彼女の右手に車が近づいてくるのが見える。その車が1マイル以上離れていてもかなり緊張した。街中で左回りをする時は，速度が遅いので不安は少なかった。彼女が車で走っている道路の，2ブロックぐらい離れた脇道から他の車が入ってくることも「側方からの脅威」となった。車のなかばかりでなく，道を歩いている時も交通信号が青であっても，また一番近い車が1ブロック以上離れていても，不安反応があった。

　以前に何か関連のある外傷体験はないかと調べたところ，10年前にトラクターが，彼女の乗っていた自動車の側面を潰したことを思いだした。誰も怪我をしなかったし，車は続けて走ることができた。そして彼女は別に情緒的な影響は受けなかった。彼女には，親しい人で大きな事故にあった者はいなかった。彼女は労働者の補償事務所で働き，災害のケースを扱ったことがあるが，別にそれに影響されたことはなかった。こんどの恐怖症になったことは，彼女としても特殊であると認めていた。第2次世界大戦の時にはロンドンにいたが，空襲の危険に対しても平静で鎮静剤の使用を必要としたことはなかったのである。

　小児時代について特に有意義なことは見出されなかった。第2次大戦中，

英国にいてある操縦士と婚約したが戦死してしまった。許婚者の死後暫くは男性との交際に興味を失った。その後1955年に現在の夫と出会って，親密に交際した。1957年5月に結婚したが，それは事故の約9カ月前である。事故の時まで，夫婦関係は良好であった。性関係にも満足しており，両者ともほとんどの場合オルガスムに達した。事故の後は，夫が彼女の活動が低下したことをよくいわなかったことが影響して，性関係が減少した。しかし性交の時にはオルガスムを感じる方が多かった。

第2回目の面接で弛緩訓練と不安階層表をつくることの両者を始めた。C夫人に腕および顔の筋肉の弛緩を教えた。二つの項目を作成した。第1は広い田舎道の交通に関係したものであった。彼女のいうところによれば，夫が運転する車で十字路から200ヤード離れており，直角に別の車が400ヤード向こうからくる時はほとんど不安反応は生じないということであった。距離が近づくと不安は増加した。第2の項目は彼女の乗っている車が市内の交通信号で止まっている時に，他の車が側面から近づいてくるというものであった。不安は，他の車が2ブロック離れた所へくると生ずると思われた。(これは後述のことから分かるように，患者の不安反応のかなり控え目な見方であった。)この面接の終わりでは脱感作を始めた。催眠を施行してC夫人をリラックスさせ，まず中性の刺激と思われるイメージを提示した。最初野球場を横切ることを想像させ，それから他の車は全然見えない田舎道を自動車で走っているところを想像させた。その後で，あまり恐怖を感じない場面という，交差点から200ヤード離れて自動車に乗っており，400ヤード向こうの左側から他の車が十字路のその交差点に近づいてくる情景を提示した。後で彼女はどの情景も不安を感じなかったと言った。

第3回の面接で肩の筋肉の弛緩を教え，脱感作では次の情景を提示した。(1)夫が運転する患者の車は交差点でとまっており，別の車が直角に2ブロック向こうからやって来ている。(2)前回の面接のハイウェイの情景で，今度は彼女の車は交差点から150ヤード離れており，他の車は300ヤード向こうにいる情景を提示した。これは相当の不安を生じたことは明らかであった。このことから私はC夫人にさらに質問して，彼女は車の中ではずっと緊張しているのだが，他の車が側面から近づく時に経験する恐怖感に比べるとずっと弱

いので，報告するほどでもないと考えていたことが明らかになった。彼女はまた，治療中に想像する車の情景はすべて不安を感じていたことも述べた。しかし，とてもわずかの不安だから言うほどのことはないと思ったのであった。それでC夫人に田舎道を2ブロックの距離を車で行こうとしているところを想像させてみた。これでもかなりの不安を生じたのであった！

　第5回目の面接では，旅行に出掛けると思うとC夫人は緊張が生じ，そのためたとえば夫が「2時に車で出掛けよう」というと彼女はずうっと心配になり，さらに実際に車に乗ると一層はなはだしくなるということが分かった。この面接で脱感作を行って（4回目），田舎へ4時間かかるドライブにいく予定で家にいるところを想像させた。この情景は5回提示されて不安を生じ，繰り返し与えても減少しなかった。それでC夫人がリラックスをマスターしても，交通場面をちょっとでも考えると不安が増えるということは明瞭にな

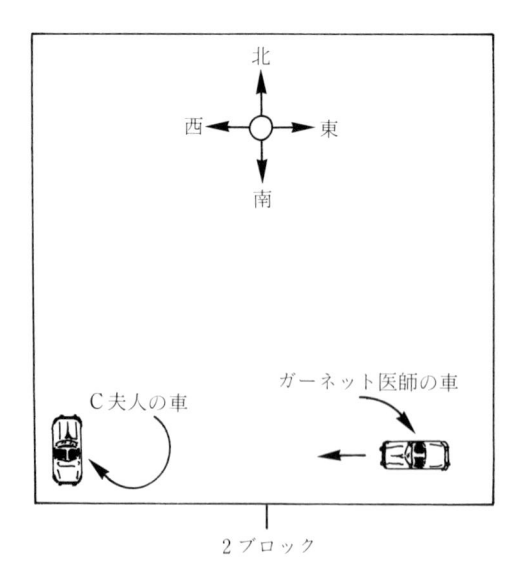

図16.1　想像上の広場でガーネット医師はだんだんC夫人の車の方に近づいてゆく。

った。

　それゆえ新しい方法を考えた。1枚の紙に，2ブロック（200ヤード）の長さでできている完全に閉鎖されたまったく想像の広場を考えた（図16.1参照）。南西の隅（左下）に彼女の車を北（上）向きに描き，車の中に彼女は夫と一緒に座っている。右下隅に，もう1台年長のスタッフである精神科医のガーネット医師(Richard W. Garnet)の車があり，C夫人の車に直角に向いていると仮定した。ガーネット医師（以下G医師）は，C夫人が信頼できる人と考えていたので「採用した」のであった。

　この想像上の状態が，つづいての治療で提示される情景の中心となった。第5回目の脱感作の治療で，G医師は，C夫人に車を半ブロック彼女が駐車して車の中にいる時に近づけるということを想像させた。これが不安を生じなかったので，次には1ブロック近づけた。やはり不安がなかったのでその次は1$\frac{1}{4}$ブロック近づけさせた。この情景では不安を認めたので，それを3回繰り返したが不安は減少しなかった。そこで，「後退して」G医師が1ブロックと2歩近づいて止まるところを想像させた。これにわずかな不安を生じたが，情景を繰り返すと減少し，第4回目の提示で消失した。これが変化の最初の証拠となり，治療が成功するという見通しの根拠をあたえてくれた。

　第6回目の治療で，G医師の止まるところとC夫人の車の想像上の距離は一度に2ないし3歩ずつ縮めていった。そして終わりには，彼女から1ブロックの7/8にまで来た（全部で約10歩進んだ）。以下に進歩の詳細を示す。括弧内は各情景で不安が0になるのに要した提示の回数である。

1．G医師は1ブロックと4歩近づく(3)
2．1ブロックと6歩(3)
3．1ブロックと9歩(2)
4．1ブロックと12歩，すなわち1$\frac{1}{8}$ブロック(4)

　7回目の治療でC夫人は，G医師の車が彼女の車から1/2ブロックのところへ来ても不安なしに耐えられた。第8回目の治療では1ブロックの3/4(約37ヤード)，第10回目では2ヤード以内にG医師が近づいても全然不安なしに想

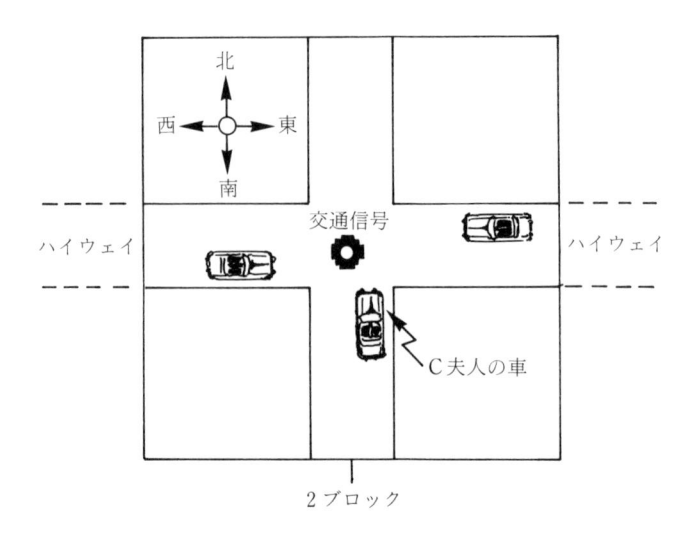

図16.2 想像上の広場に十字路と交通信号をつけ加えた。C夫人の車が赤信号で止まっている時、他の車は通り過ぎる。

像できた。

　これから後のある日，C夫人は事件後はじめて車が近づいているのが見えているのに，道を横切ることができたと報告した。車は2ブロック離れていたが、歩速をはやめないで横切ることができた。それで第11回目の治療では，新しい情景系列をはじめ，彼女の車の方へいく代わりにその前をG医師が運転してまず30ヤード前方を横切り，それから約3ヤードずつ距離を区切ってだんだん近づけていった。この治療では，脱感作はすべてかなり早く進んでいった。それで広場の図に二つの交差する道を描いた（図16.2）。交通信号は中央にあり，図に示すように患者の車は赤信号で「止まっていた。」最初C夫人に，G医師の車が青信号で通り過ぎるところを想像させて，予想通り不安なしにこれは直ちに受け入れられた。それで次にはG医師の車が一方を過ぎ，他のある医師の車に反対側を通り過ぎさせた。これはわずかに不安を生じたが間もなく消失した。次の情景では，他の医師の車以外に学生の車の数をふ

やしてゆき，各情景で不安が0になるまで繰り返した。

　第12回目の治療では，C夫人の車と直角の道路はハイウェイにつながっていることにし（点線で示してある），G医師の車からはじめて，医師や学生の車をふやしてゆき，さらに知らない人の車もつけ加えていった。2台の知らない車が交差点を通り過ぎるという情景でかなりの不安が生じ，これには5回の提示が必要であった。そして次の治療では，もう5回提示して完全に平静に受け入れられるようになった。しかし，一度これができると，両側から数台の車が通り過ぎるというのを提示するのはかなり楽になってきた。

　さて，さらに新しい情景系列に進んで，こんどは交通信号が青になって，彼女が市内の道路を横切ろうと歩道から足を踏み出す時，1台の車がゆっくりやってくるというふうにした。最初，車は1ブロック向こうにあると想像したが，だんだんと進んで距離を10ヤードまで減らしていった。

　この時点で，想像の情景を実際の生活に移して確かめるために，C夫人をシャロッテヴィユの商店街につれてゆき，交通信号のある交差点を横断させてみた。彼女は明らかに気楽に何回も横断して，何も不安を感じないと報告した。しかし車に乗っての往復では，運転している道に傍道から他の車が入ってきそうになると著しい不安を示した。

　さて，私はハイウェイで，向こうからやってくる車の前で左回りをすることにたいするC夫人の反応を詳細に分析した。彼女は車がやってくるのが見えると，左回りをするのに不安を感じると告げた。たとえそれが2マイル離れていても，そこで夫に左回りをさせることができなかった。（〔訳者注〕米国では日本と反対に右側通行である。したがって左回りは大回りとなることを念頭においておく必要がある。）

　このもっとも不安を感じやすい反応を治療するために，再度G医師をいれることにした。C夫人に次のことを想像させた（催眠を施行してリラックスさせた）。すなわち，G医師の車が1マイル先にあって，彼女の車が左回りをするのである。しかしこれでも不安が生じて，数回繰り返しても生じた不安の程度は減少しなかった。患者の夫は事件の時におり，それが不安の条件刺激になっているかも知れないので，彼女の夫が自動車の運転をしなかったら不安が減る可能性が考えられた。そこで，C夫人の弟が自動車の運転をする

情景を提示した。このように変えて，G医師の車が1マイル先で左回りをすると，ずっと不安が減り，4回繰り返すと不安は0になった。だんだん距離を減らしていき，わずか150ヤード離れているのにG医師の車に対して左回りをすることにも，ついに想像できるようになった。さて，3/8マイルの距離でG医師に対して左回りを「する」ことができるようになった時，2種類の新しい左回り様式を始めた。弟が運転して知らない車が近づいてきているというのと，夫が運転してG医師の車が近づいてきているというのとである。両者とも最初は1マイル離した。以上の三つの系列を並行して行った。知らない車が5/8マイル先に来ている時，弟の運転で左回りをするのを気楽に想像で

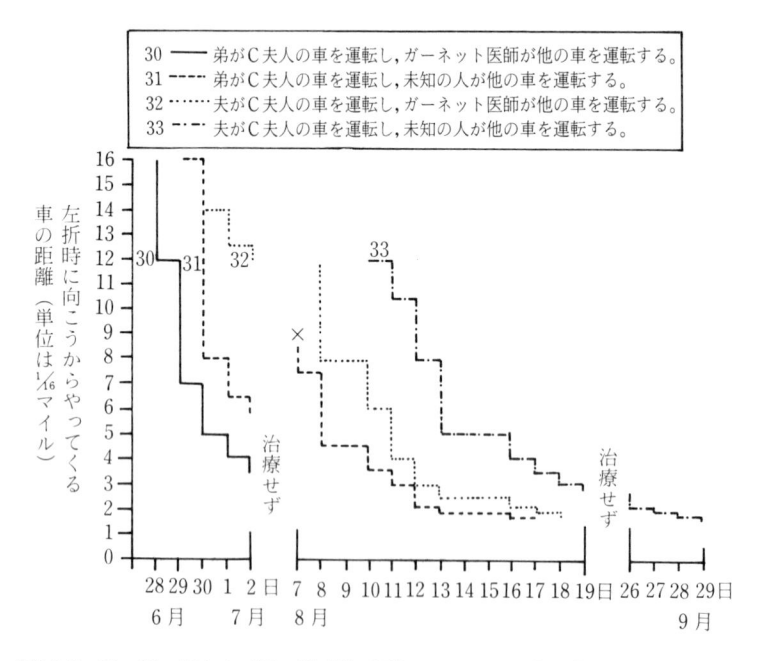

凡例：
30 ── 弟がC夫人の車を運転し，ガーネット医師が他の車を運転する。
31 ─── 弟がC夫人の車を運転し，未知の人が他の車を運転する。
32 ……… 夫がC夫人の車を運転し，ガーネット医師が他の車を運転する。
33 ─‧─ 夫がC夫人の車を運転し，未知の人が他の車を運転する。

縦軸：左折時に向こうからやってくる車の距離（単位は1/16マイル）
横軸：6月28, 29, 30 / 7月1, 2日 / 8月7, 8, 9, 10, 11, 12, 13, 14, 15, 16, 17, 18, 19日 / 9月26, 27, 28, 29日

図16.3　30，31，32および33の脱感作系列のイメージで「脱感作できた距離」の相関を示す図。X：タクシーに乗って運転手が速度制限を越えようとした後で生じた31系列の症状再発を示す。32の系列は31の再発がおさまってから試みられた。

16 二，三の複雑な症例

きた時に，夫が運転して知らない車が1マイル先に来ている時，左回りをするという初めの系列をまたはじめることにした。これは今度はあまり不安を生じなかった。そして進歩は続いた。このグループの系列が相関しながら不安が減少してゆく様子は図16.3にまとめてある。

　関連のある他の情景の系列もまた脱感作を行った。その一つは，向こうからやってくる車の前で街中で左回りをするということである。街中では車は比較的ゆっくり走るから，一定の距離では彼女はあまり「危険」を感じなかった。C夫人が歩行者として道路を横切る情景の系列に進み，彼女はまったく正常の状態で横切ることを想像できた。彼女は実際にもそのように完全にできると報告した。全部で36階層系列が用いられた。その詳細はこの症例の原著にある（ウォルピ，1962）。

　刺激情景に関連したこれらの系列の脱感作が終わった時，C夫人は正常の状況に全く緊張しないようになった——歩行者として道を横切るのも車でいくのもである。実際の生活で症状がよくなることは治療においての症状の改善と密接に関連していた。彼女の筋緊張性頭痛も消失した。全部で57回の脱感作セッションが行われて，全部で1,491の情景提示がなされた。最後のセッションは1960年9月29日に行った。

　C夫人は約100マイル離れたところに住んでいたので，治療は期間が離れがちであった。4から6週間の間隔で彼女はシャロッテヴィユにやってきて約2週間滞在して，その間はほとんど毎日治療を受けた。彼女を困らせる現実状況の幅の著しい減少が実際の治療が進むと共に生じた。そして治療と治療との間には実際にそのようなことは生じなかった。これらの治療期間では，ほんのわずか障害されることが予想される状況では，それを避けないようにといわれた。しかしもし実行できるならば，非常に彼女が障害されることが予想されるならば，眼を閉じて状況を避けるようにいわれた。

　1960年12月の末にC夫人に面接した時，彼女は治療が終わった時と同様に良好な状態であった。夫との性生活はだんだんよくなっていた。1962年2月，経過調査した時彼女は完全に回復状態を維持しており，なんら新しい症状も生じていなかった。夫との関係もきわめて良好で，性的にも，少なくとも事件前と同じ程度の満足があるということであった。2回ほど事故を起こしか

けたことがあったが，なにも症状が続くというようなことはなかった。1969年において彼女はやはり調子が良かった。

同性愛

症例59：一般的な対人不安治癒後の同性愛解消[2]

　R氏，32歳，美容師。1954年4月に初めて面接した。この7年前に，彼は次第に生活の喜びが減少していっているのに気がついた。1952年のはじめ彼は南アフリカに移住し，その後まもなく種々の程度の抑うつ状態をともなった。その後2年余り数人の精神科医から，電気ショック療法，ビタミン注射，精神分析的心理療法などを受けたが良くならなかった。

　R氏はスウェーデンの小さな街に生まれ，7歳下の妹がいた。父親は非常な好人物で信心深く，煙草・酒はたしなまず，また決して癇癪を起こしたことがなかった。誰とのつきあいもきわめて温順であり，妻からは尻に敷かれていた。妻はとても望みが高く決して満足できないたちであった。彼女はR氏が偉い人になって，母親として面目を施したいと非常に強く望んでいたので，彼がそれほど勉強家でもないことがわかるととても腹をたてた。そして男の子を産んでがっかりしたと繰り返し言って女の子のように彼を扱い，たとえばサッカーなどさせなかった。友だちと遊びたいような時でも彼を無理に家におらせ，妹のおもりをさせた。何かまずいことが起こるといつも彼を責めどなりつけ，しばしば彼を叩いた。したがって彼はとても母親を恐れていた。一方においては，彼はとても母親を喜ばせたい気持ちが強く，とくに後年になってからも，母親はよく分からなかったのだと考えて，やかましさをとがめることはなかった。

　R氏は学校嫌いで成績は悪く，子ども時代の友だちは少なかった。16歳で学校を卒業して農家に働きにやらされたが，間もなくここから引き揚げて美容師になった。このことで母親は大変怒ったが，母親の反対にもかかわらずこの仕事を続けた。

思春期の頃，R氏は，初めは性的というよりも交際上で男性から好かれることに気がついた。さらに年をとってから女性には性的魅力を感じないで，女性がたまたま積極的になるととても不安になり，性的興奮を感じることはなかった。逆に男性と付き合うことは喜びであり，彼が性的関係をもった男性とはさらに接触が続いた。彼はそういう機会の約90%は積極的な役割をした。同時に彼は同性愛は罪悪であり恥ずかしいことと考え，だんだんこのような行為に不安を感じるようになった。彼は同性愛傾向に悩んで宗教的忠告や献身行為を強めようとした。これらの努力の失敗は家族的ストレスも加わって，ほとんど耐え難いものとなった。彼は30歳の時に南アフリカへ移住することで救いを得ようとした。そして環境の徹底した変化が心理的変化を生じることを期待した。もちろんそうはならなかった。彼の同性愛行動は不安定な関係においても続いた。遂には強い不安をもたらして，治療を求めるに至った。

以上の生活史調査には5回ほどの面接を要した。これでは別に原因となるような性的外傷は見出されなかった。また著しく高度な感情障害もなく，患者の身体的条件にも特に異常はみられなかった。第5回の面接の終わりに，信仰的なことがらに非常に熱心なために，それが心理的なストレスの原因となっていることが明瞭であるように思われたので，異なった見方をさせるように試みて，ウィンウッド・リード（Winwood Reade）の『人間の殉難』を1冊読むように与えた。1週間後の第6回の面接でその本を読んだと報告し，最初は宗教に対する批判に彼はびっくりしたが，後ではそれについての自分の考えもはっきりしてきたと言った。特に性に関しては，あまりにも深刻な罪意識があることが分かった。

ほとんどの社会的状況における彼の反応は非常に恐れがあり，また服従的でもあった。どんな種類の議論も嫌いであったので，なるべく犠牲を払ってでもそれを避けようとした。彼の働いている美容院のお客が彼を不当に批判すると，彼は傷つき心細くなり泣きだしそうになったが，抗弁はしなかった。彼は友だちに貸した相当の金額の金を回収することはできなかった。貸してから1年も2年もたってからでも，返してくれと催促することは全然できなかったのである。

不適応な恐怖の学習およびその解学習の受け取り方については彼に説明された。次の2ヵ月に行われた5回の面接は，対人不安に打ち勝つための断行行動の使用を教えることに重点をおいた。彼は物分かりが良く，すぐにあらゆる関係にずっとしっかりとまた積極的になった。2ヵ月後，症状はほとんど完全になくなり，お客とも実際に完全に気楽にやってゆけた。そのうちに，新たに同性愛関係が若干あり，いずれも関係のある間は満足していたが，1ヵ月以上は続かなかった。同性愛を治してもらえないかと訪ねてきたが，カールマン (Kallman, 1952) の双生児の研究により，私は同性愛は内因性のものであり，またそれゆえ条件づけ法には反応しないと確信していたので，それに対しては否定的に答えたのであった。

　R氏は2ヵ月後の8月23日まではやってこなかった。対人的な付き合いは進歩していたし症状もなかったのである。仕事の技術も非常によくなって，その結果お客は実際に2倍にもなった。それからまたアフリカ土人地域の伝道のための病院を1年後には始めることで，管理職の仕事も予定された。これを得るために熱心に勉強を始めていた。

　その次の面接は10月18日で，伝道のための病院の仕事について疑問が生じたので，過去2週間ほど再びかなり抑うつ状態におちいっていると言った。伝道関係の人たちはあまり協力的でなく，もし計画が失敗すればせっかくの彼の勉強は無駄になってしまう。同時に美容師よりはよいけれど，利用者が退屈しているのに気がついたので，仕事に不満を感じるようになっていた。また彼はそれが人道的に実際の奉仕にならないと感じた。人間の必要に応じる仕事はなんであっても奉仕であるといわれた。そして伝道に従事する仕事は断念するように忠告された。1週間後に，伝道関係の仕事から手を引くと申し出てから非常に気が楽になったと報告してきた。11月29日に，彼は気分は良いし，仕事は特にうまくいっているので非常に満足していて，美容師の仕事を変える考えはなくなったといった。

　彼は1955年6月にアポイントメントをとって，次のような話をした。治療後は，性的問題について心配するのはやめて好きなようにすることにしていた。それで同性愛も非常に楽しく行ったが，2ヵ月後に友だちに対して性的に反応しなくなったことに気がついた。1週間ないし2週間たってから，魅

力を感じた男性と同性愛をしようとしたが同様に反応しなかった。「変な感じがした。」その後2, 3回他の男性とも試みてやはりうまくゆかなかった。そしてR氏はもう「もし男が私にさわろうとするなら私は殴ってしまうだろう」と感じるようになった。

2, 3カ月ほど前に, R氏はジェーンという名の女性と会った。彼女をとても好ましく思った。彼女の性格は魅力的で, 趣味や興味に共通する点が多かったので, 彼女を好きになった。「もし自分が正常であるならば, 彼女と結婚したい」と時々考えるようになった。男性との関係が不満足になって, ジェーンと一緒に出掛けるようになった。それはとても楽しくて, 間もなく毎日彼女と会いたいと望むようになった。約3カ月ほどは, つきあいは純粋なプラトニックであったが, ある晩パーティの後, 2人とも少し酔ってジェーンは感傷的になり, 彼は接吻したが, それは「むしろ楽しかった。」この時以来彼はジェーンに性的に反応するようになった。ある夕, 非常に興奮してペッティングしたので, 性交ができると確信を持った。以来この興奮はしばしば生じて勃起を伴った。ジェーンの手を握るだけでも興奮した。性交はジェーンが「そのような類の女ではない」ので試みられなかった。R氏の訪問の理由は, 彼があえて結婚を申し込んでよいだろうかを知りたいということであった。私は反対しないと彼に告げた。翌週彼はジェーンは彼の申し出を好意的に考えていると報告した。しかし決定的な返事はくれなかった。彼は素晴しいと思い, 夢からさめる時がやってくると期待していた。また彼は英国に移ると決意していた。そして結婚すればジェーンも喜んでついてくるはずであった。この面接の時に彼は, 以前は女性との交際は好きであったけれども, 身体的な魅力は少しも感じたことがなかったことを再確認した。不幸なことには, R氏は求婚の経験がなかったので, ジェーンとの関係をまずいことにしてしまった。彼は過度に熱心過ぎるあまりに彼女の関心に鈍感になっていたのであった。次に会ったのは1955年7月（21回目の面接）であったが, 彼女は拒否して彼はとても失望したと報告した。そしてただ1人で英国へ出発していった。彼に対する別れの忠告としては, 決定的に魅力を感じた女性とのみ愛の営みをするようにと言っておいた。

1956年1月, 彼はロンドンから手紙をよこした。あるパーティの後, 彼は

ある女性が夜を一緒に過そうと提案したので家まで連れてきた。しかし疲れたという口実で性交は断った。2，3日後の夜，彼女のアパートで夕食をして楽しい夕を過ごし，彼女は夜泊まっていけといった。強く魅力を感じたが非常に不安でもあったので言い訳をして帰ろうとした。しかし扉を開けた時，雨が烈しく降っていた。彼は彼女と一緒に寝ることに気持ちを変えて，恥をかくかどうかやってみることにした。しかし嬉しいことには性行為は完全にうまくいった。手紙をくれた時には，この女性と1ヵ月の間，ほとんど毎晩愛の営みをしていつもうまくゆき，また彼がかつて男性と経験したよりずっと喜びは強かった。彼はとても喜んでいた。このことが究極の証明と考えて，他の男性に再び劣等感を感じる必要もないことも保証された。

　私は1956年および再度1957年と英国に行った時に，R氏に経過追求の面接を行った。彼は神経症状はなく，専ら異性との性関係のみが続いていた。そして事務管理の勉強をパートタイムで始めていた。1959年1月に，彼から来た手紙には，南アメリカの女性と結婚したと書いてあった。性生活はあらゆる点で依然として満足すべきものであり，妻は妊娠していた。

　このように良い経過をとったことは次のように説明できる。R氏の不安は明らかに，やかましいいつもどなりつける母親と関連して，小児時代に起因している。彼は誰に対しても恐怖心を抱きまた謝るように条件づけられていたが，母親からの般化勾配は，女性よりは男性の方が離れていた。思春期では男性に対して温かみや愛情といった楽しい感じを持ち，自然により近しく求める傾向があり，性衝動の表現ともなっていったのであった。男性との性的満足は，彼の同性愛傾向を強化していった。広く誰に対しても断行行動をとるように直接的教示を受けて，彼の対人恐怖は消去された。これが達成されて，そして不安なく男性および女性の世界を観察できるようになった時に，自然に女性の方を選ぶようになったのである——おそらくは彼の人生のきわめて早い時期に，社会的役割の条件づけとして打ち立てられていた選択傾向でもあったのである。

同性愛的小児性愛

症例60：同性愛的小児性愛症例の断行訓練[3]

　患者はV博士，40歳の医師で，三つの問題の治療で1971年の末に会った。約10年に渡る彼の3人の息子との性的行為（現在年齢は13,9および5歳である），数多くの長期に渡る対人関係の困難，それは主に彼の妻とであるが，他の成人ともある。2年間に渡る妻に対しての時折のインポテンスであった。彼に行動療法を求めさせるようになったのは，彼が長男と性関係を持とうとして，すなわち患者の尻に挿入する積極的役割をとらせようとしていたところを，妻が見つけたからであった。約2年間は患者と息子たちの間で性行為のあることを知ってはいたけれども，このように新しく発展したので，いよいよ堪忍袋の緒が切れたわけであった。その結婚生活は過去2年間は非常に不安定であったが，今やたとえ患者が治癒したとしてももはや和解の余地はないと妻は考えていた。患者は2～3日のうちに，1カ月間欧州へ行く予定であった。それは法的離婚の始まりとなるはずであった。

　V博士は外見は痩身でスポーツマン風，また若々しかったが，その事情を話す時には最初いくらか不安に見えた。しかし，セッションが進むと全く寛いだ様子となった。彼の息子との小児性愛的行動は，彼が妻の情事を発見して間もなくから始まった。その頻度は一定していなかったが，平均して2週間に1回であった。それには3人の息子とも含まれており，主として男の子の尻の間にペニスを擦りつけてオルガスムに達することからなっていた。彼の妻がこの行動を見つけたのは2年前になるので，これは議論の続く原因でもあった。彼は弁解したけれどもそれを止めることはできなかった。たまに性交を試みても，勃起を維持することが難しいようになったのはこの2年間であった。

　V博士の背景に関しては，彼は2人同胞の上で，下の妹は結婚していた。彼は母親については「いくらか威圧的な型」であるといった。父親は母親よ

りはずっと穏やかであったが、「父親が何かいう時には人々は信頼する」ということであった。彼は厳格な教師であった。しかし「非常に公平な」傾向があった。患者は自分自身にもそのような性格があると述べた。

　V博士の同輩との異性的適応は常に、どう見ても希薄であった。彼は高校時代にデートをしたけれども、彼の最初の性交は17歳であった。その時2回売春婦と性交をして、2回とも淋病にかかった。これは全く恐ろしいことで、数年間は性交を避けるようになった。2回目の感染の約1年後に友人の4歳の男の子と小児性愛の最初の経験をした。

　彼が医学部の学生であった時に、今の妻と出会った。約6カ月後に2人は性交をした。これに彼は大変感動して、2カ月後に結婚した。フロリダに短い休暇をとってゆき、そのあいだ「彼女はセックスが全てであった」ので2人はしばしば性交をした。結婚式の後、彼女はそれほどセックスに熱心ではなくなった。そしてほとんど直ぐに、「棒雑巾の側に座り込む」ようになった。この予想もしなかった行為で、かれは遠ざかるようになった。それでも2〜3カ月の間は性行為をしようと「あらゆる努力をした。」しかし次第に彼の努力は衰えて、結婚して約1年後には性交は2ないし3カ月ごとに1回にまで落ちた。2年後には妻は他の男性と会うようになった。彼女はセックスはしないといったけれども、彼はこのために非常に落胆して、彼女とは離婚するように申し出た。9カ月間法的に別居した後で離婚した。しかし2カ月後に2人は再婚した。性的には彼女は今度は攻撃的であった！彼はこのためにいらいらすることに気がつき、それで1年以内には性交は2〜3カ月に1回というふうに再びなってしまった。その頻度は決まりとして続いた。再婚のこの段階で、彼は子どもたちを性の捌け口とすることに変わっていった。

　V博士の妻との関係は他のことでも幾つか緊張状態があった。結婚の初期から彼らは議論することが多かった。妻は「死ぬほど退屈した」が、スポーツ、読書など他の活動をやってみようとはしなかった。彼女は楽しい時間を得たいとは思ったが、それに多くを費やそうとはしなかった。

　最初の面接の終わりに、三つのことを指示した。(1)小児性愛行動をしていない時でも、彼は毎日かあるいは1日置きくらいに小児性愛の思いに悩まされていたので、思考制止を教えられて、小児性愛の思いが心に浮かんだ時に

は必ずそれを試みるようにいわれた。(2)彼が欧州に出掛けている月間は，誰とでもセックスをすることを避けるように言われた。そしてその代わりに，人々を知るように努めることに集中するように言われた。(3)それから断行行動についての初期教育がなされた。またそれの実行を始めるように言われた。彼は欧州から帰って後は，週に3回訪れることを承認した。

　帰国して，彼は次のことを報告した。思考制止はよく作用して，小児性愛を考える頻度は週に1ないし2回に減少した。彼は妻のもとに帰って，数回良好な勃起を得た。しかし教示されたことに従って性交は試みなかった。彼はかなり良好な断行訓練ができるように思われた。このことを誉められて，それから積極的感情の表現を教えられた。彼が妻に自分が望むような「妻」であるという時には，治療者は常に微笑んだ。このようなセッションが約3回行われてからは，妻を名前で日常的に呼ぶようになった。一方治療者の微笑は妻についての感じに何かを付け加えることになった。彼が妻について好まないことは，主として彼女が夫を「一段下に」扱うことであった。もしも彼女が刺激的に振る舞うときは，彼は断行的に対応することができなかった。その代わりに彼は，物事をきちんとできないことに不満を感じて数日間は腹を立てていたのであった。しかし今や彼はある程度問題を処理することができることを感じ始めていた。

　さて，V博士は妻に性的に近づく準備ができているように思われたので，そのように教示した。しかし少なくとも彼女を専横に振る舞わせないで，同等になるよう制御することもいわれた。第5セッションで，彼は性交を報告した。それは彼の方から始めて，オルガスムには同時に頂点に達した。彼は子どもと一緒に漫画を見ている時に障害的経験――勃起をした。これが続くことを彼は心配した。しかし単なる消去してゆく習癖であると保証された。

　第9回のセッションで，彼は次のことを報告した。妻と長男，彼は妻の「破壊的な行動」を助ける者の1人であるが，その2人の秘密の会話を誤解した。彼は怒ったけれども，事が推移するのを見物しようとした。後になってこの決定は賢明であったことを知った。――V博士が欧州に行っている間に，息子は警察とちょっとしたトラブルがあった。（建設用地の木材を破損した。）そしてそのことを父に告げるのを恐れた。妻はそれを報告するよう忠告した。

翌日長男は早速実行した。V博士は妻に疑いをかけていたことを話して謝った。——そして彼女のとった行動を誉めた。妻は一層彼に近づくようになった。

第12回のセッションで、V博士は次のことを報告した。妻は彼女と長男との「内緒」のやりとりが、家族間の相互関係という意味ではよくないものであることを最終的に認めた。そしてそれを止めることに同意した。

第13回のセッションが最終となった。彼はちょっとしたつまずきをしたことを報告した。彼は三つの項目を実行するように努めて、しゃべっては怒りやすいようになってしまった。しかしやがて気がついて、妻に怒りを表現できるようになったが、2～3時間も経つとそれを終わらせるというふうにした。このようにやっては、妻に適宜弁解することは良い考えであると、この時点で彼は感じるようになった。2～3日後に彼と家族はオレゴンへと出発した。彼は周期的に電話すること、もし必要ならば相談に戻ってくるように忠告された。

治療期間は4週間——13セッションであった。1971年12月に患者は電話をよこして、あらゆる領域でなおよくやっていると報告した。

洗浄強迫行為

症例61：イメージおよび実際の2種の刺激を併用して尿「汚染」に対して系統的脱感作を用いて治癒した洗浄強迫行為[4]

この症例は特に注目に値する。何となれば、この種の症例ではフラディング療法を選択するという最近の優れた報告のために——たとえ必要であっても——他の治療法を忘れさせてしまうことが多いからである。引き続いて行われる療法でも詳細な記述から省かれやすいのは断行訓練の使用である。汚染以外の事項についての不安は、これらの症例ではしばしば無視されやすい。

T君は18歳の青年、非常に強度の洗浄強迫行為があった。その根拠となることは、尿で汚れることの恐怖で、他人を汚すことをおそれることが主な理

由であり,自分自身の尿については最も甚だしかった。これから述べる治療を始める時には,患者は神経症のためにほとんど生活不能の状態であった。小便をすると,性器をきれいにするために綿密な儀式を45分かけた。それから手を洗うのに約2時間かかった。朝,眼が覚めるとまず必要なことはシャワーにかかることで,約4時間を必要とした。神経症的症状のこういった「基本的な要求」の他に,日常生活には避けられない偶発的な汚染が毎日いろいろ加わってくる。したがってT君は起床する努力を認めなくなって,約2カ月間はほとんどベッドに寝たきりであったとしても驚くにはあたらないであろう。

　神経症的症状は明らかに,異常な家庭環境に起因していた。15歳までのT君の両親は,2歳上の姉が1人でいるのを怖がるので彼と姉とを一緒に寝させた。女の子に近づくということで,きわめて当然のことながら,好色的反応が生じて,このため彼は強い罪悪感と恥ずかしさを感じた。そしてこんな風にさせた両親に対して怒りが敵意となり,しばしば両親をやっつけてしまうという空想を抱いた。これが怖くなって彼は自分を下劣な人間と思うようになった。つづいて自分の尿が「嫌悪感」の主な焦点となったのである。

　治療の最初は普通の脱感作法であった。彼は他人でも尿で汚れることを考えると動揺したので,最初に想像させたのは,知らない人が40立方フィートの水の入った水槽に1滴尿を落とした中へ手を入れる情景であった。この情景でも,最初はT君は若干不安を感じた。しかしそれは減少していき,2～3回提示して消失してしまった。そこで尿の濃度を次第に増加して,遂にはこの人が純粋の尿に手を入れるところまでになった。各情景は何ら不安を生じないところまで繰り返された。

　この手続きの経過は,週5回の頻度で約5カ月間治療が行われた。原則として各セッションは約20分を要した。T君の症状はかなり良くなった。例えば手を洗う時間は約30分になり,シャワーの時間は1時間をちょっと超えるだけになった。そして面接の時にも,自分と椅子との間にニューヨークタイムスを挟む必要がなくなっていた。

　想像場面の新系列として,T君が自分自身だんだん濃度のふえる尿の水容液に手を入れることを始めていった。最初はいくらか進歩するように思われ

た。しかしその後は，T君が自分自身について想像することが，実際の生活ではできなくなっていることがはっきりしてきた。結局彼は純粋な尿中に手をつけることは，平静に想像できるけれども，実際にそれをすることは問題にならなかった。

そこで生活上の脱感作に切り換えることになった。さて強い実際の刺激では不安を生じて，とてもリラックスできないようになってしまうのであった。まず大きくブロック文字で印刷した「尿」という言葉を見せることから始めた。これでも若干不安を感じたので，十分リラックスさせて不安を除いた。次の段階は，長い室の一隅に彼を座らせて，他端に密閉した尿の瓶を置いた。そこで彼はまたリラックスして，不安を消した。それからだんだん尿の瓶を近づけ，ついにはわずかに不安を感じるが，リラックスしてそれを消すことができて瓶にふれるようになった。尿の入った瓶ではもはや不安を感じなくなったので，新しい系列の練習を始めた。まず最初に非常に薄めたごく普通の尿の液（1ガロンに1滴）を彼の手の甲におき，完全に不安が消えるまでリラックスした。それからセッションごとに濃度をだんだん増加していった。彼が純粋の尿にも耐えられるようになった時，今度は自分の尿を使用し始めた。そして遂には，尿のついた手でいろんな物——雑誌・扉の把手・人の手——を平気で「汚す」こともできるようになった。

以上述べた脱感作の種々の仕方は1961年6月の終わりに完了した。その時にはT君の運動の自由は著しく増加していた。毎日衣服を着て，手を洗う時間は7分に減り，シャワーの時間は40分になった。彼の洗浄儀式はほとんどなくなった。1961年9月学校に復帰して，1962年3月まではたまに面接するだけであった。この間実際の治療は行われず，本質的な進歩はなかった。1962年3月に毎週外来治療を始めた。そこで再び症状が改善しだした。1962年6月の最後の面接では，手を洗う時間は3分になりシャワーの時間は20分であった。尿は「ねばっこくて，臭い。それだけのことである。」と考えるようになったと彼は言った。1965年2月手を洗うのには約10秒かかり，また「石鹸さえ使っていない。」と報告した。彼は正常の生活をしていた。1967年9月，電話連絡では症状の回復はなお続いていることを確認した。

16 二，三の複雑な症例

注

1 この観察の治療的な意味は後述で明らかになる。
2 この症例の短いまとめは，スティブンソンとウォルピ (Stevenson and Wolpe, 1960) の論文に掲載されている。
3 この症例報告は，詳細な記述を要約してニール・B・エドワーズ博士により述べられている (Edwards, 1972)。
4 これはもっと詳しい報告をまとめたものである (ウォルピ, 1964)。

17
行動療法の評価

　行動療法は，実験的に確立された学習法則を臨床に適用したものである。それゆえ，行動療法は，専ら学習の結果生じた臨床上の不適応症状の改善に利用されている。これらの中で最も一般的なものが神経症である。本書の中心的話題は神経症であり，われわれはここで行動療法の神経症に対する治療的効果を評価しておく必要があろう。その結果，行動療法がすぐれて効果的であるということが以下で明らかにされるであろう。

　心理療法家は自分の治療法が効果的な治療法であると思い込みがちである。それは，以前から知られているように（例えば，ランディス Landis, 1937；ワイルダー Wilder, 1945；アイゼンク Eysenck, 1952），心理療法上の理論や実践が全く異なっているにもかかわらず，40パーセント以上の神経症の患者が（行動療法でない）従来の治療法でかなり改善されているからである。これだけの成功率があれば，従来の治療法を維持していくのに十分な間歇強化(スキナー Skinner, 1938)が与えられるのである。しかし，これらの治療法はどの治療でもほぼ同一の効果しかあがっていない。したがって，これはある特定の治療法が効果的であるというよりも，何らかの共通するプロセス——たぶんそれは患者が治療者を自分を委ねることのできる，信頼に足る，賢明で有能な人物であると見なした結果生まれた感情的影響だと思われるのだが——が

これらの治療に含まれていたためであると考えることができる。ある治療法が有効であるとするためには，その治療法が他の治療法よりも高い水準の回復率を示すか，あるいはより早い回復を生じせしめることができなければならない。

　本巻で行動療法の技法を確信をもって提供したのは，行動療法が回復率においても回復の速さにおいても他の治療法の平均を越えていると信じるに足る具体的根拠があるからである。従来の治療法間の比較研究の中にはかなり誤った分析が含まれており，その結果を再検討してみると（p. 446以降参照），そこには精神分析に定位した治療法や他の治療と折衷させた治療法に代わって，行動療法が治療の中心となる時期が近づきつつあると信じるに足る確たる理由があるのである。

治療的変容の基準

　心理療法の中心的目標は，他の治療法と同様，疾患や疾病を治癒し改善することである。行動療法家は治療課題を不適当な習慣を除去することであると考えているので，治療が成功したかどうか測定するためには治療を行う前に不適応習慣を分類・列挙し，治療後にこれらの習慣がそれぞれどの程度除去されたか査定する方法が用いられる。この査定は患者の自己報告，臨床的観察，患者の友人による観察，精神生理学的所見といった数種類の情報に基づいて行われる。

　治療的変容の臨床的基準として，行動療法家は一般にナイト（Knight, 1941）が提唱した基準を採用している。それは，その基準が実際的で役に立つからである。皮肉なことに，それらはもともとは精神分析的研究を改善する目的で提唱されたのだが，精神分析家によって用いられたことはかつて一度もなかったように思われる。ナイトの基準は以下の通りである。

1．症状の改善
2．仕事における生産性の増加

3．性生活における適応と満足の改善
4．対人関係の改善
5．日常の心理葛藤や適度な現実的ストレスを処理する能力の増加

　神経症のすべての症例で変容に対して必要な基準は症状の改善である。他の基準もほとんどの症例に関連するが，すべての症例に関連するというわけではない。仕事場面で神経症的な不安を抱いていても満足のいく性生活を営んだり，社会的場面でくつろぐことは可能である。「症状の改善」とは，ここでは薬品のような手段を用いて症状を緩和することを意味するのではなく，これまで不適切な不安あるいは他の不適応反応を呼びおこしていた刺激が，同じ条件のもとで不安，不適応反応を生起させる刺激とならないようにするという根本的な変化を意味するのである。患者が症状として知覚しているものを，治療者は習慣と見なす。症状の基盤となっている不安─反応習慣を消去することにより，消去したのと同程度症状を改善することができる。もし，この不安が形を変えて他の症状として現れていたのならば，たとえそれが片頭痛，ぜん息，神経性皮膚炎，結合組織炎，どもり，不感性，不能，同性愛といった症状であっても，その症状は軽減され消滅してしまう。神経症の結果，2次的に出現した諸症状が軽減されたかどうかも改善の測度として利用可能である。ぜん息の治療に関するムアー（Moore, 1965）の研究はこの良い例であろう。

初期の成果

　1955年ごろから個人あるいは小グループの治療に行動療法を用い，成功した症例が報告されてきている。初期の報告の多くは，アイゼンク（1960, 1964）が編集した2巻の本の中に簡便にまとめられている。こういった報告は心理療法関係の文献としては異例であり，その特徴は本巻で記述した多くの症例と同様，一般にある特定の治療を行うと治療上の変容があるというように，特定の治療と変容との間に明らかな時間的関係があるということを示してい

る点である。

　初期の研究の中には，個々の治療条件を統制しているわけではないが，統計的に比較した研究もある。著者が個人的に行動療法を用いて治療した患者の予後を調べてみると（ウォルピ，1958），上記の基準に照らして，平均約30セッションの治療で神経症患者210人のうち89％が明らかに回復し，少なくとも80％が改善されていた。これらの患者のうち45人について2年から7年の追跡調査をしたところ，1人を除いて全員が少なくとも治療効果を維持していた。表17.1（ウォルピ，1964による）は，この研究結果と普通の病院での典型的結果（ハミルトンとウォール Hamilton & Wall, 1941），精神分析による結果（ブロディ Brody, 1962）を比較したものであるが，ここから行動療法の回復率がかなり高いことが明らかである。相対的なパーセンテージよりももっと注目すべきことは，治療セッションの回数が行動療法では非常に少ないという事実である。ブロディは精神分析を用いているが，彼が報告している平均セッション数は，行動療法での平均約30回に対して600回ぐらい，すなわち週3～4回で3～4年間（マサーマン Masserman, 1963）である。

　初期の行動療法による症例研究には，この他にフセイン（Hussain, 1964），バーネットとライアン（Burnett & Ryan, 1964）がある。フセインは逆制止の原理による催眠暗示法で105人の学習性情緒障害を治療したが，そのうち95％が「完全にあるいはほとんど完全に回復した」と報告している。バーネット

表17.1　各種治療の無統制群研究の成績

治療法	事例数	治癒・軽快	回復率
行動療法 （ウォルピ，1958）	210例	188例	89.5％
精神分析療法 （ブロディ，1962）	210*	126*	60
一般入院治療 （ハミルトンとウォール，1941）	100	53	53

＊数字は完全に分析をうけたとみられる患者のみ。精神分析群全患者数は595例。

とライアンは100人の患者を，あるときはグループで，またあるときは個別に治療した。治療は想像場面と現実場面の両方に対して脱感作を行った後，弛緩訓練を実施した。治療は平均5週間続けられた。1年間のフォローアップが可能であったのは25名である。そのうちの15名（60％）は明らかに治癒あるいはかなり改善していることが判明した。このような短期間の治療で，これだけの回復率が得られるということは注目に値することであると思われる。

最近の成果

　1970年代は注目に値する年代である。それは行動療法と精神分析を志向した治療法の両者の条件を統制してその効果を比較しようとする研究（スローンら Sloane et al., 1975），および各治療法を比較・概観しようとする研究がこの年代に出現したからである。後者の研究には「メタ分析」を用いたスミスとグラス（Smith & Glass, 1977）の研究がある。この研究はその後，スミス，グラス，ミラー（Smith, Glass, and Miller, 1980）によって発展した。彼らはこの中で，それぞれ異なったシステムを持つ心理療法の長所を比較した。また，比較臨床研究の再検討がルボルスキー，シンガー，ルボルスキー（Luborsky, Singer, and Luborsky, 1975）によってなされた。スローンらは行動療法の効果と精神分析に定位した治療法の効果を比較した。彼らの調査は以下のようにして行われた。まず各被験者は独立の査定者によって評価され，その後，無作意に行動療法家あるいは精神分析を志向した心理療法家のもとへ送られた。スローンらが到達した結論は，たとえ治療期間が短期であろうと行動療法の効果と精神分析を志向した心理療法の効果との間には有意な差はないということであった。同様の結果がスミス，グラス，ミラーの研究，ルボルスキー，シンガー，ルボルスキーの研究によっても得られた。これらの結果はストラップ（Strupp, 1978），ガーフィールドとバージン（Garfield and Bergin, 1979），ガーフィールド(1980)のような著名な権威者によっても強く支持された。そしてまた，カズディン（Kazdin, 1979）を含む幾人かの優れた行動療法家もこの結果を承認した。

17　行動療法の評価

　これらの研究結果は，心理力動的な治療法に立脚した人々に安堵のため息をつかせることができた。それは自らの教義に不吉な脅威を与えていたものが除かれたからである。彼らはもはや行動療法を競争相手として，あるいは心理療法の一つとして考慮に入れるべきだと感じなくなった。今や行動療法は，「単純」な恐怖症やおきまりの性的問題のような何らかの「皮相的」問題の治療に対して補助的な価値を持つにすぎないと考えるようになったのである（例えば，マーモー Marmor, 1980）。

　この新たな態度は，精神医学界において特に顕著であった。1例を引いてみよう。1975年までの約10年間，アメリカ精神医学会の年次総会の組織委員会は行動療法に関するシンポジウムを開催するよう毎年依頼してきた。ところが，1975年以降アメリカ精神医学会の総会では他の行動主義の発表も散見された。シンポジウム開催の依頼はなくなった。そしてプログラムに現れる個人論文はさらに少なくなった。

　臨床活動に携わっている行動療法家には，スローン，スミスとグラス，ルボルスキーの研究の結論が信じ難いものであった。行動療法家は毎日自分が用いている方法の威力を観察していたし，長期にわたる精神分析を志向した心理療法で治らなかった多くの神経症患者においてさえ，行動療法上の技法がいかに頻繁に成功したかを知っていたからである。上記の諸研究は文献の上でもいくつかの批判を受けた。ラックマン（Rachman, 1971）はバージン（1971）による関連論文を根拠に欠陥を指摘した。アイゼンク（1978）はスミスとグラスを批判したし，著者（ウォルピ，1981；ウォルピとウォルピ，1981, p. 154）はスローンと彼の同僚のデータが「差は有意でない」という彼らの主張と矛盾しているいくつかの例を示した。これらの異議は行動療法家に何らかの慰めを与えたが，意見の趨勢にはほとんど影響をもたらさなかった。

　最近，スローン，スミスとグラス，ルボルスキーの各論文に対して再評価が行われたが，従来の評価とはその様相が激変した。アンドリュースとハーベィ（Andrews and Harvey, 1981）はスミス，グラス，ミラーの論文のデータを再分析した。彼らはスミスらの475に及ぶ統制された研究データのコピーを手に入れたのである。しかし，彼らはデータの分析を，治療を求めていた神経症患者に限定した。したがって，分析の対象となった資料には普通，心理

療法を求めているはずの人々しか含まれないことになった。このようにしてもとのデータは2202人の患者から成る81研究に減らされた。アンドリュースとハーベィは，スミスとグラス(1977)のメタ分析技法を用いて，それらを統計的に統合した。彼らは治療を表17.2に示すように，言語的，行動的，開発的，擬似療法という四つの「上位クラス」に分類した。スミスとグラス(1977)の技法に基づいて81回の統制された試行から計292の「有効数」が算出された。言語的治療者集団の「有効数」の約95％が「力動的心理療法」であった。

　図17.1は個々の心理療法の効果を比較したものである。この図は場所（すなわち，大学，外来患者，入院患者），治療時間，治療後の月数といった異なった3側面について，その有効数を示している。これら三つのグラフすべてにおいて，行動療法は測定値で「言語的治療」（すなわち力動的心理療法）に優っている。行動療法の平均有効数0.97は「言語的」治療法の0.74よりも優

表17.2　各種療法の平均有効数[*]

分類区分	有効数	平均(標準錯差)
言語的方法	95	0.74(0.05)
力動的療法	90	0.72
認知的，ゲシュタルト的療法	5	1.20
行動的方法	110	0.97(0.06)
行動療法	103	0.99
認知行動療法	7	0.74
開発的方法	56	0.35(0.06)
来談者中心療法	31	0.39
カウンセリング	25	0.31
プラシボ(擬似療法)	28	0.55(0.06)
分類不能	3	…
計	292	0.72(0.03)

＊アンドリュースとハーベィ，1981より

れており，これは1％水準で有意である。アンドリュースとハーヴィが行動療法に好意的であるという批判は妥当でない。なぜならば，行動療法が臨床的実践および臨床家の訓練において最も支持されるべきだという推論を，彼らは分析のどこからも導き出してはいないからである。彼らはおおむね行動療法と力動的療法の双方を支持している。このことは「認知的行動療法の発展にともない………行動療法と言語的心理療法との間の概念的な溝は急速にせばまりつつある」という記述から明らかである。

同じように，ギルズ（Giles, 1982a）はルボルスキー，シンガー，ルボルスキー（1978）の研究結果を再検討した。彼は行動療法と精神分析を志向した心理療法の効果が「同等」であるというルボルスキーらの結論に敢えて挑んだのである。再検討の結果，ルボルスキーらのもとの計算では，行動療法は6研究において心理療法よりも効果的であったこと，しかし心理療法が行動療法より効果的であったという研究のないこと，そして13の研究において両治療法に効果の上で差がなかったことを見出した。したがって，この数値を見る限りは両治療法の効果は「等しい」と考えるよりも，行動療法の方が優れていそうだと考えるのが適当であると思われる。ギルズはさらに検討を重ねた結果，効果の上で差がなかった13の研究のうちの二つは実際には行動療法が優っていたということを見出した。「勝者が賞を得ず」という適切な副題のついた論文の中で，ギルズは「ルボルスキー，シンガー，ルボルスキーが引用した19の研究のうちの八つがすべて行動療法を支持しているのは当然のことである」と述べている。ギルズは，他の治療法では治り難いことが周知である疾患，例えば，夜尿症，性的不適応，露出症，幼児嗜愛，過敏結腸症候群，不眠症などを考慮に入れたならば，もっと注目せざるを得ない結果になったであろうと論じている。

さらにギルズ（1982b）はスローンらの研究を再検討した結果，行動療法と精神分析を志向した治療法はどちらもその治療効果において同等であるとするスローンらの考え方を支持しえないという結論に達した。スローンの研究は研究計画および実践において臨床的諸研究の中でも卓越したものであるが，その成果を実際の事実と突き合わせてみると，「同等である」とした結論に疑問を抱きたくなる多数の欠陥を含んでいる。まず，独立とされている査定者

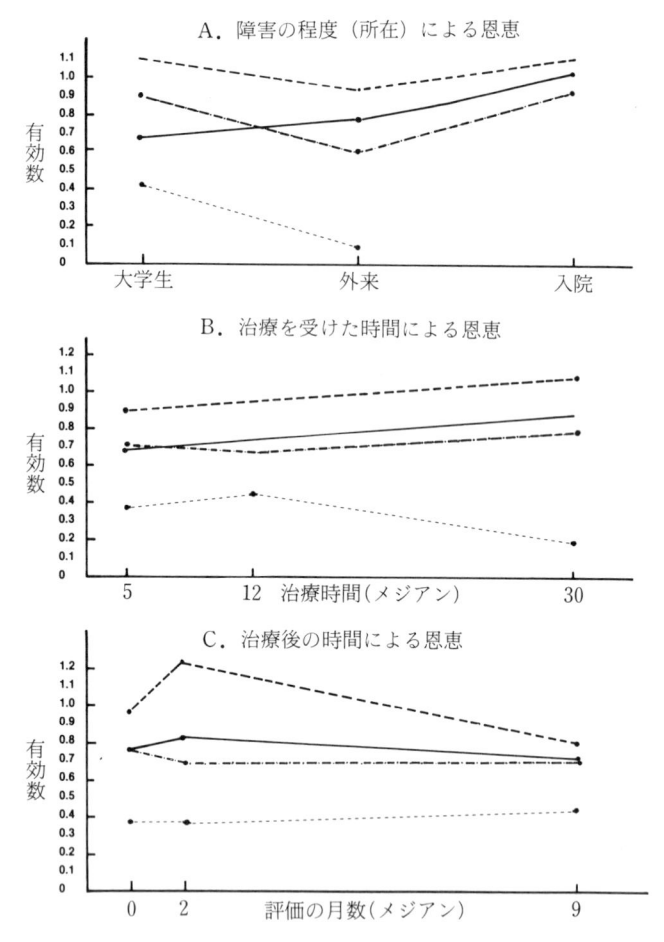

図17.1 平均有効数によって測定された心理療法による恩恵。治療全体（———），行動的心理療法（－－－－），言語力動的心理療法（－・－・－），来談者中心およびカウンセリング療法（………）。結果は，A．所在により判断された障害の程度，B．治療を受けた時間，C．治療後の時間（月数）によって比較されている。アンドリュースとハーベィ（1981年11月）Arch. Gen. Psychiat., 38：1205。

2人は力動的心理療法家とオペラント／折衷療法家である。したがって、しばしば治療の標的が査定者と異なる行動療法家よりも力動的療法家の方が、査定者の評定と治療者の評定で一致しやすくなると考えられる。次に、測度の信頼性を評価することがほとんどできないということである。すなわち、査定者訓練、定期的フィードバック、あるいは評定者間の信頼性に関する記述が全くないのである（ポッペン Poppen, 1976）。したがって誤差分散が治療効果間の差をあいまいにしてしまったかもしれないという可能性が残されることになる（ディマスター，レイド，トウェンティマン Demaster, Reid, & Twentyman, 1977；カズディン，1977 参照）。

ギルズはスローンらが統計的に有意であるとした結果すべてを一覧表にしたが、ここから心理力動的治療法を支持する結果一つと行動療法を支持する結果八つを見出した。12カ月時の査定においては、査定者によって、行動療法的に治療された患者だけが統制群よりも病状が有意によくなっていると評定されていた。また、行動的に治療された患者だけがその仕事への適応において最初のベースラインよりも有意に改善されていた。精神分析的な治療を受けた場合、最初、症状が軽度だった患者の方が重度の患者よりも有意に効果的であった。それに対して行動療法では病状の軽度だった人にも重度だった人にも等しく効果があった。以上の結果から2種類の治療が等しい効果をもつという主張は、データとは一致していないといえよう。行動療法は査定者のバイアスが加えられている可能性があるにもかかわらず、かなり効果的であったと考えられる。

ここでこの研究に用いられた患者の母集団は患者の代表集団であるとみなし得ないことに注意しておく必要がある。患者は主に大学生であり、症例は概して軽いものばかりであった。このことは統制群のうちの多く（50％）が何の正式の治療も受けずに4カ月で回復あるいは改善したという事実に反映されている。軽度の神経症の症例では、ほとんどどんな治療法でも効果が期待しうるのである。

以上の証拠は行動療法をかなり支持するものである。この治療法は現在選ぶべき最も金のかからない治療法である。だが、その成功の全体的水準は本来あってしかるべき水準よりもはるかに低い。それは、言及された数多くの

研究に参加した行動療法家のうち,行動療法の十分な訓練を受けた者がごく少数であったためと考えられる(ウォルピ,1981)。このことは二つの意味を持つ。すなわち(1)未熟な行動療法ですら精神分析を志向した心理療法よりも良い。したがって当然の帰結として,心理療法訓練は一般に行動療法優位になるべきである。また,(2)行動療法の適切な訓練が普及すればそれだけ実践の水準も上がり,その結果,成功水準も上昇するだろう。

行動療法の訓練が不十分である影響は,行動療法の研究それ自体,特に個々の行動療法的技法の効果を比較する研究にまで及んでいる。治療者に最も欠けているのは,それぞれの症例で最も効果的であると思われる手続きを決定する際,行動分析がどのような役割を担っているのか正しく評価することができない点である。そして通常,そのような分析を遂行するのに必要な技能も欠如している。しばしば同じ病名の症例はどれも同じようなものであると見なされているが,それは正しくない。

前章で,著者はこの考え方がいかに不適切なものであるかいくつかの症例を引いて注意を喚起してきた。一般に抑うつの研究で,調査者は抑うつが内因性か反応性かで区分せず,単に認知的基盤をもつ抑うつなのかそれともそれとは違って情動的に条件づけられた抑うつなのかで区別しているだけである。治療対象として最も一般的である恐怖症の治療においてでさえ,被験体はどれも同じようなものであるという誤った仮定がはびこっている。特に,認知的な基盤をもつ恐怖と古典的条件づけによる恐怖とはしっかり区別しておかないと治療の失敗につながってしまう。この区分けが不十分だと,治療効果を評価する際,その評価を歪めてしまうことにもなりかねない。系統的脱感作を例にとって考えてみよう。この治療には情報を修正する機能はほとんどない。したがって認知的修正を必要とする恐怖症の症例にはあまり効果が期待できない。だから,脱感作を評価する際,そのような症例は除外すべきである。これは,肺炎に使う抗生物質の検査に,ウィールス性の肺炎が除外されるのと同じである。バンドゥラと彼の同僚(例えば,バンドゥラ,グルセク,メンラヴ Bandura, Grusec, & Menlove, 1967;バンドゥラ,ブランチャード,リッター Bandura, Blanchard, Ritter, 1969)の実験(p.81以降参照)は,まさに除外すべき被験者と対象すべき被験者を混同してしまった例である。彼

らは恐怖症の治療で，脱感作による治療と恐れを知らないモデルのフィルムを段階を追って提示し実際に誘導してモデリングさせる治療法を比較した。しかし，彼らは恐怖症に多様な問題があることを考慮にいれていなかったので，その治療が被験者にさまざまな影響を与えるだろうということを予想していなかった。フィルムとモデリングが認知的基盤をもつ恐怖を軽減させる情報となるのは明白である。また，恐れを知らないモデルへの接近は治療の存在と同様，不安の逆制止を生み出すかもしれない（ウォルピ, 1958, pp. 193―195）。したがって個々の症例において刺激－反応構造がどうなっているか分析することなしには，バンドゥラらの実験から彼らが用いた治療法が有効なのかどうか直ちに有益な結論を引き出すことはできない。

認知的基盤をもつ不安と古典的条件づけによる不安との2分法に関する研究が今や必要である。そのためには，まず恐怖症患者それぞれの母集団においてこの2種類の症例の分布を知る必要がある。次に，認知的基盤をもつ不安が認知的修正を行うことで改善され，古典的に条件づけられた不安が脱条件づけによる技法を行うことで改善されるのではないかという予想を調べるために，統制された研究が必要である。この種の調査は行動療法病棟で開始されている。この調査の中には閉所恐怖症と生理学的徴候への恐怖症といった一般にはよく知られている恐怖症が含まれているが，それは上述した2分法がこの二つの恐怖症で明白なためである。

もちろん評価的研究には，まだまだたくさんの問題が手をつけられないまま残されている。われわれは，心理療法には一般にどのような効果があるのか，現在の行動的諸方法をどのようにすれば最大限に利用することができるのか知る必要がある。カズディンとウィルソン（Kazdin and Wilson, 1978）は，例えば特定の治療による症状の改善の程度，治療効果の持続性，他の治療法における効果の持続性，それぞれの治療法における相対的な効率性とそれにかかる費用など広範囲に及ぶ問題を明らかにした。

個々の治療法にはそれに適した問題があり，心理力動的治療法は行動療法と組み合わせて用いられるべきだとの提案が近年しばしばなされている（例えば，バージンとストラップ, 1972；フェザーとローズ Feather & Rhoads, 1974；ワッチェル Wachtel, 1977）。この立場の弱点は（本章のはじめで述べた心理療

法一般の効果は別として）精神分析のいかなる技法にも特定の効果があるという証拠が全くないということである。非行動主義的処置で治療時間を費やしてしまうと，行動療法の効果が低下し，あまり良い結果をもたらすとは思われない。唯一の例外は（現在まだ調査中だが），ワッチェル（1978）のいう幼児期の永続的行動様式のような特別の症例において使用される場合のみである。

　学習された不適応行動を変容したり除去したりする際に，習慣の形成・破棄に影響する諸要因についての知識が非常に重要であるという結論に達せざるを得ない。この知識は安定した臨床的手法を生み出し，その手法はそれらの結果によってますます正当化されていくことであろう。これが唯一の効果的治療法を生み出す方法ではないけれども——時々経験的にいくつかの効果的治療法が見出されている——，それは本来最も実り多いものである。ここには，例えばソロモン（Solomon, 1980）の拮抗過程やカタニア（Catania, 1977）の行動的対照のような，可能性を秘めた新しい考えを生み出しうる土壌がある。さて，今こそ歴史的にわれわれに様々な情報を提供してくれた実験神経症に立ち返る時期である。

付 録　A
ウィロビー人格評定表
(Willoughby Personality Schedule)

　この質問表はあなたの情緒的特性を知ろうとするものです。ですから，この質問表に対するあなたの答がよいとか悪いとか，判断するつもりはまったくありません。各々の質問のあとに，０１２３４の数字があります。数字の意味の説明をよく読み，各問題について自分にもっともよくあてはまる数字を丸で囲ってください。

　０：〝まったく自分にあてはまらない〟，〝まったくちがう〟。
　１：〝多少〟，〝いくらか〟，〝ときには〟。
　２：〝他の人と同じくらい〟，〝普通程度〟。
　３：〝通例〟，〝かなり〟，〝しばしば〟。
　４：〝実際上いつも〟，〝まったく〟。

1	あがりやすいですか？	0	1	2	3	4
2	恥をかいた経験が気になりますか？	0	1	2	3	4
3	高い所に立つと落ちやしないかとこわいですか？	0	1	2	3	4
4	すぐ感情を害する方ですか？	0	1	2	3	4
5	人づきあいでは引込み思案の方ですか？	0	1	2	3	4
6	なぜだかわからないがうれしくなったり悲しくなったりするという波がありますか？	0	1	2	3	4
7	恥ずかしがりやですか？	0	1	2	3	4
8	しょっちゅう空想しますか？	0	1	2	3	4
9	すぐにがっかりしやすいですか？	0	1	2	3	4
10	その時の勢いで物を言って，あとでくやむ方ですか？	0	1	2	3	4
11	ひとりぼっちでいるのが好きですか？	0	1	2	3	4
12	涙もろい方ですか？	0	1	2	3	4
13	仕事がうまくいっている時でも，あなたが働いているの					

		0	1	2	3	4
	をそばでみられるのは嫌いですか？					
14	他人から批判されるとひどくいやになりますか？	0	1	2	3	4
15	向こうから来る人と会うのを避けるために道の向こう側へ渡ったりしますか？	0	1	2	3	4
16	レセプションやお茶の会などに招待されたとき，そこに偉い人がいると顔を合わせないように避ける方ですか？	0	1	2	3	4
17	自分がみじめに思えることが何度もありますか？	0	1	2	3	4
18	クラスの話し合いや討論に進んで参加するのがためらわれますか？	0	1	2	3	4
19	時々さびしくなることがありますか？	0	1	2	3	4
20	目上の人の前に出ると自意識がつよくなりますか？	0	1	2	3	4
21	自信がない方ですか？	0	1	2	3	4
22	自分の外見を自分で意識しますか？	0	1	2	3	4
23	事故を見た時すぐに手助けしてやることをためらいますか？	0	1	2	3	4
24	劣等感を感じますか？	0	1	2	3	4
25	行動すべき時期が過ぎ去るまで決心がつきかねますか？	0	1	2	3	4

付　録　B

改訂ウィロビー質問表（自己評定用）

(Revised Willoughby Questionnaire for Self-Administration)

　この質問表はあなたの情緒的特性を知ろうとするものです。ですからこの質問表に対するあなたの答がよいとか悪いとか，判断するつもりはまったくありません。各々の質問のあとに，０１２３４の数字があります。数字の意味の説明をよく読み，各問題について自分にもっともよくあてはまる数字を丸で囲ってください。

０：〝まったく自分にあてはまらない〟，〝まったくちがう〟。
１：〝多少〟，〝いくらか〟，〝ときには〟。
２：〝他の人と同じくらい〟，〝普通程度〟。
３：〝通例〟，〝かなり〟，〝しばしば〟。
４：〝実際上いつも〟，〝まったく〟。

1　知らない人たちの前で話をしたり，何かしなければならないときには不安になりますか？　　　　　　　　　　０　１　２　３　４
2　自分が人の物笑いになっているのではないかと心配したり，馬鹿に見えるようなことをさせられたのではないかと気になりますか？　　　　　　　　　　　　　　　　　０　１　２　３　４
3　たとえば10階のバルコニーから下を見おろすときのように実際には落ちるおそれのない高い所にいると，落ちやしないかとこわいですか？　　　　　　　　　　　　　０　１　２　３　４
4　他人があなたにしたり言ったりすることで感情を害しやすいですか？　　　　　　　　　　　　　　　　　　０　１　２　３　４
5　人づきあいでは引込み思案の方ですか？　　　　　０　１　２　３　４
6　自分で説明できないような気分の変化がありますか？　０　１　２　３　４
7　初めての人に会うときは不快感がありますか？　　０　１　２　３　４
8　空想したり，実際場面にはないような幻想に耽ったりす

	ることが多いですか？	0	1	2	3	4
9	失敗したり批判されたりするとすぐにがっかりしますか？	0	1	2	3	4
10	あわててしゃべってあとでそれをくやみますか？	0	1	2	3	4
11	誰かほかの人がいるだけで気持ちが乱されますか？	0	1	2	3	4
12	涙もろい方ですか？	0	1	2	3	4
13	仕事がうまくいっている時でも，あなたが働いているのをそばで見られるのは嫌いですか？	0	1	2	3	4
14	他人から批判されるとひどくいやになりますか？	0	1	2	3	4
15	向こうから来る人と会うのを避けるために道の向こう側へ渡ったりしますか？	0	1	2	3	4
16	レセプションやお茶の会などに招待されたときに，そこに偉い人がいると顔を合わせないように避けて外へ出てゆきますか？	0	1	2	3	4
17	自分がみじめに思えることが何度もありますか？	0	1	2	3	4
18	多少とも知っている人たちとの集会での話し合いや討論にも，進んで参加するのがためらわれますか？	0	1	2	3	4
19	1人の時でも，大勢の中にいる時でも孤独感がありますか？	0	1	2	3	4
20	目上の人（先生・雇い主・権力者）の前にでると自意識がつよくなりますか？	0	1	2	3	4
21	物事をしたり，場面を処理するという一般的な能力に自信がない方ですか？	0	1	2	3	4
22	よい服装をし，身だしなみをよくしていても自分の外見を自分で意識しますか？	0	1	2	3	4
23	自分になにも危険がなくとも，流血・負傷あるいは破壊されているのをみるとこわいですか？	0	1	2	3	4
24	他人はあなたよりすぐれていると思いますか？	0	1	2	3	4
25	決心をすることはむずかしいですか？	0	1	2	3	4

付　録　C
恐怖調査表
(Fear Inventory)

　これは恐怖心を起こしたりいやな感じを受ける事項または経験についての調査表の項目です。現在どの程度，あなたが障害を受けているかを，各項目の欄にその番号で書き込んでください。

		全然ない	少しある	しある	かなりある	相当ある	非常に
1	電気掃除機の音						
2	開いた傷口						
3	ひとりぼっちでいる						
4	初めての場所						
5	大きな声						
6	死んだ人						
7	人の前で話をする						
8	通りを横切る						
9	気の狂ったような人						
10	落ちること						
11	自動車						
12	からかわれること						
13	歯医者						
14	雷						
15	サイレン						
16	失　敗						
17	すでに他の人がいる部屋に入る						
18	地上の高い所						
19	高い建物から見おろす						
20	うじ虫						

		全然ない	少しある	しるある	かなりある	相当ある	非常に
21	想像上の怪物						
22	見知らぬ人						
23	注射をされること						
24	こうもり						
25	汽車旅行						
26	バス旅行						
27	自動車旅行						
28	怒りを覚える						
29	権威のある人						
30	飛んでいる虫						
31	注射されている人を見る						
32	突然の物音						
33	くもり空						
34	人混み						
35	とても広い場所						
36	猫						
37	人が誰かをいじめている						
38	タフにみえる人						
39	鳥						
40	深い所を見る						
41	仕事をしているのを見られる						
42	死んだ動物						
43	武　器						
44	汚　物						
45	這っている虫						
46	けんかしているのを見る						
47	醜い人						

付録C　恐怖調査表

		全然ない	少しある	かなりある	相当ある	非常に
48	火　事					
49	病　人					
50	犬					
51	人から批判される					
52	見なれない形のもの					
53	エレベーターに乗っている					
54	外科手術を見る					
55	怒っている人たち					
56	ねずみ					
57	血　a　人間の 　　　b　動物の					
58	友だちと別れる					
59	密閉された場所					
60	外科手術の予定					
61	他人から排斥されたと感ずる					
62	飛行機					
63	薬品のにおい					
64	認めてもらえないと感ずる					
65	毒のないヘビ					
66	墓　地					
67	無視される					
68	暗やみ					
69	脈が乱れる（結滞する）					
70	裸体の男　　a 裸体の女　　b					
71	いなずま					
72	医　師					

		全然ない	少しある	かなりある	相当ある	非常に
73	不具者					
74	失敗をする					
75	愚かなようにみられる					
76	自制心を失う					
77	気を失う					
78	吐気がする					
79	蜘　蛛					
80	物ごとを決定する立場にまたは責任がある					
81	ナイフあるいは鋭利なものを見る					
82	精神病になること					
83	異性といっしょにいること					
84	筆記試験を受ける					
85	他人からさわられる					
86	他人とちがっていると感ずる					
87	会話がとぎれる					

付録 D

バーンリューター S-S（自己充足）尺度
(Bernreuter S-S Scale & Scoring Key)

1	はい	いいえ	わからない	自分の尊敬する目上の者の計画を遂行するよりも自分のためにはたらきたいと思いますか？
2	はい	いいえ	わからない	ふだん夜ひとりぼっちで過ごすのが好きですか？
3	はい	いいえ	わからない	友だちとつきあうよりも本を読む方が楽しいですか？
4	はい	いいえ	わからない	現在よりももっとおつきあいの範囲をひろげたいと思いますか？
5	はい	いいえ	わからない	他人の意見が自分とちがうとすぐにがっかりしますか？
6	はい	いいえ	わからない	仕事をやり遂げるよりも尊敬される方がうれしいですか？
7	はい	いいえ	わからない	自分の意見は自分の胸の中にしまっておいて外に出したくない方ですか？
8	はい	いいえ	わからない	ひとりで映画に行くのはきらいですか？
9	はい	いいえ	わからない	ふだんの仕事の計画をいっしょにたてられるような親しい友人をもちたいと思いますか？
10	はい	いいえ	わからない	自分の恐怖を鎮めることができますか？
11	はい	いいえ	わからない	自分が正しいということがわかっているときでも人から嘲笑されるとはずかしいと思いますか？
12	はい	いいえ	わからない	親友がいるのに気づかないほど創造的な仕事に没頭できると思いますか？
13	はい	いいえ	わからない	結果がどうなるかわからない場面におかれた場合，ひとりでも積極的にチャンスをつかまえようとしますか？
14	はい	いいえ	わからない	自分のアイディアを整理するには読書よりも会話が役に立つと思いますか？

15	はい	いいえ	わからない	ひとりで買物をするのが好きですか？
16	はい	いいえ	わからない	大望をしぼませずに維持してゆくために，成功した人たちとときどき接触して刺激をうける必要がありますか？
17	はい	いいえ	わからない	自分で決心をするのがむずかしいですか？
18	はい	いいえ	わからない	外国へ旅行するのに他の人のつくったスケジュールまかせでなく，自分で計画したいと思いますか？
19	はい	いいえ	わからない	大勢の人からほめられたり，非難されたりすると心が動揺しますか？
20	はい	いいえ	わからない	ふつう忠告を受けるのを嫌いますか？
21	はい	いいえ	わからない	社会的な慣習を守ることは人生にとって大切なことだと思いますか？
22	はい	いいえ	わからない	いやな知らせを受けたときは誰かにそばにいてもらいたいと思いますか？
23	はい	いいえ	わからない	自分がほかの人と変わっていたり，慣習にそむいたりすると不愉快になりますか？
24	はい	いいえ	わからない	物事を急いでひとりで決めてしまいたい方ですか？
25	はい	いいえ	わからない	研究的な仕事をはじめようとする場合，自分で研究者として独立してやるよりも他の人の計画に参加してその助手となる方が好きですか？
26	はい	いいえ	わからない	元気がないときは誰か自分を元気づけてくれる人をさがそうとしますか？
27	はい	いいえ	わからない	ふだん，ひとりぼっちでいる方が好きですか？
28	はい	いいえ	わからない	ひとりで冒険旅行するよりも必要な準備は残らずやってくれる人と旅行する方が好きですか？
29	はい	いいえ	わからない	人から指図されるよりも自分からさっさと仕事をしてしまう方ですか？
30	はい	いいえ	わからない	病気のとき，知り合いからとくにあれこれ配慮してもらうのが好きですか？

付録D　バーンリューターS-S尺度

31	はい	いいえ	わからない	危険な場面に立ち向かうにはひとりの方がいいと思いますか？
32	はい	いいえ	わからない	人から指摘されなくても自分の誤りがどこにあるか理解することができますか？
33	はい	いいえ	わからない	はじめての所へ行ったとき，友だちをつくりたいと思いますか？
34	はい	いいえ	わからない	人から刺激されたり，はげまされたりしなくても長い間退屈な仕事を続けてゆけますか？
35	はい	いいえ	わからない	さびしいと思う時がありますか？
36	はい	いいえ	わからない	大事な決定をする前にはほかの人からたくさん意見を出してもらいたいと思いますか？
37	はい	いいえ	わからない	山林監守人のように何年間もひとりぼっちになるような仕事はきらいですか？
38	はい	いいえ	わからない	ダンスよりも遊びの方が好きですか？
39	はい	いいえ	わからない	平常自分につよく責任をもとうという気持ちがありますか？
40	はい	いいえ	わからない	すぐ友だちができますか？
41	はい	いいえ	わからない	自分のまわりの人たちがひどく憂うつになっているときに自分では明るい気持ちでいられますか？
42	はい	いいえ	わからない	たとえ人とたたかわなければならないはめになってもあくまで自分の思うままにやろうとしますか？
43	はい	いいえ	わからない	ほかの人たちといっしょにいることが非常に好きですか？
44	はい	いいえ	わからない	読書をしているときに，そのあとの討論のときと同じくらいにたくさんのアイディアが生まれますか？
45	はい	いいえ	わからない	スポーツではチームゲームよりも個人で競争をする方が好きですか？
46	はい	いいえ	わからない	自分のゴタゴタは人に助けを乞わず自分だけで処理することが多いですか？

47	はい	いいえ	わからない	ひとりでいるよりグループでいる方がおもしろく楽しいですか？
48	はい	いいえ	わからない	知らない土地であちこち道をさがしあるくのは嫌いですか？
49	はい	いいえ	わからない	ほめられたり，認めてもらったりしなくても楽しくはたらくことができますか？
50	はい	いいえ	わからない	幸福になるためには結婚が不可欠だと思いますか？
51	はい	いいえ	わからない	ほんの少数を除いてすべての友人があなたのある習慣を悪いと考え，しかもあなたはそれを無害と思っている場合，その習慣のためにそれらの人々があなたとの関係を断絶するぞと迫ったら，あなたは友人を失わないようにするためにその習慣をやめますか？
52	はい	いいえ	わからない	パズルを解こうとしている時には，ヒントを与えてもらいたいと思いますか？
53	はい	いいえ	わからない	ほかの人といっしょでなく，ひとりで計画をたてる方が好きですか？
54	はい	いいえ	わからない	何ものにもましてはげましを与えてくれるものは人間であると常々感じていますか？
55	はい	いいえ	わからない	情緒的な緊張状態にあるときにはひとりでいたいと思いますか？
56	はい	いいえ	わからない	責任はひとりで負いたいと思いますか？
57	はい	いいえ	わからない	問題を理解するのにほかの人々と話し合うよりもひとりでやってみる方がうまくゆきますか？
58	はい	いいえ	わからない	自分の個人的な吉報はほかの人に話してこそそのうれしさを最高に味わうことができると考えますか？
59	はい	いいえ	わからない	概して自分の判断に頼りますか？
60	はい	いいえ	わからない	見物人のだれもいないゲームをするのが好きですか？

付録D　バーンリューターS-S尺度

バーンリューターS-S尺度採点キー（Bernreuter Key）

各問題ごとに該当欄に○印をつける（○印…1点）

問題番号	はい	いいえ	わからない	問題番号	はい	いいえ	わからない
1				31			
2				32			
3				33			
4				34			
5				35			
6				36			
7				37			
8				38			
9				39			
10				40			
11				41			
12				42			
13				43			
14				44			
15				45			
16				46			
17				47			
18				48			
19				49			
20				50			
21				51			
22				52			
23				53			
24				54			
25				55			
26				56			
27				57			
28				58			
29				59			
30				60			
				計			

監訳者あとがき

　本書の旧版『行動療法の実際』は昭和46年6月に刊行された。今から16年ほど前のことである。原著の初版は1969年（昭和44年）であったが，今回の『神経症の行動療法』の原著，つまり第3版は1982年に出版されているから，原著の方でも第3版までに12年の歳月が流れたことになる。

　初版本日本版の刊行にあたって，監訳者はあとがきの中でこう記した。「ほんの10年ほど前にはじまった行動療法は学習理論の基盤にめばえた新しくまた有望な心理療法として最近にわかに関係者の注目をあつめるようになった。その的確な効果と明快な理論は適用の対象を誤らない限り，従来の多くの方法を凌ぐものとして行動療法の声価を日ごとに高めており，その具体的技法の体系的な紹介はわが国においても以前から関係者の強く要望するところとなっていた。」

　その意味で前回の日本版がその後，それなりの役割を果したことは評価できる。しかし，正直なところ，わが国の研究者の間にはこの旧版がややレスポンデント条件づけ理論に基づく諸技法に傾斜していたことを指摘する向きもあった。なるほど，その内容をみると系統的脱感作法を中心として，不安制止ないし，これに基づく神経症的問題の治療に終始しているところが多く，嫌悪療法すらもほとんどこの視点から述べられていた。これに対して，オペ

監訳者あとがき

ラント的方法については第12章オペラント条件づけ法としてほんの7ページ余りを割くにとどまっていた。つまり，オペラント技法として正強化，消去，弁別（分化）強化，反応形成，罰および負強化法の6種を区分し，思考中断法を含む正強化法，消去の両法について軽く触れるのみにとどまった。ただし，単純にこれが旧版の問題点だとは断定すべきではないだろう。やはり何といっても行動療法の大先達ウォルピの研究の臨床的集大成であり，不安や神経症の行動療法についての最重要な文献の一つであることにはかわりがないからである。なお，この点について読者諸賢には，今回の新版で第13章オペラント条件づけ法中の正強化法の叙述が大幅にふえ，内潜正強化法と負強化法が新たに付け加えられた点などにも注目されたい。

　行動療法ではその基礎となる学習理論として，その展開の初期においてはレスポンデント，オペラントの両者が主流であったが，最近の傾向として，第3の学習理論つまりコグニティブ（認知）理論の台頭がめざましい。このことは最近10年ほどの間にとくにはっきりしてきた。わが国でもバンドゥラ（Bandura, A.）のモデリングやセルフエフィカシー，マイケンバウム（Meichenbaum, D.）の認知行動療法などをとり入れた認知論的研究が次々と発表されている。この点，本書の旧版ではこの問題は正式にはとりあげられていなかったが，今回の新版では認知的療法として新しく一章を立てて論じ（第6章），また第2章後半も全面的にこの問題にあてられている。このことは，ある意味で認知論的方法が従来の行動療法の中にしだいに根をおろしてきた証左でもあろう。

　ただし，ウォルピのいう「認知」はあくまで「行動」である点で，その主張は他の認知行動論者のそれとは立場が根本的に異なっている。いわく，「認知は行動であるという定理は特に証拠を用意しない限り反証することのできない事実である」（6章 p.163），またいわく，「認知過程は生物学的法則の支配を超越していること，つまり，生理学的な法則の支配下にない別の領域に属しているのだという考え方が一般にはびこっているけれども（中略）それが誤っていることを述べておく必要がある。というのも，行動主義の領域において影響力をもつ著名な研究者——何人かのいわゆる『認知行動主義者』（例，バンドゥラ Bandura, 1974；ベック Beck, 1976；マホニー Mahoney,

1977；マイケンバウム Meichenbaum, 1975）が，この考え方（認知は生物学的支配を超越しているという考え方——監訳者注）を共通して提唱しているからである」（2章 p.35）。ウォルピはバンドゥラらのいう意味での認知をライル（Ryle, 1949）のいうところの「機械の中の幽霊」（同 p.35）であるときめつけ，バンドゥラら個人名をあげてかれらの「認知」のとらえ方を批判し，「認知の実体論は，知覚の実体論と述べても差し支えない」（同 p.37）と断定している。つまり，ウォルピは認知そのものを否定しているのではなく，それを他の行動同様「機械的法則」（同 p.35）に基づく行動の一種としてのみ理解しているのである。このまことに割り切った，ある意味では割り切り過ぎたウォルピの「認知」観はすでに20年近く前，ラザラス（Lazarus, A.A.）との間にかわされた論争（AABT Newsletter, №1, 2, Vol. III, 1968）以来すこしも揺らいでいない。ウォルピのこの「認知」観については賛成，反対いずれの向きにも熟読・検討していただく価値があるように思う。

　本書を旧版と比較した場合，以上のほかに気づいた点を二，三あげてみると，まず，部分的ながら新しい技法を取り入れたことがあげられる。例えば系統的脱感作法の応用技法（第9章）には，不安を制止する拮抗反応として弛緩の代わりに自律訓練，超越瞑想法，ヨガ，筋電バイオフィードバックを用いることができるとした（p.257）。負強化法（13章 p.347）も同様の1例である。

　本版の各章ではまず，第1章に行動療法成立の歴史的経緯と神経症の意味が加わり，精神医学的症候群として学習性のものと生理病理性のものとを対比させ，前者に標的を絞った。学習理論は新たに一章（第2章）を設けて充実させ，前述のように氏独自の見解を展開している。また，種々の症状についても新たに章（第15章）を設けて検討している。その中で，抑うつ，心身症，神経症，性的脱逸，肥満等については氏一流の見方が盛られていて興味深い。フラディングについては旧版でもとりあげられていたが，本版はこれをさらに詳細に叙述しており，逆説的志向についても同様に新たな追加が行われている。

　本書の最終章で，著者ウォルピは行動療法の最近の成果について論評し，行動療法が心理力動的な方法にくらべてとくに効果に差がないとする見解を

監訳者あとがき

　批判して，行動療法の有効性についての根拠をあげるとともに，今こそ実験神経症の原点にもう一度立ちもどる必要があることを力説して締めくくっている。

　さきにも述べたように，本書は行動療法の全領域について万遍なく記述したものではなく，不安，神経症ないしその周辺について著者がその全力を傾けて述べた臨床家・実践家向けの指導書である。すくなくともこの領域での治療実践にたずさわる医師，臨床心理士，ケースワーカー，カウンセラー，教育相談・生徒指導担当者などの方々に読んでいただければ必ずや得るところが大きいと信じている。

　本書の刊行にあたっては分担訳の諸先生方をはじめ，黎明書房の武馬久仁裕編集長，黒田千里編集部員の皆さんのご尽力が得られた。ここに記して謝意を表する次第である。

　　昭和62年2月

　　　　　　　　　　　　　　　　　　　　　監訳者　内山喜久雄

参考文献

Abel, G. G., Levis, D. J., & Clancy. J. (1970) Aversion therapy applied to taped sequences of deviant behavior in exhibitionism and other sexual deviations: A preliminary report, *J. Behav. Ther. Exp. Psychiat.,* **1**:59.

Abraham, D. (1963) Treatment of encopresis with imipramine, *Amer. J. Psychiat.,* **119**:891.

Ackerman, S. H. & Sachar, E. J. (1974) The lactate theory of anxiety: A review and reevaluation, *Psychosom. Med.,* **36**:69.

Ahsen, A. (1965) *Eidetic psychotherapy,* Lahore, India, Nai Matboat Press.

American Psychoanalytic Association (1958) Summary and final report of the Central-Fact-Gathering Committee, Unpublished manuscript.

Amsel, A. (1962) Frustrative nonreward in partial reinforcement and discrimination learning: Some recent history and a theoretical extension, *Psychol. Rev.,* **69**:306.

Amsel, A. (1972) Inhibition and mediation in classical, Pavlovian, and instrumental conditioning. In R. A. Boakes & M. S. Halliday (Eds.), *Inhibition and learning,* London, Academic Press.

Anant, S. (1967) A note on the treatment of alcoholics by a verbal aversion technique, *Canad. Psychol.,* **80**:19.

Anderson, O. D. & Parmenter, R. (1941) A longterm study of the experimental neurosis in the sheep and dog, *Psychosom. Med. Monogr.* **2**, nos. 3 and 4.

Andrews, G., Harris, M., Garside, R., & Kay, D. (1964) *Syndrome of stuttering,* London, Heinemann Medical Books.

Andrews, G. & Harvey, R. (1981) Does psychotherapy benefit neurotic patients?, *Arch. Gen. Psychiat.,* **38**:1203.

Appel, J. B. (1963) Punishment and shock intensity, *Science,* **141**:528.

Arnold, M. B. (1945) The physiological differentiation of emotional states, *Psychol. Rev.,* **52**: 35.

Arnold, M. B. (1960) *Emotion and Personality,* Vol. 1, New York, Columbia University Press.

Ascher, L. M. (1978) Paradoxical intention: A review of preliminary research, *Internatl. Forum Logother.,* **1**:18.

Ascher, L. M. (1981) Paradoxical intention. In A. Goldstein & E. B. Foa (Eds.), *Handbook of behavioral interventions,* New York, Wiley.

Ascher, L. M. & Efran, J. S. (1978) The use of paradoxical intention in a behavioral program for sleep onset insomnia, *J. Consult. Clin. Psychol.,* **46**:547.

Ascher, L. M. & Turner, R. M. (1979) Controlled comparison of progressive relaxation, stimulus control, and paradoxical intention therapies for insomnia, *J. Consult. Clin. Psychol.,* **471**:500.

Ashem, B. & Donner, L. (1968) Covert sensitization with alcoholics: A controlled replication, *Behav. Res. Ther.*, **6**:7.
Asratian, E. A. (1972) Genesis and localization of conditioned inhibition. In R. H. Brookes & M. S. Halliday. *Inhibition and Learning.* Academic Press.
Ax, A. F. (1953) The physiological differentiation of anger and fear in humans, *Psychom. Med.*, **15**:433.
Ayllon, T. (1963) Intensive treatment of psychotic behavior by stimulus satiation and food reinforcement, *Behav. Res. Ther.*, **1**:53.
Ayllon, T. & Azrin, N. H. (1964) Reinforcement and instructions with mental patients, *J. Exp. Anal. Behav.*, **7**:327.
Ayllon, T. & Azrin, N. H. (1965) The measurement and reinforcement of behavior of psychotics, *J. Exp. Anal. Behav.*, **8**:357.
Ayllon, T. & Azrin, N. H. (1968) *The token economy: A motivational system for therapy and rehabilitation,* New York, Appleton-Century-Crofts.
Ayllon, T. & Michael, J. (1959) The psychiatric nurse as a behavioral engineer, *J. Exp. Anal. Behav.*, **2**:323.
Ayllon, T., Smith, D., & Rogers, M. (1970) Behavioral management of school phobia, *J. Behav. Ther. Exp. Psychiat.*, **1**:125.
Azrin, N. H. & Besalel, V. A. (1980) *How to use overcorrection,* Lawrence, Kan., H. & H. Enterprises.
Azrin, N. H. & Foxx, R. M. (1974) *Toilet training in less than a day,* New York, Simon & Schuster.
Azrin, N. H. & Holz, W. C. (1966) Punishment. In W. K. Honig (Ed.), *Operant behavior: Areas of research and application,* New York, Appleton-Century-Crofts.
Azrin, N. H. & Nunn, R. G. (1973) Habit reversal: A method of eliminating nervous habits and tics, *Behav. Res. Ther.*, **11**:619.
Azrin, N. H. & Nunn, R. G. (1974) A rapid method of eliminating stuttering by a regulated breathing approach, *Behav. Res. Ther.*, **8**:330.
Azrin, N. H., Nunn, R. G., & Frantz, S. E. (1980) Habit reversal vs. negative practice treatment of nervous tics, *Behav. Ther.*, **11**:169.
Azrin, H. H., Nunn, R. G., & Frantz-Renshaw, S. E. (1980) Habit reversal treatment of thumbsucking, *Behav. Res. Ther.*, **18**:395.
Bachrach, A. J., Erwin, W. J., & Mohr, J. P. (1965) The control of eating behavior in an anorexic by operant conditioning techniques. In L. Ullmann & L. Krasner (Eds.), *Case studies in behavior modification,* New York, Holt, Rinehart, & Winston.
Bailey, P. (1964) Sigmund Freud: Scientific period (1873–1897). In J. Wolpe, A. Salter, & L. J. Reyna (Eds.), *The conditioning therapies,* New York, Holt, Rinehart & Winston.
Bain, J. A. (1928) *Thought control in everyday life,* New York, Funk & Wagnalls.
Bajtelsmit, J. W. & Gershman, L. (1976) Covert positive reinforcement: Efficacy and conceptualization, *J. Behav. Ther. Exp. Psychiat.*, **7**:207.
Bandura, A. (1968) Modelling approaches to the modification of phobic disorders, *Ciba Foundation Symposium: The Role of Learning in Psychotherapy,* London, Churchill.
Bandura, A. (1969) *Principles of behavior modification,* New York, Holt, Rinehart, & Winston.
Bandura, A. (1974) Behavior theory and the models of man, *Amer. Psychol.*, **29**:859.
Bandura, A. (1977) Self-efficacy: Toward a unifying theory of behavioral change. *Psychol. Rev.,* Vol. 84, p. 191.
Bandura, A. & Adams, N. E. (1977) Analysis of self-efficacy theory of behavioral change, *Cogn. Ther. Res.*, **1**:287.
Bandura, A., Blanchard, E. D., & Ritter, B. (1969) Relative efficacy of desensitization and modeling approaches for inducing behavioral, affective and attitudinal changes, *J. Pers. Soc. Psychol.*, **13**:173.

Bandura, A., Grusec, J., & Menlove, F. (1967) Vicarious extinction of avoidance behavior, *J. Pers. Soc. Psychol.,* **5**:16.

Barber, T. X. (1969) *Hypnosis: A scientific approach,* New York, Van Nostrand Reinhold.

Barker, J. C. & Miller, M. B. (1968) Recent developments and some future trends in the application of aversion therapy. Unpublished manuscript.

Barlow, D. H. (1979) President's message, *Behav. Ther.,* **2**:8.

Barlow, J. A. (1956) Secondary motivation through classical conditioning: A reconsideration of the nature of backward conditioning, *Psychol. Rev.,* **63**:406.

Beach, F. A. (1942) Comparison of copulatory behavior of male rats reared in isolation, cohabitation, and segregation, *J. Genet. Psychol.,* **60**:121.

Beck, A. T. (1967) *Depression,* New York, Harper & Row.

Beck, A. T. (1976) *Cognitive therapy and the emotional disorders,* New York, International Universities Press.

Beck, A. T. & Mahoney, M. (1979) Schools of "thought," *Amer. Psychol.,* **34**:98.

Behrend, E. R. & Bitterman, M. E. (1963) Sidman avoidance in the fish, *J. Exp. Anal. Behav.,* **13**:220.

Benjamin, S., Marks, I. M., & Huson, J. (1972) Active muscular relaxation in desensitization of phobic patients, *Psychol. Med.,* **2**:381.

Benson, H. (1975) *The relaxation response,* New York, Morrow.

Benson, H., Shapiro, D., Tursky, B., & Schwartz, G. E. (1971) Decreased systolic blood pressure through operant conditioning techniques in patients with essential hypertension, *Science,* **173**:740.

Bergin, A. (1971) The evaluation of therapeutic outcomes. In A. E. Bergin & S. L. Garfield (Eds.), *Handbook of psychotherapy and behavior change: An empirical analysis,* New York, Wiley.

Bergin, A. E. & Strupp, H. H. (1972) *Changing frontiers in the science of psychotherapy,* Chicago, Aldine Atherton.

Berkun, M. M. (1957) Factors in the recovery from approach-avoidance conflict, *J. Exp. Psychol.,* **54**:65.

Berlyne, D. E. (1960) *Conflict, arousal, and curiosity,* New York, McGraw-Hill.

Berlyne, D. E. (1971) *Aesthetics and psychobiology,* New York, Appleton-Century-Crofts.

Bernstein, D. A. (1973) Behavioral fear assessment. In H. Adams & P. Unchil (Eds.), *Issues and trends in behavior therapy,* Springfield, Ill., C. C. Thomas.

Bernstein, D. A. & Paul, G. L. (1971) Some comments on therapy analogue research with small animal "phobias," *J. Behav. Exp. Psychiat.,* **2**:225.

Bijou, S. W. & Ruiz, R. (1981) *Behavior modification: Contributions to education,* Hillsdale, N.J., Lawrence Erlbaum.

Black, A. H. (1958) The extinction of avoidance responses under curare, *J. Comp. Physiol. Psychol.,* **51**:519.

Blakemore, C. B. (1965) The application of behavior therapy to a sexual disorder. In H. J. Eysenck (Ed.), *Experiments in behavior therapy,* Oxford, Pergamon Press.

Blakemore, C. B., Thorpe, J. G., Barker, J. C., Conway, C. G., & Lavin, N. I. (1963) The application of faradic aversion conditioning in a case of transvestism, *Behav. Res. Ther.,* **1**:29.

Bleuler, E. (1911) *Dementia praecox or the group of schizophrenias,* J. Zinken (Trans.), New York, International Universities Press.

Blinder, J., Freeman, D. M. A., & Stunkard, A. J. (1970) Behavior therapy of anorexia nervosa: Effectiveness of activity as a reinforcer of weight gain, *Amer. J. Psychiat.,* **126**:1093.

Block, J., Jennings, P. H., Harvey, E., & Simpson, E. (1964) Interaction between allergic potential and psychopathology in childhood asthma, *Psychosom. Med.,* **26**:307.

Bond, I. K. & Hutchinson, H. C. (1960) Application of reciprocal inhibition therapy to exhibitionism, *Canad. Med. Ass. J.,* **83**:23.

参考文献

Borkovec, T. D. & O'Brien, G. T. (1976) Methodological and target behavior issues in analogue therapy outcome research. In M. Hersen, R. M. Eisler, & P. M. Miller (Eds.), *Progress in Behavior Modification,* New York, Academic Press.
Borkovec, T. D. & Sides, J. K. (1979) Critical procedural variables related to the physiological effects of progressive relaxations: A review, *Behav. Res. Ther.,* **17**:119.
Boudreau, L. (1972) Transcendental meditation and yoga as reciprocal inhibitors, *J. Behav. Ther. Exp. Psychiat.,* **3**:97.
Boulougouris, J. C., Marks, I. M., & Marset, P. (1971) Superiority of flooding (implosion) to desensitization for reducing pathological fear, *Behav. Res. Ther.,* **9**:7.
Bower, T. G. R. (1976) Repetitive processes in child development, *Scientific American,* **235**:38.
Bower, T. G. R. (1977) *A primer of infant development,* New York, W. H. Freeman.
Brady, J. P. (1966) Brevital-relaxation treatment of frigidity, *Behav. Res. Ther.,* **4**:71.
Brady, J. P. (1971) Metronome-conditioned speech retraining for stuttering, *Behav. Ther.,* **2**: 129.
Brady, J. P. & Pomerleau, O. F. (1975) Behavior modification in medical practice, *Penn. Med.,* **78**:49.
Bregman, E. (1934) An attempt to modify the emotional attitudes of infants by the conditioned response technique, *J. Genet. Psychol.,* **45**:169.
Brody, M. W. (1962) Prognosis and results of psychoanalysis. In J. H. Nodine & J. H. Moyer (Eds.), *Psychosomatic medicine,* Philadelphia, Lea and Febiger.
Brookshire, K. H., Littman, R. A., & Stewart, C. N. (1961) Residue of shock trauma in the white rat: A three-factor theory, *Psychol. Monogr.,* **75** (10, Whole No. 514).
Brookshire, K. H., Littman, R. A., & Stewart, C. N. (1962) The interactive effect of promazine and postweaning stress upon adult avoidance behavior, *J. Nerv. Ment. Dis.,* **135**:52.
Brownell, K. D. & Barlow, D. H. (1980) The behavioral treatment of sexual deviation. In A. Goldstein & E. B. Foa (Eds.), *Handbook of behavioral interventions,* New York, Wiley.
Brownell, K. D., Heckerman, C. L., Westlake, R. J., Hayes, S. C., & Monti, P. M. (1978) The effect of couples training and partner cooperativeness in the behavioral treatment of obesity, *Behav. Res. Ther.,* **16**:323.
Bruch, H. (1973) *Eating disorders: Obesity, anorexia nervosa and the person within,* New York, Basic Books.
Buchwald, A. M., Coyne, J. C., & Cole, C. S. (1978) A critical evaluation of the learned helplessness model of depression, *J. Abnorm. Psychol.,* **87**:180.
Budzinski, T. H. & Stoyva, J. M. (1969) An instrument for producing deep muscle relaxation by means of analog information feedback, *J. App. Behav. Anal.,* **2**:231.
Budzinski, T., Stoyva, J., & Adler, C. (1970) Feedback-induced muscle relaxation: Application to tension headaches, *J. Behav. Ther. Exp. Psychiat.,* **1**:205.
Burchard, J. & Tyler, V. (1965) The modification of delinquent behavior through operant conditioning, *Behav. Res. Ther.,* **2**:245.
Burnett, A. & Ryan, E. (1964) Conditioning techniques in psychotherapy, *Canad. Psychiat. Ass. J.,* **9**:140.
Burnham, W. H. (1924) *The normal mind,* New York, Appleton-Century-Crofts.
Burns, D. & Brady, J. P. (1980) The treatment of stuttering. In A. Goldstein & E. B. Foa (Eds.), *Handbook of behavioral interventions,* New York, Wiley.
Cabanac, M. (1971) Physiological role of pleasure, *Science,* **173**:1103.
Campbell, B. A. & Church, R. M. (1969) *Punishment and aversive behavior,* New York, Appleton-Century-Crofts.
Campbell, D., Sanderson, R. E. & Laverty, S. G. (1964) Characteristics of a conditioned response in human subjects during extinction trials following a single traumatic conditioning trial, *J. Abn. Soc. Psychol,* **68**:627.
Carmichael, L. (1946) *Manual of child psychology,* New York, Wiley.

Castelucci, V. F., Carew, T. J., & Kandel, E. R. (1978) Cellular analysis of long-term habituation of the gill-withdrawal reflex of Apoysia Californica, *Science,* **202**:1306.
Catania, A. C. (1963) Concurrent performances: Reinforcement interaction and response independence, *J. Exp. Anal. Behav.,* **6**:253.
Catania, A. C. (1969) Concurrent performances: Inhibition of one response by reinforcement of another, *J. Exp. Anal. Behav.,* **12**:731.
Catania, A. C. (1973) Self-inhibiting effects of reinforcement, *J. Exp. Anal. Behav.,* **19**:517.
Cautela, J. (1966) Treatment of compulsive behavior by covert sensitization, *Psychol. Rec.,* **16**: 33.
Cautela, J. (1967) Covert sensitization, *Psychol. Rep.,* **20**:459.
Cautela, J. (1970) Covert reinforcement, *Behav. Ther.,* **1**:33.
Cautela, J. (1970) Covert negative reinforcement, *J. Behav. Ther. Exp. Psychiat.,* **1**:273.
Cautela, J. R. (1972) The treatment of over-eating by covert conditioning, *Psychotherapy: Theory, Research and Practice,* **9**:211.
Cautela, J. R. (1977) The use of covert conditioning in modifying pain behavior, *J. Behav. Ther. Exp. Psychiat.,* **8**:45.
Cautela, J. R. & Kastenbaum, R. (1967) A reinforcement survey schedule for use in therapy, training, and research, *Psychol. Rep.,* **20**:1115.
Cautela, J. R. & Wall, C. C. (1980) Covert conditioning in clinical practice. In A. Goldstein & E. B. Foa (Eds.), *Handbook of behavioral interventions,* New York, Wiley.
Chapman, J. (1966) The early symptoms of schizophrenia, *Brit. J. Psychiat.,* **112**:225.
Chesney, M. A. & Shelton, J. L. (1976) A comparison of muscle relaxation and electromyogram biofeedback treatments for muscle contraction headache, *J. Behav. Ther. Exp. Psychiat.,* **7**: 221.
Church, R. (1963) The varied effects of punishment, *Psychol. Rev.,* **70**:369.
Clark, D. E. (1963) The treatment of monosymptomatic phobia by systematic desensitization, *Behav. Res. Ther.,* **1**:63.
Clayton, P. J. & Darvish, H. S. (1978) The course of depressive symptoms following the stress of bereavement. Paper presented at the meeting of the American Psychopathological Association.
Cohen, R. & Dean, S. J. (1968) Group desensitization of test anxiety, *Proceed., 76th Ann. Conv. Amer. Psychol. Ass.,* 615.
Compernolle, T., Hogduin, K., & Joele, L. (1979) Diagnosis and treatment of the hyperventilation syndrome, *Psychosom.,* **20**:612.
Conner, W. H. (1974) Effects of brief relaxation training on autonomic response to anxiety-provoking stimuli, *Psychophysiol.,* **11**:591.
Conrad, S. R. & Wincze, J. P. (1976) Orgasmic reconditioning in male homosexuals, *Behav. Ther.,* **7**:155.
Cooke, G. (1966) The efficacy of two desensitization procedures: An analogue study, *Behav. Res. Ther.,* **4**:17.
Cooper, A. J. (1971) Treatments of male potency disorders: The present status, *Psychosom.,* **12**: 235.
Cooper, A. J., Ismail, A., Smith, C. G., & Loraine, J. (1970) Androgen function in "psychogenic" and "constitutional" types of impotence., *Brit. Med. J.,* July 4.
Coppock, H. W. (1951) Secondary reinforcing effect of a stimulus repeatedly presented after electric shock, *Amer. Psychol.,* **6**:277.
Crafts, L. W., Schneirla, T. C., Robinson, E. E., et al. (1938) *Recent experiments in psychology,* New York, McGraw-Hill.
Crowder, J. E. & Thornton, D. W. (1970) Effects of systematic desensitization, programmed fantasy and bibliotherapy on a specific fear, *Behav. Res. Ther.,* **8**:35.
Culler, E. (1938) Observations on direct cortical stimulation in the dog, *Psychol. Bull.,* **35**:687.

参考文献

Cushing, C. H. (1932) Peptic ulcers in the interbrain, *Surg. Gynecol. Obstet.*, **55**:1.
Dale, H. (1937) Transmission of nervous effects by acetylcholine, *Harvey Lec.*, **32**:229.
Dalton, K. (1964) *Pre-menstrual syndrome*, Springfield, Ill., C. C. Thomas.
Daniels, L. K. (1974) *The management of childhood behavior problems in school and at home*, Springfield, Ill., C. C. Thomas.
Darnton, R. (1968) *Mesmerism and the End of the Enlightenment in France.* Cambridge: Harvard University Press.
Darwin, P. L. & Mc Brearty, J. F. (1969) The subject speaks up in desensitization. In R. D. Rubin & C. M. Franks (Eds.), *Advances in behavior therapy, 1968,* New York, Academic Press.
Davis, A. D. (1960) Some physiological correlates of Rorschach body image productions, *J. Abn. Soc. Psychol.*, **60**:432.
Davison, G. C. (1967) The elimination of a sadistic fantasy by a client-controlled counterconditioning technique, *J. Abn. Psychol.*, **73**:84.
Dekker, E., Pelser, H. E., & Groen, J. (1957) Conditioning as a cause of asthmatic attacks, *J. Psychosom. Res.*, **2**:97.
Deluty, M. Z. (1976) Choice and the rate of punishment in concurrent schedules, *J. Exp. Anal. Behav.*, **25**:75.
Deluty, M. Z. (1977) Similarities of the matching law to other models of conditioning, *Psychol. Rec.*, **27**:599.
Demaster, B., Reid, J., & Twentyman, C. (1977) Effects of different amounts of feedback on observers' reliability, *Behav. Ther.*, **8**:317.
DeMoor, W. (1970) Systematic desensitization versus prolonged high intensity stimulation (flooding), *J. Behav. Ther. Exp. Psychiat.*, **1**:139.
Dengrove, E. (1968) Personal communication.
Denholtz, M. (1971) The use of tape recordings between therapy sessions, *J. Behav. Ther. Exp. Psychiat.*, **1**:139.
Depue, R. A. & Monroe, S. M. (1978) Learned helplessness in the perspective of the depressive disorders: Conceptual and definitional issues, *J. Abn. Psychol.*, **87**:3.
DeSilva, P., Rachman, S., & Seligman, M. E. P. (1977) Prepared phobias and obsessions: Therapeutic outcome, *Behav. Res. Ther.*, **15**:65.
Destounis, N. (1963) Enuresis and imipramine, *Amer. J. Psychiat.*, **119**:893.
Dexter, S. L. (1982) Rebreathing aborts migraine attacks, *Brit. Med. J.*, **284**.
Donner, L. (1970) Automated group desensitization: A follow-up report, *Behav. Res. Ther.*, **8**:241.
Donner, L. & Guerney, B. G., Jr. (1969) Automated group desensitization for test anxiety, *Behav. Res. Ther.*, **7**:1.
Drooby, A. S. (1964) A reliable truce with enuresis, *Dis. Nerv. Syst.*, **25**:97. (a)
Drooby, A. S. (1964) Personal communication. (b)
Drvota, S. (1962) Personal communication.
Dunlap, K. (1932) *Habits: Their making and unmaking*, New York, Liveright.
Dworkin, S., Raginsky, B. B., & Bourne, W. (1937) Action of anesthetics and sedatives upon the inhibited nervous system, *Current Res. Anaesth.*, **16**:283.
Ebbinghaus, H. (1913) *Memory*, New York, Teachers College.
Eccles, J. C. (1975) Under the spell of synapse. In F. G. Worden, J. P. Swazey, & G. Adelman (Eds.), *The neurosciences: Paths of discovery,* Cambridge, Mass., Colonial Press.
Edelman, R. L. (1971) Operant conditioning treatment of encopresis, *J. Behav. Ther. Exp. Psychiat.*, **1**:71.
Edwards, N. B. (1972) Case conference: Assertive training in a case of homosexual pedophilia, *J. Behav. Ther. Exp. Psychiat.*, **3**:55.
Efran, J. S. & Marcia, J. E. (1967) The treatment of fears by expectancy manipulation: An exploratory investigation, *Proceed., 75th Ann. Conv. Amer. Psychol. Ass.*, **239**.

Ellis, A. (1958) Rational psychotherapy, *J. Gen. Psychol.*, **59**:35.
Ellis, A. (1962) *Reason and emotion in psychotherapy,* New York, Lyle Stuart.
Ellis, A. (1970) *Address to the 1970 meeting of the Assoc. Adv. Behav. Ther.,* Miami, Fla.
Ellis, A. (1974) *Humanistic psychotherapy: The rational-emotive approach,* New York, Julian Press.
Emmelkamp, P. M. G. & Wessels, H. (1975) Flooding in imagination vs. flooding in-vivo: A comparison with agoraphobics, *Behav. Res. Ther.,* **13**:7.
Engel, B. T. (1972) Response specificity. In N. S. Greenfield & R. A. Sternbeck (Eds.), *Handbook of psychophysiology,* New York, Holt, Rinehart, & Winston.
Eppinger, H. & Hess, L. (1915) Vagotonia, *Nerv. & Ment. Dis.* Monograph 20.
Erwin, W. J. (1963) Confinement in the production of human neuroses: The barber's chair syndrome, *Behav. Res. Ther.,* **1**:175.
Erwin, W. J. (1977) A sixteen-year followup of a case of severe anorexia nervosa, *J. Behav. Ther. Exp. Psychiat.,* **8**:157.
Evans, I. M. (1973) The logical requirements for explanations of systematic desensitization, *Behav. Ther.,* **4**:506.
Everaerd, W. (1970) Reading as the counterconditioning agent in a cardiac neurosis, *J. Behav. Ther. Exp. Psychiat.,* **1**:165.
Ewald, G. (1928) Psychoses in acute infections. In O. Bumkel (Ed.), *Handbook of mental diseases,* Berlin, Springer.
Eysenck, H. J. & Prell, D. (1951) The inheritance of neuroticism. *J. Ment. Sci.,* **97**:441.
Eysenck, H. J. (1952) The effects of psychotherapy: An evaluation, *J. Consult. Psychol.,* **16**:319.
Eysenck, H. J. (1955) Psychiatric diagnosis as a physiological statistical problem, *Psychol. Rev.,* **1**:3.
Eysenck, H. J. (1957) *The dynamics of anxiety and hysteria,* London, Routledge & Kegan Paul.
Eysenck, H. J. (1960) *Behavior therapy and the neuroses,* Oxford, Pergamon Press.
Eysenck, H. J. (1962) *Maudley personality inventory,* San Diego, Educational Individual Testing Service.
Eysenck, H. J. (1963) *Experiments with drugs,* New York, Pergamon Press.
Eysenck, H. J. (1964) *Experiments in behavior therapy,* Oxford, Pergamon Press.
Eysenck, H. J. (1965) The effects of psychotherapy, *Internatl. J. Psychiat.,* **1**:97.
Eysenck, H. J. (1970) The classification of depressive illness, *Brit. J. Psychiat.,* **117**:241.
Eysenck, H. J. (1976) The learning theory model of neurosis—A new approach, *Behav. Res. Ther.,* **14**:251.
Eysenck, H. J. (1978) An exercise in mega-silliness, *Amer. Psychol.,* **33**:517.
Eysenck, H. J. (1979) The conditioning model of neurosis, *The Behavioral and Brain Sciences,* **2**:155.
Farmer, R. G. & Wright, J. M. C. (1971) Muscular reactivity and systematic desensitization, *Behav. Ther.,* **2**:1.
Farrar, C. H., Powell, B. J., & Martin, L. K. (1968) Punishment of alcohol consumption by apneic paralysis, *Behav. Res. Ther.,* **6**:13.
Feather, B. & Rhoads, J. (1972) Psychodynamic behavior therapy: Theory and rationale, *Arch. Gen. Psychiat.,* **26**:496.
Feingold, L. (1966) Personal communication.
Feldman, M. P. & MacCulloch, M. J. (1965) The application of anticipatory avoidance learning to the treatment of homosexuality. I. theory, technique and preliminary results, *Behav. Res. Ther.,* **2**:165.
Feldman, M. P. & MacCulloch, M. J. (1967) Aversion therapy in the management of homosexuals, *Brit. Med. J.,* **1**:594.
Feldman, M. P. & MacCulloch, M. J. (1970) *Homosexual behavior: Therapy and assessment,*

参考文献

Oxford, Pergamon Press.
Fenz, W. D. & Epstein, S. (1967) Gradients of physiological arousal in parachutists, *Psychosom. Med.,* **29:**33.
Flanagan, B., Goldiamond, I., & Azrin, N. (1958) Operant stuttering: The control of stuttering behavior through response-contingent consequences, *J. Exp. Anal. Behav.,* **1:**173.
Foa, E. B., Steketee, G., & Milby, J. B. (1980) Differential effects of exposure and response prevention in obsessive-compulsive washers, *J. Consult. Clin. Psychol.,* **48:**71.
Foa, E. B. & Tillmanns, A. (1980) The treatment of obsessive-compulsive neurosis. In A. Goldstein & E. B. Foa (Eds.), *Handbook of behavioral interventions,* New York, Wiley.
Fonberg, E. (1956) On the manifestation of conditioned defensive reactions in stress, *Bull. Soc. Sci. Lettr. Lodz. Class III. Sci. Math. Natur.,* **7:**1.
Ford, J. D. (1978) Therapeutic relationship in behavior analysis, *J. Consult. Clin. Psychol.,* **46:**1302.
Forrest, A. D. (1964) Comparative trial of nortriptylene and amytriptylene, *Scot. Med. J.,* **9:**34.
Frankl, V. E. (1960) Paradoxical intention: A logotherapeutic technique, *Amer. J. Psychother.,* **14:**520.
Frankl, V. E. (1975) Paradoxical intention and dereflection, *Psychother.: Theory, Res. and Prac.,* **12:**226.
Franks, C. M. (1965) *Conditioning techniques in clinical practice and research,* New York, Springer.
Franks, C. M. & Wilson, G. T. (1979) *Annual review of behavior therapy: Theory and practice, 1979,* Vol. 7, New York, Brunner/Mazel.
Freeman, G. L. & Pathman, J. H. (1942) The relation of overt muscular discharge to physiological recovery from experimentally induced displacement. *J. Exper. Psychol.,* **30:**161.
Freeman, H. L. & Kendrick, D. C. (1960) A case of cat phobia: Treatment by a method derived from experimental psychology, *Brit. Med. J.,* **1:**497.
Freund, K. (1960) Some problems in the treatment of homosexuality. In H. J. Eysenck (Ed.), *Behavior therapy and the neuroses,* Oxford, Pergamon Press.
Friedman, D. E. (1966) A new technique for the systematic desensitization of phobic symptoms, *Behav. Res. Ther.,* **4:**139.
Friedman, D. E. & Silverstone, J. T. (1967) Treatment of phobic patients by systematic desensitization, *Lancet,* **1:**470.
Fry, W. H. (1962) The marital content of an anxiety syndrome, *Family Process,* **1:**245.
Furman, S. (1973) Intestinal biofeedback in functional diarrhea: A preliminary report, *J. Behav. Ther. Exp. Psychiat.,* **4:**317.
Gale, D. S., Sturmfels, G., & Gale, E. N. (1966) A comparison of reciprocal inhibition and experimental extinction in the psychotherapeutic process, *Behav. Res. Ther.,* **4:**139.
Gambrill, E. D. & Richey, C. A. (1975) An assertive inventory for use in assessment and research. *Behav. Ther.,* **6:**550-661.
Gantt, W. H. (1944) Experimental basis for neurotic behavior. *Psychosom. Med. Monogr.* **3,** Nos. 3 & 4.
Garfield, S. (1980) *Psychotherapy: An eclectic approach,* New York, Wiley.
Garfield, S. & Bergin, A. (1978) *Handbook of psychotherapy and behavior change,* New York, Wiley.
Garfield, Z. H., Darwin, P. L., Singer, B. A. & McBrearty, J. F. (1967) Effect of *in vivo* training on experimental desensitization of a phobia, *Psychol. Rep.,* **20:**515.
Gath, D. & Gelder, M. G. A. (1971) *Treatment of phobias—Desensitization versus flooding.* Paper delivered to Dept. Psychiatry, Temple Univ. Medical School, November 8, 1971.
Gaupp, L. A., Stern, R. M., & Galbraith, G. G. (1972) False heart rate feedback and reciprocal inhibition by aversion relief in the treatment of snake avoidance behavior, *Behav. Ther.,* **3:**7.
Geer, J. H. (1965) The development of a scale to measure fear, *Behav. Res. Ther.,* **3:**45.

Gelder, M. G., Bancroft, J. H. J., Gath, D. H., Johnston, D. W., Mathews, A. M., & Shaw, P. M. (1973) Specific and non-specific factors in behavior therapy, *Brit. J. Psychiat.*, **123**:445.

Gellhorn, E. (1967) *Principles of autonomic-somatic integrations,* Minneapolis, University of Minnesota Press.

Gershman, L. & Stedman, J. (1971) Oriental defense exercises as reciprocal inhibitors of anxiety, *J. Behav. Ther. Exp. Psychiat.*, **2**:117.

Gerz, H. O. (1966) Experience with the logotherapeutic technique of paradoxical intention in the treatment of phobic and obsessive-compulsive patients, *Amer. J. Psychiat.*, **123**:548.

Gesell, A. (1946) The untold genesis of infant behavior. In L. Carmichael (Ed.), *Manual of child psychology,* New York, Wiley.

Getze, G. (1968) Adverse appeal to senses cuts smoking, *Los Angeles Times.* Reprinted by Z. Wanderer, Center for Behavior Therapy, Beverly Hills, California.

Giles, T. R. (1982) Bias against behavior therapy in outcome reviews: Those who have won have not received prizes (submitted for review). (a)

Giles, T. (1982) Behavior therapy vs. psychotherapy: A review of the Sloane, et al. study and of the behavioral outcome literature, *Amer. Psychol.* (under review). (b)

Gleitman, H., Nachmias, J., & Neisser, U. (1954) The S-R reinforcement theory of extinction, *Psychol. Rev.*, **61**:23.

Glynn, J. D. & Harper, P. (1961) Behavior therapy in transvestism, *Lancet,* **1**:619.

Gold, S. & Neufeld, I. (1965) A learning theory approach to the treatment of homosexuality, *Behav. Res. Ther.*, **2**:201.

Goldberg, J. & D'Zurilla, T. J. (1968) A demonstration of slide projection as an alternative to imaginal stimulus presentation in systematic desensitization therapy, *Psychol. Reps.*, **23**: 527.

Goldfried, M. R. (1980) Toward the delineation of therapeutic change principles, *Amer. Psychol.*, **35**:991.

Goldfried, M. R. & Goldfried, A. P. (1975) Cognitive change methods. In F. H. Kanfer & A. P. Goldstein (Eds.), *Helping people change,* New York, Pergamon Press.

Goldiamond, I. (1965) Stuttering and fluency as manipulable operant response classes. In L. Krasner & L. P. Ullmann (Eds.), *Research in behavior modification,* New York, Holt, Rinehart, & Winston.

Goldstein, A. (1972) Flooding vs. extinction in the elimination of conditioned fear in cats. Unpublished manuscript.

Goldstein, A., Serber, M., & Piaget, J. (1970) Induced anger as a reciprocal inhibitor of fear, *J. Behav. Ther. Exp. Psychiat.*, **1**:67.

Goodson, F. A. & Brownstein, A. (1965) Secondary reinforcing and motivating properties of stimuli contiguous with shock onset and termination, *J. Comp. Physiol. Psychol.*, **48**:381.

Gottlieb, J. S. & Frohman, C. E. (1972) *A probable biologic mechanism in schizophrenia,* mimeo.

Gourevitch, M. (1968) Eloge de François Leuret, *Inform. Psychiat.*, **44**:843.

Graham, L. E., Beiman, I., & Ciminano, A. R. (1977) The generality of the therapeutic effects of progressive relaxation training for essential hypertension, *J. Behav. Ther. Exp. Psychiat.*, **8**:161.

Graham, L. E., Beiman, I., & Ciminano, A. R. (1978) Self-control progressive relaxation training as an alternative nonpharmacological treatment for essential hypertension: Therapeutic effects in the natural environment, *Behav. Res. Ther.*, **16**:371.

Granville-Grossman, K. L. & Turner, P. (1966) The effect of propranolol on anxiety, *Lancet,* **1**:788.

Gray, J. A. (1964) *Pavlov's typology,* Oxford, Pergamon Press.

Gray, J. A. (1976) The behavioural inhibition system: A possible substrate for anxiety. In M. P. Feldman & A. Broadhurst (Eds.), *Theoretical and experimental bases of the behaviour therapies,* London, Wiley.

Greenblatt, D. J. & Shader, R. I. (1972) Digitalis toxicity. In R. I. Shader (Ed.), *Psychiatric complications of medicinal drugs,* New York, Raven Press.
Grings, W. W. & Schandler, S. L. (1977) Interaction of learned relaxation and aversion, *Psychophysiol.,* **14**:275.
Grings, W. W. & Uno, T. (1968) Counterconditioning: Fear and relaxation, *Psychophysiol.,* **4**:479.
Grinker, R. R. & Spiegel, J. P. (1945) *War neuroses,* Philadelphia, Blakiston.
Grosz, H. J. & Farmer, B. B. (1972) Pitts' and McClure's lactate anxiety study revisited, *Brit. J. Psychiat.,* **120**:415.
Groves, P. M. & Thompson, R. F. (1970) Habituation: A dual-process theory, *Psychol. Rev.,* **77**:419.
Guensberger, E. (1981) Are experimental neuroses pathological states?, *J. Behav. Ther. Exp. Psychiat.,* **12**:115.
Guthrie, E. R. (1935) *The psychology of human learning,* New York, Harper & Bros.
Guttmacher, A. F. (1961) *Complete book of birth control,* New York, Ballantine.
Hahn, W. (1966) Autonomic responses of asthmatic children, *Psychosom. Med.,* **28**:323.
Haggard, E. A. & Freeman, G. L. (1941) Reactions of children to experimentally induced frustration. *Psychol. Bull.,* **38**:581.
Hall, S. B. (1927) The blood pressure in psychoneurosis: An investigation of 71 cases, *Lancet,* **2**:540.
Hallam, R. S. & Rachman, S. (1976) Current status of aversion therapy. In M. Hersen, R. Eisler, & P. Miller (Eds.), *Progress in behavior modification,* Vol. 2, New York, Academic Press.
Hallsten, E. A. (1965) Adolescent anorexia nervosa treated by desensitization, *Behav. Res. Ther.,* **3**:87.
Hamilton, D. M. & Wall, J. H. (1941) Hospital treatment of patients with psychosomatic disorders, *Amer. J. Psychiat.,* **98**:551.
Hampe, E., Noble, F., Miller, L. C. & Barrett, C. I. (1973). Phobic children one and two years post treatment. *J. Abnorm. Psychol.* Vol. **82**, 3:446–453.
Harris, B. (1979) Whatever happened to little Albert? *Am. Psychol.,* **34**, 2:151–160.
Haslam, M. E. (1974) The relationship between the effect of lactate infusion on anxiety states and their amelioration by carbon dioxide inhalation, *Brit. J. Psychiat.,* **125**:88.
Hastings, D. W. (1966) *Sexual expression in marriage,* New York, Bantam.
Hedberg, A. G. (1973) The treatment of chronic diarrhea by systematic desensitization: A case report, *J. Behav. Ther. Exp. Psychiat.,* **4**:67.
Hernstein, R. J. (1970) On the law of effect, *J. Exp. Anal. Behav.,* **13**:243.
Hersen, M. (1973) Self-assessment of fear, *Behav. Ther.,* **4**:241.
Hersen, M. (1981) Complex problems require complex solutions, *Behav. Ther.,* **12**:15–29.
Herzberg, A. (1941) *Active psychotherapy,* London, Research Books.
Himmelsbach, C. K. (1941) The morphine abstinence syndrome: Its nature and treatment, *Ann. Intern. Med.,* **15**:829.
Hinde, R. A. (1966) *Animal behaviour,* New York, McGraw-Hill.
Hoch, P. H. (1959) Drug therapy. In S. Arieti (Ed.), *American handbook of psychiatry,* New York, Basic Books.
Hodgson, R., Rachman, S., & Marks, I. M. (1972) The treatment of chronic obsessive-compulsive neuroses: Follow-up and further findings, *Behav. Res. Ther.,* **10**:181.
Homme, L. E. (1965) Perspectives in psychology—XXIV, Control of coverants, the operants of the mind, *The Psychol. Rec.,* **15**:501.
Homme, L. E., Csanyi, A. P., Gonzales, M. A., & Rechs, J. R. (1971) *How to use contingency contracting in the classroom,* Champaign, Ill., Research Press.
Horsley, J. S. (1936) Narco-analysis: A new technique in shortcut psychotherapy, *Lancet,* **1**:55.
Hull, C. L. (1943) *Principles of behavior,* New York, Appleton-Century.

Hurwitz, H. P. M. (1956) Conditioned responses in rats reinforced by light, *Brit. J. Animal Behav.,* **4**:31.

Hussain, A. (1964) Behavior therapy using hypnosis. In J. Wolpe, A. Salter, & L. J. Reyna, *The conditioning therapies,* New York, Holt, Rinehart, & Winston.

Hussain, M. Z. (1971) Desensitization and flooding (implosion) in treatment of phobias, *Amer. J. Psychiat.,* **127**:1509.

Huttunesn, M. O. (1973) General model for the molecular events in synapses during learning, *Perspectives in Biology and Medicine,* **17**:103.

Ihli, K. L. & Garlington, W. K. (1969) A comparison of group versus individual desensitization of test anxiety, *Behav. Res. Ther.,* **7**:207.

Jacob, R. G., Kraemer, H. C., & Agras, W. S. (1977) Relaxation therapy in the treatment of hypertension, *Arch. Gen. Psychiat.,* **34**:1417.

Jacobson, E. (1938) *Progressive relaxation,* Chicago, University of Chicago Press.

Jacobson, E. (1939) Variation of blood pressure with skeletal muscle tension and relaxation, *Ann. Intern. Med.,* **12**:1194.

Jacobson, E. (1940) Variation of pulse rate with skeletal muscle tension and relaxation, *Ann. Int. Med.,* **13**:1619.

Jacobson, E. (1964) *Anxiety and tension control,* Philadelphia, Lippincott.

Jacobson, N. S. & Martin, B. (1976) Behavioral marriage therapy: Current status, *Psychol. Bull.,* **83**:540.

Jacobson, N. S. & Weiss, R. L. (1978) Behavioral marriage therapy: III. The contents of Gurman et al. may be hazardous to our health, *Family Process,* **17**:149.

Jakobovitz, T. (1970) The treatment of impotence with methyl-testosterone thyroid, *Fertility and Sterility,* **21**:32.

James, B. (1962) Case of homosexuality treated by aversion therapy, *Brit. Med. J.,* **1**:768.

Janet, A. (1925) *Psychological healing, historical and clinical study,* New York, Macmillan.

Jasinski, D. R. (1976) Personal communication.

Jasinski, D. R., Martin, W. R., & Haertzen, C. A. (1967) The human pharmacology and abuse potential of N-allyneroxymorphove (naloxone), *J. Pharm. Exp. Ther.,* **157**:420.

Jeffrey, R. W., Wing, R. R., & Stunkard, A. J. (1978) Behavioral treatment of obesity: The state of the art 1976, *Behav. Ther.,* **9**:189.

Jersild, A. T. & Holmes, F. B. (1935) Methods of overcoming children's fears, *J. Psychol.,* **1**:35.

John, E. (1941) A study of the effects of evacuation and air raids on children of pre-school age, *Brit. J. of Educational Psychol.,* **11**:173.

Jones, H. G. (1960) Continuation of Yates' treatment of a tiquer. In H. J. Eysenck (Ed.), *Behavior therapy and the neuroses,* Oxford, Pergamon Press.

Jones, M. C. (1924) Elimination of children's fears, *J. Exp. Psychol.,* **7**:382. (a)

Jones, M. C. (1924) A laboratory study of fear. The case of Peter, *J. Genet. Psychol.,* **31**:308. (b)

Jorgensen, R. S., Houston, B. K., & Zurawski, R. M. (1981) Anxiety management training in the treatment of essential hypertension, *Behav. Res. Ther.,* **19**:467.

Kahn, M. & Baker, B. L. (1968) Desensitization with minimal therapist contact, *J. Abn. Psychol.,* **73**:198.

Kalish, H. I. (1981) *From behavioral science to behavior modification,* New York, McGraw-Hill.

Kallman, F. (1952) Comparative twin studies on the genetic aspects of male homosexuality, *J. Nerv. Ment. Dis.,* **115**:283.

Kallman, F. (1953) *Heredity in health and mental disorder,* New York, Norton.

Kandel, E. R. (1979) Psychotherapy and the single synapse: The impact of psychiatric thought on neurobiological research, *N. Engl. J. Med.,* **19**:1028.

Kantorovich, N. V. (1929) An attempt at associative reflex therapy in alcoholism, *Psychol. Abst.,* No. 4282, 1930.

Kazdin, A. E. (1977) Artifact, bias, and complexity of assessment: The ABC's of reliability, *J. Appl. Behav. Anal.*, **10**:141.

Kazdin, A. E. (1979) Fictions, factions, and functions of behavior therapy, *Behav. Ther.*, **10**:629.

Kazdin, A. E. & Wilcoxon, L. A. (1976) Systematic desensitization and nonspecific treatment effects: A methodological evaluation, *Psychol. Bull.*, **23**:729.

Kazdin, A. E. & Wilson, G. T. (1978) Criteria for evaluating psychotherapy, *Arch. Gen. Psychiat.*, **35**:407.

Kegel, A. H. (1952) Sexual functions of the pubococcygens muscle, *West. J. Surg. Obstet. Gynol.*, **60**:521.

Keltner, A. & Marshall, W. L. (1975) Single trial exacerbation of an anxiety habit with 2nd order conditioning and subsequent desensitization. *J. Behav. Ther. & Exp. Psychiat.*, **6**:323.

Kennedy, W. A. & Foreyt, J. (1968) Control of eating behavior in an obese patient by avoidance conditioning, *Psychol. Rep.*, **22**:571.

Kent, R. N., Wilson, G. T., & Nelson, R. (1972) Effects of false heart-rate feedback on avoidance behavior: An investigation of "cognitive desensitization," *Behav. Ther.*, **3**:1.

Khan, A. U., Staerk, M., & Bonk, C. (1973) Role of counterconditioning in the treatment of asthma, *J. Psychosom. Res.*, **17**:389.

Kimmel, H. D. (1967) Instrumental conditioning of autonomically mediated behavior, *Psychol. Bull.*, **67**:337.

Kimmel, K. D. & Kimmel, E. (1970) An instrumental conditioning method for the treatment of enuresis, *J. Behav. Ther. Exp. Psychiat.*, **1**:121.

Klein, D. G. (1964) Delineation of two drug-responsive anxiety syndromes, *Psychopharmacologia*, **5**:397.

Kline, N. S. (1974) *From sad to glad,* New York, Ballantine.

Knight, R. P. (1941) Evaluation of the results of psychoanalytic therapy, *Amer. J. Psychiat.*, **98**:434.

Knudson, R. M., Gurman, A. S., & Kniskern, D. P. (1980) Behavioral marriage therapy: A treatment in transition. In C. M. Franks & G. T. Wilson, *Annual review of behavior therapy—Theory and practice,* Vol. 7, New York, Brunner/Mazel.

Kolvin, I. (1967) Aversive imagery treatment in adolescents, *Behav. Res. Ther.*, **5**:245.

Kondas, O. (1965) The possibilities of applying experimentally created procedures when eliminating tics, *Studia Psychol.*, **7**:221.

Krasnogorski, N. I. (1925) The conditioned reflexes and children's neuroses. *Amer. J. Dis. Child.*, **30**:754.

Kuhn, T. S. (1962) *The Structure of Scientific Revolutions.* Chicago, University of Chicago Press.

Lacey, J. I., Bateman, D. E., & Van Lehn, R. (1953) Autonomic response specificity: An experimental study, *Psychosom. Med.*, **15**:8.

Lacey, J. I. & Lacey, B. C. (1958) Verification and extension of the principles of autonomic response specificity, *Amer. J. Psychol.*, **71**:50.

Lader, M. (1975) *The psychophysiology of mental illness,* London, Routledge and Kegan Paul.

Lader, M. (1976) Physiological research in anxiety. In H. M. van Praag (Ed.), *Research in neurosis,* Utrecht, Bohn, Scheltema & Holkema.

Lader, M. H. & Mathews, A. M. (1968) A physiological model of phobic anxiety and desensitization, *Behav. Res. Ther.*, **6**:411.

Lader, M. H. & Wing, L. (1966) *Physiological measures, sedative drugs and morbid anxiety,* Maudsley Monograph No. 14, London, Oxford University Press.

Ladouceur, R. (1974) An experimental test of the learning paradigm of covert positive reinforcement in deconditioning anxiety, *J. Behav. Ther. Exp. Psychiat.*, **5**:30.

Lande, S. (1981) The cognitive habit inventories: A method of differentiating phobic types. Un-

published manuscript.
Landis, C. (1937) A statistical evaluation of psychotherapeutic methods. In L. Hinsie (Ed.), *Concepts and problems of psychotherapy,* New York, Columbia University Press.
Lang, P. J. (1968) Appraisal of systematic desensitization techniques with children and adults. II. Process and mechanisms of change, theoretical analysis and implications for treatment and clinical research. In C. M. Franks (Ed.), *Assessment and status of the behavior therapies and associated developments,* New York, McGraw-Hill.
Lang, P. J. (1970) Stimulus control, response control and the desensitization of fear. In D.J. Levis (Ed.), *Learning approach to therapeutic behavior change,* Chicago, Aldine.
Lang, P. J. & Lazovik, A. D. (1963) The experimental desensitization of a phobia, *J. Abn. Soc. Psychol.,* **66**:519.
Lang, P. J., Lazovik, A. D., & Reynolds, D. (1965) Desensitization, suggestibility and pseudo therapy, *J. Abn. Psychol.,* **70**:395.
Lang, P. J., Melamed, B. G., & Hart, J. (1970) A psychophysiological analysis of fear modification using an automated desensitization procedure, *J. Abn. Psychol.,* **76**:221.
Langley, J. N. & Anderson, H. K. (1895) The innervation of the pelvis and adjoining viscera, *J. Physiol.,* **19**:71.
Lathrop, R. G. (1964) Measurement of analog sequential dependency, *Human Factors,* **6**:233.
Latimer, P. (1977) Carbon dioxide as a reciprocal inhibitor in the treatment of neurosis, *J. Behav. Ther. Exp. Psychiat.,* **8**:83.
Latimer, P. R. (1981) Irritable bowel syndrome: A behavioral model, *Behav. Res. Ther.,* **19**:475.
Latimer, P., Campbell, D., & Latimer, M. (1979) Irritable bowel syndrome: A test of the colonic hyperalgesia hypothesis, *J. Behav. Med.,* **2**:285.
Lautch, H. (1971) Dental phobia. *Brit. J. Psychiat.,* **119**:151-8.
LaVerne, A. A. (1953) Rapid coma technique of carbon dioxide inhalation therapy, *Dis. Nerv. Syst.,* **14**:141.
Laverty, S. G. (1966) Aversion therapies in the treatment of alcoholism, *Psychosom. Med.,* **28**: 651.
Lavin, H. I., Thorpe, J. G., Baker, J. C., Blakemore, C. B., & Conway, D. G. (1961) Behavior therapy in a case of transvestism, *J. Nerv. Ment. Dis.,* **133**:346.
Lazarus, A. A. & Abramovitz, A. (1962) The use of "emotive imagery" in the treatment of children's phobias, *J. Ment. Sci.,* **108**:191.
Leach, E. (1969) Stuttering: Clinical application of response-contingent procedures. In B. B. Gray & G. England (Eds.), *Stuttering and the conditioning therapies,* Monterey, Calif., Monterey Institute for Speech and Hearing.
Leaf, W. B. & Gaarder, K. R. (1971) A simplified electromyograph feedback apparatus for relaxation training, *J. Behav. Ther. Exp. Psychiat.,* **2**:39.
Leahy, M. R. & Martin, I. C. A. (1967) Successful hypnotic abreaction after twenty years. *Brit. J. Psychiat.,* **113**:383.
Leitenberg, H., Agras, W. S., Barlow, D. H., & Oliveau, D. C. (1969) Contribution of selective positive reinforcement and therapeutic instructions to systematic desensitization therapy, *J. Abn. Psychol.,* **74**:113.
Lemere, F. & Voegtlin, W. L. (1950) An evaluation of the aversion treatment of alcoholism, *Qrt. J. Stud. Alcoh.,* **11**:199.
Leonhard, K. (1959) *Aufteilung der Endogenen Psychosen,* 2nd ed., Berlin, Haug.
Leschke, E. (1914) Quoted by J. G. Beebe-Center (1932) in *The psychology of pleasantness and unpleasantness,* New York, Van Nostrand.
Lesser, E. (1967) Behavior therapy with a narcotics user: A case report, *Behav. Res. Ther.,* **5**: 251.
Leukel, F. & Quinton, E. (1964) Carbon dioxide effects on acquisition and extinction of avoidance behavior, *J. Comp. Physiol. Psychol.,* **57**:267.

参考文献

Leuret, F. (1846) *De traitement moral de la folie,* Paris, quoted by Stewart (1961).
Levay, A. N. & Kagle, A. (1977) A study of treatment needs following sex therapy, *Amer. J. Psychiat.,* **134**:970.
Levis, D. J. (1980) Implementing the technique of implosive therapy. In A. Goldstein & E. B. Foa (Eds.), *Handbook of behavioral interventions,* New York, Wiley.
Levis, D. J. & Boyd, T. L. (1979) Symptom maintenance: An infrahuman analysis and extension of the conservation of anxiety principle, *J. Abn. Psychol.,* **88**:107.
Levis, D. J. & Carrera, R. N. (1967) Effects of ten hours of implosive therapy in the treatment of outpatients: A preliminary report, *J. Abn. Psychol.,* **72**:504.
Levis, D. J. & Hare, N. (1977) A review of the theoretical and rational and empirical support for the extinction approach of implosive (flooding) therapy. In M. Hersen, R. M. Eisler, & P. M. Miller (Eds.), *Progress in behavior modification,* New York, Academic Press.
Levitz, L. S. & Stunkard, A. J. (1974) A therapeutic coalition for obesity: Behavior modification and patient self-help, *Amer. J. Psychiat.,* **131**:423.
Lewinsohn, P. M. (1974) Clinical and theoretical aspects of depression. In K. S. Calhoun, H. E. Adams, & K. M. Mitchell (Eds.), *Innovative treatment methods in psychopathology,* New York, Wiley.
Lewinsohn, P. M., Steinmetz, J. C., Larson, D. W., & Franklin, J. (1981) Depression-related cognitions: Antecedent or consequence?, *J. Abn. Psychol.,* **90**:213.
Lewis, B. I. (1954) Chronic hyperventilation syndrome, *J. Amer. Med. Assoc.,* **155**:1204.
Lewis, D. (1875) *Chastity: Or our secret sins,* Philadelphia, Maclean.
Ley, R. & Walker, H. (1973) Effects of carbon dioxide-oxygen inhalation on heart rate, blood pressure and subjective anxiety, *J. Behav. Ther. Exp. Psychiat.,* **4**:223.
Liberman, R. (1968) Aversive conditioning of a drug addict: A pilot study, *Behav. Res. Ther.,* **6**:229.
Liddell, H. S. (1944) Conditioned reflex method and experimental neurosis. In J. McV. Hunt (Ed.), *Personality and disorders,* New York, Ronald Press.
Lieberman, S. (1978) Nineteen cases of morbid grief, *Brit. J. Psychiat.,* **132**:159.
Lindsley, O. R. (1956) Operant conditioning methods applied to research in chronic schizophrenia, *Psychiat. Res. Rep.,* **5**:118.
Little, J. C. & James, B. (1964) Abreaction of conditioned fear after eighteen years, *Behav. Res. Ther.,* **2**:59.
Lloyd, D. P. C. (1946) Facilitation and inhibition of spinal motorneurons, *J. Neurophysiol.,* **9**:421.
Lobitz, W. C. & LoPiccolo, J. (1972) New methods in the behavioral treatment of sexual dysfunction, *J. Behav. Ther. Exp. Psychiat.,* **3**:265.
Locke, E. A. (1971) Is "behavior therapy" behavioristic? An analysis of Wolpe's psychotherapeutic methods, *Psychol. Bull.,* **76**:318.
London, P. (1964) *The modes and morals of psychotherapy,* New York, Holt, Rinehart & Winston.
LoPiccolo, J., Stewart, R., & Watkins, B. (1972) Treatment of erectile failure and ejaculatory incompetence of homosexual etiology, *J. Behav. Ther. Exp. Psychiat.,* **3**:233.
Lubeskind, J. C. & Paul, L. A. (1977) Psychological and physiological mechanisms of pain. In Rosengweiz, M. R. & Porter, L. W. (Eds.), *Ann. Rev. Psychol.,* **28**.
Lublin, I. (1968) Aversive conditioning of cigarette addiction. Paper read at 76th Meeting of Amer. Psychol. Assoc., San Francisco.
Luborsky, L., Singer, B., & Luborsky, L. (1975) Comparative studies of psychotherapy: Is it true that "Everyone has won and all must have prizes"?, *Arch. Gen. Psychiat.,* **32**:995.
Macfarland, J. M., Allan, L., & Honzek, M. (1954) *A developmental study of the behavior problems of normal children,* Berkeley, University of California Press.
Mack, K. (1970) Unpublished data.
Mackintosh, N. J. (1974) *Psychology of animal learning,* New York, Academic Press.

MacVaugh, G. (1972) *Frigidity: Successful treatment of one hypnotic imprint session with the Oriental relaxation technique,* New York, Medcon Inc.

MacVaugh, G. S. (1974) *Frigidity: What you should know about its cure with hypnosis,* New York, Pergamon Press.

Madsen, C. H. (1965) Positive reinforcement in the toilet training of a normal child: A case report. In L. P. Ullmann & L. Krasner (Eds.), *Case studies in behavior modification,* New York, Holt, Rinehart, & Winston.

Mahesh Yogi, M. (1969) *Maharishi Mahesh Yogi on the Bhagavad-Gita: A new translation and commentary,* Baltimore, Penguin.

Mahoney, M. J. (1977) Reflections on the cognitive-learning trend in psychotherapy, *Amer. Psychol.,* **32**:5.

Maier, S. F. & Seligman, M. E. P. (1976) Learned helplessness: Theory and evidence, *J. Exp. Psychol. Gen.,* **105**:3.

Malleson, N. (1959) Panic and phobia, *Lancet,* **1**:225.

Malmo, R. B. & Shagass, C. (1952) Studies of blood pressure in psychiatric patients under stress, *Psychosom. Med.,* **14**:82.

Marks, I. M. (1969) *Fears and phobias,* London, Heinemann.

Marks, I. M. (1972) Flooding (implosion) and allied treatments. In W. S. Agras (Ed.), *Learning theory application of principles and procedures to psychiatry,* New York, Little, Brown.

Marks, I. M. (1975) Behavioral treatments of phobic and obsessive-compulsive disorders: A critical appraisal. In M. Hersen, R. M. Eisler, & P. M. Miller (Eds.), *Progress in behavior modification,* New York, Academic Press.

Marks, I. M. (1976) Current status of behavioral psychotherapy: Theory and practice, *Amer. J. Psychiat.,* **133**:253.

Marks, I. M., Boulougouris, J., & Marset, P. (1971) Flooding versus desensitization in the treatment of phobic patients: A crossover study, *Brit. J. Psychiat.,* **119**:353.

Marks, I. M., Hodgson, R., & Rachman, S. (1975) Treatment of chronic obsessive-compulsive neurosis by *in vivo* exposure, *Brit. J. Psychiat.,* **127**:349.

Marmor, J. (1980) Recent trends in psychotherapy, *Amer. J. Psychiat.,* **137**:409.

Marquis, J. N. (1970) Orgasmic reconditioning: Changing sexual object choice through controlling masturbation fantasies, *J. Behav. Ther. Exp. Psychiat.,* **1**:263.

Marshall, W. L. (1974) The classical conditioning of sexual attractiveness, *Behav. Ther.,* **5**:298.

Martin, I. (1961) Somatic reactivity. In H. J. Eysenck (Ed.), *Handbook of abnormal psychology,* New York, Basic Books.

Marzillier, J. S. (1980) Cognitive therapy and behavioural practice, *Behav. Res. Ther.,* **18**:249.

Mash, E. J. & Terdal, L. G. (1976) *Behavior therapy assessment,* New York, Springer.

Masserman, J. H. (1943) *Behavior and neurosis,* Chicago, University of Chicago Press.

Masserman, J. H. (1963) Ethology, comparative biodynamics, and psychoanalytic research. In J. Scher (Ed.), *Theories of the mind,* New York, The Free Press.

Masserman, J. H. & Yum, K. S. (1946) An analysis of the influence of alcohol on the experimental neuroses in cats, *Psychosom. Med.,* **8**:36.

Masters, W. H. & Johnson, V. E. (1966) *Human sexual response,* Boston, Little Brown.

Masters, W. H. & Johnson, V. E. (1970) *Human sexual inadequacy,* Boston, Little Brown.

Mathe, A. A. & Knapp, P. H. (1971) Emotional and adrenal reactions to stress in bronchial asthma, *Psychosom. Med.,* **33**:323.

Mathews, A. M., Gelder, M. G., & Johnson, D. W. (1981) *Agoraphobia: Nature and environment,* New York, Guilford.

Mathews, A. M., Johnson, D. W., Shaw, P. M., & Gelder, M. G. (1974) Process variables and the prediction of outcome in behavior therapy, *Brit. J. Psychiat.,* **123**:445.

Mawson, A. B. (1970) Methohexitone-assisted desensitization in treatment of phobias, *Lancet,* **1**:1084.

Max, L. W. (1935) Breaking up a homosexual fixation by the conditioned reaction technique: A

case study, *Psychol. Bull.,* **32:**734.
Maxwell, R. D. H. & Paterson, J. W. (1958) Meprobamate in the treatment of stuttering, *Brit. Med. J.,* **1:**873.
McGeogh, J. A. (1932) Forgetting and the law of disuse, *Psychol. Rev.,* **39:**352.
McGeogh, J. A., McKinney, F., & Peters, H. (1937) Studies in retroactive inhibition. IX. Retroactive inhibition, reproductive inhibition and reminiscence, *J. Exp. Psychol.,* **20:**131.
McGlynn, F. D. Reynolds, E. J., & Linder, L. H. (1971) Systematic desensitization with pretreatment and intratreatment therapeutic instructions, *Behav. Res. Ther.,* **9:**57.
McGlynn, F. D. & Williams, C. W. (1970) Systematic desensitization of snake-avoidance under three conditions of suggestion, *J. Behav. Ther. Exp. Psychiat.,* **1:**97.
McGuire, R. J. & Vallance, M. (1964) Aversion therapy by electric shock: A simple technique, *Brit. Med. J.,* **1:**151.
Mealiea, W. L. & Nawas, M. M. (1971) The comparative effectiveness of systematic desensitization and implosive therapy in the treatment of snake phobia, *J. Behav. Ther. Exp. Psychiat.,* **2:**85.
Meduna, L. J. (1947) *Carbon dioxide therapy,* Springfield, Ill., C. C. Thomas.
Meichenbaum, D. H. (1975) Self-instructional methods. In F. H. Kanfer & A. P. Goldstein (Eds.), *Helping people change,* New York, Pergamon Press.
Meichenbaum, D. H. & Cameron, R. (1974) The clinical potential of modifying what clients say to themselves, *Psychotherapy: Theory, Research, and Practice,* **11:**103.
Mesmer, A. (1779) Quoted by C. L. Hull (1933) *Hypnosis and suggestibility,* New York, Appleton-Century.
Meyer, V. (1957) The treatment of two phobic patients on the basis of learning principles, *J. Abn. Soc. Psychol.,* **58:**259.
Meyer, V. (1963) Paper read at Behavior Therapy Seminar, University of London.
Meyer, V. (1966) Modifications of expectations in cases with obsessional rituals, *Behav. Res. Ther.,* **4:**273.
Meyer, V., Levy, R., & Schnurer, A. (1974) The behavioral treatment of obsessive-compulsive disorders. In H. R. Beech (Ed.), *Obsessional states,* London, Methuen.
Meyer, V. & Mair, J. M. (1963) A new technique to control stammering: A preliminary report, *Behav. Res. Ther.,* **1:**251.
Migler, B. (1967) Personal communication.
Migler, B. & Wolpe, J. (1967) Automated desensitization: A case report, *Behav. Res. Ther.,* **5:**133.
Miller, G. E. (1967) Personal communication.
Miller, N. E. & DiCara, L. V. (1968) Instrumental learning of vasomotor responses by rats: Learning to respond differentially in the two ears, *Science,* **159:**1485.
Miller, N. E. & Dollard, J. (1941) *Social learning and imitation,* New Haven, Yale University Press.
Miller, N. E., Hubert, E., & Hamilton, J. (1938) Mental and behavioral changes following male hormone treatment of adult castration hypogonadism and psychic impotence, *Proc. Soc. Exp. Biol. Med.,* **38:**538.
Miller, N. & Weiss, J. M. (1969) Effects of somatic or visceral responses to punishment. In B. A. Campbell & R. M. Church (Eds.), *Punishment and aversive behavior,* New York, Appleton-Century-Crofts.
Miller, R. E., Murphy, J. V., & Mirsky, I. A. (1957) Persistent effects of chlorpromazine on extinction of an avoidance response, *Arch. Neurol. Psychiat.,* **78:**526.
Miller, W. R., Seligman, M. E. P., & Kurlander, H. M. (1975) Learned helplessness, depression, and anxiety, *J. Nerv. Ment. Dis.,* **161:**347.
Miller, W. W. (1968) Afrodex in the treatment of male impotence: A double blind crossover study, *Current Therapeutic Research,* **10:**354.

Mineka, S. & Kihlstrom, J. F. (1978) Unpredictable and uncontrollable events: A new perspective on experimental neurosis, *J. Abn. Psychol.,* **87**:256.

Mitchell, K. R. (1969) The treatment of migraine: An exploratory application of time limited behavior therapy, *Technology,* **14**:50.

Mitchell, K. R. & Mitchell, D. M. (1971) Migraine: An exploratory treatment application of programmed behavior therapy techniques, *J. Psychosom. Res.,* **15**:137.

Moore, N. (1965) Behavior therapy in bronchial asthma: A controlled study, *J. Psychosom. Res.,* **9**:257.

Morganstern, F. S., Pearce, J. F., & Rees, W. (1965) Predicting the outcome of behavior therapy by psychological tests, *Behav. Res. Ther.,* **2**:191.

Mowrer, O. H. & Jones, H. M. (1945) Habit strength as a function of the pattern of reinforcement, *J. Exp. Psychol.,* **35**:293.

Mowrer, O. H. & Vick, P. (1948) Experimental analogue of fear from a sense of helplessness, *J. Abn. Soc. Psychol,* **43**:193.

Murphy, I. C. (1964) Extinction of an incapacitating fear of earthworms, *J. Clin. Psychol.,* **20**:396.

Napalkov, A. V. (1963) Information process of the brain. In N. Wiener & J. C. Sefade (Eds.), *Progress in brain research, Vol. 2: Nerve, brain and memory models,* Amsterdam, Elsevier.

Napalkov, A. V. & Karas, A. Y. (1957) Elimination of pathological conditioned reflex connections in experimental hypertensive states, *Zh. Vyssh. Nerv. Deiat.,* **7**:402.

Neale, D. H. (1963) Behavior therapy and encopresis in children, *Behav. Res. Ther.,* **1**:139.

Nemetz, G. H., Craig, K. D. & Reith, G. (1978) Treatment of female sexual dysfunction through symbolic modeling, *J. Consult. and Clin. Psychol.,* **46**:62.

Nicassio, P., & Bootzin, R. (1974) A comparison of progressive relaxation and autogenic training as treatments for insomnia, *J. Abn. Psychol.,* **83**:235.

O'Brien, J., Raynes, A., & Patch, V. (1972) Treatment of heroin addiction with aversion therapy, relaxation training and systematic desensitization, *Behav. Res. Ther.,* **10**:77.

O'Donnell, C. R. & Worell, L. (1973) Motor and cognitive relaxation in the desensitization of anger, *Behav. Res. Ther.,* **11**:473.

Ohman, A., Eriksson, A., & Olofsson, C. (1975) One-trial learning and superior resistance to extinction of autonomic responses conditioned to potentially phobic stimuli, *J. Comp. Physiol. Psychol.,* **88**:619.

Ohman, A., Erixon, G., & Lofberg, I. (1975) Phobias and preparedness: Phobic versus neutral pictures as conditioned stimuli for human autonomic responses, *J. Abn. Psychol.,* **84**:41.

Olds, J. (1962) Hypothalmic substrates of reward, *Physiol. Rev.,* **42**:554.

Olds, J. (1975) Mapping the mind onto the brain. In F. G. Worden, J. P. Swazey, & G. Adelman (Eds.), *The neurosciences: Paths of discovery,* Cambridge, Mass., Colonial Press.

Olds, J., Disterhoft, J. F., Segal, M., Kornblith, C. C., & Hirsh, R. (1972) Learning centers of rat brain mapped by measuring latencies of conditioned unit responses, *J. Neurophysiol.,* **35**:202.

O'Leary, K. D. & O'Leary, S. G. (1977) *Classroom management,* New York, Pergamon Press.

Oliveau, D. C., Agras, W. S., Leitenberg, H., Moore, R. C., & Wright, D. E. (1969) Systematic desensitization, therapeutically oriented instructions, selective positive reinforcement, *Behav. Res. Ther.,* **7**:27.

Orleans, C. T., Shipley, R. H., Williams, C., & Haac, L. A. (1981) Behavioral approaches to smoking cessation. I. A decade of progress 1969–1979. *J. Behav. Ther. & Exp. Psychiat.,* **12**:125.

Orleans, C. T., Shipley, R. H., Williams, C., & Haac, L. A. (1981) Behavioral approaches to smoking cessation. II. Topical bibliography 1969–1979. *J. Behav. Ther. & Exp. Psychiat.,* **12**:131.

Orwin, A. (1971) Respiratory relief: A new and rapid method for the treatment of phobic states,

Brit. J. Psychiat., **119:**635.
Osgood, C. E. (1946) Meaningful similarity and interference in learning, *J. Exp. Psychol.,* **38:** 132.
Osgood, C. E. (1948) An investigation into the causes of retroactive inhibition, *J. Exp. Psychol.,* **38:**132.
Osgood, C. E. (1953) *Method and theory in experimental psychology,* London, Oxford University Press.
Ost, L. & Hugdahl, K. (1981) Acquisition of phobias and anxiety response patterns in clinical patients. *Behav. Res. & Ther.,* **19:**439.
Padilla, A. M., Padilla, C., Ketterer, T., & Giacalone, D. (1970) Inescapable shocks and subsequent avoidance conditioning in goldfish, *Carrasius Auratus. Psychonom. Sci.,* **20:**295.
Palmer, H. A. (1944) Military psychiatric casualties, *Lancet,* **2:**492.
Patterson, G. R. & Gullion, M. E. (1968) *Living with children: New methods for parents and teachers,* Champaign, Ill., Research Press.
Paul, G. L. (1964) Modifications of systematic desensitization based on case study. Paper presented at the meeting of the Western Psychological Association, Portland, Oregon.
Paul, G. L. (1966) *Insight versus desensitization in psychotherapy,* Stanford, Calif., Stanford University Press.
Paul, G. L. (1968) Two-year follow-up of systematic desensitization in therapy groups, *J. Abn. Psychol.,* **73:**119.
Paul, G. L. (1969) Physiological effects of relaxation training and hypnotic suggestion, *J. Abn. Psychol.,* **74:**425.
Paul, G. L. & Lentz, R. J. (1977) *Psychosocial treatment of chronic mental patients,* Cambridge, Mass., Harvard University Press.
Paul, G. L. & Shannon, D. T. (1966) Treatment of anxiety through systematic desensitization in therapy groups, *J. Abn. Psychol.,* **71:**124.
Pavlov, I. P. (1927) *Conditioned reflexes,* G. V. Anrep (Trans.), New York, Liveright.
Pavlov, I. P. (1941) *Conditioned reflexes and psychiatry,* W. H. Gantt (Trans.), New York, International.
Pavlov, I. P. (1955) *Selected works* (in English), Moscow, Foreign Languages Publishing House.
Pearce, J. F. (1963) *Aspects of transvestism,* M. D. Thesis, University of London.
Pecknold, J. C. Raevurn, J., & Poser, E. G. (1972) Intravenous Diazepam for facilitating relaxation for desensitization, *J. Behav. Ther. Exp. Psychiat.,* **3:**39.
Perris, C. (1966) A survey of bipolar and unipolar recurrent depressive psychoses, *Acta. Psychiat. Scand.,* Supplement 194.
Pfeiffer, C. J., Fodor, J., & Geizerova, H. (1973) An epidemiologic study of the relationships of peptic ulcers in 50- to 54-year-old urban males with physical, health, and smoking factors, *J. Chronic Dis.,* **26:**271.
Phillips, D. (1978) *How to fall out of love,* Boston, Houghton Miflin.
Phillips, D. (1980) *Sexual confidence,* Boston, Houghton Miflin.
Phillips, L. W. (1971) Training of sensory and imaginal responses in behavior therapy. In R. D. Rubin, H. Fensterheim, A. A. Lazarus, & C. M. Franks (Eds.), *Advances in behavior therapy,* New York, Academic Press.
Philpott, W. M. (1964) Personal communication.
Philpott, W. M. (1967) Personal communication.
Pinckney, G. (1967) Avoidance learning in fish as a function of prior fear conditioning, *Psychol. Rep.,* **20:**71.
Pitts, F. N. & McClure, J. (1967) Lactate metabolism in anxiety neurosis, *New Eng. J. Med.,* **277:**1329.
Poppen, R. (1970) Counterconditioning of conditioned suppression in rats, *Psychol. Rep.,* **27:** 659.

Poppen, R. (1976) Psychotherapy versus behavior therapy, *J. Behav. Ther. Exp. Psychiat.,* **7:** 101.
Potter, S. (1971) *The complete upmanship,* New York, Holt, Rinehart, & Winston.
Premack, D. (1965) Reinforcement theory. In D. Levine (Ed.), *Nebraska symposium on motivation,* Lincoln, University of Nebraska Press.
Purcell, K. (1963) Distinction between subgroups of asthmatic children: Children's perceptions of events associated with asthma, *Pediatrics,* **31:**486.
Qualls, P. J. & Sheehan, P. W. (1981) Electromyograph biofeedback as a relaxation technique: A critical appraisal and reassessment, *Psychol. Bull.,* **90:**21.
Rabavilas, A. D., Boulougouris, J. C., & Stefanis, C. (1976) Duration of flooding sessions in the treatment of obsessive-compulsive patients, *Behav. Res. Ther.,* **14:**349.
Rachaim, S., Lefebvre, C., & Jenkins, J. O. (1980) The effects of social skills training and behavioral and cognitive components of anger management. *J. Behav. Ther. & Exp. Psychiat.,* **11:** 3.
Rachlin, H. (1976) *Behavior and learning,* San Francisco, Freeman.
Rachman, S. (1961) Sexual disorders and behavior therapy, *Amer. J. Psychiat.,* **118:**235.
Rachman, S. (1966) Studies in desensitization: III. Speed of generalization, *Behav. Res. Ther.,* **4:**7.
Rachman, S. (1971) *The effects of psychotherapy,* Oxford, Pergamon Press.
Rachman, S. (1974) *The meaning of fear,* Middlesex, England, Penguin Books.
Rachman, S. (1977) The conditioning theory of fear-acquisition: A critical examination, *Behav. Res. Ther.,* **15:**375.
Rachman, S. (1978) *Fear and courage,* San Francisco, Freeman.
Rachman, S., Cobb, J., Grey, S., McDonald, B., Mawson, D., Sartory, G., & Stern, R. (1979) The behavioral treatment of obsessional-compulsive disorders, with and without clomipramine, *Behav. Res. Ther.,* **17:**467.
Rachman, S., Hodgson, R., & Marks, I. M. (1971) Treatment of chronic obsessive-compulsive neurosis, *Behav. Res. Ther.,* **9:**237.
Rachman, S. & Teasdale, J. D. (1968) Aversion therapy. In C. M. Franks (Ed.), *Assessment and status of the behavior therapies and associated developments,* New York, McGraw-Hill.
Rachman, S. & Teasdale, J. (1969) *Aversion therapy and behavior disorders,* London, Routledge & Kegan Paul.
Rafi, A. A. (1962) Learning theory and the treatment of tics, *J. Psychosom. Res.,* **6:**71.
Raimy, V. (1976) Changing misconceptions as the therapeutic task. In A. Burton (Ed.), *What makes behavior change possible?,* New York, Brunner/Mazel.
Rainey, C. A. (1972) An obsessive-compulsive neurosis treated by flooding *in vivo, J. Behav. Ther. Exp. Psychiat.,* **3:**117.
Ramsey, R. W. (1977) Behavioral approaches to bereavement, *Behav. Res. Ther.,* **15:**131.
Rathus, S. A. (1972) An experimental investigation of assertive training in a group setting, *J. Behav. Ther. Exp. Psychiat.,* **3:**80.
Rauter, U. & Braud, W. (1969) Forced activity and conflict behavior. *Psychonom. Sci.,* **16:**117.
Raymond, M. J. (1956) Case of fetishism treated by aversion therapy, *Brit. Med. J.,* **2:**854.
Raymond, M. (1964) The treatment of addiction by aversion conditioning with apomorphine, *Behav. Res. Ther.,* **1:**287.
Raymond, M. & O'Keefe, K. (1965) A case of pin-up fetishism treated by aversion conditioning, *Brit. J. Psychiat.,* **111:**579.
Razani, J. (1972) Ejaculatory incompetence treated by deconditioning anxiety, *J. Behav. Ther. Exp. Psychiat.,* **3:**65.
Razran, G. (1971) *Mind in evolution,* Boston, Houghton Miflin.
Reed, J. L. (1966) Comments on the use of methohexitone sodium as a means of inducing relaxation, *Behav. Res. Ther.,* **4:**323.

Rees, L. (1956) Physical and emotional factors in bronchial asthma, *J. Psychosom. Res.,* **1**:98.
Rees, L. (1964) The importance of psychological, allergic, and infective factors in childhood asthma, *J. Psychosom. Res.,* **7**:253.
Reinking, R. H. & Kohl, M. L. (1975) Effects of various forms of relaxation training on physiological and self-report measures of relaxation, *J. Consult. Clin. Psychol.,* **43**:5.
Resh, M. (1970) Asthma of unknown origin as a psychological group, *J. Consult. Clin. Psychol.,* **35**:424.
Ritter, B. J. (1968) The group treatment of children's snake phobias using vicarious and contact desensitization procedures, *Behav. Res. Ther.,* **6**:1.
Robinson, C. & Suinn, R. (1969) Group desensitization of a phobia in massed sessions, *Behav. Res. Ther.,* **7**:319.
Rosen, G. M. & Ornstein, H. (1976) A historical note on thought stopping, *J. Consult. Clin. Psychol.,* **44**:1016.
Rosen, G. M., Rosen, E., & Reid, J. R. (1972) Cognitive desensitization and avoidance behavior, *J. Abn. Psychol.,* **80**:176.
Rosenthal, D. & Frank, J. D. (1958) Psychotherapy and the placebo effect. In C. F. Reed, I. E. Alexander, & S. S. Tomkins (Eds.), *Psychopathology: A sourcebook,* Cambridge, Mass., Harvard University Press.
Rozhdestvenskaya, V. I. (1959) Strength of nerve cells as shown in the nature of the effect of an additional stimulus on visual sensitivity. In B. M. Teplov (Ed.), *Typological features of higher nervous activity in man,* Vol. 2, Moscow.
Rubin, J., Nagler, R., Spiro, H. M., & Pilot, M. L. (1962) Measuring the effect of emotions on esophageal motility, *Psychosom. Med.,* **24**:170.
Rubin, L. S. (1964) Autonomic dysfunction as a concomitant of neurotic behavior, *J. Nerv. Ment. Dis.,* **138**:558.
Rubin, L. S. (1970) Pupillary reflexes as objective indices of autonomic dysfunction in the differential diagnosis of schizophrenic and neurotic behavior, *J. Behav. Ther. Exp. Psychiat.,* **1**:185.
Rubin, M. (1972) Verbally suggested responses as reciprocal inhibition of anxiety, *J. Behav. Ther. Exp. Psychiat.,* **3**:273.
Rush, A. S., Beck, A. T., Kovacs, M., & Hollon, S. (1977) Comparative efficacy of cognitive therapy and pharmacotherapy in the treatment of depressed outpatients, *Cognitive Ther.,* **1**:17.
Ryle, G. (1949) *The concept of mind,* London, Hutchinson.
Salter, A. (1949) *Conditioned reflex therapy,* New York, Creative Age.
Salter, A. (1952) *The case against psychoanalysis,* New York, Holt, Rinehart, & Winston.
Salzer, H. M. (1966) Relative hypoglycemia as a cause of neuropsychiatric illness, *J. Natl. Med. Assoc.,* **58**:12.
Sanderson, R. E., Campbell, D., & Laverty, S. G. (1963) Traumatically conditioned responses acquired during respiratory paralysis, *Nature,* **196**:1235.
Sandison, R. A. (1954) Psychological aspects of the LSD treatment of the neuroses, *J. Ment. Sci.,* **100**:508.
Sargant, W. & Dally, P. (1962) The treatment of anxiety states by anti-depressant drugs, *Brit. Med. J.,* **1**:6.
Sartory, G., Rachman, S., & Gray, S. (1977) An investigation of the relation between reported fear and heart rate, *Behav. Res. Ther.,* **15**:435.
Schaefer, H. H. & Martin, P. L. (1969) *Behavioral therapy,* New York, McGraw-Hill.
Schultz, J. H. & Luthe, W. (1959) *Autogenic training: A psychophysiological approach in psychotherapy,* New York, Grune & Stratton.
Schumacher, S. & Lloyd, C. (1981) Physiological and psychological factors in impotence, *The Journal of Sex Research,* **17**:40.

Scrignar, C. B. (1971) Food as the reinforcer in the outpatient treatment of anorexia nervosa, *J. Behav. Ther. Exp. Psychiat.*, **2**:31.
Sechenov, I. M. (1965) *Autobiographical notes,* Baltimore, Caramond/Pridemark.
Seitz, P. F. D. (1953) Dynamically oriented brief psychotherapy: Psychocutaneous excoriation syndrome, *Psychosom. Med.*, **15**:200.
Seligman, M. E. P. (1968) Chronic fear produced by unpredictable shock, *J. Comp. Physiol. Psychol.*, **66**:402.
Seligman, M. E. P. (1970) On the generality of the laws of learning, *Psychol. Rev.*, **77**:406.
Seligman, M. E. P. (1971) Phobias and preparedness, *Behav. Ther.*, **2**:307.
Seligman, M. E. P. (1974) Depression and learned helplessness. In R. J. Friedman & M. Katz (Eds.), *The psychology of depression,* Washington, D.C., Winston.
Seligman, M. E. P. (1975) *Helplessness: On depression, development, and death,* San Francisco, Freeman.
Seligman, M. E. P. & Groves, D. (1970) Non-transient learned helplessness, *Psychonom. Sci.,* **19**:191.
Semans, J. H. (1956) Premature ejaculation, a new approach, *South. Med. J.,* **49**:353.
Semans, J. H. (1962) Personal communication.
Serber, M. (1970) Shame aversion therapy, *J. Behav. Ther. Exp. Psychiat.,* **1**:213.
Serber, M. (1972) Teaching the nonverbal components of assertive training, *J. Behav. Ther. Exp. Psychiat.,* **3**:179.
Seward, J. & Humphrey, G. L. (1967) Avoidance learning as a function of pretraining in the cat, *J. Comp. Physiol. Psychol.,* **63**:338.
Shagass, C. (1956) Sedation threshold: A neurophysiological tool for psychosomatic research, *Psychosom. Med.,* **18**:410.
Shagass, C. (1957) Neurophysiological studies of anxiety and depression, *Psychiat. Res. Reprints,* **8**:100.
Shagass, C. (1981) Neurophysiological evidence for different types of depression, *J. Behav. Ther. Exp. Psychiat.,* **12**:99.
Shagass, C. & Jones, A. L. (1958) A neurophysiological test for psychiatric diagnosis: Results in 750 patients, *Amer. J. Psychiat.,* **114**:1002.
Shagass, C. Mihalik, J., & Jones, A. L. (1957) Clinical psychiatric studies using the sedation threshold, *J. Psychosom. Res.,* **2**:45.
Shagass, C., Muller, K., & Acosta, H. (1959) The pentothal "sleep" threshold as an indicator of affective change, *J. Psychosom. Res.,* **3**:253.
Shagass, C., Roemer, R. A., Straumanis, J. J., & Amadeo, M. (1978) Evoked potential correlates of psychosis, *Biol. Psychiat.,* **13**:163.
Shagass, C. & Schwartz, M. (1963) Psychiatric correlates of evoked cerebral cortical potentials, *Amer. J. Psychiat.,* **119**:1055.
Shames, G. H. (1969) Verbal reinforcement during therapy interviews with stutterers. In B. B. Gray & G. England (Eds.), *Stuttering and the conditioning therapies,* Monterey, Calif., Monterey Institute for Speech and Hearing.
Shaw, B. F. (1977) Comparison of cognitive therapy and behavior therapy in the treatment of depression, *J. Consult. Clin. Psychol.,* **45**:543.
Sheffield, F. D. & Roby, T. B. (1950) Reward value of a non-nutritive sweet taste, *J. Comp. Physiol. Psychol.,* **43**:471.
Sherman, A. R. (1972) Real-life exposure as a primary therapeutic factor in the desensitization treatment of fear, *J. Abn. Psychol.,* **79**:19.
Sherrington, C. S. (1906) *Integrative action of the nervous system,* New Haven, Yale University Press.
Shirley, M. M. (1933) *The first two years, Vol. 3, Personality manifestations.* Inst. Child Welfare Monogr. No. 8, Minneapolis, University of Minnesota Press.

Shmavonian, B. M. & Wolpe, J. (1972) Unpublished data.
Shorvon, H. J. & Sargant, W. (1947) Excitatory abreaction with special reference to its mechanism and the use of ether, *J. Ment. Sci.,* **93**:709.
Siegel, G. M. & Martin, R. R. (1967) Verbal punishment of disfluencies during spontaneous speech, *Lang. and Speech,* **10**:244.
Simonov, P. V. (1962) Stanislavskii method and physiology of emotions, mimeo.
Simonov, P. V. (1967) Studies of emotional behavior of humans and animals by Soviet physiologists. Paper read at a Conference on Experimental Approaches to the Study of Behavior, New York.
Singh, H. (1963) Therapeutic use of thioridazine in premature ejaculation, *Amer. J. Psychiat.,* **119**:891.
Sirota, A. & Mahoney, M. (1974) Relaxing on cue: The self-regulation of asthma, *J. Behav. Ther. Exp. Psychiat.,* **5**:65.
Skinner, B. F. (1938) *The behavior of organisms,* New York, Appleton-Century-Crofts.
Skinner, B. F. (1953) *Science and human behavior,* New York, Macmillan.
Skinner, B. F. & Lindsley, O. R. (1954) Studies in behavior therapy. Status reports II and III, Office of Naval Research, Contract N5 ori-7662.
Slater, S. L. & Leavy, A. (1966) The effects of inhaling a 35% carbon dioxide, 65% oxygen mixture upon anxiety level in neurotic patients, *Behav. Res. Ther.,* **4**:309.
Sloane, R. B., Staples, F. R., Cristol, A. H., Yorkston, N. J., & Whipple, K. (1975) *Psychotherapy versus behavior therapy,* Cambridge, Mass., Harvard University Press.
Smart, R. G. (1965) Conflict and conditioned aversive stimuli in the development of experimental response, *Canad. J. Psychol.,* **19**:208.
Smedlund, J. (1978) Bandura's theory of self-efficacy: A set of common sense theorems, *Scand. J. Psychol.,* **19**:1. (a)
Smedlund, J. (1978) Some psychological theories are not empirical: Reply to Bandura, *Scand. J. Psychol.,* **19**:101. (b)
Smith, D. (1982) Trends in counselling and psychotherapy. *Amer. Psychol.* **37**:802.
Smith, M. L., Glass, G. V., & Miller, T. I. (1980 *The benefit of psychotherapy,* Baltimore, Johns Hopkins University Press.
Snyder, S. H. (1978) The opiate receptor and morphine-like peptides in the brain. *Am. J. Psychiat.,* **135**:645.
Sobell, M. B. & Sobell, L. C. (1973) Individualized behavior therapy for alcoholics, *Behav. Ther.,* **4**:49.
Sokolov, Y. N. (1963) *Perception and the conditioned reflex,* S. W. Waydenfeld (Trans.), Oxford, Pergamon Press.
Solomon, R. L. (1964) Punishment, *Amer. Psychol.,* **19**:239.
Solomon, R. L. (1980) The opponent-process theory of acquired motivation: The costs of pleasure and the benefits of pain, *Amer. Psychol.,* **35**:691.
Solyom, L. (1969) A case of obsessive neurosis treated by aversion relief, *Canad. Psychiat. Assoc. J.,* **14**:623.
Solyom, L., Garza-Perez, J., Ledwidge, B. L., & Solyom, C. (1972) Paradoxical intention in the treatment of obsessive thoughts: A pilot study, *Comprehensive Psychiat.,* **13**:291.
Solyom, L. & Miller, S. (1965) A differential conditioning procedure as the initial phase of the behavior therapy of homosexuality, *Behav. Res. Ther.,* **3**:147.
Sommer-Smith, J. A., Galeano, C., Pineyrua, M., Roig, J. A., & Segundo, J. P. (1962) Tone cessation as conditioned signal, *Electroenceph. Clin. Neurophysiol.,* **14**:869.
Spark, R. F., White, R. A., & Connolly, P. B. (1980) Impotence is not always psychogenic, *J. Amer. Med. Assoc.,* **243**:750.
Stampfl, T. G. (1964) Quoted by London (1964).
Stampfl, T. G. & Levis, D. J. (1967) Essentials of implosive therapy: A learning-theory-based

psychodynamic behavioral therapy, *J. Abn. Psychol.,* **72**:496.

Stampfl, T. G. & Levis, D. J. (1968) Implosive therapy, A behavioral therapy, *Behav. Res. Ther.,* **6**:31.

Steketee, G. & Roy, G. (1977) Unpublished data.

Stetten, D. (1968) Basic sciences in medicine: The example of gout, *New Engl. J. Med.,* **278**: 1333.

Stevens, S. S. (1957) On the psychophysical law, *Psychol. Rev.,* **64**:153.

Stevens, S. S. (1962) The surprising simplicity of sensory metrics, *Amer. Psychol.,* **17**:29.

Stevenson, I. & Wolpe, J. (1960) Recovery from sexual deviation through overcoming non-sexual neurotic responses, *Amer. J. Psychol.,* **116**:737.

Stewart, M. A. (1961) Psychotherapy by reciprocal inhibition, *Amer. J. Psychiat.,* **188**:175.

Stoffelmayr, B. E. (1970) The treatment of a retching response to dentures by a counteractive reading aloud, *J. Behav. Ther. Exp. Psychiat.,* **1**:163.

Stratton, G. M. (1897) Vision without inversion of the retinal image, *Psychol. Rev.,* **4**:341.

Strupp, H. (1978) Psychotherapy research and practice: An overview. In S. Garfield & A. Bergin (Eds.), *Handbook of psychotherapy and behavior change,* New York, Wiley.

Stuart, R. B. (1969) Operant-interpersonal treatment for marital discord, *J. Consult. Clin. Psychol.,* **33**:675.

Stuart, R. B. (1975) *How to manage the blues, tension, anger or boredom,* Manhasset, N.Y., Weight Watchers.

Stunkard, A. J. (1975) From explanation to action in psychosomatic medicine: The case of obesity, *Psychosom. Med.,* **37**:195.

Suarez, Y., Crowe, M., & Adams, H. E. (1978) Depression: Avoidance learning and physiological correlates in clinical and analog populations, *Behav. Res. Ther.,* **16**:21.

Sue, D. (1972) The role of relaxation in systematic desensitization, *Behav. Res. Ther.,* **10**:153.

Suinn, R. M. (1977) *Manual—Anxiety management training,* Fort Collins, Colo., Suinn.

Suinn, R. M. & Richardson, F. (1971) Anxiety management training: A non-specific behavior therapy program for anxiety control, *Behav. Ther.,* **2**:498.

Sushinsky, L. W. & Bootzin, R. R. (1970) Cognitive desensitization as a model of systematic desensitization, *Behav. Res. Ther.,* **8**:29.

Symonds, C. P. (1943) The human response to flying stress, *Brit. Med. J.,* **2**:703.

Taylor, F. G. & Marshall, W. L. (1977) A cognitive behavioral therapy for depression, *Cognitive Ther. and Res.,* **1**:59.

Taylor, J. G. (1955) Personal communication.

Taylor, J. G. (1959) Personal communication.

Taylor, J. G. (1962) *The behavioral basis of perception,* New Haven, Yale University Press.

Taylor, J. G. (1963) A behavioral interpretation of obsessive compulsive neurosis, *Behav. Res. Ther.,* **1**:237.

Terhune, W. S. (1948) The phobic syndrome, *Arch. Neurol. Psychiat.,* **62**:162.

Thomas, E. J. (1968) Selected sociobehavioral techniques and principles: An approach to interpersonal helping, *Social Work,* **13**:12.

Thorpe, J. G., Schmidt, E., Brown, P. T., & Castell, D. (1964) Aversion relief therapy: A new method for general application, *Behav. Res. Ther.,* **2**:71.

Tomlinson, J. R. (1970) The treatment of bowel retention by operant procedures: A case study, *J. Behav. Ther. Exp. Psychiat.,* **1**:83.

Turner, R. M., DiTomasso, R. A., & Murray, M. R. (1980) Psychometric analysis of the Willoughby personality schedule. *J. Behav. Ther. Exp. Psychiat.,* **11**:185-194.

Tursky, B., Watson, P. D., & O'Connell, D. N. (1965) A concentric shock electrode for pain stimulation, *Psychophysiol.,* **1**:296.

Ullmann, L. P. & Krasner, L. (1965) *Case studies in behavior modification,* New York, Holt, Rinehart, & Winston.

Ulrich, R., Stachnik, T., & Mabry, J. (1966) *Control of human behavior*, Glenview, Ill., Scott-Foreman.
Valins, S. & Ray, A. A. (1967) Effects of cognitive desensitization on avoidance behavior, *J. Pers. Soc. Psychol.,* **7**:345.
Van de Venter, A. D. & Laws, D. R. (1978) Orgasmic reconditioning to redirect sexual arousal in pedophiles, *Behav. Ther.,* **7**:155.
Van Egeren, L. F., Feather, B. W., & Hein, P. L. (1971) Desensitization of phobias: Some psychophysiological propositions, *Psychophysiol.,* **8**:213.
Voegtlin, W. & Lemere, F. (1942) The treatment of alcohol addiction, *Qrt. J. Stud. Alcoh.,* **2**:717.
Wachtel, P. L. (1978) On some complexities in the application of conflict theory to psychotherapy, *J. Nerv. Ment. Dis.,* **166**:475.
Wade, T. C., Malloy, T. E., & Proctor, S. (1977) Imaginal correlates of self-reported fear and avoidance behavior, *Behav. Res. Ther.,* **15**:17.
Wagner, A. R. & Rescoria, R. A. (1972) Inhibition in Pavlovian conditioning: Applications of a theory. In M. S. Halliday & R. A. Boakes (Eds.), *Inhibition and learning,* New York, Academic Press.
Wallace, R. K. (1970) Physiological effects of transcendental meditation, *Science,* **167**:1751.
Walton, D. (1964) Experimental psychology and the treatment of a tiquer, *J. Child Psychol. Psychiat.,* **2**:148.
Wanderer, Z. & Cabot, T. (1978) *Letting go,* New York, Putnam.
Watson, J. B. (1970) *Behaviorism,* New York, Norton.
Watson, J. B. & Rayner, P. (1920) Conditioned emotional reactions, *J. Exp. Psychol.,* **3**:1.
Watts, F. N. (1979) Habituation model of systematic desensitization, *Psychol. Bull.,* **86**:627.
Weinreb, S. (1966) The effects of inhaling spirit of ammonia upon anxiety level in neurotic patients, mimeo.
Weitzman, B. (1967) Behaviour therapy and psychotherapy, *Psychol. Bull.,* **74**:300.
Wenger, M. A. (1966) Studies of autonomic balance: A summary, *Psychophysiology,* **2**:173.
Wikler, A. (1968) Interaction of physical dependence and classical and operant conditioning in the genesis of relapse. New York, Association for Research in Nervous and Mental Disease Proceedings, **46**:280.
Wilder, J. (1945) Facts and figures on psychotherapy, *J. Clin. Psychopath.,* **7**:311.
Willis, R. W. & Edwards, J. A. (1969) A study of the comparative effectiveness of the systematic desensitization and implosive therapy, *Behav. Res. Ther.,* **7**:387.
Wilson, G. T. & O'Leary, K. D. (1980) *Principles of behavior therapy,* Englewood Cliffs, N.J., Prentice-Hall.
Winkelman, N. W. (1955) Chlorpromazine in the treatment of neuropsychiatric disorders, *J. Amer. Med. Assoc.,* **155**:18.
Wisocki, P. A. (1970) Treatment of obsessive-compulsive behavior by covert sensitization and covert reinforcement: A case report, *J. Behav. Ther. Exp. Psychiat.,* **1**:233.
Wolberg, L. (1948) *Medical hypnosis,* New York, Grune & Stratton.
Wolf, S. & Wolff, H. G. (1942) Evidence in the genesis of peptic ulcer in man, *J. Amer. Med. Assoc.,* **120**:670.
Wolf, S. & Wolff, H. G. (1947) *Human gastric functions,* New York, Oxford University Press.
Wollersheim, J. P. (1970) Effectiveness of group therapy based on learning principles in the treatment of overweight women, *J. Abn. Psychol.,* **76**:462.
Wolpe, J. (1948) An approach to the problem of neurosis based on the conditioned response. Unpublished manuscript, M. D. Thesis, University of the Witwatersrand.
Wolpe, J. (1949) An interpretation of the effects of combinations of stimuli (patterns) based on current neurophysiology, *Psychol. Rev.,* **56**:277.

Wolpe, J. (1950) Need-reduction, drive-reduction, and reinforcement: A neurophysiological view, *Psychol. Rev.,* **57**:19.
Wolpe, J. (1952) Objective psychotherapy of the neuroses, *South Afr. Med. J.,* **26**:825. (a)
Wolpe, J. (1952) Experimental neurosis as learned behavior, *Brit. J. Psychol.,* **43**:243. (b)
Wolpe, J. (1952) The formation of negative habits: A neurophysiological view, *Psychol. Rev.,* **59**:290. (c)
Wolpe, J. (1953) Theory construction for Blodgett's latent learning, *Psychol. Rev.,* **60**:340.
Wolpe, J. (1954) Reciprocal inhibition as the main basis of psychotherapeutic effects, *Arch. Neur. Psychiat.,* **72**:205.
Wolpe, J. (1958) *Psychotherapy by reciprocal inhibition,* Stanford, Calif., Stanford University Press.
Wolpe, J. (1961) The systematic desensitization treatment of neuroses, *J. Nerv. Ment. Dis.,* **112**: 189. (a)
Wolpe, J. (1961) The prognosis in unpsychoanalyzed recovery from neurosis, *Amer. J. Psychiat.,* **118**:35. (b)
Wolpe, J. (1962) Isolation of a conditioning procedure as the crucial psychotherapeutic factor, *J. Nerv. Ment. Dis.,* **134**:316.
Wolpe, J. (1963) Quantitative relationships in the systematic desentization of phobias, *Amer. J. Psychiat.,* **119**:1062.
Wolpe, J. (1964) Behavior therapy in complex neurotic states, *Brit. J. Psychiat.,* **110**:28. (a)
Wolpe, J. (1964) Unpublished data. (b)
Wolpe, J. (1965) Conditioned inhibition of craving in drug addiction: A pilot experiment, *Behav. Res. Ther.,* **2**:285.
Wolpe, J. (1969) Behavior therapy of stuttering: Deconditioning the emotional factor. In B. B. Gray & G. England (Eds.), *Stuttering and the conditioning therapies,* Monterey, Calif., Monterey Institute for Speech and Stuttering.
Wolpe, J. (1970) Emotional conditioning and cognitions: A rejoinder to Davison and Valins, *Behav. Res. Ther.,* **8**:103.
Wolpe, J. (1971) The behavioristic conception of neurosis: A reply to two critics, *Psychol. Rev.,* **78**:341.
Wolpe, J. (1973) *The practice of behavior therapy,* 2nd ed., New York, Pergamon Press.
Wolpe, J. (1975) Foreword. In R. B. Sloane, F. R. Staples, A. H. Cristol, N. J. Yorkston, & K. Whipple (Eds.), *Psychotherapy versus behavior therapy,* Cambridge, Mass., Harvard University Press.
Wolpe, J. (1976) *Theme and variations: A behavior therapy casebook,* New York, Pergamon Press.
Wolpe, J. (1977) Inadequate behavior analysis: The Achilles heel of outcome research behavior therapy, *J. Behav. Ther. Exp. Psychiat.,* **7**:1.
Wolpe, J. (1978) Cognition and causation in human behavior and its therapy, *Amer. Psychol.,* **33**:437. (a)
Wolpe, J. (1978) Self-efficacy theory and psychotherapeutic change: A square peg for a round hole, *Adv. Behav. Res. Ther.,* **1**:231. (b)
Wolpe, J. (1979) The experimental model and treatment of neurotic depression, *Behav. Res. Ther.,* **17**:555.
Wolpe, J. (1980) Behavior therapy for psychosomatic disorders, *Psychosom.,* **21**:329.
Wolpe, J. (1981) Behavior therapy versus psychoanalysis: Therapeutic and social implications, *Amer. Psychol.,* **36**:159. (a)
Wolpe, J. (1981) The dichotomy between directly conditioned and cognitively learned anxiety, *J. Behav. Ther. Exp. Psychiat.,* **12**:35. (b)
Wolpe, J. (1981) Perception as a functioning of conditioning, *Pavlovian Journal of Biological Science,* **16**:70. (c)

Wolpe, J. & Ascher, L. M. (1976) Outflanking "resistance" in a severe obsessional neurosis. In H. J. Eysenck (Ed.), *Case histories in behavior therapy,* London, Routledge & Kegan Paul.

Wolpe, J. & Flood, J. (1970) The effect of relaxation on the galvanic skin response to repeated phobic stimuli in ascending order, *J. Behav. Ther. Exp. Psychiat.,* **1**:195.

Wolpe, J. & Fried, R. (1968) Psychophysiological correlates of imaginal presentations of hierarchical stimuli. I. The effect of relaxation. Unpublished manuscript.

Wolpe, J., Groves, G. A., & Fischer, S. (1980) Treatment of narcotic addiction of inhibition of craving: Contending with a cherished habit, *Comprehensive Psychiat.,* **21**:308.

Wolpe, J. & Lang, P. J. (1964) A fear survey schedule for use in behavior therapy, *Behav. Res. Ther.,* **2**:27.

Wolpe, J. & Lang, P. J. (1969) *Fear survey schedule,* San Diego, Calif., Educational and Industrial Testing Service.

Wolpe, J. & Theriault, N. (1971) Francois Leuret: A progenitor of behavior therapy, *J. Behav. Ther. Exp. Psychiat.,* **2**:19.

Wolpe, J. & Wolpe, D. (1981) *Our useless fears,* Boston, Houghton Miflin.

Wolpin, M. & Pearsall, L. (1965) Rapid deconditioning of a fear of snakes, *Behav. Res. Ther.,* **3**:107.

Wolpin, M. & Raines, J. (1966) Visual imagery, expected roles and extinction as possible factors in reducing fear and avoidance behavior, *Behav. Res. Ther.,* **4**:25.

Woody, C. D. & Engel, J., Jr. (1972) Changes in unit activity and thresholds to electrical microstimulation at coronal-pericruciate cortex of cat with classical conditioning of different facial movements, *J. Neurophysiol.,* **35**:230.

Yamagami, T. (1971) The treatment of an obsession by thought-stopping, *J. Behav. Ther. Exp. Psychiat.,* **2**:133.

Yates, A. J. (1958) The application of learning theory to the treatment of tics, *J. Abn. Soc. Psychol.,* **56**:175.

Yates, A. J. (1975) *Theory and practice in behavior therapy,* New York, Wiley.

Yerkes, R. M. (1939) Sexual behavior in the chimpanzee, *Human Biol.,* **2**:78.

Yeung, D. P. H. (1968) Diazepam for treatment of phobias, *Lancet,* **1**:475.

Young, J. Z. (1973) Memory as a selective process. Australian Academy of Science Report: Symposium on Biological Memory.

Young, J. Z. (1975) Sources of discovery in neuroscience. In E. G. Worden, J. P. Swazey, & G. Adelman (Eds.), *The neurosciences: Paths of discovery,* Cambridge, Mass., Colonial Press.

Zbrozyna, A. W. (1953) Phenomenon of non-identification of a stimulus operating against different physiological backgrounds in dogs, *Lodskie Towanzystwo Naukowe,* **3**, No. 26.

Zbrozyna, A. W. (1957) The conditioned cessation of eating, *Bull. Acad. Polonaise Sci.,* **5**:261.

Zitrin, C. M., Klein, D. F., & Woerner, M. G. (1978) Behaviour therapy, supportive psychotherapy, imipramine and phobias, *Arch. Gen. Psychiat.,* **35**:307.

Zitrin, C. M., Klein, D. F. & Woerner, M. G. (1980) Treatment of agoraphobia with group exposure *in vivo* and imipramine, *Arch. Gen. Psychiat.,* **37**:63.

人名索引

A

Abel, G. G. 356
Abraham, D. 304
Abramovitz, A. 262
Acosta, H. 370
Adams, H. E. 83, 373
Adler, C. 205, 234, 401
Allan, L. 73
Amadeo, M. 44
Amsel, A. 33, 69
Anant, S. 363
Anderson, H. K. 62, 279, 281
Andrews, G. 447
Appel, J. B. 327
Arnold, M. B. 172
Ascher, L. M. 336, 337, 392, 405
Ashem, B. 363
Asratian, E. A. 33

Ax, A. F. 172
Ayllon, T. 23, 339, 343, 347, 348
Azrin, N. H. 23, 339, 349, 350, 366, 382, 395, 397

B

Bachrach, A. J. 342
Bailey, P. 17
Bain, J. A. 157
Bajtelsmit, J. W. 346
Baker, B. L. 253
Bandura, A. 30, 35, 81, 82, 83, 164, 277, 278, 453, 470
Barker, J. C. 356
Barlow, D. H. 386, 408, 411
Barlow, J. A. 270
Bateman, D. E. 43
Beach, F. A. 46
Beck, A. T. 35, 126, 160, 163,

382
Behrend, E. R. 372
Beiman, I. 400
Benjamin, S. 246
Benson, H. 258, 400
Bergin, A. 447, 453
Berkun, M. M. 71
Berlyne, D. E. 32
Bernstein, D. A. 43, 246, 274
Besalel, V. A. 382
Bijou, S. W. 343
Bitterman, M. E. 372
Black, A. H. 34, 72
Blakemore, C. B. 354, 356
Blanchard, E. D. 277, 400, 452
Bleuler, E. 367
Blinder, J. 342
Block, J. 398
Bond, I. K. 410
Bonk, C. 399
Bootzin, R. R. 162, 257
Borkovec, T. D. 247
Boudreau, L. 258
Boulougouris, J. C. 335, 391, 407
Bourne, W. M. 310
Bower, T. G. R. 41
Boyd, T. L. 78
Brady, J. P. 297, 316, 362, 397
Braud, W. 75
Bregman, E. 66
Brody, M. W. 445
Brookshire, K. H. 372
Brownell, K. D. 411, 415

Brownstein, A. 76
Bruch, H. 342
Buchwald, A. M. 368
Budzinski, T. H. 205, 234, 258, 401
Burchard, J. 344
Burnett, A. 445
Burns, D. 397

C

Cabanac, M. 272
Cabot, T. 380
Cameron, R. 271
Campbell, D. 78, 196, 362, 365
Carew, T. J. 67
Carmichael, L. 46
Carrera, R. N. 327
Castelucci, V. F. 67
Catania, A. C. 454
Cautela, J. R. 127, 338, 345, 347, 348, 362, 363, 407, 408
Chapman, J. 23
Chesney, M. A. 258, 402
Church, R. M. 365
Ciminero, A. R. 401
Clancy, J. 356, 373
Clark, D. E. 196
Clayton, P. J. 372, 379
Cleveland 198
Cohen, R. 255
Cole, C. S. 368
Compernolle, T. 383
Conner, W. H. 198

Connolly, P. B. 288
Cooke, G. 274
Cooper, A. J. 288, 289
Coppock, H. W. 76, 270
Coyne, J. C. 368
Crafts, L. W. 324
Craig, K. D. 300
Crowder, J. E. 246
Crowe, M. 373
Culler, E. 31
Cushing, C. H. 398

D

Dally, P. 304
Dalton, K. 305
Daniels, L. K. 343
Darnton, R. 16
Darvish, H. S. 372, 379
Darwin, P. L. 237, 274
Davis, A. D. 198
Davison, G. C. 198, 364
Dean, S. J. 255
Dekker, E. 399
Deluty, M. Z. 73, 74
Demaster, B. 451
DeMoor, W. 335
Dengrove, E. 274
Denholtz, M. 253
Depue, R. A. 368
DeSilva, P. 46
Destounis, N. 304
Dexter, S. L. 310
DiCara, L. V. 31, 338

DiTomasso, R. A. 92
Dollard, J. 69
Donner, L. 255, 363
Drooby, A. S. 304, 305
Drvota, S. 196
Dunlap, K. 19, 349
Dworkin, S. 310
D'Zurilla, T. J. 274

E

Ebbinghaus, H. 73
Edelman, R. L. 344
Edwards, J. A. 335
Efran, J. S. 248, 337
Ellis, A. 160, 188
Emmelkamp, P. M. G. 391
Engel, J. 31, 43
Eppinger, H. 44
Epstein, S. 43, 44
Eriksson, A. 46
Erixon, G. 46
Erwin, W. J. 342
Evans, I. M. 79
Everaerd, W. 269
Eysenck, H. J. 23, 78, 92, 271, 379, 413, 442

F

Farmer, R. G. 198, 260
Farrar, C. H. 362
Feather, B. W. 122, 196, 453
Feingold, L. 357
Feldman, M. P. 354, 356, 408,

Fenz, W. D. 43, 44
Fischer, S. 22, 359
Flanagan, B. 395
Flood, J. 198
Foa, E. B. 407
Fonberg, E. 45
Ford, J. D. 245
Foreyt, J. 364
Frank, J. D. 81, 245
Frankl, V. E. 336
Franks, C. M. 73
Frantz, S. E. 349
Frantz-Renshaw, S. E. 349
Freeman, D. M. A. 75, 274, 342
Freud, S. 17
Freund, K. 354
Fried, R. 197
Friedman, D. E. 316
Frohman, C. E. 340
Furman, S. 403

G

Gaarder, K. R. 235
Galbraith, G. G. 162, 247
Gale, D. S. 72
Gambrill, E. D. 174
Gantt, W. H. 20
Garfield, S. 274, 446
Garlington, W. K. 255
Garza-Perez, J. 337
Gaupp, L. A. 162, 247
Geer, J. H. 43

Gellhorn, E. 73, 309
Gershman, L. 269, 346
Gerz, H. O. 336
Gesell, A. 46
Getze, G. 354
Giacalone, D. 372
Giles, T. R. 449
Glass, G. V. 446, 447, 448
Gleitman, H. 33, 69
Glynn, J. D. 354
Gold, S. 363
Goldberg, J. 274
Goldfried, A. P. 160
Goldfried, M. R. 73, 160
Goldiamond, I. 395
Goldstein, A. 263, 328
Goodson, F. A. 76
Gottlieb, J. S. 340
Gourevitch, M. 17
Graham, L. E. 400
Granville-Grossman, K. L. 304
Gray, J. A. 45, 77, 79, 334
Greenblatt, D. J. 369
Grings, W. W. 197
Grinker, R. R. 48, 320
Groen, J. 399
Groves, D. 371
Groves, G. A. 22, 359
Groves, P. M. 80
Grusec, J. 82, 277, 452
Guensberger, E. 66
Guerney, B. G. 255
Gullion, M. E. 343

Gurman, A. S. 302
Guthrie, E. R. 19
Guttmacher, A. F. 305

H

Haggard, E. A. 75
Hahn, W. 399
Hall, S. B. 43
Hallam, R. S. 66
Hallsten, E. A. 342
Hamilton, D. M. 288, 445
Hare, N. 78
Harper, P. 354
Harris, M. 26
Harvey, E. 447
Haslam, M. E. 310
Hedberg, A. G. 402
Hein, P. L. 196
Hendrie 66, 369
Herrnstein, R. J. 73
Hersen, M. 43
Herzberg, A. 19
Hess, L. 44
Hinde, R. A. 161
Hoch, P. H. 369
Hodgson, R. 404, 407
Hogduin, K. 383
Holmes, F. B. 65
Holz, W. C. 366
Homme, L. E. 127, 339, 345
Honzek, M. 73
Houston, B. K. 400
Hubert, E. 288

Hudson, J. 246
Hugdahl, K. 56
Hull, C. L. 29, 32, 68, 195, 206, 333, 371
Humphrey, G. L. 372
Hurwitz, H. P. M. 33
Hussain, A. 317, 445
Hutchinson, H. C. 410
Huttunen, M. O. 31

I

Ihli, K. L. 255

J

Jacob, R. G. 400
Jacobson, E. 193, 195, 196, 200, 400, 401
Jacobson, N. S. 302
Jakobovitz, T. 289
James, B. 323, 354
Jameson, J. S. 275
Janet, A. 17
Jefferson 304
Jeffery, R. W. 415
Jenkins, J. O. 162
Jersild, A. T. 65
Joele, L. 383
John, E. 57
Johnson, V. E. 279, 282, 287, 289
Jones, A. L. 370
Jones, H. G. 349
Jones, H. M. 69
Jones, M. C. 18, 191

Jorgensen, R. S. 400

Kuhn, T. S. 163
Kurlander, H. M. 381

K

Kagle, A. 287
Kahn, M. 253
Kalish, H. I. 23, 339
Kallman, F. 340
Kandel, E. R. 67
Kantorovich, N. V. 353
Karas, A. Y. 279
Kastenbaum, R. 346
Kazdin, A. E. 80, 245, 246, 446, 451
Keltner, A. 65
Kendrick, D. C. 274
Kennedy, W. A. 364
Kent, R. N. 162
Ketterer, T. 372
Khan, A. U. 399
Kihlstrom, J. F. 67
Kimmel, H. D. 31, 338
Klein, D. F. 392
Klein, D. G. 392
Kline, N. S. 368
Knapp, P. H. 399
Knight, R. P. 443
Knudson, R. M. 302
Kohl, M. L. 258
Kolb, D. A. 344
Kolvin, I. 364
Kondas, O. 349
Krasner, L. 339
Krasnogorski, N. I. 67

L

Lacey, J. I. 43
Lader, M. H. 43, 79
Ladouceur, R. 346
Lande, S. 45
Landis, C. 442
Lang, P. J. 43, 206, 243, 249, 251, 338
Langley, J. N. 279, 281
Lathrop, R. G. 198
Latimer, P. 162, 384, 403
Lautch, H. 56
LaVerne, A. A. 306
Laverty, S. G. 78, 196, 362
Lavin, H. I. 362
Laws, D. R. 344
Lazarus, A. A. 261, 471
Lazovik, A. D. 243
Leach, E. 395
Leaf, W. B. 234
Ledwidge, B. L. 337
Lefebvre, C. 162
Leitenberg, H. 247
Lemere, F. 360
Lentz, R. J. 23
Leonhard 369
Leschke, E. 172
Lesser, E. 359
Leukel, F. 309
Leuret, F. 74

Levay, A. N. 287, 309
Levis, D. J. 78, 326, 327, 356
Levitz, L. S. 414
Levy, R. 407
Lewinsohn, P. M. 163, 164, 382
Ley, R. 310
Liberman, R. 359
Liddell, H. S. 62
Lieberman, S. 380
Linder, L. H. 247
Lindsley, O. R. 14, 341
Little, J. C. 323
Littman, R. A. 372
Lloyd, C. 288
Lobitz, W. C. 299
Locke, E. A. 35
Löfberg, I. 46
London 325
LoPiccolo, J. 299, 344
Lubeskind, J. C. 22
Lublin, I. 364
Luborsky, L. 446, 447, 449
Luthe, W. 257

M

Mabry, J. 339
McBrearty, J. F. 237, 274
McCarron 373
McClure, J. 305
MacCulloch, M. J. 354, 356, 408, 410
MacFarland, J. M. 73
McGeogh, J. A. 34, 161

McGlynn, F. D. 247, 248
McGuire, R. J. 354
Mack, K. 309
McKinney, F. 34
Mackintosh, N. J. 338
MacVaugh, G. 297
Madsen, C. H. 344
Mahoney, M. J. 35, 160, 399, 470
Maier, S. F. 372
Mair, J. M. 395
Malleson, N. 324
Malloy, T. E. 161
Malmo, R. B. 43
Marcia, J. E. 248
Marks, I. M. 47, 56, 80, 246, 334, 335, 391, 404, 407
Marmor, J. 447
Marquis, J. N. 344
Marset, P. 335, 391
Marshall, W. L. 65, 164, 344
Martin, R. R. 43, 302, 339, 362, 395
Marzillier, J. S. 164
Masserman, J. H. 62, 310, 327, 373, 445
Masters, W. H. 279, 282, 287, 289
Mathe, A. A. 399
Mathews, A. M. 79, 335, 391
Mawson, A. B. 316
Max, L. W. 353
Maxwell, R. D. H. 313
Mealiea, W. L. 335

Meduna, L. J. 306
Meichenbaum, D. H. 35, 160, 271, 470
Menlove, F. 82, 277, 253
Mesmer, A. 15
Meyer, V. 237, 274, 395, 404, 407
Michael, J. 348
Migler, B. 251, 395
Mihalik, J. 370
Milby, J. B. 407
Miller, G. E. 313
Miller, M. B. 356
Miller, N. E. 31, 69, 288, 338, 400
Miller, R. E. 311
Miller, S. 272
Miller, T. I. 446
Miller, W. R. 381
Miller, W. W. 288
Mineka, S. 67
Mirsky, I. A. 311
Mitchell, J. 401
Mohr, J. P. 342
Monroe, S. M. 368
Moore, N. 244, 398
Morganstern, F. S. 362
Morris 254
Mowrer, O. H. 69, 75, 259
Muller, K. 370
Murphy, J. V. 274, 311
Murray, M. R. 92

N

Nachmias, J. 33, 69
Napalkov, A. V. 78, 279
Nawas, M. M. 335
Neale, D. H. 343
Neisser, U. 33, 69
Nelson, R. 162
Nemetz, G. H. 300
Neufeld, I. 363
Nicassio, P. 257
Nunn, R. G. 349, 397

O

O'Brien, J. 247, 359
O'Donnell, C. R. 246
O'Keefe, K. 352
O'Leary, K. D. 164
Öhman, A. 46
Olds, J. 31, 32, 33
Oliveau, D. C. 247
Olofsson, C. 46
Orleans, C. T. 364
Ornstein, H. 157
Orwin, A. 272
Osgood, C. E. 34, 64
Ost, L. 56

P

Padilla, A. M. 372
Padilla, C. 372
Parmenter, R. 62
Patch, V. 359

Paterson, J. W. 313
Pathman, J. H. 75
Patterson, G. R. 343
Paul, G. L. 22, 23, 198, 245, 246, 254, 274
Pavlov, I. P. 28, 31, 77, 161, 260, 334, 375
Pearce, J. F. 352, 362
Pearsall, L. 226
Pecknold, J. C. 317
Pelser, H. E. 399
Peters, H. 34
Pfeiffer, C. J. 402
Phillips, D. 238, 380
Philpott, W. M. 75, 260, 364
Piaget, J. 263
Pinckney, G. 372
Pitts, F. N. 305
Pomerleau, O. F. 362
Poppen, R. 72, 451
Poser, E. G. 317
Powell, B. J. 362
Prell, D. 23
Premack, D. 340, 345
Proctor, S. 161
Purcell, K. 398

Q

Qualls, P. J. 258
Quinton, E. 309

R

Rabavilas, A. D. 407

Rachaim, S. 162
Rachlin, H. 338
Rachman, S. 43, 44, 45, 46, 47, 66, 198, 226, 333, 352, 354, 356, 365, 407, 447
Raevurn, J. 317
Rafi, A. A. 349
Raginsky, B. B. 310
Raimy, 160
Raines, J. 260, 333
Rainey, C. A. 404
Ramsay, R. W. 380
Rauter, U. 75
Ray, A. A. 162, 247
Raymond, M. 352, 360
Rayner, P. 18, 47
Raynes, A. 359
Razani, J. 289
Reed 316
Rees, W. 362
Reid, J. 451
Reid, J. R. 162
Reinking, R. H. 258
Reith, G. 300
Rescorla, R. A. 74
Resh 398
Reynolds, D. 243, 247
Rezin 163
Rhoads, J. 122, 453
Richardson, F. 400
Richey, C. A. 174
Ritter, B. 277, 452
Robinson, C. 255

Roby, T. B. 33
Roemer, R. A. 44
Rogers, M. 343
Rosen, G. M. 157, 162
Rosenthal, D. 81, 245
Roy, G. 162
Rozhdestvenskaya 77
Rubin, M. 23, 43, 266, 289, 297, 309, 340
Ruiz, R. 343
Rush, A. S. 382
Ryan, E. 445
Ryle, G. 35, 36

S

Salter, A. 17, 192
Sanderson, R. E. 78, 196, 362
Sandison, R. A. 324
Sargant, W. 304, 323
Sartory, G. 45
Schaefer, H. H. 339
Schandler, S. L. 197
Schnurer, A. 407
Schultz, J. H. 257
Schumacher, S. 288
Schwartz, G. E. 44
Schwitzgebel, R. L. 344
Scrignar, C. B. 342
Sechenov, I. M. 160
Seitz, P. F. D. 163
Seligman, M. E. P. 45, 46, 67, 367, 371, 372, 381
Semans, J. H. 282, 302

Serber, M. 183, 263, 365
Seward, J. 372
Shader, R. I. 369
Shagass, C. 43, 44, 370
Shames, G. H. 395
Shannon, D. T. 254
Shaw, B. F. 164
Sheehan, P. W. 258
Sheffield, F. D. 33
Shelton, J. L. 258, 402
Sherman, A. R. 248
Sherrington, C. S. 73
Shirley, M. M. 57
Shmavonian, B. M. 310
Shorvon, H. J. 323
Sides, J. K. 247
Siegel, G. M. 395
Silverstone, J. T. 316
Simonov, P. V. 172, 186
Singer, B. 446, 449
Singer, B. A. 274
Singh, H. 305
Sirota, A. 399
Skinner, B. F. 14, 31, 37, 339, 442
Slater, S. L. 309, 323
Sloane, R. B. 446, 447
Smart, R. G. 62
Smedlund, J. 84
Smith, D. 343
Smith, M. L. 446, 447, 448
Snyder, S. H. 22
Sobell, L. C. 362

Sobell, M. B. 362
Sokolov, Y. N. 79
Solomon, R. L. 365, 454
Solyom, L. 272, 337
Sommer-Smith, J. A. 76
Spark, R. F. 288
Spiegel, J. P. 48, 320
Stachnik, T. 339
Staerk, M. 399
Stampfl, T. G. 78, 324, 326, 327
Stedman, J. 269
Stefanis, C. 407
Steketee, G. 162, 407
Stern, R. M. 162, 247
Stevenson, I. 410
Stewart, C. N. 372
Stewart, M. A. 16
Stewart, R. 344
Stoffelmayr, B. E. 269, 270
Stoyva, J. 205, 234, 258, 401
Stratton, G. M. 38
Straumanis, J. J. 44
Strupp, H. 453
Stuart, R. B. 289, 302
Stunkard, A. J. 342, 414, 415
Sturmfels, G. 72
Suarez, Y. 373
Suckerman 254
Sue, D. 246
Suinn, R. 255, 400
Sushinsky, L. W. 162
Symonds, C. P. 56, 57

T

Taylor, J. G. 37, 39, 40, 127, 157, 160, 164, 349
Teasdale, J. 352, 365
Teasdale, J. D. 354
Teasdale 163
Terhune, W. S. 19, 274
Theriault, N. 17
Thomas, E. J. 345, 348
Thompson, R. F. 80
Thomson 66, 369
Thornton, 246
Thorpe, 271
Tillmanns, A. 407
Tomlinson, 344
Turner, R. M. 92, 304
Twentyman, C. M. 451
Tyler, 344

U

Ullman, L. P. 339
Ulrich, R. 339
Uno, T. 197

V

Valins, S. 162, 247
Vallance, M. 354
Van De Venter, A. D. 344
Van Egeren, L. F. 196, 198
Van Lehn, R. 43
Viek, P. 75, 259
Voegtlin, W. 360

508

W

Wachtel, P. L. 453
Wade, T. C. 161
Wagner, A. R. 74
Walker, H. 310
Wall, C. C. 345
Wall, J. H. 445
Wallace, R. K. 257
Walton, D. 349
Wanderer, Z. 380
Watkins, B. 344
Watson, J. B. 18, 45, 47
Watts, F. N. 80
Weinreb, S. 309
Weiss, R. L. 302
Weitzman, B. 162
Wenger, M. A. 44
Wessels, H. 391
White, R. A. 288
Wikler, A. 358
Wilcoxon, L. A. 80, 245, 246
Wilder, J. 442
Williams, C. W. 248
Willis, R. W. 335
Wilson, G. T. 73, 162, 164
Wincze, J. P. 344
Wing, L. 79
Wing, R. R. 415
Winkelman, N. W. 312
Wisocki, P. A. 346, 407
Woerner, M. G. 392
Wolberg, L. 234
Wolf, S. 397, 402
Wolff, H. G. 397, 402
Wollersheim, J. P. 414
Wolpe, J. 17, 22, 31, 33, 41, 42, 62, 63, 68, 76, 83, 127, 162, 163, 171, 183, 196, 197, 198, 206, 230, 238, 247, 249, 251, 270, 279, 280, 308, 309, 319, 320, 327, 338, 340, 342, 349, 353, 359, 367, 375, 393, 402, 403, 405, 410, 429, 445, 447, 471
Wolpin, M. 226, 260, 333
Woody, C. D. 31
Worell, L. 246
Wright, J. M. C. 198, 260

Y

Yates, A. J. 246, 349
Yerkes, R. M. 46
Yeung, D. P. H. 317
Yogi, M. 257
Young, J. Z. 31
Yum, K. S. 310

Z

Zbrozyna, A. W. 76, 270
Zitrin, C. M. 392
Zurawski, R. M. 400

事項索引

ア

亜硝酸アミル 309
アタラックス 304
アノブラー 305
アルコール 310, 313
　　──中毒 354, 360
　　──中毒症 363
　　──中毒症者 353
暗示弛緩併用法 398
アンフェタミン 322

イ

イージー・オンセット 397
怒り誘発法 263
衣装倒錯 354, 356, 357
　　──者 352
　　──症 362
椅子恐怖 313

胃腸反応 402
遺糞症 343
イミプラミン 304, 305
イメージ・フラディング 330
インプローシブ・セラピー 325
インポテンス 280, 288, 292

ウ

ウィロビー人格評定表 91
運転恐怖 321
運動
　　──オペラント 394
　　──系習慣 31
　　──性事象 26

エ

エーテル 323
エクスポージャープログラム 321
エノビット 305

エルゴタミン 305
塩化カルシウム 305
エングラム 41

オ

オブレン 305
オペラント
　──強化 382
　──条件づけ 338
オルガスムプログラム 299
オルト-ノビューム 305

カ

外制止 75
外的
　──強化 32
　──刺激 216
回避反応の消去 311
学習 30
　──解除 30, 33
　──性絶望感 367, 370
　──性不適応行動 23
過食 414
過敏性結腸症候群 403
観淫症者 365
感覚対比 272
癌恐怖 155
監禁恐怖 276

キ

機械の中にいる幽霊 35
喫煙 354
　──習慣 364

吃音 393, 394
拮抗
　──条件づけ 19
　──反応 16
　──並置 220
逆制止 20, 72, 311
　──療法 398
逆説的志向 336, 392
逆転目標勾配 357
強化 30
強迫
　──観念 345, 354, 403, 407, 417
　──行為 346, 403
　──思考 337, 364
　──神経症 403
　──性擬態痙攣 349
　──性ギャンブル症 356
　──性食欲 355
恐怖 13, 43, 45, 52, 54
　──調査表 92
緊張性頭痛 401, 402
筋電バイオフィードバック 258
筋肉弛緩 195, 196
　──訓練 200

ク

口ごもり 395
クモ恐怖 121, 272
　──患者 333
暗やみ恐怖 262
クロルジアゼポキサイド 303
クロルプロマジン 311

ケ

系統的脱感作　375, 389, 398, 403,
　　410, 438
　——法　190, 420
　——法の応用技法　250
　——法の効果　238
嫌悪
　——解除　271
　——吸入　364
　——刺激　351
　——条件づけ　410
　——療法　351
現実
　——エクスポージャー　315
　——・系統的脱感作　315
　——脱感作　312
　——脱感作法　274
　——場面フラディング　331
　——被曝　1

コ

高次神経活動　28
高所恐怖　336
行動
　——化　163
　——主義的心理劇　183
　——主義的心理療法　14
　——的治療法　15
　——分析　85
　——リハーサル　182
　——療法　13, 14, 442
　——療法の評価　442

興奮性除反応　323
呼吸—解除　272
護身術　269
コデイン　313
古典的条件づけ　47, 48, 54
孤独恐怖　336

サ

催眠　322
酢酸ガス　365
酸素—二酸化炭素吸入　384

シ

ジアゼパム　303, 314, 315, 317
ジアゼピン系　313
ジエチルエーテル　322
自覚的不安尺度　200
弛緩
　——訓練　403, 423
　——療法　398
　——練習　418
刺激　28
　——反応関係　87
　——反応系列　29, 31
試験恐怖　324
思考中断　407
　——法　157
自己効力　81
実験
　——神経症　20, 61, 69, 368
　——的フラディング　328
自動車恐怖　324
　——症　421

シナプス機能　31
社会的
　　——恐怖　387
　　——不安　120, 393
　　——不適応　375
社会病質的行動　412
射精不全　289
手淫　344
習慣　13, 19, 34
　　——リハーサル　349
醜形恐怖　313
集団脱感作法　254
主張
　　——訓練法　168
　　——行動　321
消化性潰瘍　402
消去　19, 68, 78, 348
状況的抑うつ　368
条件
　　——運動反応　259
　　——性　39
　　——づけ解除　1
　　——づけ療法　14
症状恐怖　417
情動心像法　261
小児性愛　410
静脈内投与　316
食事恐怖　336
女子性不適応　291
除反応　320
自律
　　——訓練　257
　　——系事象　25

——系習慣　31
——系反応　43
神経症　21, 24, 42, 64, 416
　　——性習慣　192
　　——的恐怖　48, 56
　　——的行動の消去　68
　　——的不安　61, 68, 297, 418
　　——的不安反応　57
　　——的抑うつ　367, 369
神経性食欲不振　341
心身症　397
心臓鼓動恐怖　275
心像法　263
身体的活動反応　269
浸透性（浮動性）不安　24

ス

ステラジン　304
ストレス　66

セ

性
　　——嫌悪　295
　　——的興奮　280
　　——的困難　120
　　——的脱逸　408
　　——的反応　281
　　——反応　279
　　——反応の再条件づけ　287
　　——不全　283
　　——不適応　280
　　——不能症　286
性格神経症　411

513

生活史 90
正強化法 339
　　——ルール 345
制止的条件づけ 73
精神
　　——薄弱 348
　　——病質人格 22
　　——分析 17, 327
　　——分裂病 341
生物学的抑うつ 369
セクシャルパートナー 290
セマンズ法 283
セラックス 313
潜在的
　　——強化 407
　　——脱感作 407, 408, 414
洗浄強迫行為 438
漸進的弛緩 400
　　——法 193
ぜん息 398

ソ

増感現象 323
想像
　　——刺激 256
　　——性系統的脱感作 316
　　——フラディング法 405, 406
早漏 288

タ

対処技能 83
対人
　　——恐怖 408

　　——精神療法 382
　　——的神経症不安 295
　　——不安 106, 430
脱感作 404
　　——パラダイム 194
　　——法の変法 250
脱条件づけ 394, 401, 403
単一試行恐怖条件づけ 49
段階的現実フラディング法 404
断行
　　——訓練 375, 379, 389, 408,
　　　　410, 435
　　——行動 295
男性性器嫌悪 296

チ

チオペンタールナトリウム 317
チオリダジン 304
知覚の不変性 40
地下鉄
　　——恐怖 317
　　——・車恐怖 336
チック 349
　　——症 349
膣痙攣を伴う不感症 294
注射恐怖 274
超越瞑想法 257, 400
聴覚過敏症 365
超限界制止 77
直接暗示法 266
直接の条件制止 76
直観像心理療法 420
治療的変容 443

事項索引

テ

DSM-Ⅲ 26
テスト不安 346
デメロール 358
電気
　──刺激 355
　──ショック 408

ト

動因 32
登校拒否症 343
洞察療法 54
同性愛 52, 300, 345, 356, 410, 430
　──的小児性愛 435
　──的拝物行為 353
動物磁気 15
トラニールシプロミン 304
トリフルオペラジン 304

ナ

内因性うつ病 370
内潜
　──正強化法 345
　──増感作法 362
　──負強化 347
内的刺激 216
ナイフ恐怖 94
ナルジール 304
慣れ 79
ナロクソン 359

ニ

二酸化炭素
　──吸入の薬理的拮抗 273
　──酸素混合ガス 306
認知 34, 53, 56, 130
　──修正 161
　──主義 159
　──的学習 32
　──的事象 26
　──的修正 378
　──的療法 126
　──の実体論 37
　──療法 163, 382
　──理論 163
　──連想 154

ネ

猫恐怖 274
ネズミ恐怖 51, 346

ノ

乗物恐怖 263
ノルジール 305

ハ

バーンリューターS-S尺度 92
バイオフィードバック 401, 403
ハイドロキシジン 304
ハイドロクロライド 304
拝物倒錯 354
場面性不感症 300
バリウム 305, 313, 315

バルビツレート 310
パルネート 304
反応 28
　——間逆制止 74
　——性制止機構 33
　——制止 68
　——性抑うつ 369

ヒ

非行 344
飛行機恐怖 313
　——症 268
飛行恐怖 269
肥満 363, 364, 414
　——症 345
病的
　——虚言 411
　——食欲 353
　——盗癖 358, 411
広場恐怖 24, 50, 265, 314, 331
　——症 38, 391

フ

不安 24, 42, 51, 397
　——安堵条件づけ 349
　——解除 270
　——階層表 205, 214, 423
　——喚起 319
　——管理訓練法 400
　——拮抗反応 256
　——除去 72
　——の解条件づけ 303
　——反応 169

——抑制 195
——抑制物質 316
フェネルジン 304
フェノチアジン誘導体 304
フェノバルビタール 311
不感症 291, 293, 296, 297
負強化法 347
不適応
　——行動 87
　——行動パターン 18
　——習慣 21
負の練習 349
浮游性不安 375
フラディング 324, 380
　——法 319, 414
ブレビタール 316
プロゲステロン 305
フロッタージュ症 411
プロプラノロール 304
ブロマイド 310
分離恐怖 390

ヘ

閉所恐怖 43, 269
ヘビ恐怖 243, 271, 277, 317
片頭痛 310, 401
ペントール 317
ペントバルビタール 322

ホ

防御制止 77
報酬 30
勃起不全 288

ホワイトノイズ 313
本態性高血圧 400
本能 46

マ

マスターベーション 153
マゾヒズム 357
麻薬耽溺 358
眉毛抜去行為 349
慢性下痢 402

ミ・ム

ミミズ恐怖 274
むかつき 270

メ

メサドン 358
メサヘキシンナトリウム 316
メタ分析 446
メトヘキシタール 316
メトロノーム法 395
メプロバメート 304, 313
メランコリーの3要素 367
メレリル 304, 305

モ

毛髪抜去症 349
モデリング 277
モルヒネ 358

ヤ

薬物
　——嫌悪療法 360
　——嗜癖 22
　——常習 354
　——療法 382
夜尿症 343, 349

ヨ・ラ

ヨガ 258
予期 80
抑うつ 368
乱交 411

リ

力動的精神療法 388
リセルグ酸ジエチルアミド 323
リブリウム 313
流暢性障害 395
臨床的オルガスム 297

ロ

朗読による脱感作法 269
露出症 357, 410, 411
露呈 80

訳者紹介

内山喜久雄（うちやま　きくお）
1944年東京文理科大学（現，筑波大学）卒業。
東京教育大学教授，筑波大学心理学系教授を経て，現在筑波大学名誉教授，第13〜15期日本学術会議会員。医学博士。
主著：『問題児臨床心理学』（金子書房），『行動療法』（文光堂），『行動臨床心理学』（岩崎学術出版社），『ストレス・コントロール』（講談社），『エグゼクティブ・ストレス』（監訳，有斐閣）他。
監訳。

上里一郎（あがり　いちろう）
1958年広島大学教育学部卒業，1962年広島大学大学院修士課程修了。
広島大学総合科学部教授，早稲田大学教授を経て，
現職：広島国際大学学長。
主著：『心理療法入門』（編著，福村出版），『行動療法』（編著，福村出版），『自殺行動の心理と指導』（編著，ナカニシヤ出版），『登校拒否』（編著，岩崎学術出版社），『心理アセスメントハンドブック』（監修，西村書店）。

第1章担当。

大河内浩人（おおこうち　ひろと）
1985年千葉大学教育学部卒業，1990年広島大学大学院博士課程退学，博士（学術）。
現職：大阪教育大学助教授。
第1章担当。

河本　肇（かわもと　はじめ）
1981年東京学芸大学教育学部卒業，1983年広島大学大学院修士課程修了。
現職：広島国際大学人間環境学部教授。
主著：『カウンセリングプロセスハンドブック』（分担執筆，金子書房），『心理学基礎事典』（分担執筆，至文堂），『思いやりとホスピタリティの心理学』（分担執筆，北大路書房）。
第2章担当。

根建金男（ねだて　かねお）
1976年早稲田大学第一文学部卒業，1982年早稲田大学大学院博士課程満期退学，2002年博士（人間科学，早稲田大学）。

訳者紹介

現職：早稲田大学人間科学学術院教授。
主著：『心理学セミナー』（編著，鷹書房），『心理療法入門』（分担執筆，金子書房），『認知療法ハンドブック下巻』（分担執筆，星和書店），『総説臨床心理学』（分担執筆，コレール社）。
第3章担当。

田上不二夫（たがみ　ふじお）
1969年東京教育大学教育学部卒業，1973年東京教育大学大学院博士課程退学，1984年教育学博士（筑波大学）。
現職：筑波大学大学院人間総合科学研究科教授。
主著：『実践スクール・カウンセリング』（金子書房），『対人関係ゲームによる仲間づくり』（編著，金子書房），『登校拒否・家庭内暴力』（黎明書房）。
第4・7章担当。

氏森英亞（うじもり　ひでつぐ）
1964年東京教育大学教育学部卒業，1966年東京教育大学大学院修士課程修了，1968年東京教育大学大学院博士課程中退。
現職：目白大学教授。
主著：『行動療法の理論と技術』（共著，日本文化科学社），『自閉症児の臨床と教育』（編著，田研出版）。
第5・13・14章担当。

垣替芳隆（かきがえ　よしたか）
1981年鹿児島大学医学部卒業。
現職：かきがえ心療クリニック院長。
第6・11章担当。

山上敏子（やまがみ　としこ）
1962年九州大学医学部卒業。
現職：久留米大学文学部教授。
第8章担当。

足達淑子（あだち　よしこ）
1975年東京医科歯科大学医学部卒業。
現職：あだち健康行動学研究所所長。
第9章担当。

赤木　稔（あかぎ　みのる）
1944年慶應義塾大学工学部電気工学科卒業，1949年東京慈恵会医科大学卒業，1954年医学博士。

九州大学心療内科助手，九州大学保健管理センター助教授，防衛医大小児科講師，中野江古田病院副院長（心療内科）を経て，2003年退職。
主著：『行動療法と心身症』（医歯薬出版），『行動療法とバイオフィードバック』（日本医師会講座），『医科学大事典』逆制止他5項目（講談社）。
第10・16章担当。

前田基成（まえだ　もとなり）
1980年福井大学教育学部卒業，1982年筑波大学大学院修士課程修了。
東京都足立区教育センター，九州大学医学部心療内科，筑波大学学校教育部を経て，
現職：女子美術大学芸術学部教授。
主著：『セルフ・エフィカシーの臨床心理学』（共編著，北大路書房），『生徒指導と学校カウンセリングの臨床心理学』（共著，八千代出版）。
第12章担当。

茨木俊夫（いばらき　としお）
1964年東京教育大学教育学部卒業，1967年東京教育大学大学院博士課程中退（1966～1967年米国ニュージャージー州臨床心理学インターン）。
現職：埼玉大学教育学部教授。
主著：『行動療法の理論と技術』（共著，日本文化科学社），『E.ショプラー・茨木俊夫「自閉児・発達障害児教育診断検査」』（編著，川島書店），『臨床心理学の歴史』（監訳，誠信書房），『精神障害と人間関係』（訳，岩崎学術出版社），『臨床心理の歴史』（訳，岩崎学術出版社）。
第15・17章担当。

田原俊司（たはら　しゅんじ）
1981年埼玉大学教育学部卒業，1988年東京大学教育学研究科教育心理学専門課程博士課程単位取得満期退学。
現職：岐阜聖徳学園大学教育学部教授。
主著：『いじめ相談室』（八千代出版），「言語心理学―高機能自閉症の視点から―」『現代心理学25章』（分担執筆，八千代出版），『いじめをめぐる人間関係』（分担執筆，至文堂）。
第15・17章担当。

精神医学選書⑥　神経症の行動療法	
2005年3月10日　初版発行	
2009年3月10日　2刷発行	

監訳者	内山喜久雄
発行者	武馬久仁裕
印　刷	株式会社チューエツ
製　本	株式会社渋谷文泉閣

発行所　株式会社 黎明書房

〒460-0002　名古屋市中区丸の内3-6-27 EBSビル　☎052-962-3045
　　　　　　FAX 052-951-9065　振替・00880-1-59001
〒101-0051　東京連絡所・千代田区神田神保町1-32-2
　　　　　　南部ビル302号　　　　　☎03-3268-3470

落丁本・乱丁本はお取替えします。　ISBN978-4-654-00089-0
2005, Printed in Japan

J.ヘイリー著　高石　昇訳 **戦略的心理療法** 精神医学選書① A5・242頁　4500円	ミルトン・エリクソン心理療法のエッセンス／各派の心理療法を対人関係理論を通して考察し，共通に持つ戦略を明確にする。家族療法にも好指針を与える。
L.カナー著　十亀史郎他訳 **幼児自閉症の研究** 精神医学選書② A5・336頁　7500円	自閉症研究の先駆者であるカナーの，1943年の「情動的交流の自閉的障害」をはじめ1973年までの主要論文16編を収録。カナーの全貌を示す貴重な論文集。
M.S.マーラー他著　髙橋・織田・浜畑訳 **乳幼児の心理的誕生** 精神医学選書③ A5・352頁　6200円	母子共生と個体化／乳幼児が母親と別個の個体として心理的に誕生してゆく"分離―個体化"過程を，長期にわたる観察・臨床研究により克明に追究する。
浜畑　紀著 **色彩生理心理学** 精神医学選書④ A5・183頁　4200円	子どもが自らの内にあるプリズムによって分光し，表出するスペクトルは人間の心理・行動を解く鍵。児童画の分析をもとに，色彩に現れた人間存在の総体を解明する。
E.クレイマー著　徳田良仁・加藤孝正訳 **心理障害児の絵画療法** 精神医学選書⑤ A5・258頁　5500円	情緒的・社会的障害のある子どもたちの治療に芸術を用いた著者が，彼らの絵の発達と心の成長の過程を，豊富な事例を通して科学と芸術の両面から解明する。
浜畑　紀著 **胎生論心理学** 精神医学選書⑦ A5・386頁　7500円	胎内での発達構造は誕生後の精神的発達をも規定する。人間の心理的発達の全過程を把握し，発達心理学が直面する諸問題に答える。
M.ラター他編著　丸井文雄監訳 **自閉症** 精神医学選書⑧ A5・663頁　12000円	その概念と治療に関する再検討／1976年に医学・心理学・生物学・教育学等の一級の研究者を迎えて行われた自閉症に関するセント・ガレン国際シンポジウムの成果。

表示価格はすべて本体価格です。別途消費税がかかります。

ニューソン夫妻著　三輪弘道他訳 **おもちゃと遊具の心理学** 精神医学選書⑨ 　　　　Ａ５・390頁　7500円	子どもにとっての最初のおもちゃは母親である——発達心理学に基づき，百数十種のおもちゃや遊びを機能的・系統的に徹底分析したおもちゃ研究の名著。
J.ヘルムート編　岩本　憲監訳 **障害乳幼児の発達研究** 精神医学選書⑩ 　　　　Ａ５・607頁　12000円	人間形成に決定的役割を果たすといわれる誕生後数年間の経験を精神遅滞・認知発達領域の診断と治療に応用して画期的成果をあげた実践報告書。復刊。
M.J.エリス著　森　楙・大塚忠剛他訳 **人間はなぜ遊ぶか** 心理学選書② 　　　　四六・295頁　3300円	遊びの総合理論／人間はなぜ遊ぶかについての200余名におよぶ理論家の理論を検討し，それらが遊びの実際に対して持っている有効性を科学的に解き明かす。
J.ピアジェ他著　森　楙他監訳 **遊びと発達の心理学** 心理学選書④ 　　　　四六・221頁　2500円	「人間の成長と発達」に関する諸問題を，各分野で世界的な業績を上げてきた６人の研究者の論稿を通して追究する。マリア.W.ピアーズ編纂による好著。
E.ショプラー編著　田川元康監訳 **自閉症への親の支援** TEACCH入門 　　　　Ａ５・251頁　3000円	自閉症児・者との生活の中で生じる困難な事態に対処する，親とTEACCHスタッフの連携による創意に満ちた支援法の実際をわかりやすく紹介する。
E.ショプラー他編著　田川元康監訳 **自閉症児と家族** 　　　　Ａ５・509頁　12000円	「親を，子どもを治療する場合の共同治療者とする」という観点に立つ，自閉症児・障害児の生涯療育プログラムTEACCHの指導法と臨床体験を詳述する。
E.ショプラー他編著　田川・長尾監訳 **自閉症の評価** 診断とアセスメント 　　　　Ａ５・542頁　12000円	世界の最高水準にある自閉症児・障害児の生涯療育プログラムTEACCHの報告をもとに，自閉症の診断と評価に関する諸問題について分析・解説する。

表示価格はすべて本体価格です。別途消費税がかかります。

情緒障害児双書（全10巻）

筑波大学名誉教授　内山喜久雄監修　　A5判・上製

① **登校拒否・家庭内暴力**　　田上不二夫著　178頁　3000円
登校拒否と家庭内暴力という二つの問題行動を行動カウンセリングの視点からとらえ，指導計画の立て方や指導技法等を詳説。

② **自閉症**　　小林重雄・大野裕史編著　227頁　3500円
自閉症への様々なアプローチの方法を詳細な症例報告を交えて語る。反復傾向・こだわり行動のコントロール／コミュニケーション行動の形成／他

③ **言語障害**　　小林重雄・加藤哲文編著　216頁　3500円
「言語発達遅滞」「吃音」を中心に，行動アセスメントの立場から11症例を交えて定義，原因，対策，治療法等を詳説。言語障害の教育的診断の意義／他

④ **習癖**　　坪内宏介・小林正幸著　169頁　2913円
病み続ける現代人の精神――その不適応状態として注目されている「薬物依存」「神経性習癖」（チック等）の2種を取り上げ，実態，原因等を詳述。

⑤ **無気力・引っ込み思案・緘黙**　　坂野雄二著　183頁　3500円
目にとまりにくい問題行動である無気力，引っ込み思案，緘黙の原因，形成過程，効果的な指導方法等を，豊富な事例をもとに詳述。

⑥ **夜尿**　　竹内政夫著　207頁　3000円
臨床医として多数の夜尿児をみてきた著者が，夜尿の①生理学的背景，②原因，③治療・指導対策を詳述。

⑦ **多動・情緒不安定**　　江川玟成著　188頁　3000円
家庭でのしつけ，行動療法，感覚統合訓練法，薬物療法等，多動児の治療と指導の実際を中心に，多動の発症因や診断法，情緒不安定の指導法を詳述。

⑧ **校内暴力・いじめ**（品切）　　屋久孝夫著　176頁　2913円
家庭裁判所首席調査官の著者が，いじめや校内暴力の事例を通し，指導法を詳述。暴力といじめの心理／各種事例の検討／他

⑨ **性非行・暴走行為**　　徳重篤史著　199頁　3200円
現代非行の典型である性非行・暴走行為を，もと家庭裁判所総括主任調査官の著者が，実際のケースをふまえ原因や指導対策，治療等について詳述。

⑩ **学習障害**　　高野清純著　184頁　3150円
心理学的・教育学的・生理学的問題である「学習障害」についての研究動向や理解のし方，治療教育のプロセス等を紹介。

表示価格はすべて本体価格です。別途消費税がかかります。